JN142435

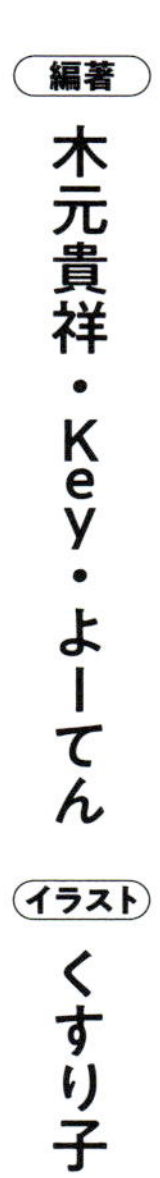

編著
木元貴祥・Key・よーてん
イラスト
くすり子

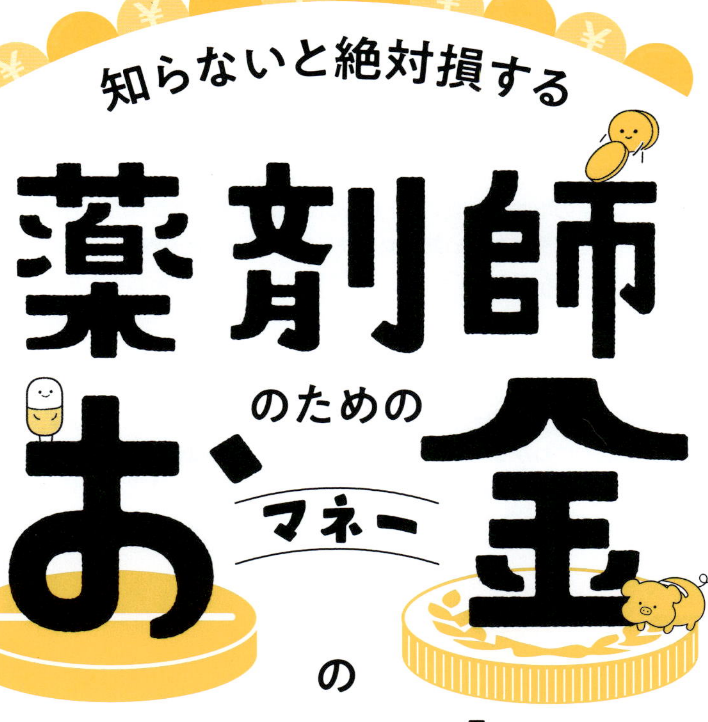

知らないと絶対損する

薬剤師のためのお金（マネー）の強化書

Financial Reinforcement Book
for Pharmacists

じほう

はじめに

本書は，「薬剤師が最初に読みたいお金の本」として執筆しました。世の中にお金の本はたくさんありますが，「どれから読んだらいいのかわからない」と思う方も多いでしょう。また，一般的なお金の本は薬剤師に特化していません。本書は薬剤師とお金にまつわる内容を，イラストや漫画を交えながら**知識ゼロからでも理解できる内容**にまとめました。以下，読む前に意識していただきたいことや，こだわりのポイントを紹介します。

POINT！ テンポよく読み進められる構成

見慣れないお金の話を長々と読んでいては，すぐに眠たくなってしまうでしょう。本書の各SECTIONは，基本，１ページもしくは見開き２ページで完結し，関連する図表を掲載しているため，**直観的にわかりやすい構成**にしています。各CHAPTERの冒頭は漫画で概要を解説し，章末にもまとめと漫画を掲載しているため，全体像の確認と復習がしやすい構成です。なお，「本書を読み終えたあとの復習方法・学習方法」については，おわりに（P.354）に記載しています。

POINT！ 薬剤師におけるお金のイベントを網羅

「お金」と聞いたとき，あなたは何をイメージしますか？ 薬剤師を含む医療従事者は聖職なイメージで「お金儲け＝悪」みたいな考えが蔓延していると感じます。しかし，そんなことはありません。自分の仕事に誇りをもち，対価に見合ったお金儲けは決して悪いことではないはずです。

また，社会に出て働き始めると，転職・独立，結婚，出産，家の購入，子供の教育・進学，定年，親の介護，終活…，といった人生のさまざまなイベント（ライフイベント）に遭遇します。そのイベントごとについて回るのが「お金」の問題ですし，問題を解決してくれるのも「お金」です。お金の問題に直面したとき，お金がないとやりたいこと・実現したいことができないというケースもあり得ます。実のところ，「お金」は問題解決の道具ですので，**人生の大半の問題はお金で解決できます**（極論かもしれませんが）。本書は**薬剤師に必要なお金の知識・ライフイベントを網羅的に掲載**しているため，読み終わったあとには，お金に後ろめたさを感じることなく堂々と胸を張れる知識が定着しているはずです。本書を通じて，人生の選択肢を増やすための「お金の知識・判断力」，いわゆる「金融リテラシー」を身につけていきましょう。

POINT！ **薬剤師×FP，税理士，薬剤師×イラストレーターが全力で執筆**

本書は「ただのお金に詳しい薬剤師」が書いた本ではなく，**「ファイナンシャル・プランナー（FP）資格を保有する薬剤師２名」**，**「医療業界に詳しい税理士」**，**「現役薬剤師として働いているイラストレーター」**が執筆した，薬剤師に特化したお金（マネー）の本です。2022年に出版した前作『薬剤師になったら最初に読みたい 大学で教えてくれなかったお金（マネー）の本』の読者アンケートの結果を反映し，より読みやすく・網羅的に・より実用的に執筆した強化版です。

POINT！ **薬剤師の金融リテラシー調査を反映**

高校・大学時代にお金の勉強をする機会がほとんどなかったため，どうしても薬剤師の金融リテラシーは低い傾向にあります。私たちがSNSの薬剤師（n＝1,177）に対して行ったアンケート調査の結果では，金融リテラシーに危機感をもっていると考えられるコメントを多数いただきました。この結果を踏まえて本書を執筆しています。なお，調査結果は購入者限定特典サイトに考察とともに掲載しています。

アンケート調査の概要

調査対象：X（旧Twitter）・Facebook・InstagramなどのSNSを利用している薬剤師
調 査 日：第１期 2021年４月10日～４月30日，第２期 2023年10月23日～11月８日
調査方法：インターネットによる任意回答
調査人数：第１期 674人，第２期 503人
※ 購入者特典のご案内はP.356を参照。

今後，薬剤師は年収の伸びが期待できない時代に突入していきます。その際，避けるべきなのが「お金に関することを何も知らない」という状態です。すでに本書を手に取られているあなたは，行動を起こすことで，**「知らない」状態から「知っている」状態に切り替えよう**としている方でしょう。薬剤師の環境変化を乗り切るうえでは，知っている状態に自らをもっていくことが本当に重要です。

もちろん，お金だけが目的になってはいけません。あなたのやりたいこと・実現させたいことを具体的にイメージしておく必要があり，それを実現させる手段の一つがお金です。本書を通じて金融リテラシーを身につけ，あなた自身のキャリアプラン・ライフプラン・働き方・生活環境に合った人生設計の一助にしていただければ嬉しく思います。

2024年７月　著者一同

本書では，薬剤師に関するさまざまなお金の話を網羅的に取り上げ，誰でも活用できる節税の仕組みや，本業が忙しくても基本的に放置可能な投資の仕組み，薬剤師が取り組みやすい副業などもわかりやすく解説しています。CHAPTER 1～2は「お金を**知る**」，CHAPTER 3～6は「お金を**貯める**（手元に**残す**）」，CHAPTER 7～8は「お金を**稼ぐ**」，CHAPTER 9～10は「お金を**増やす**」，CHAPTER 11～12は「お金を**使う・ライフイベント**」で構成されています。

人生は人それぞれです。実際にいろいろな働き方・生き方をしている薬剤師のコラム「薬剤師十人十色」も本書全体に散りばめていますので，あなたの選択肢を広げるきっかけにしてみてください。一部，薬剤師以外の医療関係者のコラムも掲載しています。

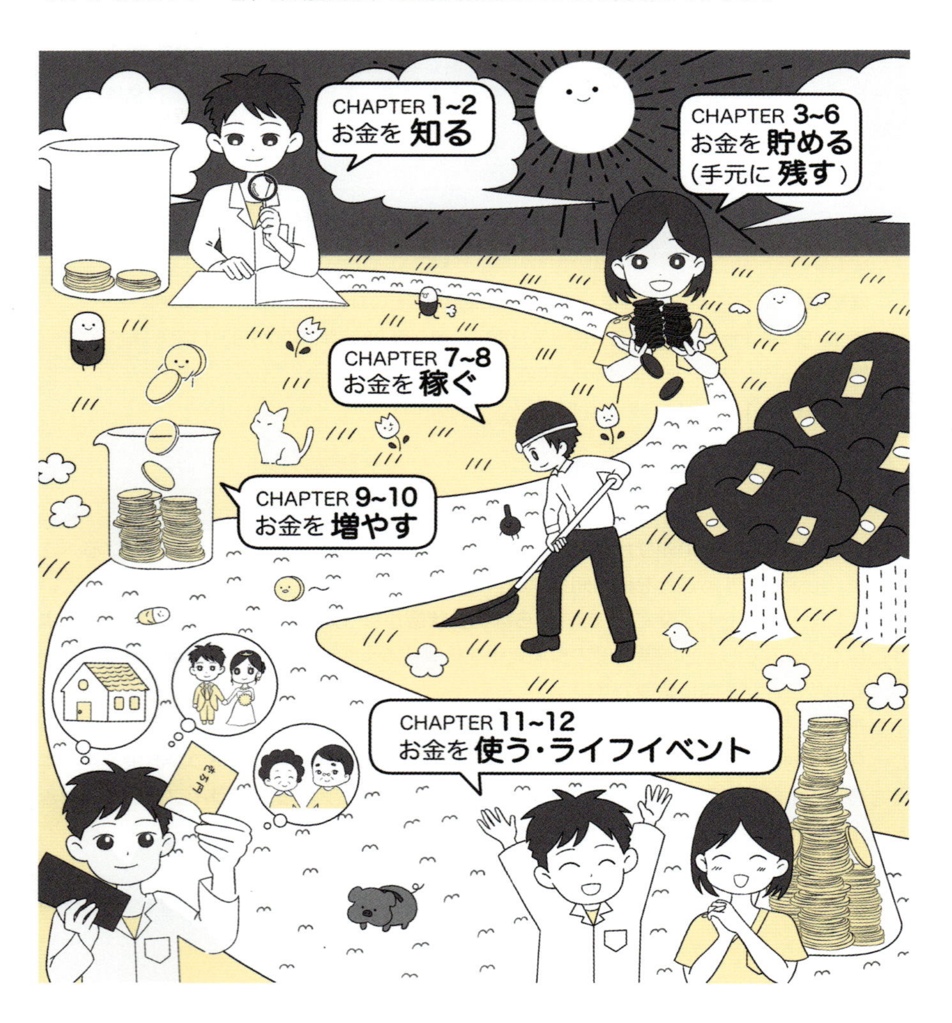

CONTENTS

CHAPTER 7 稼ぐ①（本業，独立・起業）

CHAPTER 8 稼ぐ②（副業）

CHAPTER 9 増やす

Column

薬剤師十人十色

本書に掲載している内容は，特に断りの無い場合，2024年7月時点の制度に基づく。

登場キャラクター

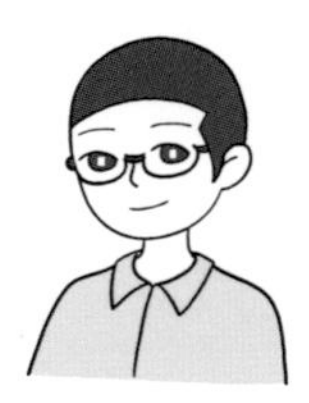

木元（きもと） 貴祥（たかよし）

資産の約８割を投資に回している薬剤師。投資歴は10年以上。MR・予備校講師・調剤薬局での経験を活かし，多様な稼ぎ方を身につけている。副業から派生した事業を拡大し，2022年に株式会社PASSMEDを設立した。

Key（キー）

FP資格を通じて税制のことを知り，目から鱗が落ちて目覚めた社畜サラリーマン薬剤師。メディカルタックスを立ち上げ，個人事業主として副業を行っている。現金至上主義だったが，木元氏に感化されて最近投資を始めた。

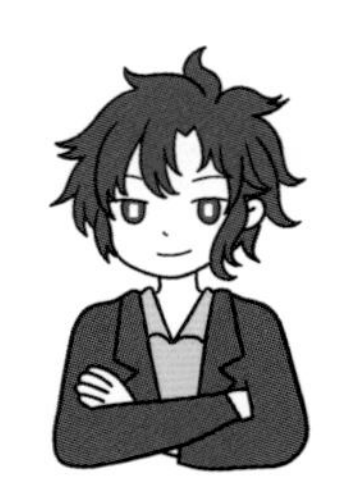

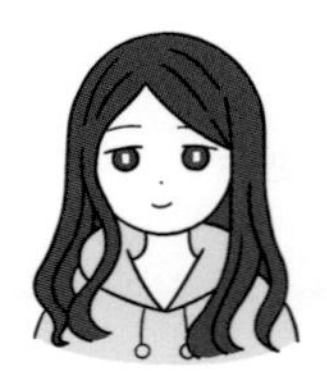

よーてん

IT企業のマーケティング・コンサルティングから税理士に転身。高齢化が進む税理士業界において，最新のIT・SNSを使いこなす税理士として若いインフルエンサー達から一目置かれている。IT×税務でビジネスは加速する！

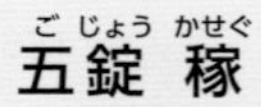

五錠（ごじょう） 稼（かせぐ）

薬局に勤める３年目の薬剤師。昨年結婚し，パートナーが妊娠中。今後の教育費や老後資金に不安を感じており，NISAの活用を検討している。

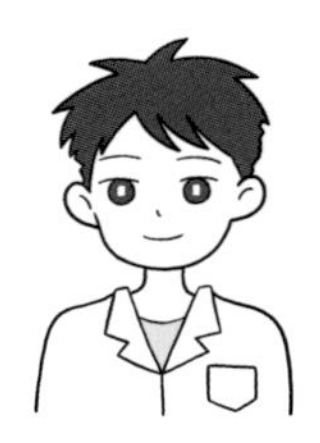

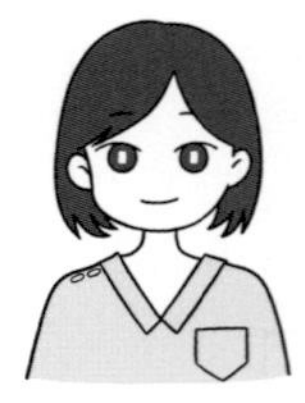

薬師寺（やくしじ） マネ美（み）

病院に勤める５年目の薬剤師。これまで，認定資格の取得と日々の業務に翻弄されていた。５年目になったが，貯金額があまり増えていないことに焦りを感じている。

CHAPTER 1

薬剤師の稼ぐ力を知ろう

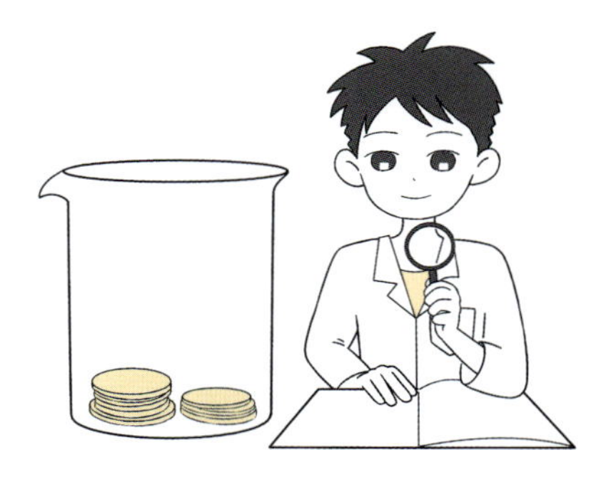

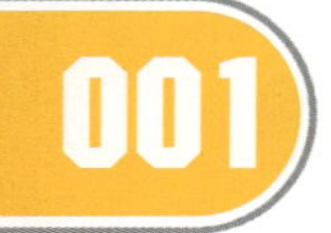

将来安泰!? 薬剤師の稼ぐ力

将来安泰と思って
薬剤師になったのに・・・
最近年収が全然
上がらないのよね
給料明細
初任給が高いと思って
薬局に就職したけど
資格
僕も昇給があまりなくて
年収が上がってないや・・・
何か資格を
取ればいいのかな
PHARMACY
薬剤師の平均年収は
一般的なサラリーマンと
比較して高い傾向にあるものの
働く場所によって
かなりの差があるんだ
薬剤師全体の昇給率は
一般サラリーマンよりも
高い傾向です
しかし
物価上昇と税金の
伸びを考慮すると
0.697
0.904
昇給率(%)
一般
サラリーマン
薬剤師
手取り額の増加が
実感できない
かもですね・・・
薬剤師の昇給率って
恵まれているほう
だったんですか？
なのに手取りが
伸びないなんて・・・
えええぇ…
そんなに悲観することないよ
さっきのデータは
あくまで“平均”なので
まだまだ薬剤師が活躍して
稼げる場もたくさんあるんだ！
一緒に
みていこう！
求人票
管理薬剤師の年収
735万円
製薬企業年収
771万円

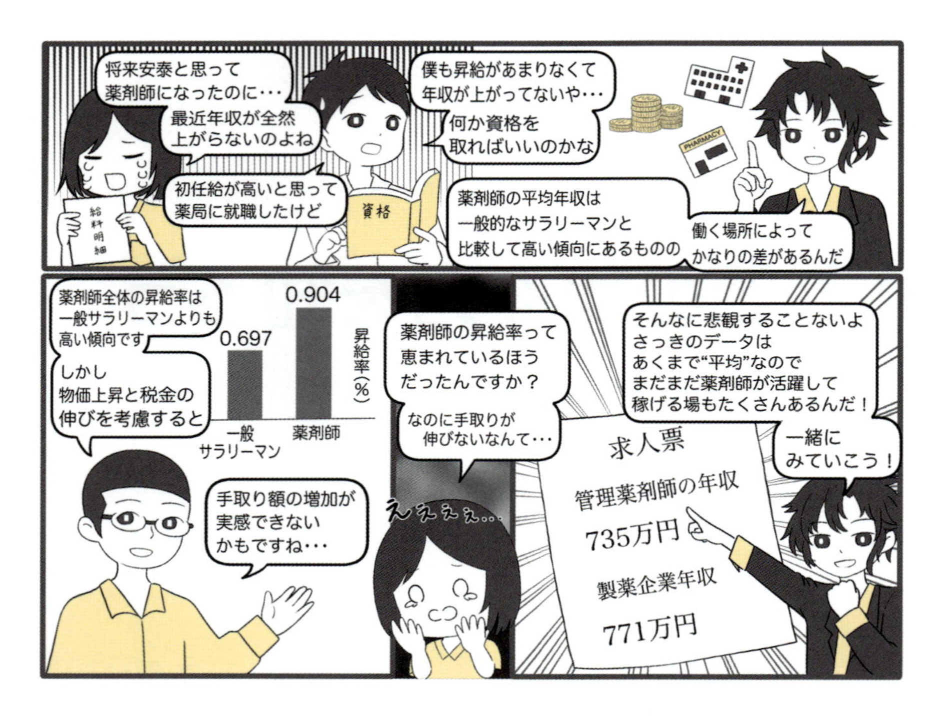

本CHAPTERは「薬剤師の稼ぐ力」を重点的に解説していきます。

サラリーマン薬剤師一本の人生だったら生涯にどれくらい稼げるのか？ 病院・薬局・ドラッグストアによってどれだけ稼ぎが違うのか？ キャリアアップすると年収はどうなるのか？

これから薬剤師になる学生や現在薬剤師として働いているあなた，薬剤師人生の過ごし方のイメージ・キャリアプランは十分に考えているでしょうか？ 職種や働き方によって薬剤師の稼ぐ力は大きく変わります。

五錠くん

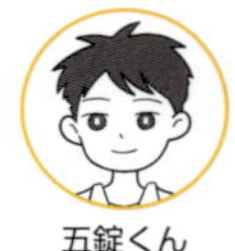

正直，薬剤師になれば，それだけでお金に困らないと思っていました…。なので，ライフプランやキャリアプランはこれまであまり考えていませんでした。

かくいう私も社会人になって数年間は何も理解しておらず，何となく日々の業務に取り組んでいましたね。

というのも，学生時代に「薬剤師の稼ぐ力」なんて誰も教えてくれませんでしたし，知ろうともしていませんでした。多くの薬学生・薬剤師も同じだと思います。学生時代は進級と国家試験の勉強に注力しますからね，当然です。

「医療者ならお金儲けよりも患者第一だ！」との声が聞こえるかもしれませんが，そんなことをいう人に限って，減給となると「日々の生活費が!!!」と，怒るでしょう。人生，お金がないとできないことも多いですからね。人生の選択肢を増やすためにも，お金は必要不可欠です。それは医療者であっても患者であっても誰であっても同じです。

さて，昨今は診療報酬のマイナス改定（P.11 Column）が相次ぎ，病院や調剤薬局（本書では以降，保険薬局を便宜的に「調剤薬局」と記載している）などの医療機関の収益性は低下している傾向にあります。薬価も年々低下していることから，製薬企業や医薬品卸も同様です。このような状況下で“稼ぐ”ためには，漠然と日々目の前のことをこなしているだけでは不十分です。どうすれば“稼ぐ”ことができるのか，医療業界の動向とご自身のスキル・経験を照らしあわせて常に考える必要があります。

まずは薬剤師としての専門知識・専門スキル，そして基本的なコミュニケーション能力が備わっていることが前提です。肌感覚ですが，基本的なコミュニケーション能力が備わっていないがために，稼ぎづらくなっている薬剤師も一定数いると感じます。それに加え，「**お金を生み出す能力**」が備わっているかどうかも鍵です。お金を生み出すためには，「**収益を増やす**」または「**コストを減らす**」ことが大切です。また，「**需要の高い場所**」で働くというのも稼ぐために必要な考え方です。このあたりの感覚を若いうちに身につけておくとよいでしょう。

国家資格である薬剤師。数十年前までは売り手市場も相まって，資格一本で将来安泰な職業でした。しかしこれからは薬剤師飽和の時代で，何となく働いているだけでは年収の伸びも期待できません。10年後，20年後，今の仕事や稼ぎがどうなっているのか不安に感じる薬剤師も少なくありません。本CHAPTERでは，これからの「薬剤師の稼ぐ力」について解説していきます。

002 一般サラリーマンと医療従事者の年収比較

まずは表より一般サラリーマンと医療従事者（医師・薬剤師・看護師）の年収を知っておきましょう。医師は高度な知識・技術が必要とされ，生命に直結する職であるため，高年収なのは当然です。一方，薬剤師の年収はというと，一般的なサラリーマンよりも90万円ほど高い結果です。

表　一般サラリーマンと医師・薬剤師・看護師の平均年収

	一般サラリーマン	医師	薬剤師	看護師
男女計	496.6万円	1,428.9万円	583.4万円	508.1万円
男性	554.9万円	1,514.8万円	637.1万円	522.7万円
女性	394.4万円	1,138.4万円	540.1万円	506.4万円

（厚生労働省：令和４年賃金構造基本統計調査より作成）

薬剤師は新卒の初年度年収が高め（平均は病院372.7万円，薬局415.3万円[1)]）のため，若いうちから以下のような基本を身につけておくことで，同世代の一般サラリーマン（初年度平均年収は約250万円*）よりも優位に立てます。

＊「令和元年賃金構造基本統計調査（初任給）の概況」の男女計の大学卒初任給「210.2千円」で１年間働き，初年度賞与なしと仮定したときの概算。

- 税制の基本知識を身につける（CHAPTER 3）
- 奨学金の返済方法について学ぶ（CHAPTER 5）
- 無駄な浪費をしない（CHAPTER 6）
- 投資を始める（CHAPTER 9）
- 上手なお金の使い方を学ぶ（CHAPTER 11）

逆に歳を重ねても管理職に就かない限りそこまで年収の伸びがないため，若い頃に浪費癖をつけてしまうと将来苦しくなります。薬剤師は若い頃に年収が高いからこそ，早めに金融リテラシーを身につけておく必要があるのです。

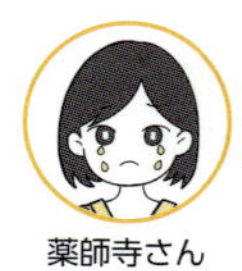
薬師寺さん

税制，投資，お金の使い方…。今まで全然考えていませんでした。

Key

まだ慌てるような時間じゃないので大丈夫！ 今から学んでいこう！

1）エヌ・ティ・ティ・データ経営研究所：令和３年度厚生労働省医薬・生活衛生局総務課委託事業，薬剤師確保のための調査・検討事業報告書，2022年３月.

003 薬剤師の年収は年齢とともに増加

薬剤師の平均年収は，20歳代後半～30歳代前半で500万円に到達し，若いうちに一般サラリーマンの平均年収を軽く超えることができます。男性の場合，30歳代半ばで管理薬剤師やエリアマネージャーといった責任あるポストに就くことが多く，そうすると年収は600万円を超えるようになります。そこからはあまり年収の伸びが期待できませんが，年齢とともに少しずつ増加していきます。

一方，女性では管理職の比率が低いことや，出産・育児などで現場を離れることもあり，急激な年収の伸びは期待できません（もちろん，バリバリキャリアを積んで働いている女性薬剤師も周りにいますので，一概にはいえませんが）。ただ，調剤経験があれば数年のブランクがあっても復帰しやすいのは薬剤師のよいところですね。

また，薬剤師全体の昇給率は「25～29歳」→「30～34歳」が最も高く，年3.93％です。その後の昇給率は約１％前後となってしまうため，35～49歳で年収を上げるのであれば転職（CHAPTER 7）が手っ取り早いかもしれません（50歳以降は転職自体が難しい）。30年間でみると，薬剤師全体の昇給率は平均で年**0.904％**（図）と，一般サラリーマンの**0.697％**よりも高い傾向にありますので，比較的稼ぎやすい職種といえるでしょう。

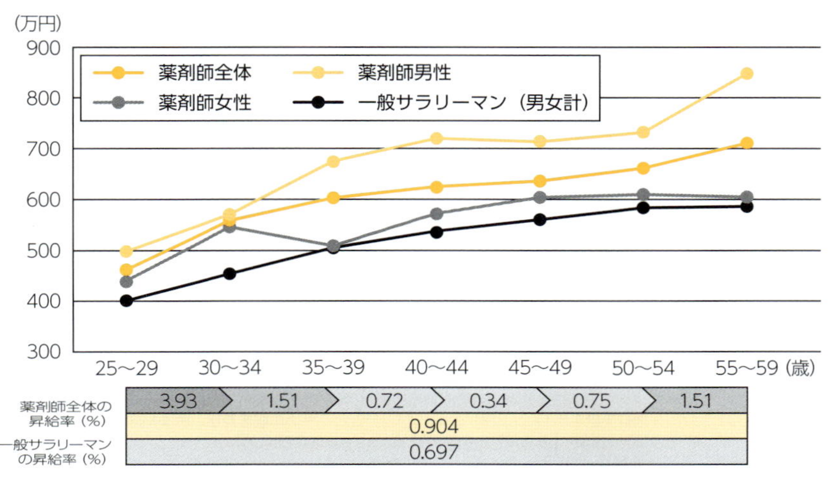

（厚生労働省：令和４年賃金構造基本統計調査より作成）

図　薬剤師の年齢別平均年収

004 薬剤師の多様な職場と生涯年収

薬剤師が最も多く働いているのは薬局・ドラッグストアで，全体の約60％を占めています。次いで病院が約20％，製薬企業を含む医薬品関連企業が約12％という割合です[1)]。薬剤師の働く代表的な職場の平均年収と生涯年収を表にまとめてみました（退職金除く）。ただ，こちらはあくまで参考です。というのも，平均年収や生涯年収はいずれも**地域や企業規模，役職によって大きく左右**される

表　薬剤師（男女計）の平均年収・生涯年収（60歳定年・退職金除く）

職場	平均年収＊1	生涯年収＊2	特徴
薬剤師全体	583.4万円	2億1,586万円	全体では初任給は高め。年収ピークは50歳代
病院（一般病院）	568.9万円	2億1,049万円	初任給は低め（平均372.7万円）。年功序列で昇給していき，役職に就くとさらに年収UP
調剤薬局（管理薬剤師除く）	486.4万円	1億7,997万円	初任給は平均415.3万円。地域・企業規模によって差がある。管理薬剤師・エリアマネージャーになると年収はかなりUP
ドラッグストア	600万円	2億2,200万円	初任給が高い。役職に就かない限り年収はあまり上がらない
製薬企業（主に内資系）	771万円	2億8,527万円	大手なら年収1,000万円を超える。組織再編成による早期退職も活発
医薬品卸	407万円	1億5,059万円	大手・中規模の平均年収は624.7万円（生涯年収2.3億円）。医薬品卸は合併・廃業も多く，会社数は年々減少傾向
地方公務員（国立・公立病院含む）	626.5万円	2億3,181万円	初任給は低め。年功序列で年収UP。地域差がある。

＊1　調剤薬局・病院（一般病院）の平均年収は「中央社会保険医療協議会：第24回医療経済実態調査（医療機関等調査）報告-令和5年実施-」，ドラッグストアの平均年収は「ファーネットキャリア：薬剤師の平均的な給料（年収）相場 https://career.pha-net.jp/about/column/salary/」，製薬企業は「年収ランキング：医薬品企業の平均年収ランキング1位～67位【2024年最新版】（https://www.ts-hikaku.com/clist/a0/v9s19t0p.html）」より作成。公務員は「総務省：令和4年4月1日地方公務員給与実態調査結果」の薬剤師平均給与392,810円と，賞与は薬剤師の「基本給平均331,237円＋地域手当平均17,263円」の4.45か月分として平均年収を算出。医薬品卸は「doda：平均年収ランキング（業種別の年収情報）【最新版】（https://doda.jp/guide/heikin/gyousyu/）」，大手・中規模卸は「業界動向サーチ：医薬品卸業界 平均年収ランキング（https://gyokai-search.com/4-iyaku-orosi-nensyu.html）」のTOP10社の平均年収より作成。

＊2　生涯年収の算出は新卒24歳から60歳を迎えた年度末まで37年間働くと仮定し，平均年収×37で算出。退職金は除く。

からです。たとえば，表の調剤薬局の算出では管理薬剤師を除いていますが，管理薬剤師の平均年収は約735万円[2]のため，仮に20年間一般薬剤師・17年間管理薬剤師として調剤薬局に勤務すると，生涯年収は２億1,935万円です。

病院の特徴

国立・公立系病院の給与体系は地方公務員に準じているため，民間の医療法人が運営する病院よりも年収は高い傾向があります（薬剤師の平均年収：国立病院627万円，公立病院595万円，医療法人529万円[2]）。あと，意外と知られていませんが，20～30歳代の年収は病院のほうが薬局より低い一方で，**40～60歳代では逆に病院のほうが薬局より高い**というデータ[3]があります。**長く勤めると年収が上がりやすい**のが病院の特徴ですね。

製薬企業の特徴

年収のTOPはやはり製薬企業。表は主に内資系の年収ですが，**外資系の場合はもっと高額で，平均年収の相場は800～1,200万円**です。生涯年収に換算すると３～4.5億円!! もちろん製薬企業の年収もピンからキリまで（先発系・後発系，内資系・外資系）ありますし，職種もMR・MSL・学術・安全性・薬事・コンプライアンス・DIなど，薬剤師の専門性を活かしたさまざまな働き方があります。ただ，近年では製薬企業の合併・組織再編成によって**大手を中心に早期退職**などが続いていますので，定年まで安定して働けるかはまた別の話です。

医薬品卸の特徴

医薬品卸については，全国展開している広域卸（大手）から地域密着の地場（じば）卸（おろし）（中小規模）まで幅広く，全国に70社ほどあります。一般的に，医薬品卸の年収は企業規模に比例するため，全体の年収は低いものの，**広域卸の大手に限れば年収は700～800万円**とかなり高くなります。また，地方の地場卸のなかでも中規模（北海道のほくやく，東北のバイタルネット，関西のケーエスケー，九州のアステムなど）なら年収は500～600万円前後のため，薬剤師の平均年収と同水準ですね。卸も管理薬剤師・DI担当や学術担当者など，薬剤師の専門性を活かした働き方が可能です。

1）厚生労働省：令和４年（2022）年医師・歯科医師・薬剤師統計の概況，2024年３月.

2）中央社会保険医療協議会：第24回医療経済実態調査（医療機関等調査）報告－令和５年実施－，2023年11月.

3）エヌ・ティ・ティ・データ経営研究所：令和３年度厚生労働省医薬・生活衛生局総務課委託事業，薬剤師確保のための調査・検討事業報告書，2022年３月.

005 薬剤師のキャリアと年収

今度は薬剤師のキャリアと年収についてみていきましょう。大手の調剤薬局・ドラッグストアは共通して「管理薬剤師（店長）」→「エリアマネージャー（ブロック長）」というキャリアアップが一般的です。たとえば，管理薬剤師は一般薬剤師と比較して年収が大きく異なっています（一般薬剤師486.4万円，管理薬剤師734.9万円）。管理薬剤師は「**お金を生み出す能力**」が求められるため，年収は高い傾向ですね。また，薬局の店舗数によっても年収が異なり，管理薬剤師の場合，店舗数が少ない規模の薬局のほうが年収は高い傾向です（図1）。

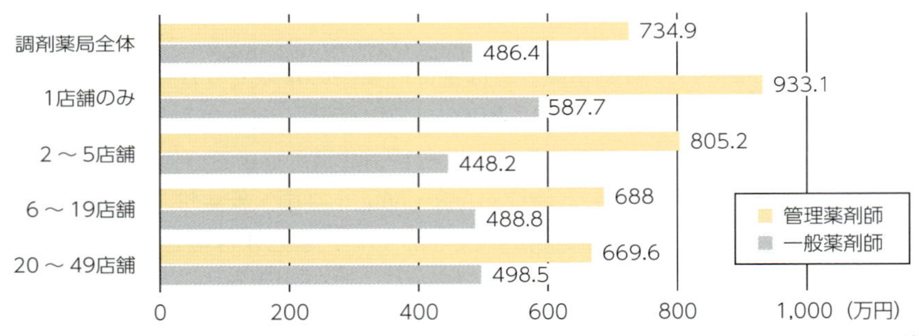

（中央社会保険医療協議会：第24回医療経済実態調査（医療機関等調査）報告-令和5年実施-より作成）

図1　調剤薬局勤務の薬剤師の平均年収

エリアマネージャーはその地区にある5～10店舗ほどの管理・監督を行う役職です。管理薬剤師よりも管理する範囲が広く，担当地区すべての店舗収益の改善を行う必要があります。よりお金を生み出す能力が求められるので，責任は重くなりますが，年収もその分高くなります。規模にもよりますが，大手の場合，年収の相場は700～800万円というところでしょう。

また，病院薬剤師なら主任，係長，課長，薬剤部長という役職のキャリアアップがあり（役職の名称は病院によってさまざま），勤続年数に応じた昇給が基本です。年収の相場は図2のとおりです。しかし，薬剤部長のポストは1つしかなく，関連病院の政治的な事情もあるため，なかなかなれるものではありません。だからといって諦めるのではなく，症例をたくさん経験し，学会発表・論文発表を通して専門性を高めることで，いつでも昇進できるよう薬剤師としての価値を高めておきましょう。

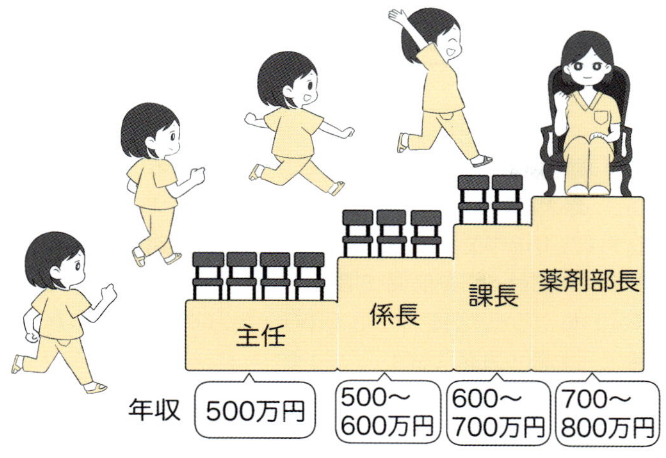

図2　病院薬剤師の役職に応じたキャリアアップと年収の目安

薬剤師の働く職場や働き方はさまざまですので，１つの職場に固執する必要はありません。稼ぎ方はライフステージによって変えられる（図3）ため，ライフプランにあわせた上手な転職（SECTION 077）や，薬局の独立起業（SECTION 081）をすることで年収UPも可能です（図3）。

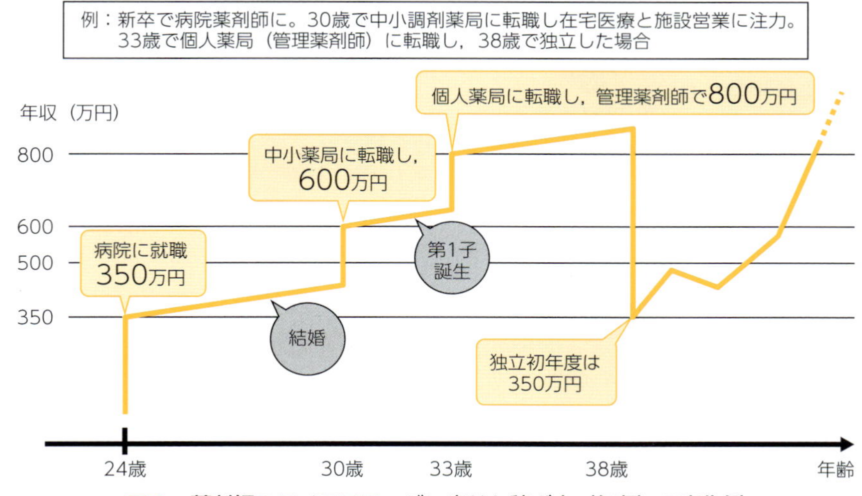

図3　薬剤師のライフステージに応じた稼ぎ方（年収）の変化例

006 薬剤師の需要と偏在指標

厚生労働省の「薬剤師の需給推計」によると，2045年頃には薬剤師の供給が需要を大きく上回り，最大で12.6万人の薬剤師が余る（最小でも2.4万人の供給過多）という試算が行われています。ただ，厚生労働省の「薬剤師の養成及び資質向上等に関する検討会」における**薬剤師偏在指標**（指数が1を超えていれば供給過多，1未満は供給不足）によると，現時点では都市部と地方で需給の偏りが存在しています。特に，東北・北陸・九州では偏在指数が0.85を下回る都道府県も多数見受けられました（図）。

薬剤師不足の地域は薬剤師の需要が高いため，基本的には年収が高い傾向にあります（表）。稼ぐための手段として，**需要の高い場所**で働くというのも大切な考え方です。

しかしながら，完全には相関しないため，実際にはその地域の求人情報を確認する必要がありますね。

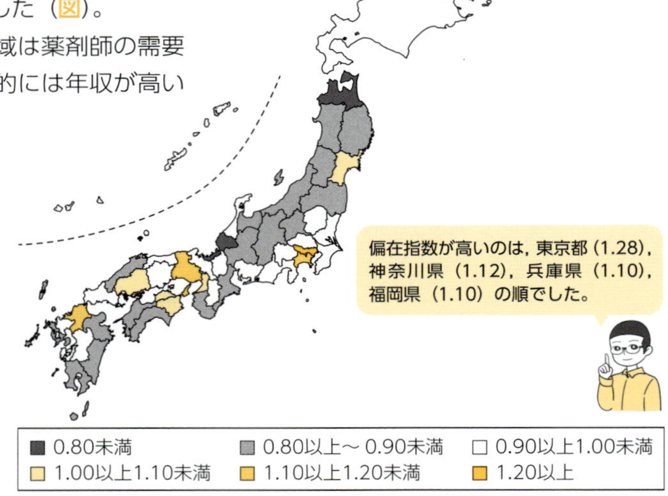

（厚生労働省：第13回薬剤師の養成及び資質向上等に関する検討会 資料より作成）

図　薬剤師偏在指標

表　薬剤師の都道府県別の偏在指数と平均年収

都道府県	偏在指数	平均年収	全国平均との差
宮崎県	0.82	717.7万円（1位）	+134.3万円
東京都	1.28	584.8万円（23位）	+1.4万円
全国平均	0.99	583.4万円	—
三重県	0.82	491.2万円（47位）	-92.2万円

（厚生労働省：令和4年賃金構造基本統計調査，
厚生労働省：第13回薬剤師の養成及び資質向上等に関する検討会 資料より作成）

Column

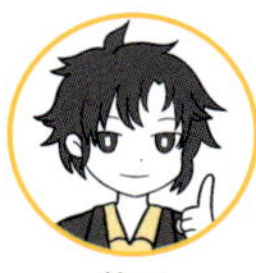
Key

診療報酬と診療報酬改定は薬剤師の収入に関係する

保険医療機関等が行う診療行為やサービスに対する評価として，公的医療保険から支払われる報酬のことを診療報酬とよびます。診療報酬は医療の進歩や医療費の伸び，日本の経済状況に鑑みて通常２年に一度改定されますが，ここ数年は合計でマイナス改定が続いています（表）。点数によっては経営に多大なダメージを与えるため，そこで働く従業員の給与にも反映される恐ろしいものです。一個人ではどうしても抗うことができないので，薬剤師は命綱（収入）を常に国に握られている意識をもっておくとよいでしょう。

たとえば2024年度診療報酬改定では，集中率５割超の敷地内薬局において，特別調剤基本料Ａの新設（５点），後発医薬品調剤体制加算・地域支援体制加算・在宅薬学総合体制加算の９割減，多剤調剤時の薬剤料の減算（１割減）など，大幅な引き下げがありました。敷地内薬局は2016年度に規制緩和されたものの，今後はどんどん締め付けの方向になると予想されます。

一方，2024年度診療報酬改定では薬剤師を含む医療従事者の賃上げ分のプラス改定もありました。また，薬局においては，より在宅医療部分の点数が手厚くなっています。診療報酬は未来の医療の方向性を示すものでもあるため，企業が対応するのはもちろんのこと，薬剤師一個人も意識して対応することが望まれます。それが生き残れる道かもしれませんね。

表　診療報酬本体改定率の年度別推移

年度	合計	診療報酬本体	医科	歯科	調剤	薬価等
平成26 (2014)*1	▲1.26% (0.10%)	+0.10% (+0.73%)	+0.11% (+0.82%)	+0.12% (+0.99%)	+0.04% (+0.22%)	▲1.36% (▲0.63%)
平成28 (2016)	▲0.84% (▲1.03%)*2	+0.49%	+0.56%	+0.61%	+0.17%	▲1.33% (▲1.52%)*2
平成30 (2018)	▲0.90% (▲1.19%)*3	+0.55%	+0.63%	+0.69%	+0.19%	▲1.45% (▲1.74%)*3
令和２ (2020)	▲0.53% (▲0.46%)*4, *5	+0.47% (+0.55%)*4	+0.53%	+0.59%	+0.16%	▲1.00% (▲1.01%)*5
令和４ (2022)	▲0.94%	+0.43%*6	+0.26%	+0.29%	+0.08%	▲1.37%
令和６ (2024)	▲0.12%	+0.88%*7	+0.52%	+0.57%	+0.16%	▲1.00%

＊1　カッコ内は，消費税対応分を含む。
＊2　市場拡大再算定による薬価の見直し（▲0.19%）を含む。
＊3　薬価制度の抜本改革（▲0.29%）を含む。
＊4　働き方改革への特例的な対応（+0.08%）を含む。
＊5　市場拡大再算定の見直し等（▲0.01%）を含む。
＊6　看護の処遇改善（+0.20%），リフィル処方箋の導入による効率化（▲0.10%），不妊治療の保険適用（+0.20%），小児の感染防止対策の加算措置終了（▲0.10%）を含む。
＊7　40歳未満の勤務医師・勤務歯科医師・薬局の勤務薬剤師，事務職員，歯科技工所等で従事する者の賃上げに資する措置（+0.28%），看護職員，病院薬剤師，その他の医療関係職種について，令和６年度にベア+2.5%，令和７年度にベア+2.0%を実施していくための特例的な対応（+0.61%），入院時の食費基準額の引き上げ（１食当たり30 円）の対応（+0.06%），生活習慣病を中心とした管理料，処方箋料等の再編等の効率化・適正化（▲0.25%）を含む。

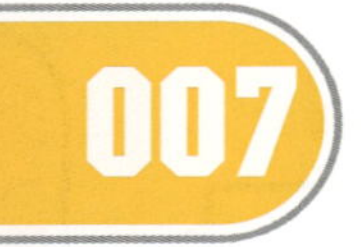

007 薬剤師の将来性と求められる能力

薬剤師飽和の時代に向けて，「薬剤師の仕事はAIに奪われる」，「薬剤師の将来性は暗い」といわれることもあります。では，本当に薬剤師の将来性は暗いのでしょうか？ 私たちはそうは思いません。

最近，ChatGPTなどのAIの登場により，週刊誌やネットニュースで「薬剤師の仕事はAIに奪われる！」的なゴシップ記事を見かけることがあります。しかし，よくよく中身を見てみると，調剤業務や鑑査といった「対物業務」が奪われるといったものばかり。「対人業務」や「病棟業務」についてはあまり触れられていません。しかも，AIに奪われない職業では，カウンセラー・営業職・コンサルタントといった**コミュニケーション能力が必要な対人向けの職業**がランクインしています。また，**介護職などのエッセンシャルワーカー**も上位にランクインしています。つまり，薬剤師もこれらの能力を身につけ，エッセンシャル（必要不可欠）な存在になればAIに淘汰されることはないと考えます。

さて，近年の診療報酬改定では，薬局における**対人業務へのシフトを促す評価体系の見直し**（図1）が行われていますので，対物から対人へのシフトは，今後ますます加速していくことでしょう。加えて，全国の在宅患者数は2040年以降

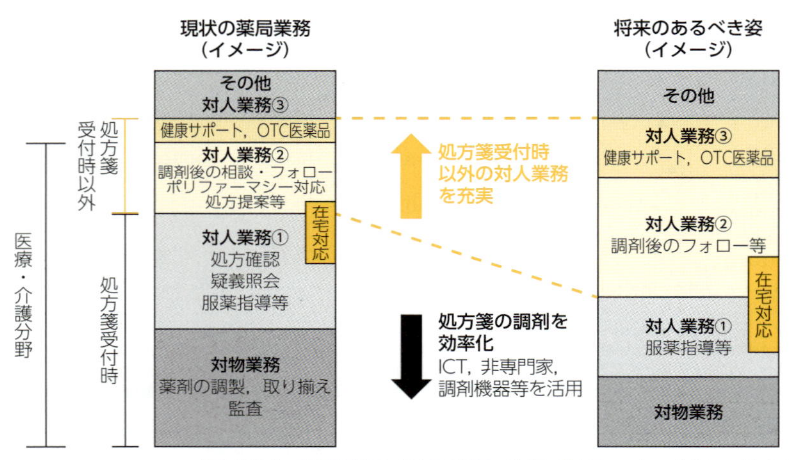

（厚生労働省：薬局薬剤師の業務及び薬局の機能に関するワーキンググループとりまとめ～薬剤師が地域で活躍するためのアクションプラン～概要資料，P.6より）

図1　薬局における対物業務から対人業務へのシフト

にピーク[1)] を迎えることが見込まれているため，**在宅医療**も薬局薬剤師における重要な業務といえるでしょう。

また，病院薬剤師においては，「**タスク・シフト/シェア**」がキーワードです。2024年度から始まった「医師の働き方改革」によって，医師の時間外・休日労働時間の上限が規制されました。医師の働き方改革を加速させるのが，薬剤師などの他職種による医師のタスク・シフト/シェアです。2012年に病院勤務医の負担軽減や薬物療法の有効性・安全性の向上を目的として「病棟薬剤業務実施加算」が導入されました。これは，病院薬剤師が周術期業務に関与することによって，医師の負担軽減はもちろん，医薬品関連のインシデント・アクシデント件数が減少したとの報告があるためです。また，2024年にはがん患者を対象に，医師の診察前に薬剤師が服薬状況や副作用の発現状況の確認・評価をした際に算定できる「がん薬物療法体制充実加算（月１回100点）」も新設されました。つまり，これからの病院薬剤師にはタスク・シフト/シェアによって「**医師の時間を生み出す能力**」が求められます（図２）。薬局薬剤師も在宅医療における**医師との同行訪問時の処方提案や残薬整理**などによって，医師の時間を生み出すことが可能です。

医師

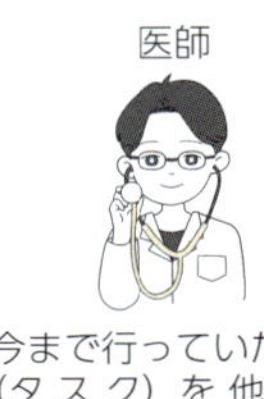

今まで行っていた業務（タスク）を他職種にシフト/シェア

薬剤師
- 周術期における薬学的管理など
- 病棟等における薬学的管理など
- 事前に取り決めたプロトコールに沿って行う処方された薬剤の投与量の変更など
- 薬物療法に関する説明など
- 医師への処方提案等の処方支援
- 糖尿病患者等における自己注射や自己血糖測定等の実技指導

看護師
- 特定行為（38行為21区分）の実施
- 事前に取り決めたプロトコールに基づく薬剤の投与，採血・検査の実施
- 救急外来における医師の事前の指示や事前に取り決めたプロトコールに基づく採血・検査の実施
- 血管造影・画像下治療（IVR）の介助
- 注射，採血，静脈路の確保など
- カテーテルの留置，抜去等の各種処置行為
- 診察前の情報収集

他の医療従事者

タスクシフト/シェアによって，医師の労働時間が削減され，かつ本来の業務へ注力できると考えられているね！

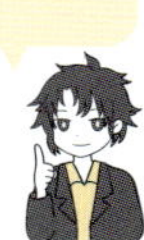

（厚生労働省：中央社会保険医療協議会 総会（第546回）資料 総-5 働き方改革の推進について（その１），令和５年６月14日より作成）

図２ 現行制度下で医師から薬剤師・看護師へのタスク・シフト/シェアが可能な業務の具体例

1）厚生労働省：第７回第８次医療計画等に関する検討会 資料１ 第８次医療計画，地域医療構想等について，令和４年３月４日.

008 生き残れる薬剤師

薬剤師の年収は下落の方向が予想される

近年の診療報酬改定（P.11 Column）はマイナス改定が多いため，病院や薬局の収益性は悪化していく可能性が高いです。薬剤師業界全体の流れとして，今後，年収の大幅な上昇はあまり期待できないでしょう。むしろ，薬剤師が供給過多となるため，**全体的な年収は下落**の方向に進んでいくことが予想されます。十数年前なら薬剤師として目の前の業務さえ行っていれば「年収は右肩上がりで定年退職」という時代でしたが，現在ではその考えは通用しません。

年収を上げながら生き残れる薬剤師とは

では，年収を上げながら生き残れる薬剤師はどんな薬剤師でしょうか？ それがSECTION 007で紹介した以下のような能力で，ここに生き残るチャンスがありますし，診療報酬も手厚く設定されています（まだ手厚くない部分もありますが）。

- コミュニケーション能力
- 在宅医療
- 対人業務
- タスク・シフト/シェア
- 医師の時間を生み出す能力

など

また，「お金を生み出す能力（収益を増やす or コストを減らす）」も重要です。薬局を例にすると，収益を増やすには「かかりつけ薬剤師」，「在宅医療における患者増への取り組み（高齢者施設への営業など）」，コストを減らすには「他店舗応援（ラウンダー）」，「一人薬剤師」，「採用活動」などがあります。病院なら病棟業務などの「医師のタスク・シフト/シェアの推進」や，「多職種連携による薬物療法の質向上」などがあります。もちろん，最低限のコミュニケーション能力や，専門知識の習得も必要です（図）。あわせて，診療報酬を常に理解して対応でき，お金の流れを把握できる能力があればどの職場であっても生き残れます。

今後は薬剤師の資質向上と確保が重要

詳細は割愛しますが，2024年度から「第８次医療計画（2024～2029年度）」が開始され，薬剤師の資質向上だけでなく，薬剤師確保に関する記載が追加されました。これは医師のタスク・シフト/シェアが関わっています。また，在宅医療の重要性もますます高まり，薬局に求められるべき事項も多くなっています。

第８次医療計画に沿い，今後，診療報酬改定などによって薬剤師の職能は必ず変化し，拡大していきます。変化・拡大した領域に対応して踏み込んでいくのか，それとも億劫になって踏み込まずに今までの業務を続けるのか，そこが生き残れるターニングポイントになるのかもしれませんね。

One Point　医療計画

医療計画とは，医療法（第30条）に基づき，都道府県が，厚生労働大臣の定める基本方針に即して，地域の実情に応じた医療提供体制の確保を図るために策定する計画で，通常，６年ごとに見直されます。医療計画作成指針において，病院薬剤師は病棟薬剤業務やチーム医療，薬局薬剤師は在宅医療や高度な薬学的管理を行う機能などを中心とした業務・役割のさらなる充実が求められています。

社会人としての基本的なスキル（例：コミュニケーション能力）
＋
薬剤師としての専門知識（例：認定・専門薬剤師）
＋

薬　局
- 対人業務
- 管理薬剤師・エリアマネージャー
- かかりつけ薬剤師
- 在宅医療の推進
- 在宅医療における患者増への取り組み（高齢者施設への営業など）
- 認定薬局（地域連携薬局・専門医療機関連携薬局）への対応
- 一人薬剤師
- 他店舗応援（ラウンダー）
- 採用活動
- 新規店舗の立ち上げ経験

病　院
- 医師のタスク・シフト/シェアの推進
- 多職種連携による薬物療法の質向上
- 医療費削減への貢献

診療報酬を常に理解のうえ対応し，お金の流れを把握できる能力

図　生き残れる薬剤師：薬局・病院の例

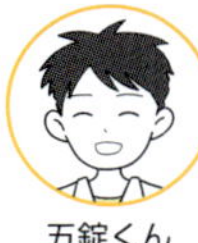

五錠くん：薬剤師に求められている能力って，結構多いんですね…。よーし！ 頑張ります！ …全部できるかなぁ？？

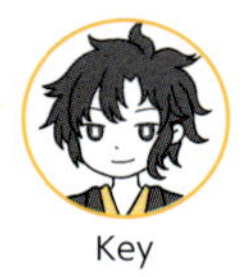

Key：全部一気に考えなくて大丈夫だよ！ 一つひとつ，できるところから身につけていけば問題ないからね！

Column

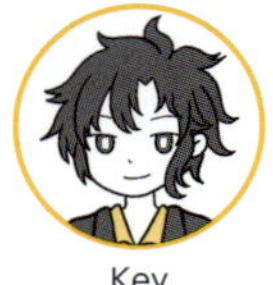

Key

認定・専門薬剤師とお金の話アレコレ

薬局や病院で働いていると，認定薬剤師や専門薬剤師といった資格の話を聞く機会が増えます。特に薬局・病院の加算条件として必要な資格は，勤務先から取得を推奨されることもありますよね。そんな資格とキニナルお金の話について少しご紹介します。

表は代表的な「認定薬剤師」の資格取得までの概算費用や更新頻度です。１個の資格を取得するのに，おおよそ10〜20万円は覚悟してください。この費用を勤務先が負担してくれるのかどうか，数名の薬剤師に調査してみました。また，資格取得後に給与への上乗せ（資格手当の支給）があるかどうかもあわせて調査しています。

病院薬剤師では認定・専門薬剤師の資格取得のプレッシャーはあるものの，ほとんどの場合，取得費用補助や給与への上乗せは期待できません。あくまで自己研鑽の一種としての資格です。一方，大手の調剤薬局や調剤併設ドラッグストアでは資格取得のための補助や給与への上乗せも行われています。たとえば，日本調剤では研修認定薬剤師の取得にかかる費用は全額負担してくれます。加えて，指定の資格（例：外来がん治療認定薬剤師など）を取得すると，月額５万円の手当支給も！

m3.comが実施した「認定薬剤師の実態調査2020」では，研修認定薬剤師の取得費用に関して「全額自己負担」の割合は，調剤薬局・調剤併設ドラッグストア勤務の薬剤師で45％，病院・診療所勤務の薬剤師で82％との回答だったようです。

取材を通じての私の意見ですが，認定・専門薬剤師はもっとお金の面で適切に評価されていくべきだと感じました。認定・専門薬剤師の取得は主に病院薬剤師ですが，ほとんどの病院では資格手当もなければ取得までの費用負担もありません。しかし，資格取得を推奨され，その費用や更新維持費，学会・講習会参加費はほぼ自腹という病院も少なくありません。本来，薬剤師のスペシャリストとしての専門性を追求するための資格制度ですが，現状は薬剤師個人の自己研鑽や自発性に任されているため，何となく「やりがい搾取」されているような気持ちでした。

資格制度はお金の面だけでいうと，自身の給与から取得・維持費用を支払うため，はっきりいって赤字です。キャリアアップに関係しない資格や，転職に有利とならない資格は「取らない」という選択肢もありだと考えます。もちろん，お金の面だけではないので，専門性をより磨き，薬剤師として高みに登りたい場合には積極的に資格を取得すべきだと思いますし，医師のタスク・シフト/シェアを進めるうえでも重要だと考えます。

また，税制の面から少しアドバイスするとすれば，フリーランス薬剤師や副業で事業所得・雑所得がある場合，資格取得費用や維持費用，講習会参加費・交通費はすべて経費*にすることが可能です（CHAPTER 8）。

＊ 当該資格が事業に関係性があることが前提。副業・事業と経費は個別に判断されるため，必ず税理士もしくは税務署に相談すること。

【病院】
- 資格取得の費用補助：全国展開している民間・一般病院では，加算条件の資格（例：外来がん薬物療法認定薬剤師，がん専門薬剤師）は一部補助ありだが，中小規模の病院では補助はなく全額自腹のことが多い。公的病院の一部では全額補助ありの場合もある。
- 資格取得後の手当支給：基本なし。Xでほんの一部の病院はあるとの話を聞いたが，周りの病院薬剤師はゼロであった。

【調剤薬局・ドラッグストア】
- 資格取得の費用補助：大手の場合，加算条件の資格（例：研修認定薬剤師）は全額補助もしくは50％補助のところが多い。一方，中小は一部補助があるものの，自腹が多い。
- 資格取得後の手当支給：一部の大手のみあり。

表　主な認定薬剤師の取得条件や概算費用など

資格	団体	単位などの条件	症例	取得までの概算費用	更新頻度
研修認定薬剤師	日本薬剤師研修センター	４年で40単位	なし	５～10万円	３年
認定実務実習指導薬剤師	薬学教育協議会	ワークショップ・講習会参加	なし	５万円未満	６年
日病薬病院薬学認定薬剤師	日本病院薬剤師会	３年で50単位	なし	５～10万円	６年
がん薬物療法認定薬剤師	日本病院薬剤師会	40時間20単位	50例	20～30万円	５年
感染制御認定薬剤師	日本病院薬剤師会	20時間10単位	20例	５～10万円	５年
精神科薬物療法認定薬剤師	日本病院薬剤師会	40時間20単位	30例	10万円前後	５年
HIV感染症薬物療法認定薬剤師	日本病院薬剤師会	10時間５単位 実技研修15時間	10例	10～20万円	５年
妊婦・授乳婦薬物療法認定薬剤師	日本病院薬剤師会	20時間10単位 実技研修40時間	15例	10～20万円	５年
外来がん治療認定薬剤師	日本臨床腫瘍薬学会	60単位	10例	15～20万円	３年
漢方薬・生薬認定薬剤師	日本薬剤師研修センター	漢方薬・生薬研修会 薬用植物園実習	なし	10万円前後	３年
緩和薬物療法認定薬剤師	日本緩和医療薬学会	５年100単位 講習会，学会発表	病院：30例 薬局：15例	15～25万円	５年
腎臓病薬物療法認定薬剤師	日本腎臓病薬物療法学会	３年12単位 学会発表	15例	10～20万円	５年
糖尿病薬物療法認定薬剤師	日本くすりと糖尿病学会	20単位 技能研修，学会発表，論文	10例	20～30万円	５年
在宅療養支援認定薬剤師	日本在宅薬学会	40単位 講習会，学術大会参加	５例	10～20万円	３年
小児薬物療法認定薬剤師	日本薬剤師研修センター	小児薬物療法研修会 学術集会参加，レポート提出	なし	5～10万円	３年
救急認定薬剤師	日本臨床救急医学会	50単位 講習会，学術集会参加	25例	10～20万円	５年
日本臨床薬理学会認定薬剤師	日本臨床薬理学会	講習会参加，学術総会参加 学会発表，論文発表	なし	10～20万円	５年
公認スポーツファーマシスト	日本アンチ・ドーピング機構	基礎講習会，実務講習	なし	３万円未満	４年
老年薬学認定薬剤師	日本老年薬学会	４年30単位 学術大会参加	10例	５～10万円	５年
認知症研修認定薬剤師	日本薬局学会	e-ラーニング：20単位 ワークショップ：６単位	３例	５～10万円	３年
プライマリ・ケア認定薬剤師	日本プライマリ・ケア連合学会	４年50単位	なし	15～20万円	３年
高齢者薬物治療認定薬剤師	薬局共創未来人財育成機構	e-ラーニング・研修会参加，処方提案症例レポート	なし	５～10万円	３年
抗菌化学療法認定薬剤師	日本化学療法学会	60単位	15例	10～20万円	５年
麻薬教育認定薬剤師	日本緩和医療薬学会	５年10単位 e-ラーニング：20講座 研修会参加	なし	５万円前後	５年

※ そのほかにも取得条件は各認定によって異なる。費用はあくまで概算のため，講習会・e-ラーニング有無・学会年会費・学会参加費用などによって変動する。

009 退職金制度

独立・転職，リストラなどなど，長い薬剤師人生では一度や二度くらい退職することもあると思います。もちろん定年退職もありますよね。退職金の制度には主に表の５種類があり，職場や企業規模によってどれを取り入れているかはさまざまです。企業型DBと企業型DC*は，あわせて企業年金ともよばれています。

＊ DB（Defined Benefit Plan）：退職金の**給付額**があらかじめ確定しているもの。
DC（Defined Contribution Plan）：掛金の**拠出額**があらかじめ確定しているもので，給付額は変動する。

表　薬剤師の主な退職金制度

制度名	受け取りパターン	特徴
退職一時金制度	一時金	●企業が内部保留から退職金を支払う ●金額は少なめ
確定給付企業年金制度（企業型DB）	基本は年金	●企業*1が外部機関に掛け金を積み立てて管理・運用する ●金額は企業の運用実績によらず一定 ●内資系製薬企業，民間病院に多い
企業型確定拠出年金制度（企業型DC）	基本は年金	●企業と従業員*2が外部機関に掛け金を積み立てて管理・運用する ●金額は運用実績によって増減する ●ドラッグストア，大手調剤薬局，外資系製薬企業に多い
中小企業退職金共済制度	一時金が多い	●共済に掛け金を積み立てて，共済から退職金が支払われる ●退職一時金制度としても利用可能 ●中小規模の調剤薬局に多い
年金払い退職給付	基本は年金	●地方公務員（国立・公立病院含む）の退職金制度

＊1　従業員が一部負担する場合もある。
＊2　企業が全額負担する場合もある。

企業によっては，いくつかを併用していることもありますね。たとえば，大手ドラッグストアのウエルシアでは退職一時金制度と企業型DCを併用しています。一方，小規模薬局や個人薬局では退職金制度自体が存在していないこともあります。また，派遣会社もほとんど退職金制度がありません。ご自身の職場に退職金制度があるかどうかは，給与明細に「退職金掛金」，「企業年金掛金」，「確定給付掛金」などの項目と金額が記載されているか，もしくは就業規則などを確認してみましょう。それでも不明な場合，人事・総務担当者に問いあわせると教えてくれるはずですよ。

010 薬剤師の退職金事情

さて，気になる薬剤師の退職金の額についてです。退職理由には主に「自己都合」と「会社都合（定年退職含む）」があり，一般的に自己都合退職の場合，退職金は減額されます。表では勤続年数30年の定年退職の目安金額を掲載しています。

表　定年退職時の退職金の目安（薬剤師：勤続30年）

職場	退職金の目安
病院（一般病院）	800～1,200万円
調剤薬局（中小規模で中退共加入）	約667万円
調剤薬局（大規模）	月給の40か月分程度
ドラッグストア（管理薬剤師）	約1,500万円
ドラッグストア（エリアマネージャー）	約2,000万円
製薬企業	2,000～4,000万円
地方公務員（国立・公立病院含む）	約1,670万円

（病院（一般病院），調剤薬局（大規模），地方公務員（国立・公立病院含む）は「ファーネットキャリア：薬剤師の退職金相場は？ 職場別の平均金額を説明　https://career.pha-net.jp/about/column/pharmacist_severance_pay/」を，調剤薬局（中小規模で中退共加入）は「中退共：8-3-3.退職金の世間相場はどれくらいですか？（https://chutaikyo.taisyokukin.go.jp/faq/qa-08/8-3-3.html）の会社規模「10人から49人」の会社都合退職（大学卒で勤続年数30年）」より作成，製薬企業はメディカルタックス調べ）

もちろん，定年退職直前の役職・ポストによっても退職金は異なる場合がありますので一概にはいえません。正しい退職金計算については会社もしくは加入している団体（中退共など）に問いあわせるとよいでしょう。表の目安は額面の退職金のため，そこから税金が引かれ，実際に手取りとして残る額は表の額よりも少なくなります。退職金と税金の制度についてはCHAPTER 12で詳しく解説していきますね。もし退職金がなかったり，少ないことが予想される場合，iDeCo（イデコ）（SECTION 033）やNISA（ニーサ）（SECTION 124），個人年金保険（SECTION 057）を活用して備えておくとよいかもしれません。なお，定年退職後にも薬剤師として働くことは可能ですが，年収は急落するでしょう（年収200～300万円も覚悟）。61歳から薬剤師として稼ぐことは可能でも，稼ぐ力は低下します。定年退職後の働き方についてはSECTION 166で解説していますので，参考にしてみてください。

011 薬剤師も副業の時代

結論からいいましょう。今の時代，薬剤師であっても何かしらの副業はやっておくべきです。というのも，薬剤師飽和時代に生き残れる薬剤師像（SECTION 008）の実現に向けて努力したとしても，実現できるのはほんの一握りの人だけだからです。本人の努力もありますが，多くの場合，環境の変化が大きく影響します。たとえば，50歳で勤めていた病院が経営破綻したり，診療報酬が大幅に減らされてしまったりと，いつなんどき環境の変化が起こるのかは予想できません。会社はあなたを守ってくれないのです。薬剤師一本を収入の柱にしてしまうと，それがダメになった場合，すべての収入がダメになってしまい大変危険です。そうならないためにも，複数の収入源をもちリスクを分散しましょう。商品の比率・割合をグラフ化したものを投資の世界では「ポートフォリオ」とよびますが，収入源のポートフォリオもなるべく分散してもっておくことが大切です（図）。

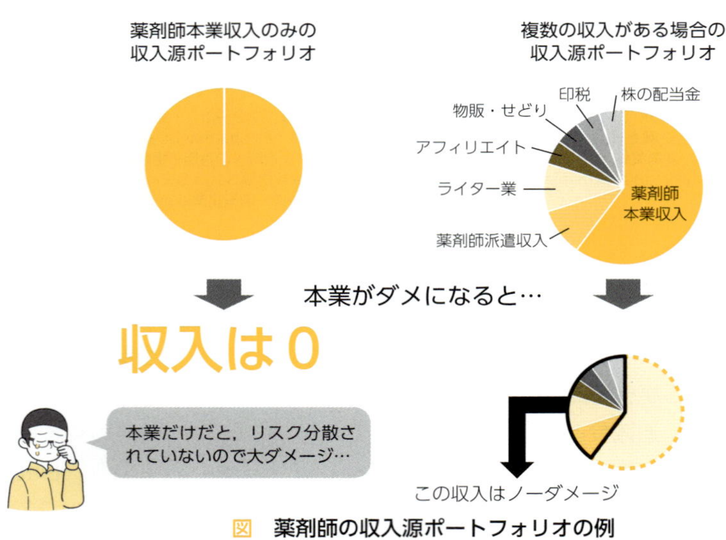

図　薬剤師の収入源ポートフォリオの例

コレ，会社なら当たり前の考え方だけどね。
楽天の収入源，いったいいくつあるんだよって思うもん（笑）。

2019年８月に開催された第４回日本薬学教育学会大会のシンポジウム[1]において，荻窪病院薬剤科（当時）の鈴木千博先生がこんな発言をされています。

> 病院薬剤師として専門職能を高めることにやりがいを感じていました。それと同時に，一つの専門性を深堀し続けることへの漠然とした不安感もありました．外部環境が変化する中，薬剤師や薬局の役割も変わり，そしてその業界にいる一人一人のキャリア形成も変わっていくのであろうと思うと，若いうちに幅広い見識を得ておく必要があるのではないかと考えました。

今まさに薬剤師の外部環境は大きく変化し，役割も刻々と変わってきています。そんな環境変化のなか，少しでも将来の薬剤師キャリアに不安を感じたのであれば副業のチャンスです。

私（Key）は本業のほか，副業として「ライター」，「ブログアフィリエイト」，「出版」，「薬剤師アルバイト」などの経験があります。木元氏に誘われ，副業を「やろう！」と思ったのが2013年でしたが，そこから５年間は月数千円しか稼ぐことができませんでした。ようやく副業として収入が安定しだしたのは2018年以降です。薬剤師の専門性を磨くのはもちろん大切ですが，できれば複数の収入源をもてるよう，副業にチャレンジしてみてはいかがでしょうか。実際，我々が行ったアンケート調査（P. iii）でも，すでに副業を行っている人が約２～３割，やったことがない人が約３割，興味がある人が約半数という結果でした。興味はあるもののやっていない，というのが大半の意見かもしれませんね。

もちろん，副業をやり過ぎて本業を疎かにしてはいけません。本業で培った知識・経験・スキルを活かせる副業があれば，副業で新たに得られた知識などを本業に還元できるため最適です。副業の詳しい内容や関連する税制についてはCHAPTER 8で紹介しますのでお楽しみに♪

病院薬剤師は，若いころの年収が低い傾向にあるため，SNS上の病院薬剤師のなかには平日夜間や夜勤明けに薬局・ドラッグストアで派遣やアルバイトをしている人もいるんだって。
体調には気をつけたいところだね。

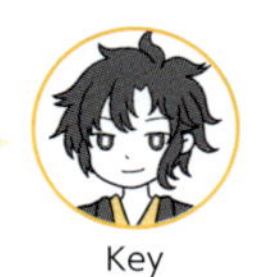
Key

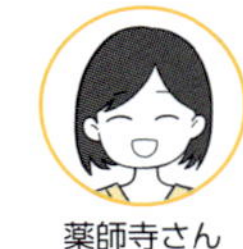
薬師寺さん

確かに，薬局の派遣なら高時給なので，短時間で手っ取り早く年収を上げることも可能ですねー！

1） 日本薬学教育学会：薬剤師のキャリアデザインとキャリア教育の必要性，薬学教育 第４巻，2020.

CHAPTER 1 薬剤師の稼ぐ力を知ろう まとめ

- ☑ 薬剤師の年収は一般サラリーマンより高いため，若い頃に金融リテラシーを身につけよう。
- ☑ 薬剤師の生涯年収は２億円超！
- ☑ 薬剤師飽和の時代に生き残れるのは「お金を生み出す能力」。何ができるのか考えてみよう。
- ☑ 副業で複数の収入源を確保し，リスクを分散しよう。

薬剤師って一言でいっても職場や役職でかなり生涯年収が異なるのですね！
僕 生き残れるのか不安になってきました 大丈夫かな・・・
いろいろ不安を煽るようなことを書いてしまったけど薬剤師の職業がなくなることはないよ
ポン
大切なのは「生き残るためには何が必要か」を常に考えておくことだね
そうすれば転職(CHAPTER 7)も可能だよ
わかりました！少なくとも診療報酬については目を配るようにします
診療報酬
あとは在宅医療をもっと勉強してみます
よい心がけだね！年収が下がってしまっても今の働き方を継続して・・・
プライベートを充実させたり
副業
副業を頑張ったりという生き方も全然アリだと思います
ただ いつ何が起こるかわからないので生き残れる手段を理解しておくと今後の選択肢も広がるのではないでしょうか

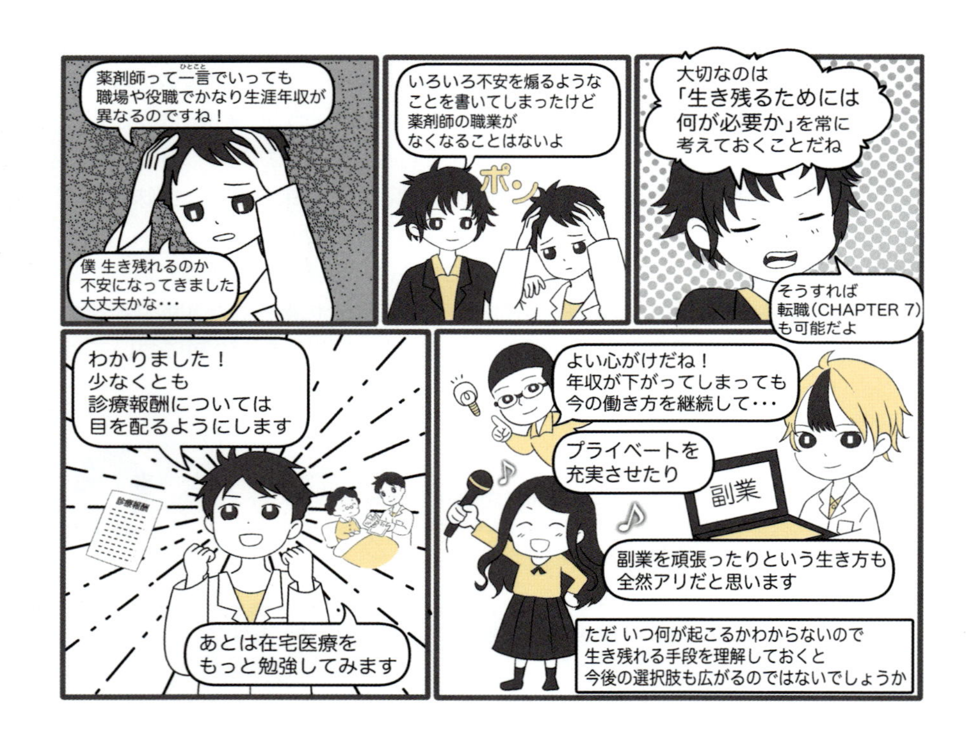

CHAPTER 2

お金のキホン

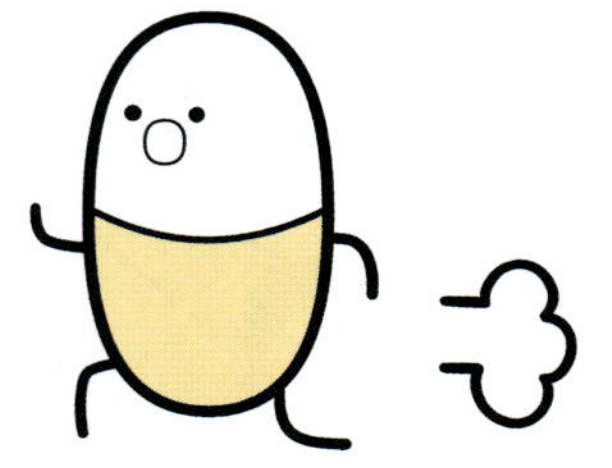

012 人生に必要なお金のキホン

いきなりですが
「人生の3大費用」って何を指すのかご存知ですか？
次から3つ選んでみよう！
●一生涯の生活費
●医療費
●老後の生活費
●子の教育費
●住宅購入費
●親の介護費
チッ
チッ
チッ
チッ
30,000人を対象にした金融リテラシー調査（2022年）での正答率は46.2%でした
え えーと一生涯の生活費と住宅購入費と・・・なんだろ・・・
？
答えは・・・本CHAPTERのどこかに載せてあるよ！
今後の人生に必要なお金ってあまりイメージできていなかったかもしれません
うん
うん
大学のときには学びませんからねぇある意味仕方ないのかも
そこで本CHAPTERでは4つのSTEPであなた専用のライフプランニング表が作れるように進めていきますよ！
そのために必要なお金の知識も随所に散りばめていますので金融リテラシーを高めながら一緒に進めていこう
おー！
楽しみです♪
4
3
2
1

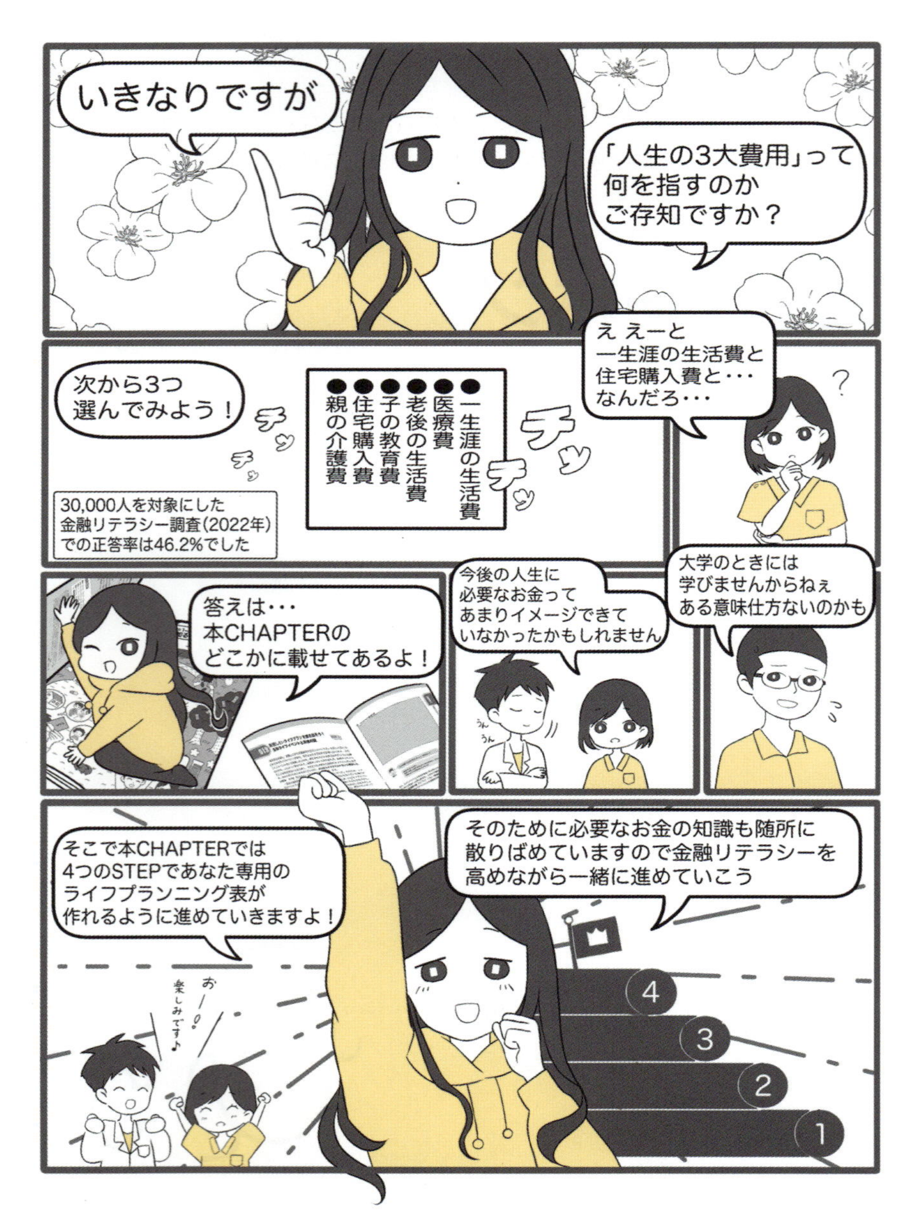

本CHAPTERでは「お金のキホン」を解説していきます。昨今の薬剤師は急激な給与の伸びがそこまで期待できず，また増税・物価上昇や社会保険料の負担率UPなどによって，手取り収入の伸びも期待しづらい時代になりました。

そんな時代を生き抜くために欠かせないのが「**ライフプランニング**（生活設計，人生設計）」と「**金融リテラシー**」です。そして，ライフプランニングを考えるにあたって大切なのは，「あなたはあなたの人生をどう生きたいのか」を明確にすることです。世間体やネット情報に翻弄されることなく，あなたが本当にやりたいこと・実現したいことを明確にしておく必要があります。

ライフプランニングを考えるうえで，将来あなたが実現したいことや夢・ライフイベントをあげてみましょう。「いつかマイホームを建てる」よりも「10年後に京都市内にマイホームを建てる」のようになるべく具体的なほうが好ましいです。「3年に1回は海外旅行に行く」，「3年後に車を買う」，「5年後に管理薬剤師になって，10年後には薬局を立ち上げる」，「60歳からは働かずに過ごすために5,000万円の投資資産を準備する」といった具合です。さらにそれにかかる費用も大まかでよいので調べておきましょう。

これをすることで，年間・月にどれくらいのお金を準備しておくのかが明確になり，目的に沿ったキャリアプランも考えやすくなります。お金が足りないようなら，足りるようにするにはどうすればよいのか，転職して年収UPを目指すのか，それとも副業をして収入を増やすのか，節税によって手取り収入を増やすのか，投資で増やすのかなどなど，いろいろな考え方ができるようになるとベストです。転職して年収UPを目指すなら，「30歳までに在宅医療に携わって，施設営業までできるようにしよう！」という具合にライフプランニングからキャリアプランに落とし込むことも可能です。

本CHAPTERでは4つのSTEPで，あなた専用のライフプランニング表を作成していきます。本書購入者特典として，以下のURLから，エクセルファイルがダウンロードできますので，ご活用していただけると幸いです。

購入者特典のご案内

下記のURLより，購入者特典がダウンロードできます。

URL：**https://www.jiho.co.jp/shop/list/detail/tabid/272/pdid/56099/Default.aspx**

Zipファイル解凍パスワード：**money2024**

※ご利用は本書のご購入者の使用に限ります。
※必ず上記サイトの注意書きをお読みになり，ご理解のうえご利用ください。
※パソコンからダウンロードをお願いします。

013 なぜライフプランニングと金融リテラシーが重要なのか

「はじめに（P. ii）」でも紹介したとおり，何かを実現したいとき，それを解決してくれるのがお金でした。やりたいこと・実現したいことを明確にしたとしても，そのためのお金がないと，実現することは困難です。やりたいことをやりたいままにすることなく，どれだけのお金がいつまでにあれば実現できるのか，それを計画するのがライフプランニングです。また，ライフプランニング表を作成するためには，ライフイベントの明確化とそれにかかる費用の算出が必要なため，最低限の金融リテラシーも大切です。

金融庁は，「最低限身に付けるべき金融リテラシー」として４分野・15項目をあげていて，そのなかで最も基本となるのが「**家計管理**」と「**生活設計（ライフプランニング）**」の２分野だと述べています（図）。本CHAPTERでは**サラリーマン薬剤師を想定**のうえ，この２分野を重点的に解説していきます。

①家計管理

適切な収支管理（赤字解消・黒字確保）の習慣化

②生活設計(ライフプランニング)

ライフプランの明確化およびライフプランを踏まえた資金の確保の必要性の理解

③金融知識および金融経済事情の理解と適切な金融商品の利用選択

- 金融取引の基本としての素養
- 金融経済教育において基礎となる重要な事項や金融経済情勢に応じた金融商品の利用選択についての理解
- 保険商品，ローン・クレジット，資産形成商品
- 資産形成における長期・積立・分散効果の理解

など

④外部の知見の適切な活用

金融商品を利用するにあたり，外部の知見を適切に活用する必要性の理解

（金融庁金融研究センター：金融経済教育研究会報告書，平成25年４月30日より作成）

図　最低限身に付けるべき金融リテラシー４分野

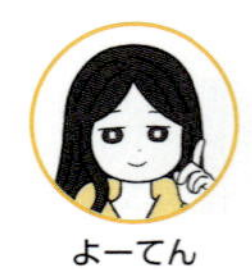
よーてん

家計管理ができていると，ライフプランニングは半分以上終わったようなものですよ。次SECTIONでは早速STEP１として家計管理の方法を学んでいきましょう。

014 適切な家計管理の習慣化で月の収支を知る

STEP 1

まずはSTEP 1として，家計の現状を把握していきましょう。「毎月の手取り収入は？」，「毎月の食費はどれくらい？」というように項目ごとに把握したうえで，収支のバランスが取れているかどうかを確認してください。プラスであれば貯蓄ができている状態のため，まずは問題ありません。しかし，マイナスの場合は…見直しが必要ですね（CHAPTER 6）。

家計管理はスマホのアプリ（例：マネーフォワードME（ミー））やパソコンのエクセルなどを用いた簡易なもので大丈夫です。まずは日頃から収支を確認する癖をつけて習慣化してみましょう。図は購入者特典「ライフプランニング作成シート.xlsx」のシート「【STEP 1】月の収支」で作成した収支表の例ですので直近の月の支出を入力してみてくださいね。収入は額面を入力するのではなく，「手取り収入」を入力してください。サラリーマンの場合，月々の給与から**税金（所得税・住民税）**と**社会保険料（みなし税金ともよぶ）**を差し引いた額が手取り収入です。すでにNISA（SECTION 124）やiDeCo（SECTION 033）をしている場合は，その掛金額も支出に入れておきましょう。

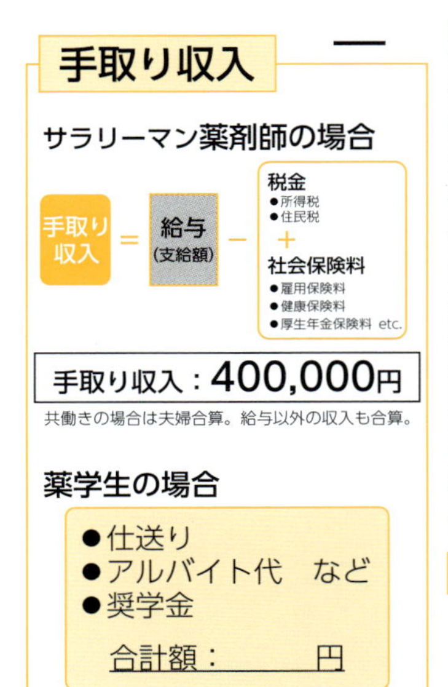

−

支出			
分類	項目	金額	割合
生活費	食費	80,000円	22.9%
生活費	水道光熱費	30,000円	8.6%
生活費	通信費	8,000円	2.3%
生活費	医療費	3,000円	0.9%
生活費	日用雑貨費	10,000円	2.9%
居住費	家賃	100,000円	28.6%
保険料	学資保険料	15,000円	4.3%
車両関係費	ガソリン代	10,000円	2.9%
旅費	旅費積み立て	10,000円	2.9%
娯楽・交際費	被服費	5,000円	1.4%
娯楽・交際費	お小遣い	40,000円	11.5%
娯楽・交際費	サブスク利用料	5,000円	1.4%
投資資金	NISA・iDeCo掛金	33,333円	9.5%
	支出合計額	349,333円	100%

結婚している場合は世帯合算の支出を入力。

＝ **貯蓄額：50,667円**

図　毎月の手取り収入と支出（世帯合算の例）

015 収入と所得，収入と手取り収入

本書ではたびたび「収入」，「所得」，「手取り収入」という言葉が出てきますので，ざっくりと違いについて理解しておきましょう。

- 収入：労働対価などによって手元に入ってくるお金（現物支給が含まれることもある）
- 所得：収入から必要経費を差し引いたもので，税金の計算に使用する。収入によって10種類に分類されている
- 手取り収入：手元に残った自由に使えるお金（可処分所得ともいう）

まずは「収入」についてです。これは労働対価などによってもらえるお金のことで，サラリーマンの場合，給与収入（年収）などが該当します。収入から「必要経費」を差し引いたものが「所得」で，**「税金の計算」**に使います。所得税や住民税を算出するときに，計算のもととなるのが所得ですね。また，経費などを差し引くことを「控除」といいます（図１）。

続いて「手取り収入」についてです。収入から，国などに支払うべき「税金（所得税・住民税)」と「社会保険料」を差し引いたものが「手取り収入」です。つまり，手取り収入は**「手元に残った自由に使えるお金」**というわけですね。手取

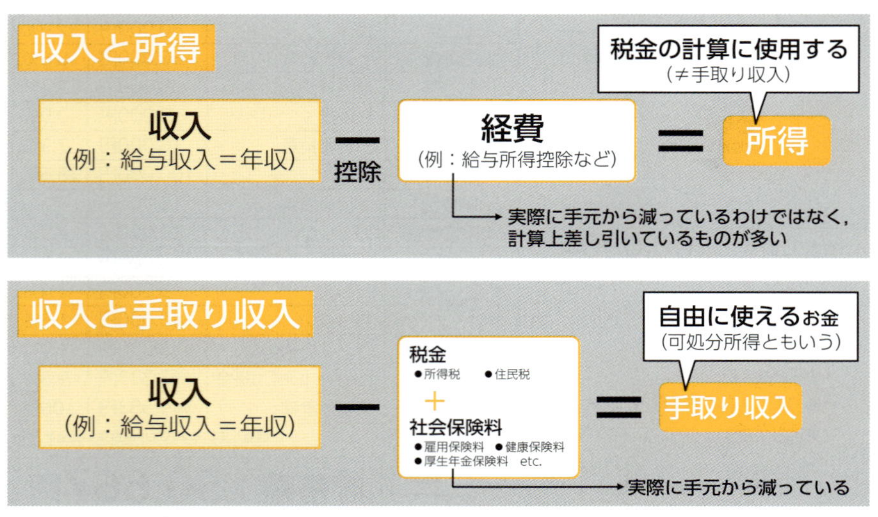

図１　サラリーマンにおける収入・所得・手取り収入の違い

り収入は，**可処分所得**ともいいます。

なお，所得はその収入源によって10種類（利子所得，配当所得，不動産所得，事業所得，給与所得，退職所得，山林所得，譲渡所得，一時所得，雑所得）*ありますが，サラリーマン薬剤師に関連するのは図2の5つの所得です。所得が複数ある場合，１つにまとめてから税金を計算する総合課税（例：給与所得＋事業所得）と，個別に税金を計算する分離課税（例：退職所得）がありますが，細かいことは気にしなくてもOKです。サラリーマン薬剤師なら，まずは給与所得（給与収入）から理解していきましょう。

* そのほか，税金が課税されない非課税所得もある。代表例として社会保険給付金（障害年金，遺族年金，出産育児一時金，育児休業給付金，傷病手当金，失業給付など），生命保険からの給付金（入院給付金など），宝くじ当選金，15万円以下の通勤手当，児童手当などがある。

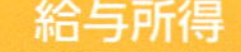

給与所得

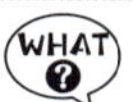

WHAT? サラリーマンの給与・賞与によって得た所得

所得の計算　収入金額－給与所得控除

サラリーマンは経費が認められていないため，その代わりに給与所得控除を差し引く。

事業所得

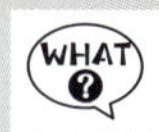

WHAT? 商売や事業によって得た所得

所得の計算　総収入金額－必要経費

白色申告・青色申告によって確定申告を行う。青色申告特別控除（最大65万円）など，税制上有利な制度もある。

雑所得

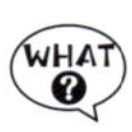

WHAT? 公的年金，退職金の分割受け取り，原稿執筆料，アフィリエイト，FXの収入など

所得の計算
- 公的年金：収入金額－公的年金等控除額
- 公的年金以外：総収入金額－必要経費

原稿執筆料やアフィリエイト収入など，副業に関する多くのものが雑所得に該当する。

退職所得

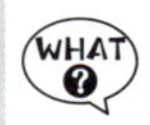

WHAT? 退職金を一括（一時金）で受け取った際の所得

所得の計算　（収入金額－退職所得控除額）×1/2

退職金を分割で受け取る場合には雑所得として取り扱われる。

一時所得

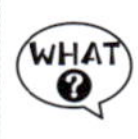

WHAT? 生命保険の満期保険金・解約返戻金，競馬の払戻金，懸賞金など

所得の計算　総収入金額－支出金額－特別控除額（最大50万円）

算出した一時所得に，さらに1/2を乗じた額が課税対象となる。

（国税庁HP：タックスアンサー（よくある税の質問）より作成）

図2　サラリーマンに関連する主な所得の種類

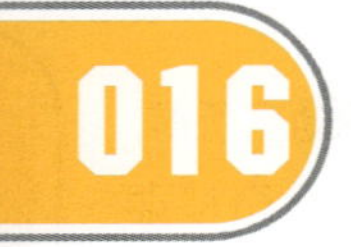

給与明細から手取り収入を知る

給与明細と手取り収入

副業や事業，投資などをしていないサラリーマン薬剤師の場合，収入は会社から毎月支給される給与と，年１～３回支給される賞与（ボーナス）のみです。ここでは例として，毎月の給与を見ていきましょう。あなたの給与明細にはもっと細かい項目があるかもしれませんが，以下に簡略化したものを載せています。図の例では，給与の支給額合計が260,000円，税金と社会保険料が合計61,680円のため，手取り収入は198,320円ですね。

支給欄		控除欄	
基本給	200,000	社会保険料	36,000
役割手当	10,000	所得税	5,680
薬剤師手当	30,000	住民税	20,000
時間外手当	20,000		
支給額合計	260,000	控除額合計	61,680
	手取り収入（可処分所得）	差引支給額	198,320
		（標準報酬月額	280,000）

※ 標準報酬月額については SECTION 026を参照。

図　とある薬剤師の給与明細（ペイスリップ）（例）

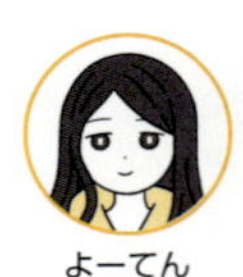

毎月の給与明細を見て，「税金高いなぁ～。でも，細かいことはわからないから仕方ない。」と思っていませんか？

あ，日々思っています（泣）

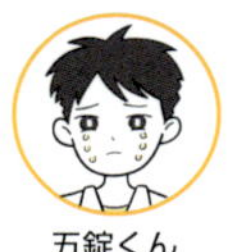

税金には消費税・酒税・固定資産税・法人税など，さまざまな種類がありますが，サラリーマンと切っても切り離せないのが「所得税」と「住民税」です。社会保険料については，支給額（正しくは標準報酬月額）をもとに計算されるため，節税はほぼ期待できません（SECTION 026）。支給額に比例して社会保険料も大きくなってしまいますので，ひとまずは置いておきましょう。

年収と手取り年収

サラリーマン薬剤師の場合，年収（給与収入）とは「1年間の総支給額（いわゆる，額面の総額）」に該当します。毎月の給与支給額（年12回）とボーナスの支給額（年1～3回）の合算，ということですね。毎年，年末～年明け頃に会社からもらう「源泉徴収票」（次SECTION）でも確認することができます。

では，年収から年間の税金（所得税・住民税）と社会保険料を差し引くと，どれくらいになるのでしょうか？ たとえば，額面年収別のざっくりとした手取り年収は表のとおりです。

表　額面年収と手取り年収

額面年収	－ 所得税＋住民税	－ 社会保険料	＝ 手取り年収
400万円	27万円	58万円	315万円
500万円	39万円	72万円	389万円
600万円	52万円	86万円	462万円
700万円	70万円	101万円	529万円
800万円	94万円	115万円	591万円
1,000万円	144万円	144万円	712万円

※ 独身サラリーマン（給与所得のみ），給与所得控除・基礎控除・社会保険料控除のみ，千円未満四捨五入。

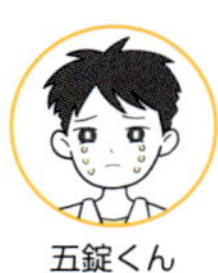
五錠くん

え…こんなに…!?
年収600万円でも手取りは500万円に届かないのですね…。

そうなんです。びっくりするくらいの税金・社会保険料が引かれているのがおわかりいただけるのではないでしょうか。

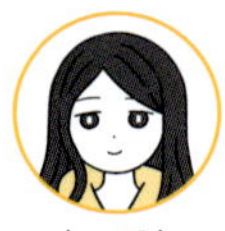
よーてん

上記は家族構成や加入する生命保険などによっても変動しますが，おおよそ，年収の20～25％が税金・社会保険料として差し引かれ，手元に残るのは75～80％前後というところです。そして，年収が高くなればなるほど，差し引かれる割合は増えていき，たとえば額面年収1,000万円の場合，約28.8％が税金・社会保険料として差し引かれる計算です。節税のことを考えずに高年収だけを目指してしまうと，余分に税金を多く納めることになりかねないのです。薬剤師も年収だけでなく，同時並行で節税のことを考え，できるだけ手取り年収を残しておくようにしましょう。節税の方法についてはCHAPTER 3で詳しく解説していきます。

017 源泉徴収票の読み方 収入額・控除額・所得税額がわかる

SECTION 016で出てきた源泉徴収票ですが，具体的にはどんなことが載っていて，何を確認するものなのでしょうか？ 結論からいうと，源泉徴収票は以下の３つのことが載ったものと押さえていただければOKです。ちなみに，これはサラリーマン専用のため，個人事業主（自営業）には発行されません。

源泉徴収票とは，その年１年間の，
●**収 入 額** → 年収に相当
●**控 除 額** → 節税の確認
●**所得税額** → どれだけ所得税を支払ったか
が載っている**サラリーマン専用**の書類

図を見ながら確認していきましょう。計算式については，SECTION 023の図をご確認ください。

まず確認すべきは源泉徴収票の「A支払金額」で，これが「年収」に該当します。そこから**サラリーマン専用のみなし経費**である給与所得控除（SECTION 023）を差し引いたのが「B給与所得控除後の金額（＝給与所得）」です。

その右隣「C所得控除の額の合計額」には，給与所得からさらに差し引ける「所得控除」（SECTION 028 表２）の合計額が掲載されています。図の源泉徴収票を例にすると，「E社会保険料等の金額：1,212,652円」＋「生命保険料の控除額：80,000円」＋「基礎控除の額：480,000円」＋「基礎控除以外の人的控除：該当なし（０円）」＝1,772,652円で，「C所得控除の額の合計額」と合致します。

B給与所得からC所得控除を差し引くと「課税所得金額」が計算できるのですが，課税所得金額自体は源泉徴収票に掲載されていません。図を例にすると，「給与所得6,443,876円－所得控除1,772,652円＝課税所得金額4,671,000円（千円未満切り捨て）」です。

最後に課税所得金額をもとにSECTION 023の図から最終的な所得税額が計算できます。図の例なら，「課税所得金額4,671,000円×税率20％－控除額427,500円＝506,700円」で，さらに復興特別所得税（×1.021）を掛けると517,300円（百円未満切り捨て）です。この額が最終的な当該年度に納めるべき所得税額で，源泉徴収票の「D源泉徴収税額」に記載されている金額と一致します。

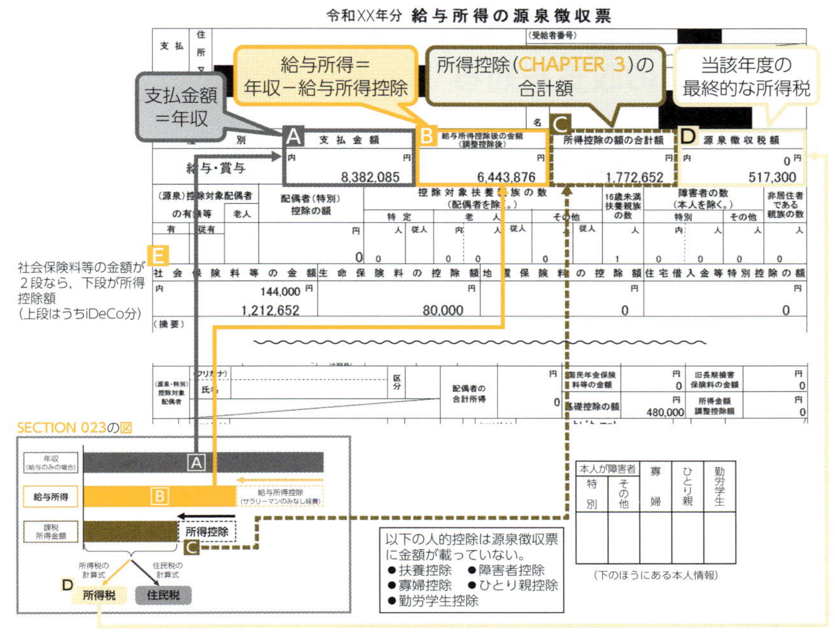

図　源泉徴収票の見方

ちなみに源泉徴収票は，あくまで「所得税」に特化した書類のため，実は住民税の情報や手取り年収の額などはまったく載っていません。住民税の詳しい計算式はSECTION 023の図に載せていますが，ざっくりと「**課税所得金額×税率10%**」で算出できます。今回の例でいうと，おおよその住民税額は「課税所得金額4,671,000円×税率10%＝467,100円」と算出できますね。もしくは毎月の給与明細に掲載されている住民税額を12倍することでも概算できます。正確な住民税額については，毎年6月頃に会社からもらう「住民税決定通知書」に記載されています（SECTION 152 図）。

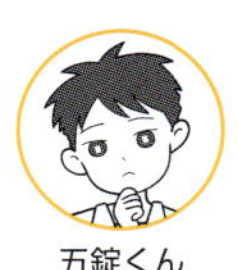

むむむ…！ ひとつひとつの計算は理解できましたが，一度では覚えきれませんね…。

今はそれで大丈夫！ 所得税の計算を見える化したものなんだな～，くらいで理解しておけばOKですよ。
CHAPTER 3を読み終わった頃には税制の理解度も高まっているので，また後で見返してみてくださいね。

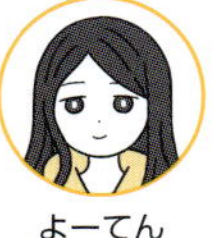

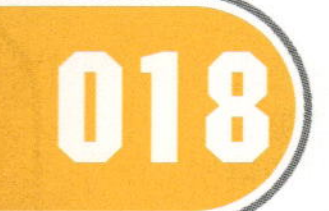

018 源泉徴収票と月々の家計管理表から年間の収支を知る

STEP 2

STEP1（SECTION 014）では，月々の家計管理表から月の収支を知ることができました。STEP 2では年間の収支を知っていきましょう。

手取り年収の計算方法

まずはSECTION 017の源泉徴収票から手取り年収を算出します。お手元に源泉徴収票があれば一緒にやってみてくださいね。計算式は図のとおりです。結婚して共働きの場合は，夫婦それぞれの手取り年収を計算のうえ，合算してください。購入者特典「ライフプランニング作成シート.xlsx」のシート「【STEP 2】年間の収支」に同じものを掲載しています。金額は万単位のざっくりで構いません。

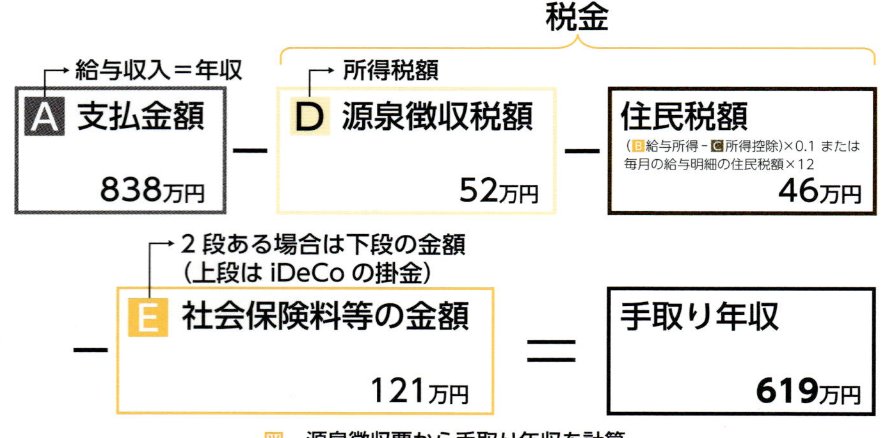

図　源泉徴収票から手取り年収を計算

年間支出額の計算方法

続いて年間の支出額の計算です。STEP 1で作成した月々の家計管理表から，年間の支出額を算出していきましょう。表の例のように，STEP 1の「分類」の額を合算して，左側の【毎月の支出額】に入力してください。分類が足りなければ増やしていただいて構いません。入力すると，自動的に各分類ごとの年間の支出額が計算されます。また，毎月の支出にはなく，一時的・緊急的な支出は右側の【年間の一時的な支出額】に年間の額を入力してください。これらを合算することで，年間支出合計額が算出できます。

表　**年間の支出額を計算**

【毎月の支出額】

分類	項目	毎月の支出額	年間の支出額
生活費	食費，水道光熱費，通信費，日用雑貨費，医療費など	15万円	180万円
居住費	家賃，住宅ローン，管理費，修繕積立金，固定資産税など	10万円	120万円
保険料	火災保険料，生命保険料，学資保険料など	1.5万円	18万円
車両関係費	駐車場代，ガソリン代，高速代，自動車税など	1.5万円	18万円
旅費	旅行時の宿泊費・交通費・飲食代，お土産代，旅行積立金など	1万円	12万円
教育費	奨学金，学校教育費，塾代，習い事の費用，仕送り，保育料など	5万円	60万円
娯楽・交際費	お小遣い，娯楽費，交際費，被服費，レジャー費，サブスク利用料など	4.5万円	54万円
その他	雑費，新聞図書費用など	1万円	12万円
投資資金	NISAやiDeCoの掛金など	3.3万円	39.6万円
合計		42.8万円	513.6万円

結婚している場合は世帯合算の支出を入力　……①

【年間の一時的な支出額】

項目	年間の支出額
家具・家電などの購入費	10万円
冠婚葬祭費	6万円
お祝い品代	3万円
お年玉	3万円
ハウスクリーニング費	3万円
七五三などのライフイベント費	5万円
突発的な修繕費	0万円
突発的な医療費（入院費）	10万円
	万円
合計	40万円

……②

年間支出合計（①＋②） 553.6万円

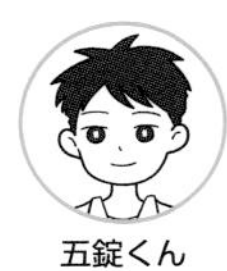
五錠くん

おー！ これで年間の収支がわかるのですね。
意外と一時的な支出が多かったりするんですかねぇ。

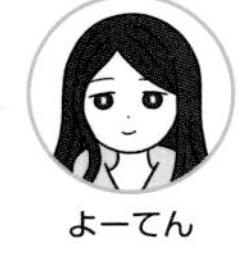
よーてん

そうですね。何気なくお金を使っていると，年間では結構な支出になることもありますからね。
年に一度は年間支出を計算して確認してみてくださいね♪

019 実現したいライフイベントを書き出そう！主なライフイベントとお金の話

STEP 3

薬学部を卒業し，就職してからが薬剤師人生のスタートです。社会人人生にはさまざまなライフイベントがあり，そのときどきでお金が必要になります。どのライフイベントをいつ実現したいのか，またそれにかかるお金はどれくらい必要なのかは，人によって異なります。結婚をしない人生もあれば，結婚をしたとしても子供を産まない人生もあり，そのどれもがあなた自身のオリジナルの人生です。あなたがどんな人生を送りたいのか，**どんなライフイベントをいつ実現したいのか**，それを「見える化」したものがSTEP 3で作成するライフイベント表です。

薬剤師とライフイベント

一昔前の薬剤師なら，働いていれば年収は右肩上がりでした。そのため，ライフイベントごとにそこまでお金について考えなくても何とかなっていた時代でした。しかし，これからの薬剤師は年収が思うように上がらず，いざライフイベントに直面したときに，お金がなくて実現できないという事態にもなりかねません。それを防ぐためにも，おおざっぱでよいのでライフイベント表を作成しておきましょう。結婚している場合，配偶者や家族とも共有してください。家族一丸となって取り組むことで，より実現に近づきます。

また，ライフイベント表は一度作っておしまいではありません。人生というのは，予定どおりに進まないものです。突発的な転勤，会社の倒産，親の介護・死別，天災など想定外のことはもちろん，環境や考え方の変化も常に起こります。そのため，ライフイベント表はそのときどきに応じて何度でも見直してみることが大切です。転職，結婚，出産，昇進といったライフイベントの節目に見直すとよいでしょう。

ライフイベント表を作ってみよう

表にライフイベント表の例を掲載していますので，参考にしながら購入者特典「ライフプランニング作成シート.xlsx」のシート「【STEP 3～4】ライフプランニング表」にわかる範囲で入力してみてください。まずは，西暦と家族構成・年齢を入力し，ライフイベントとそれにかかる費用を入力していきます。ここで作成したライフイベント表は，STEP 4のライフプランニング表の一部としてそのまま使用できます。

表　ライフイベント表の入力例

西暦		2024	2025	2026	2036	2037	2038
家族構成	自分の年齢	32	33	34	44	45	46
	配偶者の年齢	30	31	32	42	43	44
	長男の年齢	5	6	7	17	18	19
	長女の年齢	0	1	2	12	13	14
ライフイベント ※下段はかかる費用（単位は万円）		長男七五三	家族旅行	長男小学校入学		長男大学受験	長男大学入学
		10	20	50		50	150
		長女誕生	長女保育園入園				
		40	5				
		お宮参り					
		10					
支出	その他	40	40	40	20	20	20
	一時的な支出	60	45	80	70	70	70
	ライフイベント	60	25	50	0	100	150

ライフイベントおよびかかる費用を入力すると，その年にかかるライフイベントの支出額が自動的に計算される

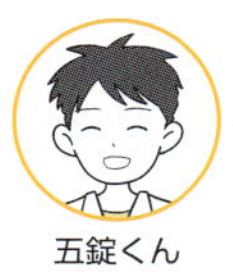
五錠くん

こんなの書いたことないです‼　えーーー，悩むなぁー‼

悩みながらでいいんです。
恥ずかしがることはありませんので，思う存分考えて，あなたの夢や実現したいことを書き込んでくださいね。

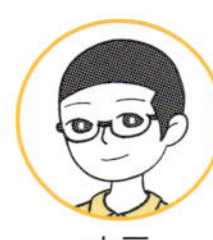
木元

また，ライフイベントにかかるお金は人それぞれですが，平均的な相場があります（ページをめくった先にある図）。人生の３大費用「**子の教育費**（SECTION 154）」・「**住宅購入費**（SECTION 170）」・「**老後の生活費**（SECTION 165）」とともに，主なライフイベントにかかる費用の相場を押さえておきましょう。

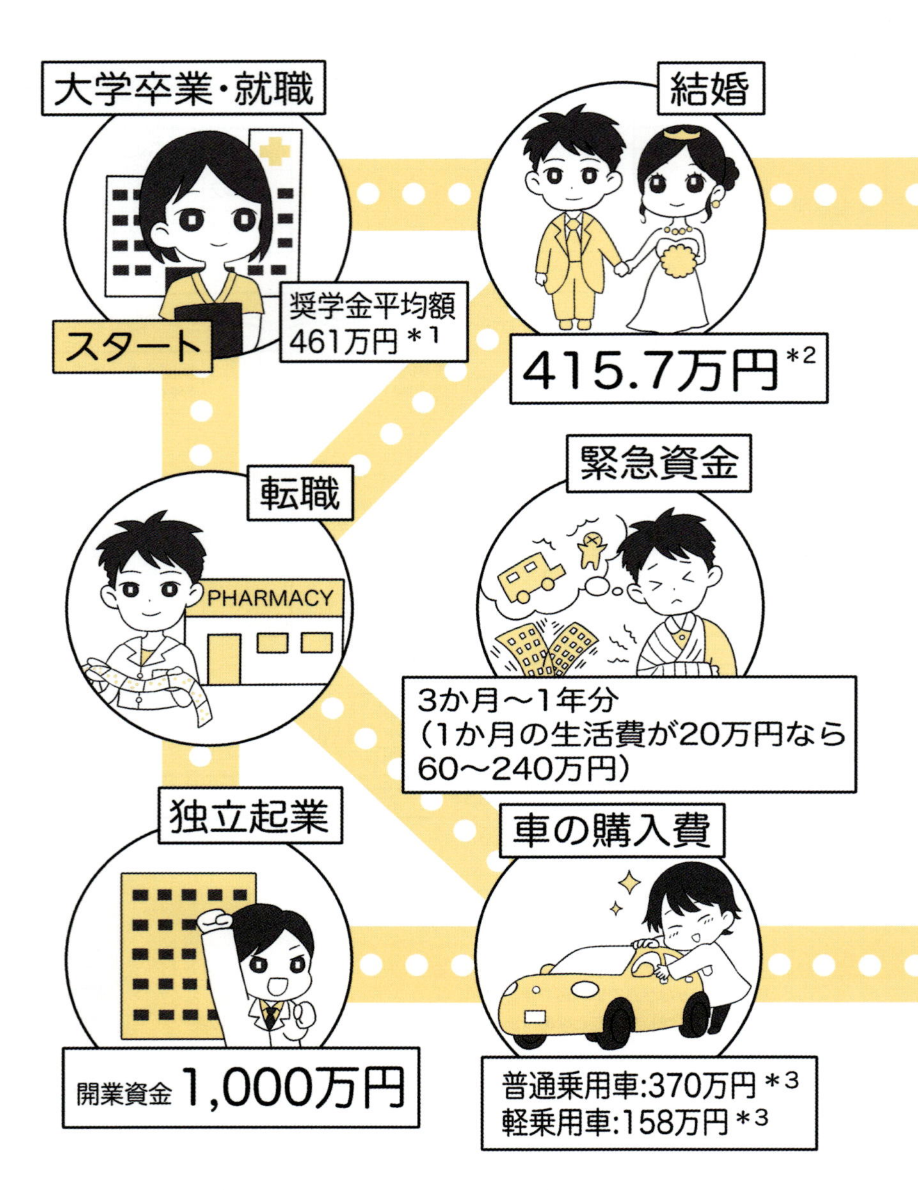

＊1 厚生労働省：第９回薬剤師の養成及び資質向上等に関する検討会 参考資料２薬剤師の需給動向把握事業における調査結果概要，2021年６月４日．SECTION 065参照
＊2 リクルートマーケティングパートナーズ：ゼクシィ結婚トレンド調査2023（首都圏）．SECTION 144 表１参照
＊3 総務省統計局：小売物価統計調査（動向編）．
2023年の7112 乗用車（普通乗用車）および7101 乗用車（軽乗用車）の平均価格。１万円未満四捨五入。

図 主なライフイベントと関連する費用

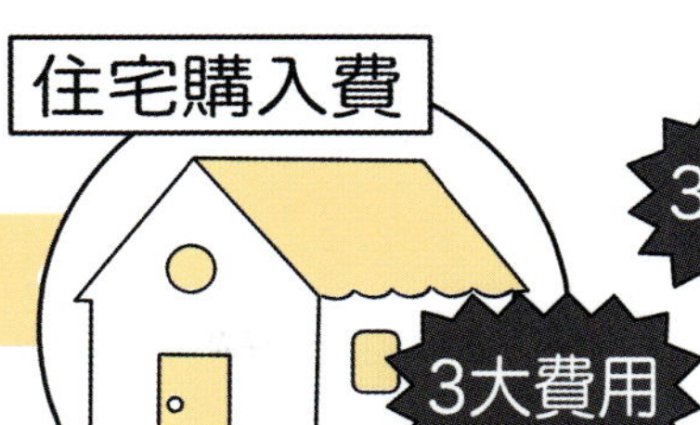

注文住宅：4,713万円＊4
(頭金941万円)＊4
分譲マンション：5,048万円＊4
(頭金1,438万円)＊4

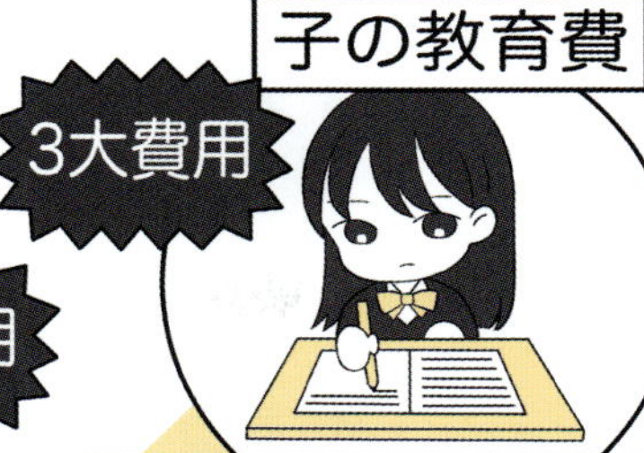

1,255万円 ＊5
(高校まですべて公立で大学4年間の場合)

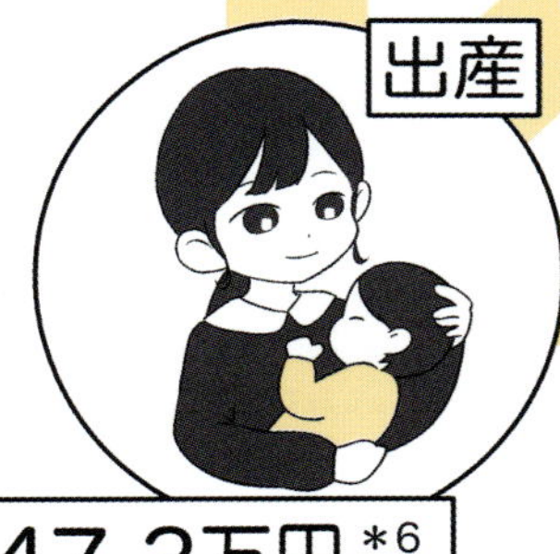

47.3万円 ＊6

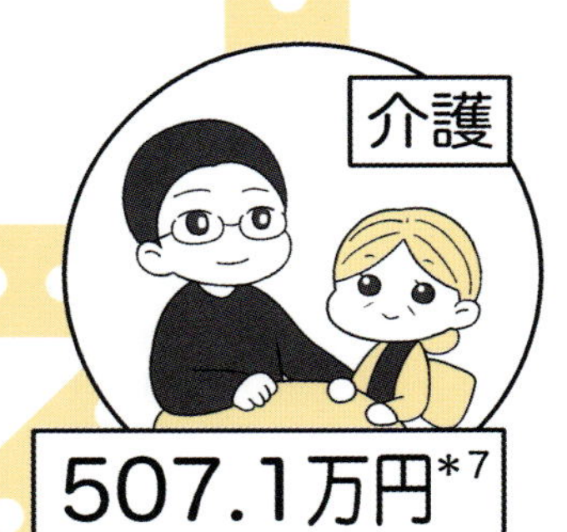

507.1万円＊7

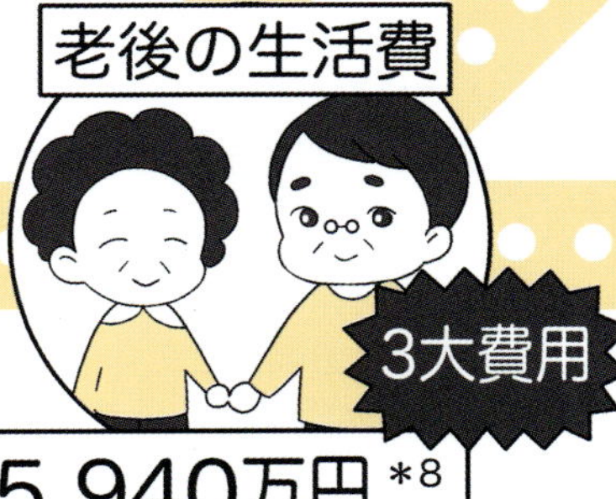

5,940万円 ＊8

to be continued・・・

＊4 国土交通省 住宅局：令和４年度住宅市場動向調査報告書.
初めて物件を購入する一次取得者の購入資金。
＊5 SECTION 154参照
＊6 厚生労働省：第155回社会保障審議会医療保険部会 資料１-２，令和４年10月13日. SECTION 148参照
＊7 生命保険文化センター：2021（令和３）年度「生命保険に関する全国実態調査」(2021年12月発行).
月8.3万円×介護期間61.1か月（いずれも平均）。
＊8 SECTION 165参照

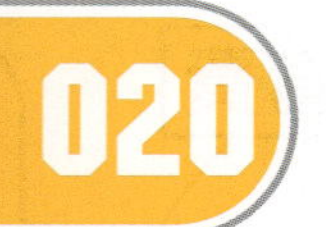

020 あなただけのライフプランニング表を作成する

STEP 4

いよいよ最後のSTEP 4です。STEP 2（SECTION 018）で作成した年間の支出と，STEP 3（SECTION 019）で作成したライフイベント表をもとに，ライフプランニング表を作成していきましょう。購入者特典「ライフプランニング作成シート.xlsx」のシート「【STEP 3～4】ライフプランニング表」をご活用ください。家族構成や収支の項目が足りない場合には，ご自身でエクセルの行を追加してください。

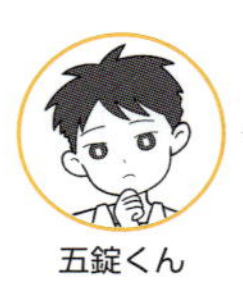

五錠くん

このファイルは結構な年数分ありますね。大変そうです…。

初見はそう感じちゃうよね。今まで一度も作成したことがなければ，まずは「5年分」だけでも作ってみよう！
慣れれば10年分・20年分と作っていけるよ。ページをめくった先に入力例（図2）も載せているので，参考にしてみてね。

Key

ライフプランニング表の作り方

STEP 3で家族構成やライフイベントは入力済のため，STEP 2で作成した手取り年収を入力します（共働きの場合は，配偶者の分も入力）。また，副業や臨時収入がある場合には，その手取り年収も入力してください。なお，将来，投資資産を切り崩したり，保険の解約返戻金や満期保険金を受け取ったりする予定がある場合には，その金額も収入として入力しましょう。これで世帯の年間の収入合計額が算出できました。

続いて，支出の項目です。STEP 2で作成した分類ごとの年間支出額を転記していきます。また，将来的な費用も各分類の金額に上乗せしておきましょう。たとえば，車を購入した場合の駐車場代やガソリン代は「車両関係費」，子供の塾や習い事の費用は「学費・教育費」，認定薬剤師の取得費用は「一時的な支出」などに入力します。なお，NISAやiDeCoなどの投資用に支出している掛金額も，支出の「投資資金」に入力してください。投資資産は現金と別で管理するとよいでしょう。現時点で投資資産がある場合，「現在の投資残高」および想定年利を入力しておくことで，将来の投資残高の期待値が自動で計算されます。

最後に，「現在の貯蓄残高」に金額を入力すれば完成です！ その年の「貯蓄残高（現金）」については，あくまで試算的なもののため，必ず変動します。ですので，毎年，年末時点の実際の現金の貯蓄残高と，あらかじめ試算していた「貯蓄残高（現金）」を見比べて確認し，**実際の貯蓄残高を「貯蓄残高（現金）」のセルに上書きで入力**してください。そうすると，エクセル上で次年度以降の貯蓄残高が自動で計算し直されます（図1）。投資資産残高についても同様です。

西暦	2024	2025	2026
収入計	852	861	880
支出計	684	664	734
年間収支	168	197	146
貯蓄残高（現金）	468	665	811

（単位：万円）

計算上の貯蓄残高

残高**700**万円
（2025年12月31日時点）

西暦	2024	2025	2026
収入計	852	861	880
支出計	684	664	734
年間収支	168	197	146
貯蓄残高（現金）	468	700	846

（単位：万円）

次年度以降が自動で更新

実際の年末時点の貯蓄残高を上書き

図1　年末時点の実際の貯蓄残高（現金）をセルに上書きで入力する

ライフプランニング表を作ったら

ライフプランニング表を作成することよって，将来的な収支も見えるはずです。もし貯蓄残高がマイナスになるような年があれば，収入を増やしたり，支出を減らしたり，ローンを見直したり，ライフイベントを見直したりする必要があります。ライフイベントに必要なお金の考え方や，節約・節税・収入UPの方法については，本書内で詳しく解説しています。本書を読み終わった後に，再度ライフプランニング表を更新してみましょう。また違った考え方になっているかもしれませんね。

Key

ちなみに私は毎年年末頃に，家族と相談しながらライフプランニング表を見直しているんだ！ 妻からは結構好評なんだよ。

現在	2024年
現在の貯蓄残高	300万円
現在の投資残高	100万円

想定年利 4%

現在の貯蓄残高や投資残高を入力すると，以降の残高が自動計算される

投資の想定年利を入力すると，将来の投資残高の期待値が計算できる

STEP 2で作成した手取り年収および副業の収入を入力
年金額（SECTION 049）や児童手当（SECTION 151）もわかる範囲で入力

ライフイベントを入力。支出欄のライフイベントの金額が自動的に計算される

STEP 2で作成した各分類の年間支出額を入力
ライフイベントの支出額は，自動的に計算される

投資資産は現金と別で管理し，年末時点の残高を入力

	西暦	2024	2025	2026	2027	2028	2029	2030	2031	2032
家族構成	自分の年齢	32	33	34	35	36	37	38	39	40
	配偶者の年齢	30	31						37	38
	長男の年齢	5	6						12	13
	長女の年齢	0	1	2	3	4	5	6	7	8
収入	自分の手取り年収	450	450	460	460	470	470	470	480	480
	配偶者の手取り年収	350	350	350	350	360	360	360	360	360
	臨時収入（例：単発派遣薬剤師）	20	30						30	20
	副業，一時的な収入	2	1							
	児童手当	30	30						24	24
	公的年金									
	民間保険の保険金（例：学資保険や個人年金保険）									
	投資資金の売却									
収入計		852	861	880	864	889	879	874	894	884
ライフイベント ※下段はかかる費用（単位は万円）		長男七五三	家族旅行	長男小学校入学	長女七五三		長男塾	ハワイ旅行	長男中学受験	長男中学入学
		10	20	50	10		10	100	100	50
		長女誕生	長女保育園入園		車購入		長女七五三		長女小学校入学	
		40	5		200		10		50	
		お宮参り								
		10								
支出	生活費	200	210	220						
	居住費	120	130	120						
	保険料	24	24	24	24	24	24	20	20	20
	車両関係費	0	0	0	0	50	50	20	50	20
	旅費	30	30	30	30	30	20	20	20	20
	教育費	30	40	50	80	100	150	130	140	140
	娯楽・交際費	60	60	60	60	60	60	60	60	60
	その他	40	40	40	40	40	50	20	20	20
	一時的な支出	60	45	80	50	50	60	160	80	70
	ライフイベント	60	25	50	210	0	20	100	150	50
	投資資金	60	60	60	60	60	60	60	60	60
支出計		684	664	734	914	764	854	940	980	830
年間収支		168	197	146	-50	125	25	-66	-86	54
貯蓄残高（現金）		468	665	811	761	886	911	845	759	813
		↑年末時点の残高を上書き								
投資資産残高		164	231	300	372					777
		↑年末時点の残高を上書き								
現金＋投資資産の残高		632	896	1111	1133	1333	1436	1450	1449	1590

図2　ライフプランニング表の入力例

2033	2034	2035	2036	2037	2038	2039	2040	2041	2042	2043	2044
41	42	43	44	45	46	47	48	49	50	51	52
39	40	41	42	43	44	45	46	47	48	49	50
14	15	16	17	18	19	20	21	22	23	24	25
9	10	11	12	13	14	15	16	17	18	19	20
500	500	500	520	520	520	550	550	600	600	600	600
360	360	360	360	360	360	350	350	200	150	150	150
20	20	50	30	30	30	20	20	20			
24	24	24	24	24	12	12	12	12	12		
					50						50
					36	36	36	36	36	36	36
904	904	934	934	934	1008	1018	1018	918	848	886	836
自分が管理職に昇進		一軒家購入		長男大学受験	長男大学入学	車の買い替え		配偶者がパートに	長女大学受験	長男就職	
		1000		50	150	200			50	50	
		ローン開始		長女中学入学						長女大学入学	
				50						150	
250	300	300	300	320	320	320	320	320	250	250	250
130	60	120	100	100	100	100	100	100	100	100	100
20	20	20	20	20	20	20	20	20	10	10	10
20	20	50	20	20	20	20	20	20	25	50	25
[illegible]	[illegible]	[illegible]	20	20	20	20	20	20	15	15	10
[illegible]	[illegible]	[illegible]	150	200	200	200	200	300	450	400	150
[illegible]	[illegible]	[illegible]	60	60	60	50	50	50	50	50	50
[illegible]	[illegible]	[illegible]	20	20	20	20	20	20	15	15	15
70	70	70	70	70	70	70	70	70	30	30	30
0	0	1000	0	100	150	200	0	0	50	200	0
60	60	60	60	60							
790	770	1860	820	990	980	1020	820	920	995	1120	640
114	134	-926	114	-56	28	-2	198	-2	-147	-234	196
927	1061	135	249	193	221	219	417	415	268	34	230
868	963	1062	1164	1271	1286	1301	1317	1334	1351	1369	1388
1795	2024	1197	1413	1464	1507	1520	1734	1749	1619	1403	1618

(単位：万円)

将来的な収入と支出は概算でOK
わからなければ前年の
コピー＆ペーストで入力

金額の大きな
ライフイベント時には
年間収支と貯蓄残高に注意

CHAPTER 2 お金のキホン

まとめ

- ☑ 今の時代を生き抜くためには，ライフプランニングと金融リテラシーが重要。
- ☑ 所得は10種類あるが，まずはサラリーマンの給与所得から理解しよう。
- ☑ 源泉徴収票から収入額・控除額・所得税額がわかる。
- ☑ ４つのSTEPでライフプランニング表を作成しよう。

で
で
ライ
できたー！！！
ライフプランニング表
ライフプランニング表
生涯年収は2億円だから
油断していたけど
家や車を買ったり
好き放題やると
簡単にマイナスに
なるんですね･･･
本CHAPTERでは
4つのSTEPで
ライフプランニング表を
作成しました
今後の人生に
必要なお金について
理解は深まりましたか？
はい！
まだ実感はわきませんが
理解はできました
ライフイベントごとに
見直していきたいと
思います
以下のサイトでも
〝ライフプラン
シミュレーション〟が
できるよ！ぜひやってみてね
金融庁
全国銀行協会

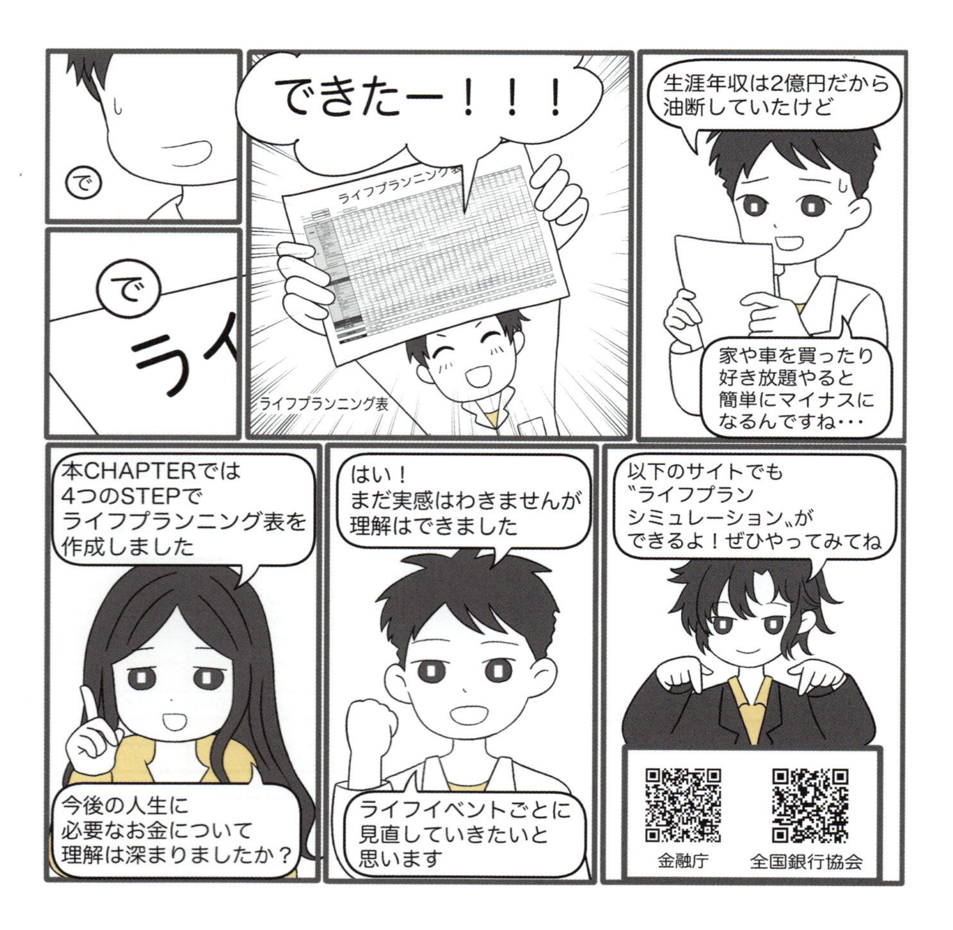

薬剤師十人十色

人生は“トレードオフ”

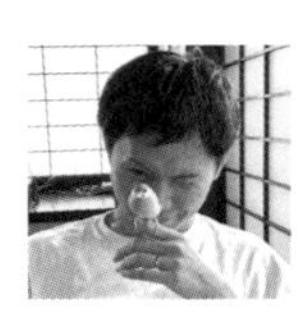

おしぼり社長

X：@ifkys_pharmacy

プロフィール：福岡で薬局経営と不動産投資を行っている薬剤師。2023年に中古アパートを２棟購入し，2024年２月に薬局の２店舗目をオープン。

X

はじめまして。福岡で調剤薬局を２店舗経営しているおしぼり社長と申します。

このコラムでは僕が大事にしている考え方の一つについてお話ししたいと思います。それはコラムのタイトルにも書いたとおりお金に関するすべてのこと（人生のほぼすべてと言ってもいいかもしれません）は“トレードオフ”であるということです。“トレードオフ”を日本語に訳すと「二律背反」や「代償」という意味で，要約すると「何かを得ると，別の何かを失う」ということです。

商品を購入するためにはお金を支払わなければなりませんし，お金を得るためには「代わりの何か」を差し出さなければなりません。何を当たり前のことを言ってるんだと思われるかもしれませんが，意外とこの事実を本当の意味で理解し，思考している方は少ないです。

たとえば，皆さんがこれまで患者対応をされている最中に患者さんから，「効き目がいいけど副作用はない薬がほしい」，「（新薬だけど）受診が面倒だから１か月分のお薬がほしい」などと言われた経験はありませんか？

薬剤師向けの本なので作用・副作用については言わずもがなですが，新薬の処方制限をトレードオフの観点からみると，長期処方による利便性を失う代わりに１年間の使用データによる安全性を得ることができています。

しかし，薬剤師にとっては当たり前のことでも，患者さんは「今私は安全性を得ている！」なんてことはいちいち考えていません。このように多くの方は普段何を得て，何を失っているかなんて深く考えないのです。

お金の話に戻ると，多くの方はお金を得るために差し出す「代わりの何か」について深く考えることなく労働力×時間を対価として差し出していますし，それ以外にはないと思い込み，考えることをやめています。

そこで，トレードオフの観点をもって，収入を増やすためにリスクや資産など自分がもっているもので他に差し出せるものはないか，または労働力の時間効率を上げるもの（知識・経験・機会etc.）はないか，と常に思考することを忘れないでいただけたらと思います。

考えても何も思いつかないという人は，まずは周りのお金持ちをよく観察して，その人がお金と何をトレードしているのかを考えることから始めてみてはいかがでしょうか。

薬剤師十人十色

Instagramで100円稼いだ話

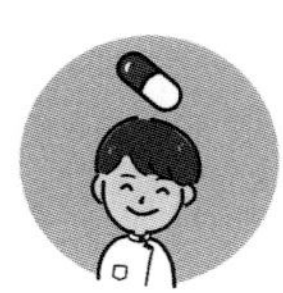

メジェド

Instagram：@ph_med_jed

プロフィール：調剤薬局で働きながら，Instagramで薬剤師の勉強アカウントを運営しています。Instagramのコンセプトは「寝る前1分，薬の勉強」。忙しい薬剤師や看護師向けに発信中。

Instagram

はじめまして。私はInstagramで，新人薬剤師や看護師を対象に，医薬品の特徴や違いをまとめて投稿しています。本業は調剤薬局で仕事をしており，副業としてInstagramの運用も行っています。私自身の国家試験が終了したと同時に本格的に始めたこのアカウントは，現在８万人以上の方にフォローされています。

今回はInstagramで最初の100円を稼いだときの話をしようと思います。きっかけは大学６年生の国家試験直前でした。「自分で作った国家試験対策のまとめ，売れるかもしれない」と思い立ちました。国試対策をしていると，自分で考えた語呂合わせや先輩から教わったコツなどがたくさん溜まっていきます。こうした参考書には載っていないノウハウが後輩の薬学生にとって必要とされ，収益につながると確信しました。

そこで目をつけたのがInstagramです。一般的には娯楽のイメージが強いInstagramですが，勉強のためにも活用できるのです。私もその「勉強アカウント」で情報発信を始め，集客を行うことにしました。最初の投稿はデザインもライティングも今となっては見るに堪えないものでした（笑）。しかし，見やすいスライドの作り方やセールスライティングを学び，毎日コンテンツを作成しました。薬学生にとって有益な投稿を心がけた結果フォロワーは着実に増え，３か月で1,000フォロワーを達成しました。その頃，noteという有料記事を販売できるサービスで国試対策の投稿まとめ（100円）をダメ元で販売してみたところ，なんと６部も売れたのです！人生で初めての売上を作ることができたときの感動は忘れられません。そこからは試行錯誤を重ね毎月売上を少しずつ伸ばしていきましたが，会社に依存せずに最初の売上を作ることができたときが一番嬉しかったです。

Instagramを始めて５年が経ち，残業が多い薬局に配属された時期には，運用を挫折しかけたこともありました。しかし，「会社に依存せずに稼げるようになりたい」という強い意志で，再び立ち上がり，今も続けることができています。

このコラムを読んでいる方のなかで，「私もInstagram運用をしてみたい！」と本気で思う方がいれば，ぜひ挑戦してみてください。行き詰まったときには，ぜひご相談ください。

CHAPTER 3

減らす

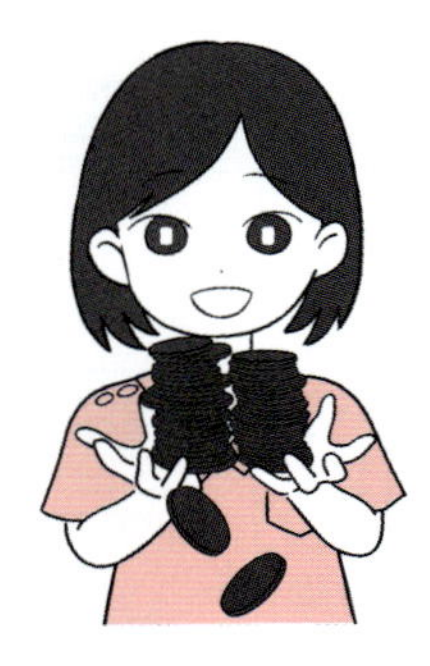

021 サラリーマンも節税で税金を減らそう

ライフプランニング表を
作成したものの
なんだか手取りが心許ないなぁ
サラリーマン薬剤師は
節税なんて
できないもんねー・・・
おおっと！
デ――ン！
サラリーマン薬剤師でも
節税できるものがあるんだよ
そうなんですか！
節税できるもの
●年金の追納 ●ふるさと納税
●医療費控除 ●住宅ローン控除
●iDeCo ●生命保険料控除
たとえば
こんなものが
あるよ
知らなかった・・・
サラリーマンは
「源泉徴収制度」によって
給与から税金が
天引きされているので
なかなか意識する機会が
ありません
税金持ってくね～
ヤメテェェェ
源泉徴収制度は
収入発生時
(〝源泉〟に該当)に
あらかじめ
所得税を〝徴収〟
しておく制度です
給与から所得税の天引きが行われるので
私たちの申告漏れや税務署による徴収漏れを
防ぐことができます！
一方でサラリーマンの
税金に対する意識は
薄くなってしまいます・・・
本CHAPTERでは
「税金の計算方法」や
「節税方法」について
解説していくよー！
個人で所得税を支払う場合
税金は自分で
払ってね
自分で税務署に
所得税を納める
会社
給与
従業員
所得税
税務署
源泉徴収の場合
税金は代わりに
払っておくね
自分で払う必要が
ないから楽チン
会社
給与－所得税
従業員
所得税
(源泉徴収)
税務署

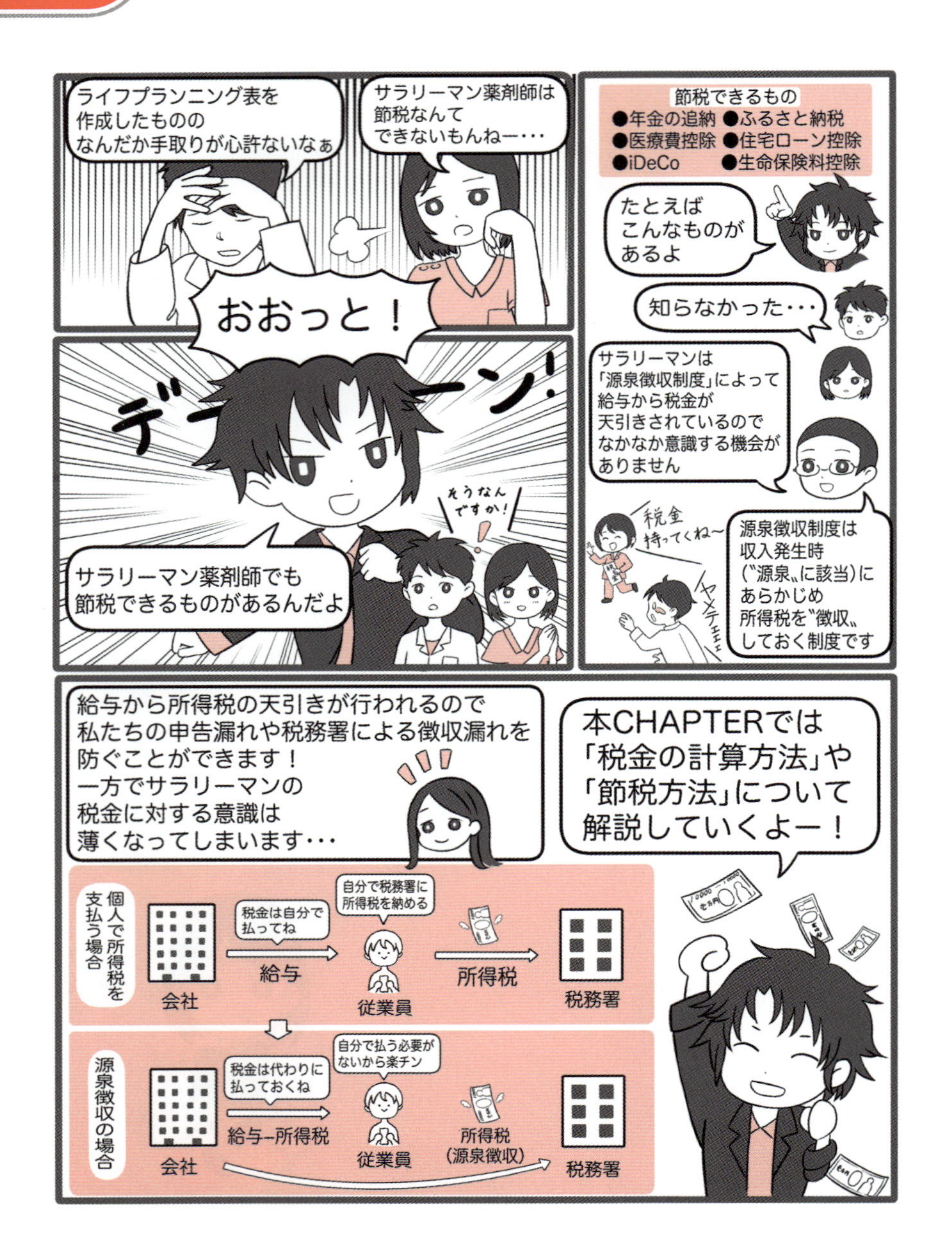

漫画にもあったように，サラリーマンは源泉徴収制度と呼ばれる制度によって，毎月の給与から自動的に所得税が徴収されています。そのため，年間に支払っている税金の額を意識することもありませんし，自動的に徴収されているので，節税の余地すらないと考えてしまうこともしばしばあります。

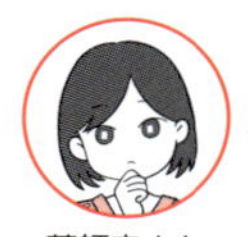
薬師寺さん

毎月の給与から税金が引かれているのは知っていましたが，どうすることもできないので，「あー，こういうもんなんだな」くらいにしか思っていませんでした。

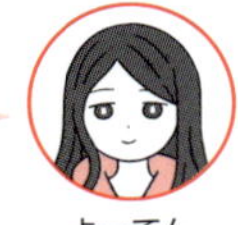
よーてん

税金に対する意識がなくなってしまいますからね。まさに悪魔的ですよね…。
まぁ，徴収する側からすると超優秀な制度だと思いますよ。

本CHAPTERでは「税金を減らす」ことを重点的に解説していきます。税金には所得税・住民税のほか，みなし税金として社会保険料もあります。それぞれの算出方法を理解していると，どうすれば支払う税金を減らせるのか（＝節税できるのか）がわかるようになります。そのうえで，サラリーマンでも利用しやすい節税の制度について学んでいきましょう。支払う税金を減らすことができれば，手元に残るお金が増えます。つまり，CHAPTER 2で学んだ「手取り収入」を増やすことが可能になります。さらに，この考え方は，保育料の算定（SECTION 152）などにも関係します。

薬剤師は大学時代に税制や経済のことを学ぶ機会がありません。その状態で社会に出ると，何の疑問もなく税金を徴収され，不要な保険の勧誘に乗り，さらには怪しい副業や怪しい不動産取引に手を出してしまい，知らず知らずのうちに手元に残るお金が減っている…なんて事態を招くかもしれません。

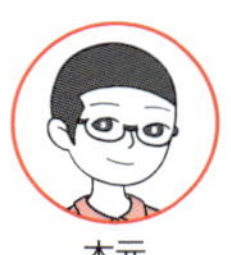
木元

誇張ではなく，本当にこのような薬剤師は一定数存在しています。実際に自己破産している薬剤師も知っていますよ…。

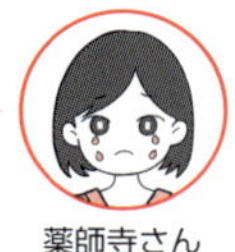
薬師寺さん

恐ろしいですね…。

それだけ，金融リテラシーは大事ということです。本CHAPTERでは，税金を計算するにあたって，「所得」という言葉がよく出てきます。SECTION 015 図1の「収入・所得・手取り収入の違い」について，今一度確認してみてくださいね。

022 所得税と住民税のキホン1 対象年度とタイミングが異なる

サラリーマン薬剤師が節税を考えるのなら，まずは「所得税」と「住民税」からです。

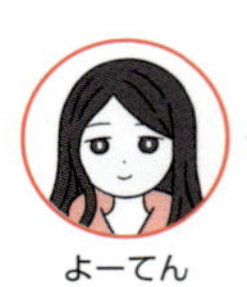

仕組みを知ることが節税への第一歩ですね。

源泉徴収票の読み方（SECTION 017）で紹介したように，その年の「所得（＝収入－経費）」に税率を掛けることによって所得税や住民税が算出されるわけですが，実はもととなる年度の考え方が異なっています（表）。

表　所得税と住民税の主な特徴

	所得税	住民税
税金を納めるところ	国（国税）	自治体（地方税）
所得の対象年度	**その年**の１～12月	**前年**の１～12月
課税方式と税率	超過累進課税（５～45％）*1	所得割（一律10％）＋ 均等割（5,000円前後）*2
税金支払い方法の考え方	前払いで年末に帳尻あわせ	後払い

＊1　2037年末まで所得税額に×1.021の復興特別所得税（2.1％）が追加で課税されているが，本書では割愛。
＊2　均等割は市町村によって異なるが，おおむね5,000円前後。

サラリーマンの所得税は「源泉徴収制度」のため，毎月の給与からおおまかに差し引かれています（前払い）。そして**その年（１～12月）**の年収・所得が確定し，過不足がある場合には**年末調整**によって正確な所得税額に精算されます（図１）。前払いで最後に帳尻をあわせるイメージですね。一方，住民税は**前年（１～12月）**の年収・所得をもとに計算されています。

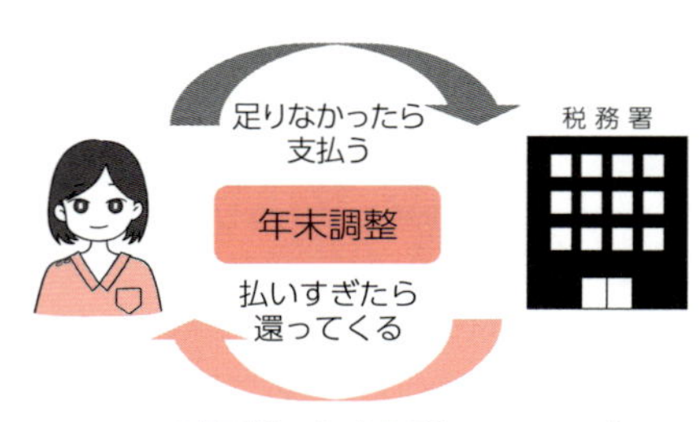

図１　所得税の年末調整のイメージ

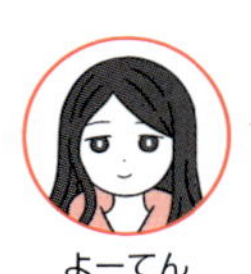

しかも住民税の支払いは**6月〜翌年5月**を一区切りとしているため，年の途中で支払額が変わります。ややこしいですね…。

所得税と住民税の対象年度と支払いのタイミングは，図2のようなイメージです。

所得税（前払いの後清算）　わかりやすいように，今現在を2024年とします。

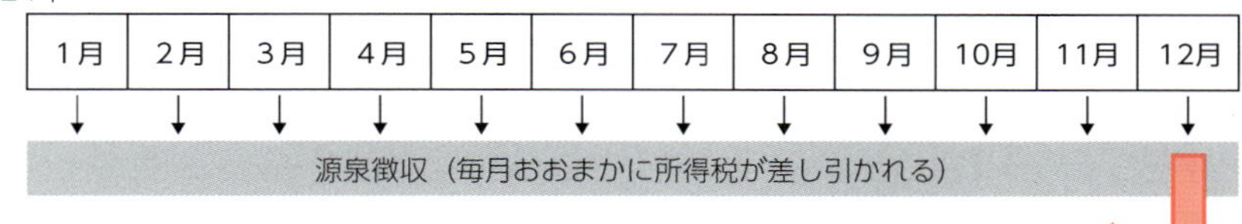

住民税（後払い）

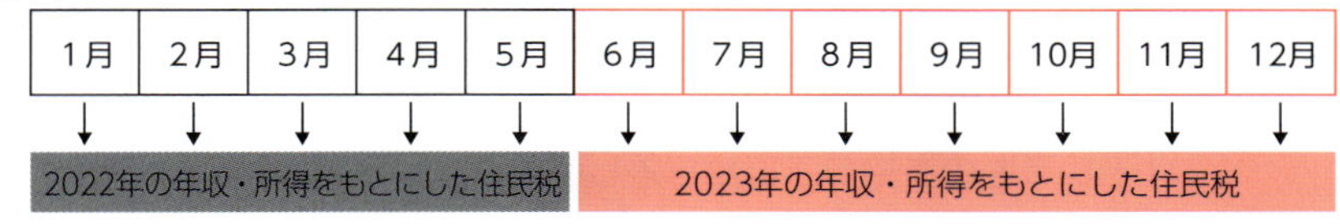

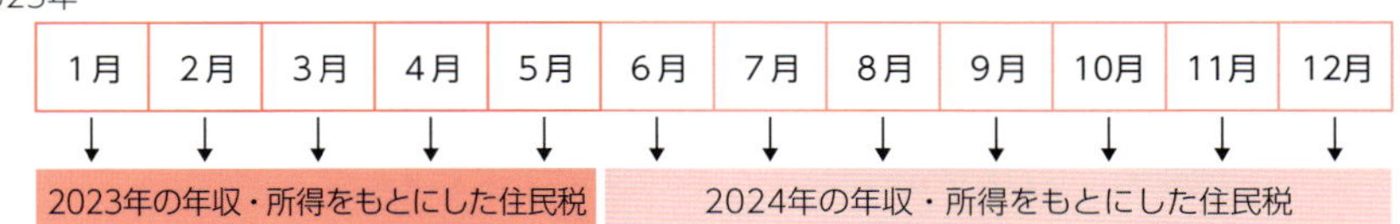

図2　所得税と住民税の対象年度と支払いのタイミング

One Point　薬剤師１年目の住民税

2024年から新社会人として働き始めた薬剤師は，１年目の給与明細の住民税の項目は「0」になっていることが多いと思います。これは住民税が前年度の年収・所得をもとに計算されるためです。前年度（2023年）といえば，ちょうど国家試験の勉強をしている真っ最中のため，ガッツリとアルバイトをしている人は少ないでしょう。もし学生時代のアルバイトで2023年の年収が100万円（地区によっては96.5万円，93万円の場合も）を超えていれば，2024年６月から住民税が発生します。しかし，薬剤師ではレアケースだと思います。

023 所得税と住民税のキホン2 税額算出までの全体イメージ

年度は違えど，税額の計算をするうえでは所得税も住民税も同じです。年収をもとに所得税と住民税を計算していきますが，いきなり年収から税金を計算するのではなく，「経費」を差し引いてから算出します。順に解説していきますね。

給与所得を算出する：年収－給与所得控除

サラリーマンの年収（年間給与収入）に対しては，一律の「みなし経費」として「給与所得控除」を差し引くことができます。個人事業主には「給与所得控除」は存在しておらず，サラリーマン専用の控除です。年収をもとに図中の上の表の計算式から給与所得控除を差し引いたものが給与所得とよばれるものです。たとえば，年収500万円の場合，給与所得控除は「500万円×20%＋44万円＝144万円」となるため，給与所得は「500万円－144万円＝**356万円**」と計算できますね。

課税所得金額を算出する：給与所得－所得控除

続いて，個人・家族の状況や保険加入状況によって「所得控除（SECTION 028 表2）」というものを給与所得から差し引きます。所得控除は**計15種類**あり，サラリーマンが節税を考えるうえで最も大事なものです。給与所得から所得控除を差し引いた残りが「課税所得金額」とよばれるもので，これをもとにして所得税と住民税を計算していくのです。年収500万円の場合，各種所得控除により，課税所得金額は250万円前後となることが多い印象です。

所得税と住民税を算出する：課税所得金額をもとに計算

所得税の場合，課税所得金額が250万円なら，図中の下の表の計算式より「250万円×10%－97,500円＝152,500円（年間の所得税）」と算出されます。これは源泉徴収票でいうところの「D源泉徴収税額」に該当するので，源泉徴収票の読み方（SECTION 017）とあわせて確認してみると，理解が深まると思います。なお，所得税は課税所得金額に応じて税率が高くなり，このような税率の決め方は「超過累進課税方式（次SECTION One Point）」とよばれています。

住民税については，課税所得金額に対して一律税率10%の所得割と均等割（5,000円）の合計で算出されます。

※ 実際には住民税の合算額から調整控除を差し引くこともあるが，微々たる金額のため気にしなくてOK。

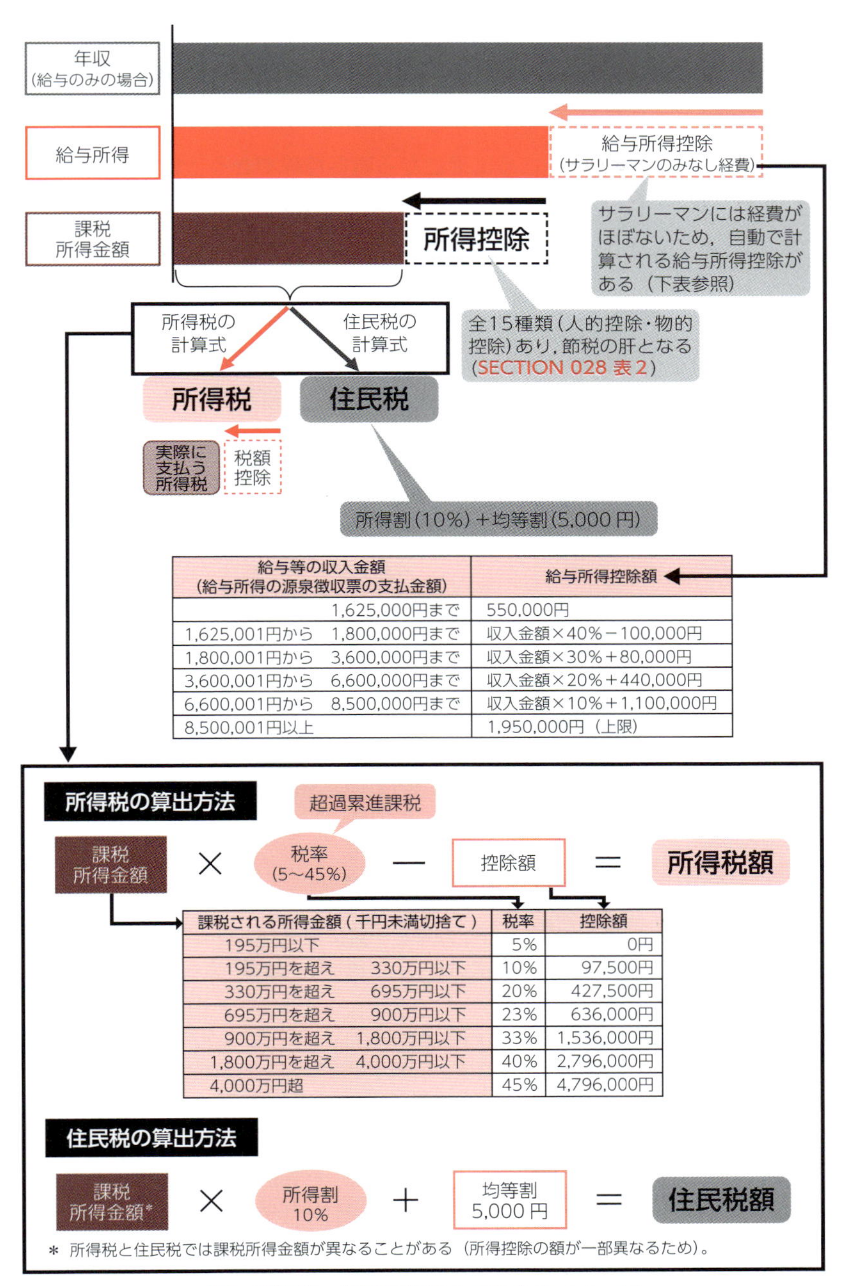

給与等の収入金額（給与所得の源泉徴収票の支払金額）	給与所得控除額
1,625,000円まで	550,000円
1,625,001円から　1,800,000円まで	収入金額×40%−100,000円
1,800,001円から　3,600,000円まで	収入金額×30%＋80,000円
3,600,001円から　6,600,000円まで	収入金額×20%＋440,000円
6,600,001円から　8,500,000円まで	収入金額×10%＋1,100,000円
8,500,001円以上	1,950,000円（上限）

課税される所得金額（千円未満切捨て）	税率	控除額
195万円以下	5%	0円
195万円を超え　330万円以下	10%	97,500円
330万円を超え　695万円以下	20%	427,500円
695万円を超え　900万円以下	23%	636,000円
900万円を超え　1,800万円以下	33%	1,536,000円
1,800万円を超え　4,000万円以下	40%	2,796,000円
4,000万円超	45%	4,796,000円

図　所得税・住民税算出までの全体イメージ

024 所得税と住民税のキホン③
税額控除は決定した税額から直接控除できる

所得税や住民税の決定後，さらにそこから直接控除できる仕組みとして「税額控除」があります（SECTION 023 図は所得税の例）。税額控除は何種類もあるのですが，サラリーマンの場合，関係するのは住宅ローン控除（SECTION 044）くらいでしょう。たとえば，年間の所得税が202,500円，税額控除が10万円だった場合，実際に支払う所得税は「202,500円－100,000円＝102,500円」となります。所得控除と違い，決定した税額から**直接控除**できるため，節税効果は絶大です。

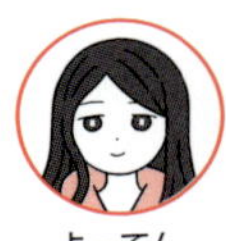

よーてん

以上が所得税と住民税のキホンです。実際にはもう少し細かい話（例：所得金額調整控除や，2024年度に実施された定額減税など）もあるのですが，そこまで大事ではないので割愛しました。

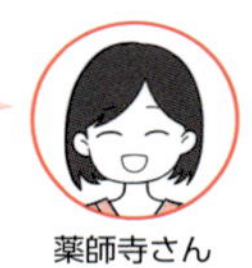

薬師寺さん

所得税と住民税ってこんなふうに計算してたんですね。計算式も勉強になりました！

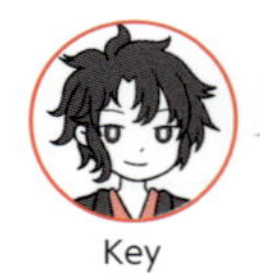

Key

源泉徴収票を見る機会はあるけど，計算式までは載っていないからね。そして，このキホンを理解していると，節税の仕組みがわかるようになるんだ。

One Point 所得税は超過累進課税方式

所得税の税率区分（5～45％）が上がると一気に税金が上がると考えている方がよくいらっしゃいますが，それは間違いです。所得税は **“超過”** 累進課税方式のため，**“超えた分だけ”** 税率が上がります。

たとえば，課税所得金額が195万円の場合，SECTION 023 図中の下の表の税率５％を掛けると所得税は97,500円です。課税所得金額が１万円増えて196万円になると，どうなるでしょうか？ 税率10％を掛けて196,000円となりそうですが，控除が97,500円あるため，所得税は98,500円（196,000円－97,500円）です。

実は，課税所得金額195万円分の所得税97,500円はそのままで，増えた１万円分に対して10％を掛けた1,000円が上乗せされている計算になるのです（97,500円＋1,000円＝98,500円）。これを超過累進課税とよびます。税率が上がっても一気に所得税が上がらないように上手く工夫されているわけですね！

025 サラリーマンなら全員が加入する社会保険は４種類

もしものときに，国民の安心や生活の安定を支えるセーフティネットが社会保障制度で，「社会保険」，「社会福祉」，「公的扶助」，「保健医療・公衆衛生」の４つの柱から構成されています。そのうち，大部分を占めるのが**社会保険**です（図）。サラリーマンは収入が安定していて，かつ何かあったときの社会保険からの保障も手厚いのが特徴です。サラリーマンなら原則全員が加入する社会保険としては図の４種類があります（詳しい保障内容はCHAPTER 4）。

労災保険

仕事・通勤時の事故や災害による怪我の治療費（死亡時には遺族給付），仕事を休んでいる間の休業給付など

保険料の自己負担　なし（全額会社負担）

サラリーマンは自己負担なく加入できる。

雇用保険

失業時の失業給付，育児・介護時の休業における育児・介護休業給付金など

保険料の自己負担　標準報酬月額×0.6%（会社は0.95%を負担）

負担割合は業種によって異なるが，薬剤師は一般事業として上記負担割合[*1]。

医療保険（健康保険など）[*2]

労働以外の病気や怪我による治療費の保障（３割負担など）や，仕事を休んでいる間の傷病手当金，出産手当金など

保険料の自己負担　標準報酬月額×4.85%（会社も4.85%を負担⇒労使折半）

会社や組合によって負担割合が異なるが，東京薬業健康保険組合の場合，上記負担割合（令和６年度）。

厚生年金保険

65歳以上の年金給付（老齢基礎年金＋老齢厚生年金）や，障害年金・遺族年金の給付など

保険料の自己負担　標準報酬月額×9.15%（会社も9.15%を負担⇒労使折半）[*3]

具体的な年金額については，CHAPTER 4で解説。

＊1　令和６年度。
＊2　40歳以上になると健康保険に「介護保険」が加わる。
＊3　令和２年９月以降。

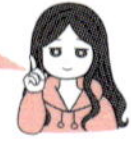
サラリーマンの保障は結構手厚いですよ！

図　主な社会保険と保険料

毎月の社会保険料の算定については次SECTIONで解説していくよ。なかなか社会保険料を減らすことは難しいんだけど，ちょっとしたコツなんかも紹介するね。

026 社会保険は標準報酬月額によって決定する

給与明細を見ると，社会保険料も結構引かれていると思いますが，社会保険料はどのようにして決まるのでしょうか？ そのもととなるのが標準報酬月額とよばれるものです。

その年の**４～６月の３か月間**の給与などの報酬額の平均値として，区切りのよい幅で区分（50区分）したものを「**標準報酬月額**」といいます。皆さんの毎月の給与明細にもどこかに標準報酬月額が掲載されていると思います。基本，上記３か月間の報酬をもとに計算され，その年の９月１日から翌年８月31日までは同じ標準報酬月額です。あまりに報酬が変動する場合には期の途中で見直されることもありますが，稀です。

ちなみに，給与明細の支給額と標準報酬月額は人によってかなりのズレがあります。この理由として，標準報酬月額は通常，給与では非課税（年収・所得に算入されない）の「通勤手当」も加えて計算するためです。このほかにもいろいろとややこしい計算がありますが，あまり重要でないため本書では割愛しますね。

さて，標準報酬月額に各社会保険料率の合計を掛ける（SECTION 025 図の例では，0.6＋4.85＋9.15＝14.6％）ことで毎月の社会保険料が決定されるわけですが，標準報酬月額には通勤手当も上乗せされています。ですので，ざっくり…

額面給与（総支給額）× 15％ ≒ 毎月の社会保険料

と覚えておきましょう。ご自身の給与明細を見てみても，だいたいこの計算で社会保険料はあうはずです。

One Point　４～６月の報酬を減らすと社会保険料が下がるかも？

標準報酬月額は毎年４～６月の報酬額の平均値をもとに決定されるんでしたよね。でしたら，その３か月間だけ報酬を下げれば標準報酬月額の区分が下がる可能性があります。たとえば，３～５月の残業を減らす（残業代は多くの場合，翌月支払いのため）とかでしょうか。あとは福利厚生制度などの手当金の申請時期を４～６月以外にするとか，いろいろありますが，微々たるものなので重要度は低いです（笑）。

社会保険料を下げると確かに手取りは多くなるかもしれませんが，将来の年金の受け取り額も減るため，バランスが難しいですね。

ボーナス（賞与）のときも社会保険料が引かれていますが，考え方は同じです。ボーナスのときには「標準賞与額」とよばれるものに同じ率を掛けて社会保険料が算出されます。

社会保険料の算出にあたっては，所得税・住民税の算出のような控除（所得控除・税額控除など）が一切ありません。頑張って残業・休日出勤・夜間勤務で収入を増やしたとしても，増えただけ社会保険料も上がるため，節税の余地がないのです。

ではどうすれば社会保険料を上げずに年収を増やしたらいいのでしょう？ それは，ズバリ…

他の所得で収入を増やす

これに尽きます。社会保険料はサラリーマンのもの，つまり給与にかかるものです。他の所得（例：雑所得や事業所得）には社会保険料はかかってきません（図）。これによって社会保険料の呪縛から解き放たれるわけですが，詳細はまたSECTION 107で解説していきましょう。

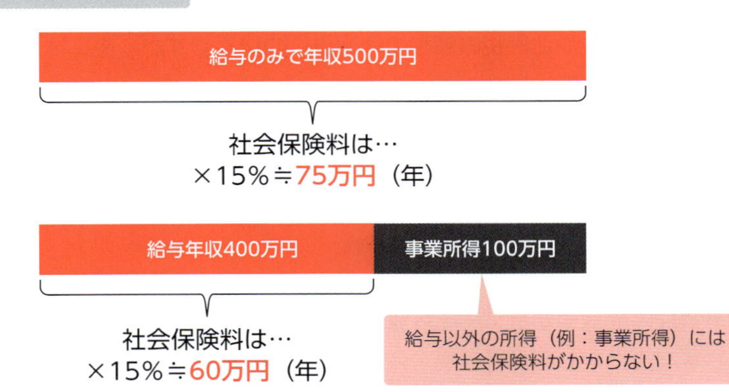

図　給与のみ（上）と給与＋事業所得（下）で年収500万円の場合の社会保険料

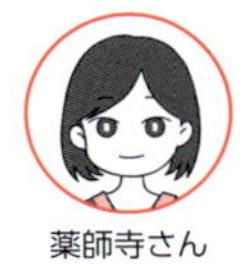

他の所得！ そんな裏技が…！

裏技ってわけではないんだけどね。ある程度の金融リテラシーが身についていれば，こーゆー話は結構あるんだよ。

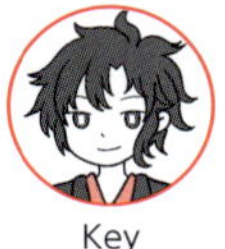

027

節税1

所得控除・税額控除と節税の仕組み

ここから，いよいよ所得税・住民税の節税について解説していきます！ あなたの周りに「私の月収は53万円です」とマウントを取ってくる人，いないですか？ 月収自慢は，社会人2～3年目頃から増えてくる印象です。ただ，「支払っている税金（所得税・住民税）って把握している？ 所得はいくら？」と聞くと多くの人は答えられません。

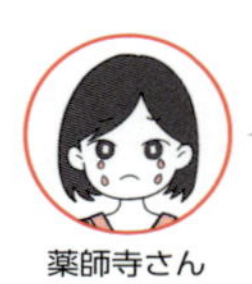

薬師寺さん

う…，私も即答できません…。

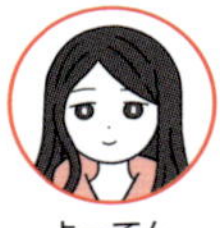

よーてん

ぜひ，本書を通じて若いうちから税制の仕組みを理解し「年間の税金の額がざっくりと把握できている」レベルまで到達しておくとよいですね。私たちが実施したアンケート調査でも，約半数の薬剤師が把握していませんでした（P. ⅲ）。

さて，所得税や住民税の節税の仕組みについてですが，主には以下の2つの節税方法があります。

① **所得控除**による節税
② **税額控除**による節税

所得控除による節税

所得控除を増やすと，税率**計算前**の課税所得金額が減少します。課税所得金額に税率を掛けたものが所得税・住民税のため，節税額は「**所得控除の増加額×税率**」と覚えておいてください。

たとえば，所得税の税率10％（年収500～600万円なら多くの方はこの税率）の方が，年間の**所得控除額を20万円増やす**場合「20万円×10％＝2万円」と，支払う所得税が年間2万円減る計算です。また，住民税の税率は一律10％ですので，支払う住民税も年間2万円お得に！ 合計4万円の節税効果が得られます。**この考え方は後で何度も出てきますのでココで押さえておきましょう！**

また，同じ所得控除額であっても，所得税率が高い人（つまり，高年収の人）のほうが節税効果は高まります。

●年収500万円－給与所得控除154万円－所得控除**100万円**
　＝課税所得金額246万円
⇒所得税：246万円×10%－97,500円＝**148,500円**
●年収500万円－給与所得控除154万円－所得控除**120万円**
　＝課税所得金額226万円
⇒所得税：226万円×10%－97,500円＝**128,500円**

所得控除を20万円増やすと

所得税が2万円減った！

税額控除による節税

税額控除は税率**計算後**の税金（所得税・住民税）から直接差し引くことができます。直接税金が減少するため，節税効果は抜群です。

たとえば，年間の所得税30万円の方が住宅ローン控除（SECTION 044）で税額控除を20万円分適用すれば，支払う所得税は10万円になります。

図は所得控除と税額控除による節税効果のイメージです。所得控除は「**控除の増加額×税率＝節税効果**」で，税額控除は「**控除の増加額＝節税効果**」というわけですね。

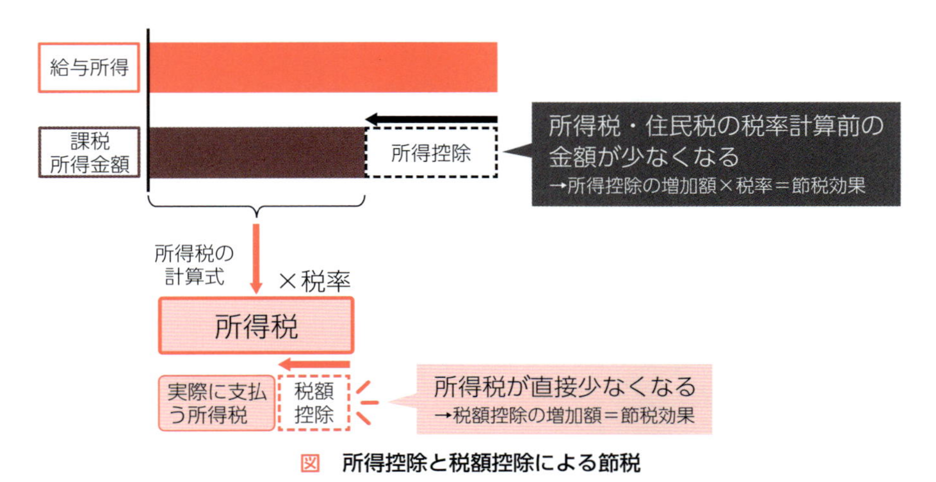

図　所得控除と税額控除による節税

以上が所得控除や税額控除を利用した節税です。仕組み自体は結構簡単じゃないですか？ あとは適用できる所得控除や税額控除がどれだけあるか，が勝負所です。

028 節税2
所得控除と税額控除の一覧表

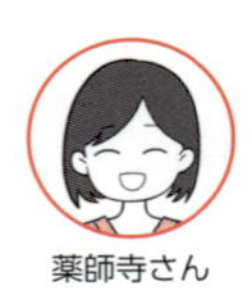
薬師寺さん

節税の仕組みはよく理解できました！

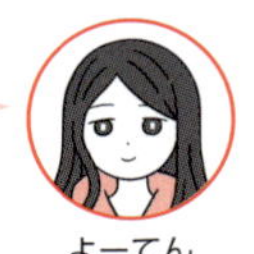
よーてん

それはよかったです！
じゃぁ，具体的にどのような種類があるのかみていきましょ〜。

所得控除の一覧表

所得控除には**人的控除**8種類と**物的控除**7種類の計15種類があります（右ページの表2）。人によって適用できる要件などが違うため，どの控除をどれくらい適用できるのかは，人それぞれです。また，所得税と住民税では所得控除の額が少し異なっていますが，あまり気にしなくてOKです。

サラリーマンが節税を考えるうえで大切なのは，行動することで適用できる**物的控除**のため，本書では物的控除を中心に解説していきます。

税額控除の一覧表

税額控除は多くの種類がありますが，そのほとんどは個人事業主などに限られるため，サラリーマンが適用できるのは表1のものくらいです。なかでも大事なのは**住宅ローン控除**でしょう。住宅ローン控除はSECTION 044で詳細を解説しています。

表1　サラリーマンに関係する主な税額控除の一覧表

税額控除	主な適用条件	所得税の税額控除額
住宅借入金等特別控除（住宅ローン控除）	住宅の取得・増改築でローンを組んだ場合	ローン残高の0.7%
配当控除	株の配当金などの配当所得があった場合	配当所得の1.25〜10%
寄附金特別控除（ふるさと納税を除く）	政党，認定NPO法人などに寄附をした場合	（寄附金－2,000円）×30〜40%

上記はすべて確定申告が必要（年末調整では控除が適用できない）。住宅ローン控除のみ，2年目以降は年末調整で適用可能。

ちなみに該当する所得控除・税額控除があったとしても，自動的に適用されるわけではありません。あなた自身で**年末調整や確定申告**を行う必要があるので，漏れのないようにしっかり確認しておきましょう！

表2　所得控除15種類の一覧表

	所得控除	主な適用要件	所得控除の額	
			所得税	住民税
人的控除	基礎控除	合計所得金額*が2,500万円以下	最大48万円	最大43万円
人的控除	配偶者控除	配偶者の合計所得金額*が48万円以下	最大38万円 (配偶者が70歳以上の場合，48万円)	最大33万円 (配偶者が70歳以上の場合，38万円)
人的控除	配偶者特別控除	配偶者の合計所得金額*が48万円超～133万円以下	最大38万円	最大33万円
人的控除	扶養控除	生計を一にする16歳以上の扶養親族（配偶者以外）で，当該扶養親族の合計所得金額*が48万円以下	38万円～63万円	33万円～45万円
人的控除	障害者控除	本人（または配偶者・扶養親族）が一定の障害者	27万円 (同居の特別障害者は75万円)	26万円 (同居の特別障害者は53万円)
人的控除	寡婦控除	夫と離婚し扶養親族を有する者または夫と死別した者 本人の合計所得金額*が500万円以下で事実婚は除く	27万円	26万円
人的控除	ひとり親控除	現在婚姻しておらず本人の合計所得金額*が500万円以下 生計を一にする子（総所得金額*等48万円以下）がいる	35万円	30万円
人的控除	勤労学生控除	納税者本人が勤労学生 (特定の学校かつ合計所得金額*が75万円以下で勤労以外での所得が10万円以下)	27万円	26万円
物的控除	社会保険料控除	社会保険料の支払いがある	支払った金額の全額	
物的控除	生命保険料控除	生命保険料などの支払いがある	最大12万円 (旧制度の場合，最大10万円)	最大７万円
物的控除	地震保険料控除	地震保険料の支払いがある	最大５万円	最大2万5千円
物的控除	小規模企業共済等掛金控除	小規模企業共済などの掛け金や確定拠出年金の掛け金の支払いがある	支払った金額の全額 (サラリーマンのiDeCo場合，最大27万6千円)	
物的控除	寄附金控除	一定の要件を満たす特定寄附金を支出した場合（ふるさと納税を含む）	特定寄附金額－2,000円 (特定寄附金の合計額は総所得金額*等の40％相当額までが上限)	― (住民税は所得控除ではなく税額控除の対象)
物的控除	医療費控除 (特例としてセルフメディケーション税制もある)	本人および生計を一とする配偶者・親族の支払った医療費が一定額を超えている	次の式で計算した金額（最高で200万円） 医療費－補填金額－10万円 ※総所得金額*等が200万円未満の場合，「医療費－補填金額－（総所得金額等×５%）」	
物的控除	雑損控除	災害・盗難・横領により損害を受けた場合	Ａ，Ｂのうち多い方の額 Ａ：差引損失額－(総所得金額*等×10%) Ｂ：災害関連支出額－５万円	

＊ 本業がサラリーマンのみの場合，「合計所得金額 or 総所得金額＝給与所得（年収－給与所得控除）」。
■は確定申告が必要（年末調整では控除が適用できない）。寄附金控除のうち，ふるさと納税のみは「ワンストップ特例制度」を利用することで確定申告不要（SECTION 040）。

節税③ 人的控除

配偶者控除と配偶者特別控除は年収の壁に関係する

サラリーマンが節税を考えるうえで大切なのは所得控除のなかでも「物的控除」です。人的控除は該当すれば自動的に適用されるため，そこまで重要ではありません。しかし，人的控除のなかでも配偶者（特別）控除については配偶者の**年収の壁**が関係しているため，ここで理解しておきましょう。

配偶者（特別）控除は，納税者本人の**合計所得金額が1,000万円（年収1,195万円）以下**の場合に，配偶者の要件や所得に応じて控除されるものです。配偶者控除と配偶者特別控除がありますが，配偶者の所得に応じてどちらか一方が適用されます。年収150万円と201.6万円は，よくいわれる年収の壁（SECTION 145）に関係していますね（図）。

配偶者の要件

- □ 婚姻関係にある（事実婚除く）
- □ 納税者と生計を一としている
- □ 青色・白色申告者の事業専従者ではない
- □ 合計所得金額が133万円以下

納税者の要件

- □ 合計所得金額が1,000万円（年収1,195万円[*1]）以下

配偶者の合計所得金額に応じて控除額が決まる

	配偶者の合計所得金額（カッコ内は年収の目安[*1]）	控除額[*2] 所得税	控除額[*2] 住民税
配偶者控除	48万円以下（年収103万円）	38万円（配偶者が70歳以上の場合，48万円）	33万円（配偶者が70歳以上の場合，38万円）
配偶者特別控除	48万円超 95万円以下（年収**150万円**）	38万円	33万円
	95万円超 100万円以下（年収155万円）	36万円	
	100万円超 105万円以下（年収160万円）	31万円	31万円
	105万円超 110万円以下（年収166.8万円）	26万円	26万円
	110万円超 115万円以下（年収175.2万円）	21万円	21万円
	115万円超 120万円以下（年収183.2万円）	16万円	16万円
	120万円超 125万円以下（年収190.4万円）	11万円	11万円
	125万円超 130万円以下（年収197.2万円）	6万円	6万円
	130万円超 133万円以下（年収**201.6万円**）	3万円	3万円

＊1 年収は給与のみの場合。
＊2 表は納税者の合計所得金額900万円（年収1,095万円[*1]）以下の場合であるが，900万円超1,000万円以下の場合は控除額が異なる。

図 配偶者控除・配偶者特別控除の控除額と年収の目安

030 節税4　社会保険料控除
支払った社会保険料が全額控除される

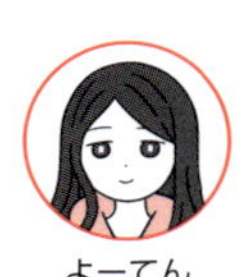

ここから，所得控除のなかでも「物的控除」について解説していきます。まずは金額の多い社会保険料控除です。
SECTION 017の源泉徴収票の「E 社会保険料等の金額」に該当するのが社会保険料控除ですね。

たしかに！ 源泉徴収票に載っていましたね！
あとは，SECTION 026でも出てきていました。

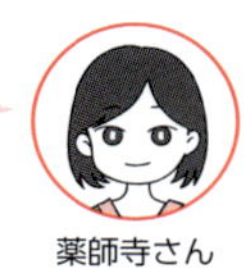

サラリーマンの場合，所得控除のなかでもトップクラスで金額が大きいのが社会保険料控除です。SECTION 026で解説したとおり，社会保険料は給与の約15％が天引きされていましたが，この**全額**が社会保険料控除の対象です。社会保険料は基本，給与天引きのため，普段意識することなく勝手に適用されています。

給与から天引きされている社会保険料を増やしたり減らしたりすることはできませんが，実は社会保険料の範囲はかなり広いため，追加で支払うことで控除額を増やすことが可能です（図）。

あなた自身や配偶者の過去の国民年金保険料の学生納付特例分（次SECTION）を追加で支払ったり，大学生の子供の国民年金保険料や親の国民健康保険料・介護保険料をあなたが支払ったり，という具合です。

社会保険料控除の主な対象
健康保険料
介護保険料
国民年金・厚生年金保険料
国家公務員／地方公務員等共済組合掛金
雇用保険料
国民健康保険料
後期高齢者医療保険料
など

□ 生計を一にしている配偶者や親族の支払った社会保険料

所得制限なし！

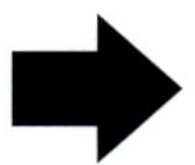

支払った全額が控除
（所得税・住民税ともに）

具体的な控除対象は国税庁HP タックスアンサー（よくある税の質問）「No.1130　社会保険料控除」を参照

図　社会保険料の適用範囲

031

節税4　社会保険料控除

国民年金の追納による節税効果は高い

学生納付特例制度による国民年金保険料の免除

20歳以上なら全員が国民年金（SECTION 033）の加入者ですが，薬学生の場合，絶賛勉強の真っただ中でアルバイト収入もそんなにない時期でしょう。そんな学生の期間のみ，国民年金保険料の支払いが猶予される「学生納付特例制度」とよばれるものがあります。ただ，この制度を利用すると，保険料の支払いが猶予される代わりに，そのまま納付しないと**将来もらえる年金額も減額**されますので理解しておいてください。１年間の未納があると，将来の年金額が年間約２万円減額されて，それが一生涯続くことになります（図は３年間未納の場合）。あなたが特例制度を利用していたかどうかは，毎年誕生月に届く「ねんきん定期便」もしくはインターネットの「ねんきんネット」を見れば確認できます。

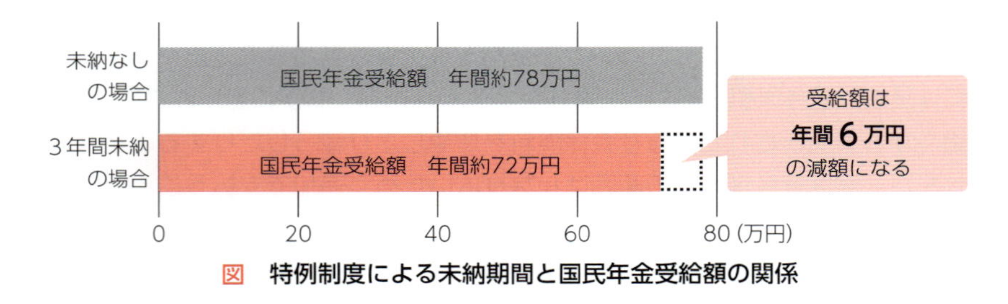

図　特例制度による未納期間と国民年金受給額の関係

国民年金保険料の追納

特例制度で猶予されていた年金保険料を後払いできる制度のことを「追納」とよび，過去10年分は追納が可能です。猶予期間の１年分を追納する場合，支払う**保険料は約20万円**と少なくない額ですので，やるかやらないかはあなたの家計や奨学金の返済状況（SECTION 065）などにあわせて検討してみてください。

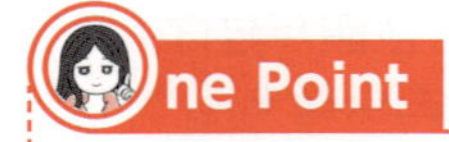

年末調整するなら最も税率の高い人に一点集中がお得

追納や家族分の社会保険料を支払った場合，その証明書を添付すれば年末調整で社会保険料控除が適用されます！　確定申告の必要はありませんので楽ですね。また，年末調整を行う際，世帯内（生計一内）で**一番所得税率が高い人にすべての社会保険料控除をまとめる**ようにしましょう。節税の効果は所得税率に左右されるためです。

追納をする時期として好ましいのは，役職などで年収や所得税率が上がるタイミングでしょうか。同時に税金も上がるため，追納で節税効果が高まります。そのほか，保育料の決定にも関与しますので，子供の保育園を検討している頃（SECTION 152～153）もタイミングとしてはよいですね。

追納は損？ 得？

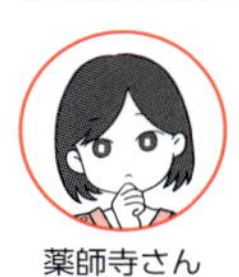

結局，追納すると損得はどうなんでしょうか？

一概にはいえないところですよね。具体例をみていきましょう。

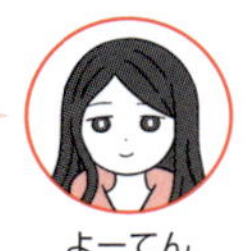

所得税率20%のAさん
学生納付特例制度で猶予されていた１年分の国民年金保険料（20万円）を追納しましたが，将来もらえる年金を考慮すると損？ 得？

追納を１年分（約20万円）行うと，将来もらえる年金額が年間約２万円増えます。また，追納した20万円は全額所得控除されるので，Ａさんの場合，所得税で４万円（20万円×20%），住民税で２万円（20万円×10%）と**合計６万円の節税効果**が得られる計算です。

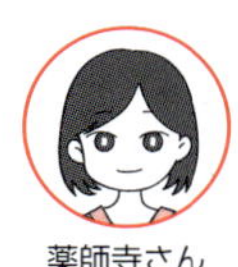

20万円追納して６万円還ってくるなら，実質14万円の支払いってことですね。

14万円を支払うことで，将来もらえる年金額が年間２万円増えるので，７年（14÷２）で元が取れます。

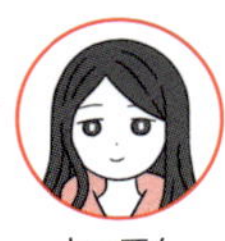

平均寿命からいうと損をする可能性は低いです。ただ，年金制度自体に不安があったり，追納するくらいならインフレリスク（SECTION 114）を考慮して投資に回したり，という考え方もあるため一概に損得はいえません。年金制度は単なる老後の年金資金（老齢年金）だけでなく，**死亡保障（遺族年金）や障害保障（障害年金）**もついているお得な制度（SECTION 049～051）なので，制度を理解したうえで追納するもよし，何もしないもよし，投資するもよしだと考えます。

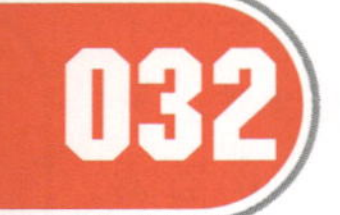

節税5　生命保険料控除と地震保険料控除

民間の生命保険や地震保険も対象となる

SECTION 030の社会保険料控除のなかには**公的な保険（社会保険）**にかかる健康保険料や介護保険料が含まれていましたね。一方，**民間の保険**のなかでも一部，控除の対象とされるものがあります。それが生命保険料控除と地震保険料控除です。

生命保険料控除は３種類

生命保険料控除は，「一般生命保険料控除」，「介護医療保険料控除」，「個人年金保険料控除」の３種類があります。また，あなた自身の保険料だけではなく，家族（例：夫が妻の生命保険料を支払う）のために支払った保険料も合算可能です。

控除額についてですが，１種類あたりの支払う保険料が年間８万円を超えると，所得税の生命保険料控除額は４万円です。また，支払う保険料が年間5.6万円を超えると，住民税の生命保険料控除額は2.8万円です。なお，３種類の生命保険料控除を合算すると，所得税では最大12万円，住民税では最大７万円です。所得税率10%の方だと所得税で1.2万円（12万円×10%），住民税で７千円（７万円×10%）と，年間合計1.9万円の節税効果が得られる計算です。

地震保険料控除

地震保険料の控除額は所得税で最大５万円，住民税で最大2.5万円です。しかしながら，地震保険料はそこまで高額にならないため，最大の控除額はなかなか

One Point　その“控除”は所得控除？ 税額控除？

よく保険の相談窓口などで「この保険に加入していただくと所得控除が４万円増えるので節税になりますよ～」と聞くことがあります。この言葉だけを聞くと「４万円節税できる」と思いがちですが，生命保険料控除はあくまで「所得控除」です。したがって，実際の節税額は**４万円×（所得税率＋住民税率10%）**ですね。皆さんは間違えないようにしましょう！

一方，マンションを購入する際に「住宅ローン控除が年間30万円使えるので節税になりますよ～」といわれた場合はどうでしょう？ 住宅ローン控除は「税額控除」のため，そのまま30万円の節税につながります。この違いについてはしっかりと理解しておいてくださいね。

適用できないと思います。

それぞれの細かい計算式は置いておいて，ざっくりと図のイメージで理解しておくとよいでしょう。

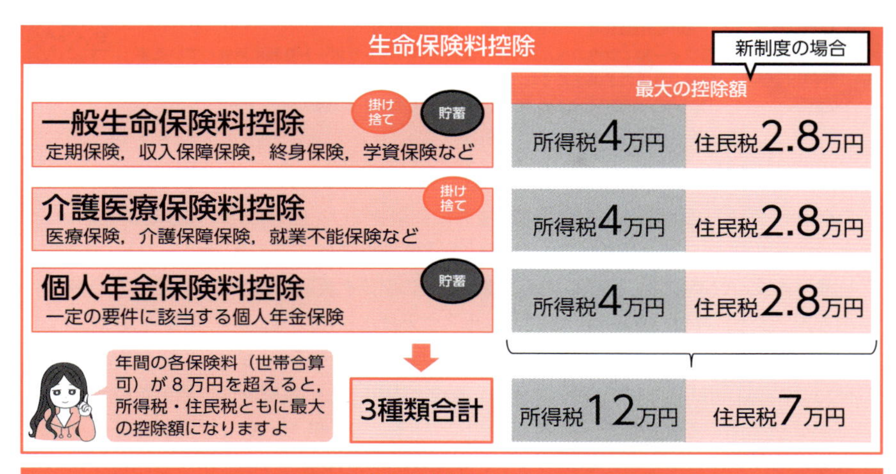

※ 生命保険料控除は2011年までに契約した保険に適用される旧制度と，2012年からの新制度があり，控除額の計算が異なるが，本書では新制度を中心に解説している。

図　生命保険料控除３種類と地震保険料控除

若い薬剤師はホイホイと保険に加入しがちですので，無意味な保険に加入しているケースもしばしばあるかもね。保険の考え方や代表的な生命保険商品についてはCHAPTER 4で解説していくよ〜。

One Point　生命保険料控除はできるだけ種類と支払者を分散させよう

生命保険に加入する場合，なるべく３種類（一般，介護，個人年金）に分散したり，保険料の支払者（あなた，配偶者）を分散したりした方が節税効果は高まります。たとえば，あなたが終身保険と学資保険に加入した場合，ともに一般生命保険料控除に該当するため，どれだけ保険料を支払っても上限の控除額は所得税で４万円です。これをあなたが終身保険，共働きの配偶者が学資保険に加入すると，それぞれ一般生命保険料控除が適用できます。

薬剤師十人十色

薬局から飛び出して女性のヘルスケア・アスリートサポートに尽力

イラスト：まーぴー

pmさっとん@SYP

X：@pmsatttttton　Instagram：@stn_tm_v

プロフィール：女性のヘルスケア・女性アスリートサポートを軸に活動している薬剤師。３人の子供を育てながらいろいろなことをやってます。

「知らないを減らしたい，知ってるを増やしたい」が活動のモットー！

X

私は現在，３人の子供の子育てをしながら調剤薬局に勤めています。６年ほど前にTwitter（現X）の活動的な薬剤師の先生方に刺激を受け，自分も何か強みを！ と思い，女性のヘルスケアを選び勉強を始めました。月経やPMSで苦しんでいたこと，妊娠，出産，育児と仕事の両立で感じたことなど自身の学びと経験が誰かの役に立ったら嬉しいと思うようになり,「女性の一生涯のヘルスケアサポート」が私のなかで芽生えました。

学びのなかで出会ったプレコンセプションケアやSRHR（Sexual and Reproductive Health and Rights：性と生殖に関する健康と権利）という概念は，自分だけでなく子供にも関係する大切な内容であると知り，「３人の子供を出産した後に知ることになるとは…」と思ったこともあります。中身をのぞけば当たり前のような内容かもしれません。しかし意識できている人はどのくらいいるでしょうか。知っていたら生き方が変わる，そして自分の人生を自分らしく生きるための選択につながる大切なことがたくさん詰まっていると思っています。“コレ，伝えていかなきゃ！”という謎の使命感に駆られ，私の原動力となりました。

またスポーツファーマシストとしても，女性アスリートサポートに力を入れています。ドーピングに問題がないかの可否だけでなく，女性アスリート特有の健康問題などを相談できる環境作り，そしてプレコンセプションケアを意識してもらうことを目標にさまざまな職種の方々と一緒に活動しています。

とにかく知ってもらいたいという一心で，自身の学びや経験を本業の薬局内だけでなく，薬局の外やSNSに向けても共有してきました。私が話すことで困りごとを抱えている誰かを救いたい，そして周りの理解も深め，最終的にはみんながイキイキと過ごせる環境作りにつながってほしいと思っています。現在では女性のヘルスケアや女性アスリートサポート，頑張りたい女性を応援する立場としても多くの講演機会をいただけるようになり，ありがたいことに収入につながるものも増えてきました（こちらのコラムも！）。私の想いに協力・応援してくださる周りの方々のおかげで今に至ります。

そしてやりたいことができる環境に身を置くことができている今，私は幸せです。目標は全国制覇！ たくさんの人に伝えていけるようにどんどん薬局から飛び出して頑張っていきたいと思います！ 本書をお読みの皆さんも，ぜひ好きなことややりたいことを見つけて薬局の外に飛び出してみませんか？ きっと素敵な世界が待っているはずです。

033 節税⑥　小規模企業共済等掛金控除

日本の年金制度とiDeCo（イデコ）

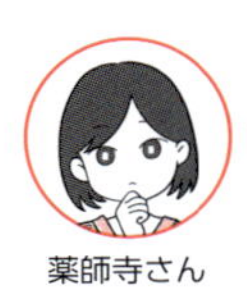

最近，よくiDeCoやらNISAやらを聞きますが，投資の要素も含まれているんですよね？ 何となく不安でよくわからないです…。

確かに耳にする機会が増えたよね。ここではiDeCoについて紹介していきますが，まずは基礎となる年金制度をみていこう！

日本の年金制度は３階建て

日本の年金制度は主に３つの制度から構成されているため，３階建てとよばれています（図）。まず１階部分は，20歳以上の全国民が対象の「国民年金（基礎年金）」です。

次に２階部分はサラリーマン・公務員が対象の「厚生年金」です。また，個人事業主の場合，２階部分としては任意で加入できる「付加年金」や「国民年金基金」があります。これらをあわせて「公的年金制度」とよんでいます。

３階部分は「私的年金制度」とよばれていて，会社や個人が任意で加入できるものです。たとえば，SECTION 009で紹介した企業型DBや企業型DC，そして今回主役の個人型確定拠出年金（iDeCo）が３階部分に該当します。

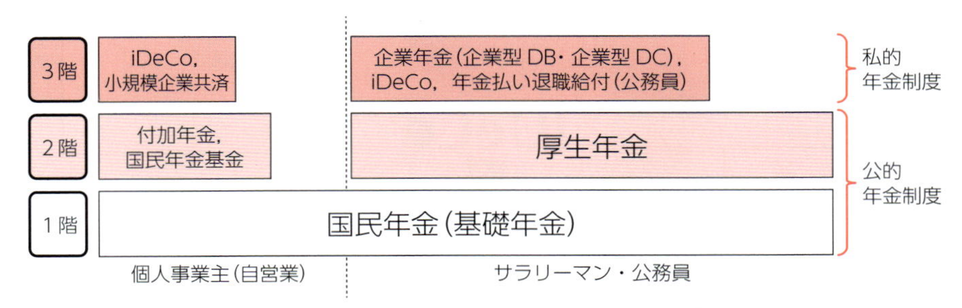

図　日本の年金制度：１・２階が公的年金制度，３階が私的年金制度

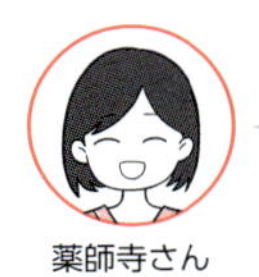

iDeCoも年金制度の一種なのですね！ 少し安心しました！

034

節税⑥　小規模企業共済等掛金控除

iDeCoの概要

iDeCoの加入者は年々増加している

確定拠出年金には企業型と個人型があり，企業型は企業型DCとしてSECTION 009で出てきました。今回は個人型です。正式名称は“個人型確定拠出年金”と長いため，iDeCo（イデコ）という愛称でよばれています。2024年５月末時点の加入者数は約334.3万人と毎年右肩上がりで増えています！ 2022年には加入年齢の引き上げ（65歳未満まで加入可）や条件緩和も実施されたため，今後も加入者は増加すると予想されますね。さらなる加入年齢の引き上げも検討中とのことです。

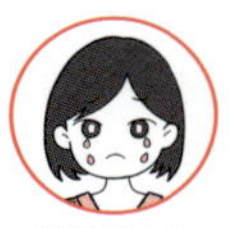

iDeCoの加入者が増えているそうですけど，運用と聞くとなんだか怖いです…。

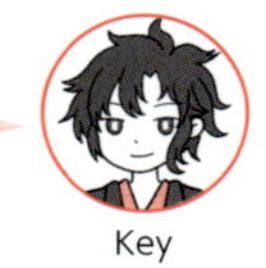

「運用」と聞くと，拒絶感があるかもだけど，iDeCoでは毎月の積み立て金を**「どこに預けるか」**を決めることができるんだ。
これを「運用」とよんでいるだけだよ。預け先のことを「運用商品」とよんでいるね。

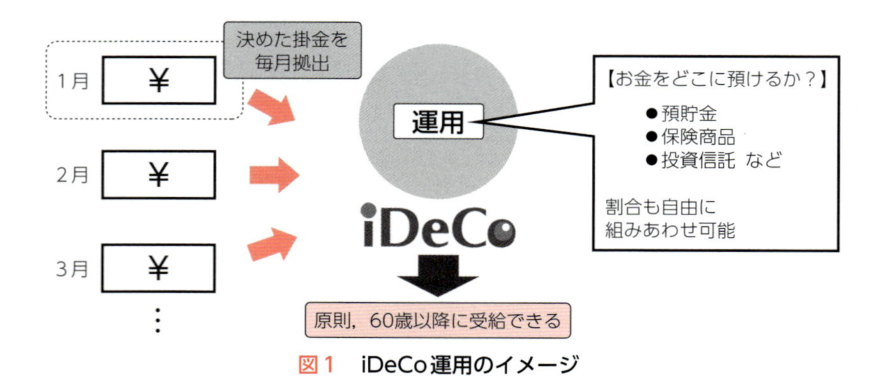

図１　iDeCo運用のイメージ

iDeCoの運用商品

iDeCoは申込時に決めた毎月の積み立て金額（最低５千円）を拠出し，お金を運用していきます（図１）。**“拠出額（積み立て額）が確定している”**ため，“確定拠出”という名前がついているのですね。運用商品には，大きく以下の３つがあります。

- ●預 貯 金：銀行預金と同じ。**元本確保型**のため元本割れはない。
- ●保険商品：生命保険（終身保険），積立傷害保険など。**元本確保型**のため元本割れはほぼない。
- ●投資信託：国内外の株式，債権，不動産などを組みあわせた商品。**元本変動型**のため，元本割れリスクあり。

運用先は１つだけではなく，複数選択することも可能です。たとえば，月１万円を拠出した際，８千円は預貯金，２千円は投資信託といったように自由に組みあわせることができますし，組みあわせはいつでも変更が可能です。投資信託（SECTION 113）は元本割れのリスクがありますので，まずは全額預貯金から始めてみるのもよいですね。実際にiDeCo加入者の運用商品の構成比は図２のとおりです。最近では投資信託の比率が高くなっていますが，次いで比率が高いのが預貯金ですね。

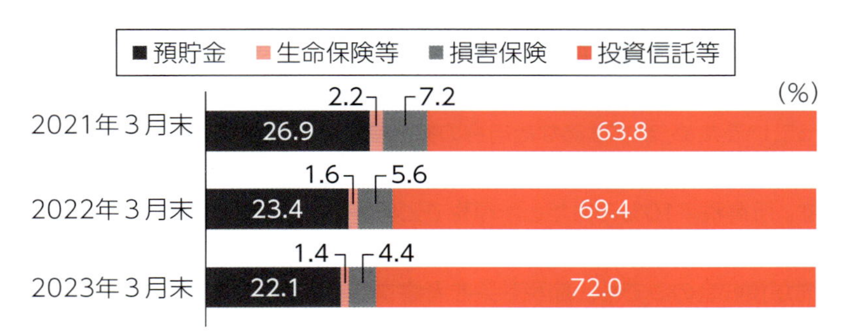

（国民年金基金連合会：iDeCo（個人型確定拠出年金）の制度の概況（令和５年３月末現在）P.13「加入者の運用商品の資産構成比の推移」より作成）

図２　iDeCo加入者の運用商品の資産構成比の推移

私もiDeCo開始から１年間は全額預貯金にしていたよ。
そこから徐々に投資信託の比率を高めていったかな〜。

積み立てたお金とその運用益は，60歳以降75歳までに受け取ることが可能です。注意点としては，原則，**60歳になるまで引き出すことができない点**でしょうか。お金が拘束されてしまうため，NISA（SECTION 124）のような自由度はありません。しかし裏を返せば，強制的に先取り貯蓄・資産形成ができるため，貯蓄が苦手な人にはメリットになるのかもしれません。

035 節税⑥ 小規模企業共済等掛金控除
iDeCoのメリット・デメリット

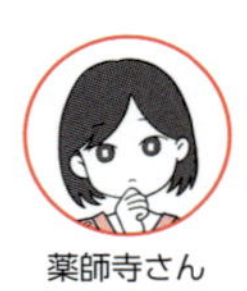

iDeCoを預貯金や投資信託で運用できるってことはわかりましたが，普通に貯金したり，投資信託を購入したりしているのと何が違うんでしょうか??

何かうま味がないとiDeCoでやる意味はないからね。ここではiDeCoのメリットとデメリットを解説していくよ。

メリット①：拠出した金額は全額所得控除が適用できる

まず１つ目は，拠出した金額は所得控除のうち「小規模企業共済等掛金控除」に該当するため，**全額が控除の対象**となることです。ただし，iDeCoの拠出額には上限があるため，控除額にも上限があります。条件によって拠出額の上限が決まっているため，まずはあなた自身の拠出額上限を確認しておきましょう（図）。

たとえば，月２万円を拠出する場合，小規模企業共済等掛金控除は年間24万円です。所得税率10％の方だと所得税で2.4万円（24万円×10％），住民税で2.4万円（24万円×10％）と，年間合計4.8万円もの節税効果が得られる計算です。運用先が預貯金のみでも，節税効果を考慮すると実質利回りは20％を超えます。30年間同額とすると，4.8万円×30年＝144万円の節税効果…すごくないですか？

メリット②：運用益がすべて非課税

２つ目は運用益が非課税になることです。通常，投資信託や株式で運用する場合，その利益には20.315％の税金がかかりますが，iDeCoの運用益はすべて非課税になります！ これはNISA（SECTION 124）も同じです。

メリット③：受け取り時の非課税枠

３つ目は受け取り時の非課税枠です。分割で受け取る場合には「**公的年金等控除**」，一括で受け取る場合には「**退職所得控除**」が適用できます。しかし，退職金の有無やiDeCoの運用金額によっては税金が多くかかってしまうケースも。iDeCoの出口戦略は複雑なため，次SECTIONから詳しく解説します。

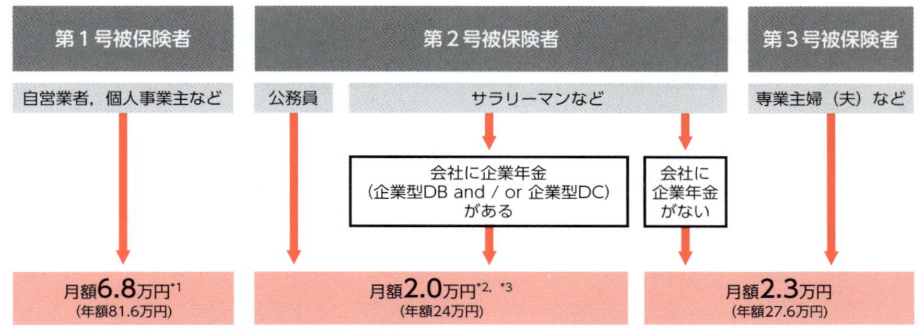

＊１ 国民年金基金または付加年金の保険料との合算。
＊２ iDeCoの月額拠出限度額：２万円を上限に「5.5万円－DB掛金相当額－企業型DC拠出額」。
＊３ 2024年11月30日までは，公務員，企業型DBのみに加入しているサラリーマン，企業型DBと企業型DCに加入しているサラリーマンのiDeCoの月額拠出限度額は1.2万円。
※ 企業型DB，企業型DCについてはSECTION 009を参照。

（国民年金基金連合会 iDeCo公式サイト（https://www.ideco-koushiki.jp/guide/structure.html），厚生労働省HP（https://www.mhlw.go.jp/stf/seisakunitsuite/bunya/nenkin/nenkin/kyoshutsu/2020kaisei.html）より作成）

図 加入区分別iDeCoの拠出限度額（2024年12月１日以降）

iDeCoのデメリット

iDeCoのデメリットとしては，**60歳までお金を引き出すことができない点**と，**手数料がかかる点**でしょうか。手数料としては，新規加入時手数料（初年度のみ）が2,829円（税込），口座管理手数料が毎年2,052円（税込）です。しかし，手数料は拠出時の節税効果（メリット①）によっておつりがくるくらいなので，あまり気にしなくてOK！ そのほか，運用商品（例：投資信託）によっては元本割れして損失が出る可能性もあります。このあたりがiDeCoのデメリットですので，しっかりと確認しておくようにしましょう。

One Point 所得がないとiDeCoの節税効果が十分に引き出せない

iDeCo拠出時の小規模企業共済等掛金控除は所得控除のため，そもそも所得（給与所得など）がないと節税効果は得られません。そのため，将来専業主婦（夫）になる予定の方や，今現在その状況の方にはあまり節税のうま味はなく，手数料だけが取られてしまうので，大手を振っておススメはできません。ただ，活用できる場面もあって，アルバイトや派遣などで年収の壁（SECTION 145）に引っかかりそうな場合，iDeCoの所得控除で壁を回避できる可能性もあります。そのほか，運用益の非課税や受け取り時の非課税枠も大きなメリットですので，バランスを考えて行うようにしましょう。

薬剤師十人十色

在宅医療における薬剤師の役割と稼ぎ方

タイガー薬剤師

X：@PharmacistTiger

プロフィール：10年以上の在宅医療経験をもつ薬局薬剤師。Xと「アウトドア薬局」ブログで在宅医療情報を発信。Kindleでベストセラー獲得。Xでは開設１年で5,600人のフォロワーを獲得。

X

はじめまして，タイガー薬剤師です。私はXや「アウトドア薬局」というブログを通じて在宅医療に関する情報を発信しています。この度，私がXで共有してきた情報を集約した『薬局薬剤師のための在宅医療基礎講座 アウトドア薬局のまとめ資料総集編』をKindleで2024年３月に出版しました。この本は発売と同時にベストセラーになるほどの大反響をいただき，多くの薬剤師や医療関係者からの支持を得ています。電子書籍だけでなく紙書籍としても販売しており，薬局でも使いやすいと好評です。

2040年までに在宅医療の需要はさらに増加すると予想されており，薬剤師としての役割もより重要になっています。令和６年度の調剤報酬改定では，在宅医療が高く評価され，多くの項目について新設や改定がされました。在宅医療は，患者やその家族，他の医療職種からの感謝の言葉を頻繁に受けるなど，大きなやりがいを感じることができます。また，医師と積極的にコミュニケーションをとることで，処方提案が採用される機会が増え，医療への貢献を実感できる点も大きな魅力です。特に，自らの提案した治療により患者の状態が改善することを目の当たりにするのは，何物にも代えがたい喜びを感じます。

しかし，在宅医療における調剤報酬や制度は複雑です。たとえば，施設に入居している患者を複数名担当していても，個人在宅として扱われるケースがあります（詳細はブログやKindle本をご覧ください）。地域支援体制加算では，特に個人在宅の実績が重要視されています。このような知識をもつことで，在宅医療項目の要件を満たすことが可能になります。さらに，在宅医療に取り組むことで麻薬調剤の回数，重複投薬・相互作用等防止加算，服用薬剤調整支援料，連携会議，小児特定加算など，他の項目においても実績を積みやすくなります。

地域支援体制加算を算定することで薬局の売上を伸ばすことが可能な人材は，高収入を交渉できるようになります。今後は，医療用麻薬の注射剤を扱うような高度な技術も求められることが予想されます。在宅医療は，薬剤師として働き甲斐を感じられるだけでなく，将来的に高収入を目指せる分野でもあります。現状では在宅医療で活躍する薬剤師はまだ少ないですが，需要が高まるなかでこの分野に挑戦する薬剤師が増えることを期待しています。興味がある方は，ぜひ私のブログやKindle本，そしてXをフォローして参考にしていただければ幸いです。

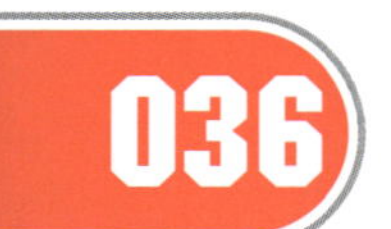

節税⑦　公的年金等控除

iDeCo受け取り時の出口戦略〈1〉分割受け取り

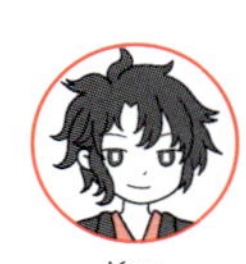
Key

iDeCoはいい制度なんだけど，受け取り時のことまで考えている人は少ないかも。下手すれば結構税金が引かれてしまうから，必ず理解しておこう！

iDeCoの受け取り方法は２種類：分割 or 一括

iDeCoで運用したお金は，60～75歳の間の好きな時期に受け取ることが可能です。受け取り方法は表の２種類があり，それぞれ**所得**（SECTION 015）**が異なる**ため適用できる控除制度が異なっています。

表　iDeCoの受け取り方法別の所得と控除

受け取り方法	適用できる控除制度	所得
分割（年金）で受け取る	公的年金等控除	雑所得 ＝収入金額－公的年金等控除
一括（一時金）で受け取る	退職所得控除	退職所得 ＝(収入金額－退職所得控除)×1/2

iDeCoの運営管理機関によっては分割と一括を併用することも可能です。注意点として，受け取るごとに手数料（税込440円）がかかるため，できるだけ**受け取る回数は減らす**ほうが得策でしょう。では，それぞれの受け取り方法について解説していきます。今回は代表として所得税について解説しますが，住民税もほぼ同様の考え方です。

分割で受け取る場合

iDeCoを分割（年金）で受け取る場合，そのお金は雑所得です。雑所得は「年金」と「年金以外」に分けられ，iDeCoは「年金」に該当します。この場合，収入から「公的年金等控除」を差し引いて「公的年金等にかかる雑所得」を算出します。公的年金等控除は65歳未満なら最大**60万円**，65歳以上なら最大**110万円**のため，**iDeCoの年間の受け取り額が，これ以内に収まれば税金はかかりません**。つまり，iDeCoの運用額が300万円ほどでしたら，60～64歳の５年間で毎年60万円ずつ受け取れば税金は一切かかりません。

節税[8]　退職所得控除

037 iDeCo受け取り時の出口戦略〈2〉同じ年に一括受け取り

iDeCoを一括（一時金）で受け取る場合，
パターン①　会社の退職金と**同じ年**に受け取るか（本SECTION）
パターン②　会社の退職金と**違う年**に受け取るか（次SECTION）
によって考え方が異なりますので，それぞれ解説していきます。

パターン①：会社の退職金と同じ年に受け取る場合

通常，会社から退職金を受け取ると，まずはその収入から**退職所得控除**を差し引きます。退職所得控除は，「勤続年数」に応じた以下の計算式です。

- 勤続年数20年以下：40万円×勤続年数
- 勤続年数20年超：（勤続年数－20年）×70万円＋800万円

最終的な退職所得は「**（収入金額－退職所得控除）×1/2**」で算出します。最後に半分にしてくれるのはありがたいですよね～。退職金は税制面で結構優遇されています！　さて，iDeCoと退職金を同年に受け取る場合には，収入と勤続年数の考え方が少し変わります。

- 収入金額：退職金とiDeCoの運用額を**合算**する
- 勤続年数：「勤続年数」か「iDeCoの加入期間」の**どちらか長いほう**とする

上記を考慮して退職所得を算出し，計算式に当てはめることで所得税が決定します。

具体的に以下の例で所得税がどうなるのか考えていきましょう。

- 60歳時点でiDeCo加入期間30年
- 60歳時点で勤続年数37年
- 退職金とiDeCoを同年に受け取る
- iDeCo運用額500万円
- 退職金1,900万円

収入は退職金とiDeCo運用額を**合算**した「2,400万円」，期間は勤続年数のほうが長いため，そのまま「**37年**」を使用します。

まず退職所得控除は「(37年－20年)×70万円＋800万円＝1,990万円」です。続いて退職所得を算出していきましょう。退職所得は「（収入2,400万円－退職所得控除1,990万円）×1/2＝205万円」ですね。図中の表に当てはめると，所得税は「205万円×10%－97,500円＝107,500円」と計算できます。10万円超となると，結構な額ですよね…。

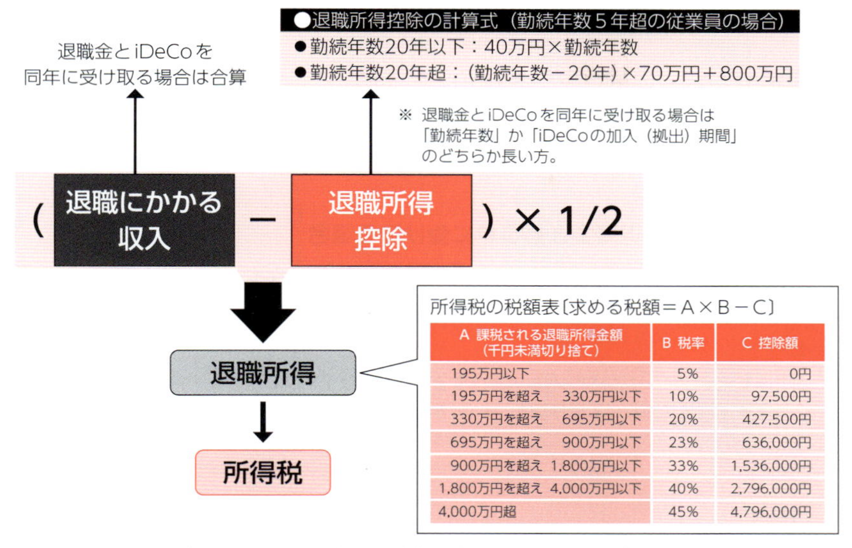

A 課税される退職所得金額（千円未満切り捨て）	B 税率	C 控除額
195万円以下	5%	0円
195万円を超え　330万円以下	10%	97,500円
330万円を超え　695万円以下	20%	427,500円
695万円を超え　900万円以下	23%	636,000円
900万円を超え 1,800万円以下	33%	1,536,000円
1,800万円を超え 4,000万円以下	40%	2,796,000円
4,000万円超	45%	4,796,000円

図　退職金とiDeCoを同年に一括で受け取る場合の退職所得の計算式

つまり，

退職金＋iDeCo運用額　≦　退職所得控除

の場合なら**すべて非課税**で受け取ることができます。逆に「退職金＋iDeCo運用額」が退職所得控除を超えてしまう場合には税金がかかってしまいます。薬剤師の場合，製薬企業以外でしたらおおむね退職金は1,000～1,500万円です（SECTION 010）。iDeCo運用額が300～500万円ほどでしたら退職金と同年に一括受け取りでも税金がかからない可能性が高いといえます。

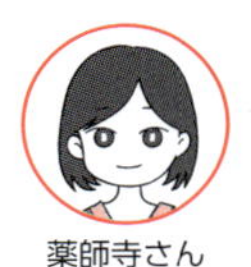

薬師寺さん

なるほどー！ 結構，ややこしいんですね。私，退職金いっぱいもらいたいのですが，そうすると税金がかかってしまうのですね…。

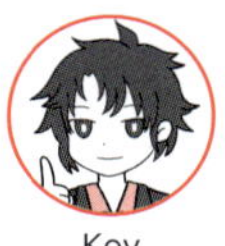

Key

次SECTIONで解説するもう一つの受け取り方法なら，税金の支払いを回避できる可能性があるんだ！

038

節税⑧　退職所得控除

iDeCo受け取り時の出口戦略〈3〉違う年に一括受け取り

退職金＋iDeCoの運用額が退職所得控除を超えてしまう場合には，退職金とiDeCoの受け取り時期をずらすという方法（SECTION 037で出てきたパターン②）を検討してみてください。本SECTIONで解説します。

パターン②：会社の退職金と違う年に受け取る場合

下記の条件に当てはまる場合，iDeCo受け取り時はiDeCoの**加入期間**で退職所得控除を計算でき，退職金受け取り時は**勤続年数**で退職所得控除を計算できます。

- iDeCo（一括）を先行して受け取る → **5年以上**空けて退職金を受け取る
- 退職金を先行して受け取る → **20年以上**空けてiDeCo（一括）を受け取る

（国税庁HP：タックスアンサー（よくある税の質問）「No.2735 同じ年に2か所以上から退職手当等が支払われるとき」より）

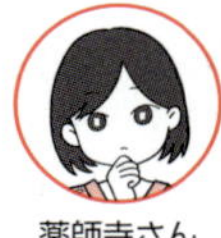
薬師寺さん

あれ？ 同じ年に一括で受け取る場合，退職所得控除の年数の計算は，「勤続年数」か「iDeCoの加入期間」のどちらか長いほうでしたよね？

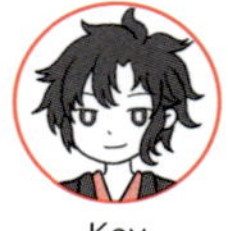
Key

そうだったね。
同じくiDeCoを一括で受け取る場合でも，退職金の受け取り時期をずらすことで，年数の計算を各々でできるようになるんだ！

SECTION 037と同じ例で，60歳でiDeCoを一括で受け取り，退職金の受け取りを60歳→65歳にした場合を考えてみましょう。

- 60歳時点でiDeCo加入期間30年
- iDeCo運用額500万円
- **65歳**時点で勤続年数**42**年
- 退職金1,900万円
- 60歳でiDeCoを受け取り，**65歳**で退職金を受け取る

60歳でiDeCoのみを一括で受け取る場合，退職所得控除の期間の計算は「iDeCo加入期間」で計算するため，退職所得控除は「（30年－20年）×70万円＋800万円＝1,500万円」です。iDeCoの運用額500万円を余裕で上回るため，すべて非課税で受け取ることが可能ですね。

その後，65歳で退職金を受け取ります。この場合，退職所得控除の期間の計算は「勤続年数」で計算するため，退職所得控除は「(42年－20年) ×70万円＋800万円＝2,340万円」です。退職金1,900万円を上回るため，退職金もすべて非課税で受け取ることが可能になります！

以上，iDeCoの受け取り方をまとめたフローチャートが図です。ただ，実際には，退職金の受け取りを一括と分割で併用できるケースや，企業型DCの退職金を60歳時にiDeCoに移管するケースもあるため，一概にはいえません。退職金の受け取り時期がずらせない会社もありますので，事前にiDeCoの出口戦略を考えたうえで，会社の制度などを確認しておくとよいでしょう。

薬剤師がiDeCoを活用するなら？

中小規模の調剤薬局の場合，退職金がないことや，あっても少額（例：中小企業退職金共済制度）のことがしばしばあります。その場合，節税＋退職金の上乗せを目的としたiDeCoは大いに活躍するでしょう。60歳まで引き出せないことも，裏を返せば強制的に先取り貯蓄ができるため，メリットになります。また，投資の入門編としてもおススメできます。iDeCoは最低５千円からスタートでき，運用先は預貯金や投資信託が選べるため，90%は預貯金，10%だけ投資信託，といった具合に少額から投資の感覚を養うことが可能です！

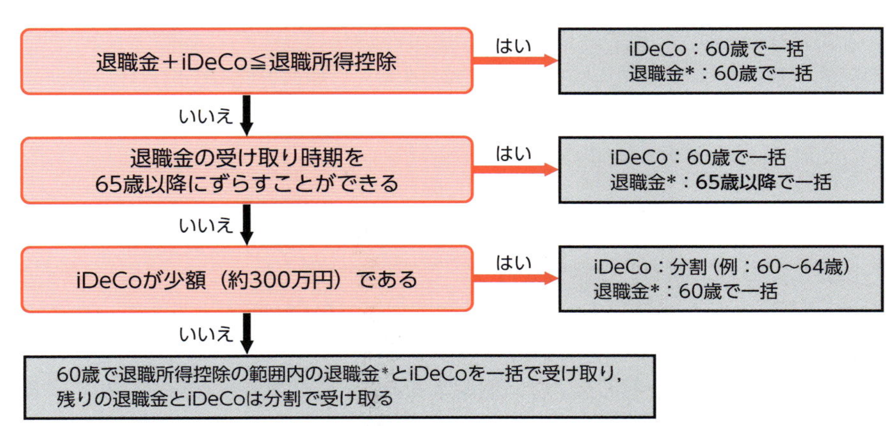

＊ 退職金の一括受け取りと分割受け取りの併用ができる場合は，退職所得控除や公的年金等控除の範囲内で調整して受け取ることも可能。

図　iDeCo受け取り方法のフローチャート

039 節税⑨ ふるさと納税
仕組みと限度額を理解しよう

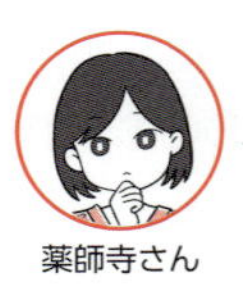

よくテレビでもやっているふるさと納税。職場ではあまりやっている人はいないですけど気になっています。寄附がお得ってどういう意味なんですか？

よく聞くようになったものの，まだまだ実施している人は少ない印象です。ちなみに，Xを中心に行った我々のアンケート調査（P. iii）では，約８割の薬剤師がふるさと納税を実施していました。本SECTIONではふるさと納税の概要について解説していきますね！

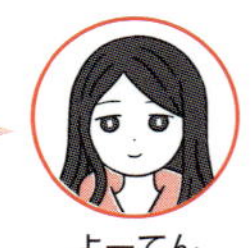

ふるさと納税とは

ふるさと納税を一言で表すなら「**自己負担額年間２千円で特産物（返礼品）がもらえる制度**」です。もともとは第二次安倍内閣の「地方創生」という政策キーワードから発足した制度で，地方と大都市圏（東京都など）の**税収格差をなくすことを目的**としています。大都市圏の税収入を地方に分配することで格差を減らし，かつ地方を活性化させる素晴らしい制度ですね。

ただ，最近ではテレビや週刊誌による扱いが過熱していることもあり，この理念や目的が置き去りにされている気がしてなりません。単に還元率の高さだけで特産物を選ぶのではなく，ふるさと納税の理念・目的を理解したうえで上手に活用していただければ嬉しく思います。

ふるさと納税の仕組み

厳密にいうと，ふるさと納税を行うことで税金は減らないため，「節税」ではなく，「節約」に分類されます。ただ，税制が絡むため，節税と捉えていただいても問題ありません。詳しい税制の話は置いておくとして，ふるさと納税の概要は図のとおりです。任意の自治体に寄附をすることで，本来は自分が住んでいる自治体に納めるはずの税金が控除されます。

もらえる返礼品の値段はおおよそ寄附金額の「30％程度」と決められています。たとえば，２万円を寄附すると，もらえる返礼品は約６千円前後（２万円×30％）ということですね。

そして後日，1.8万円（２万円－２千円）の税金が控除されます。これだけで

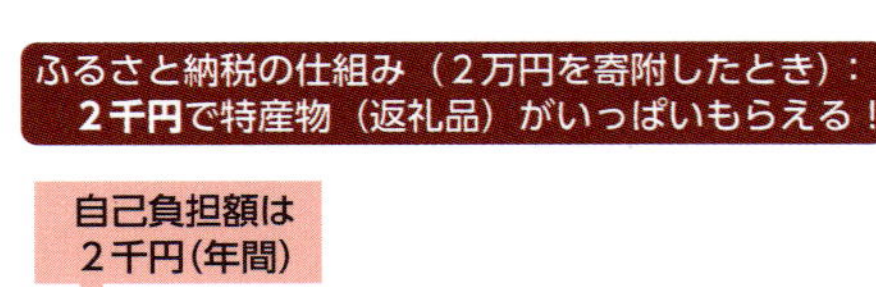

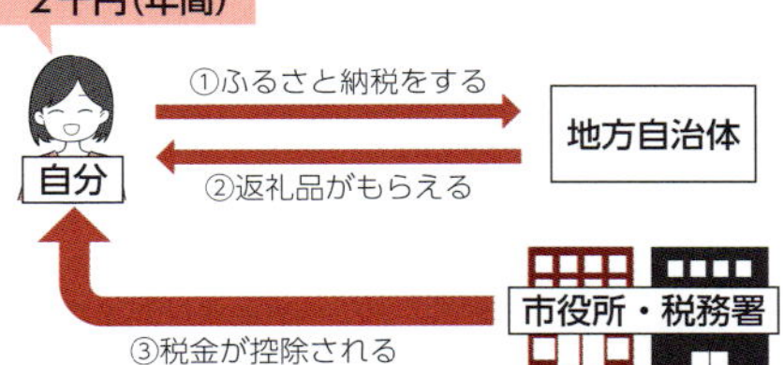

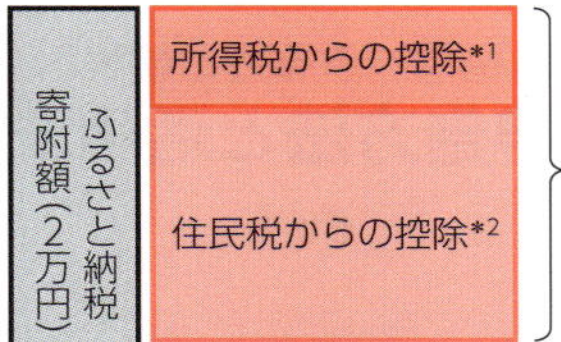

＊1　所得税からの控除：
（ふるさと納税額－２千円）×所得税の税率
ワンストップ特例制度を利用する場合，全額住民税からの控除となる。
＊2　住民税からの控除：
「基本分：（ふるさと納税額－２千円）×10%」＋
「特例分：（ふるさと納税額－２千円）×
（100％－10％－所得税の税率）」

図　ふるさと納税の概要（左）と仕組み（右）

もかなりお得じゃないですか？ しかも寄附する額は，後述する限度額までなら何回でも何自治体でも何円でもOK！ ２万円ずつ５自治体に寄附しても自己負担は変わらず２千円です。

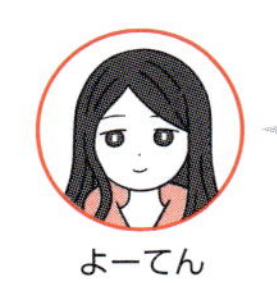

ヤバい制度ですよね，はっきりいって，やらなきゃ損のレベル！

私も急いでやります!!

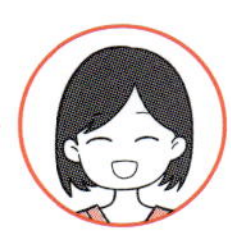

ふるさと納税の限度額は明確にしておくべし

ただ，際限なく何円でも寄附できるのかというとそうではありません。あなたの年収，世帯（家族の有無や収入），所得控除・税額控除の状況によってその年（１月１日～12月31日）の限度額は異なります。限度額を超えてしまった分は，ふるさと納税制度の「対象外」となってしまうため，**必ず正確な限度額を調べておく**ようにしましょう。サラリーマンであれば，年末頃に職場からもらえる「源泉徴収票」の情報を「楽天ふるさと納税」や「ふるさとチョイス」のシミュレーターに入力すれば限度額がわかります。もし源泉徴収票を年内にもらえない場合，前年の源泉徴収票を参考にしてもOKです（年収に大きな変動がないと仮定）。副業をしている場合には副業の所得（例：雑所得，事業所得）も入力するようにしましょう。また額の大きい住宅ローン控除がある場合，限度額も大きく変動しますので注意が必要です。年収が上がれば上がるほど，限度額は多くなりますので，ますます頑張れますよね！ 私だけ!?

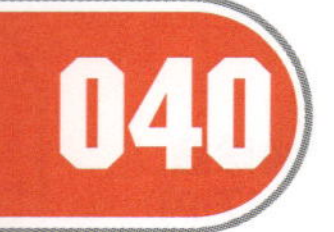

節税⑨　ふるさと納税

申告方法と活用法

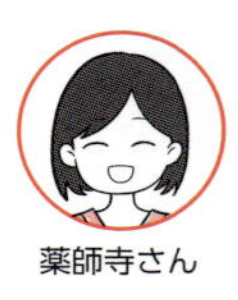

ふるさと納税ってお得な制度なんですね！　ネットショッピングみたいにポチポチ買えば自動的に控除してくれるんですか??

いや，自動的には適用されないから，申告が必要だよ。2つの方法があるので，違いについて解説していくね！

ふるさと納税自体はネットショッピング感覚で行えますが，税金を控除するためには，「確定申告*1」もしくは「ワンストップ特例制度」という制度を利用する必要があります。主な条件や必要書類は**表**のとおりです。e-Tax*2で確定申告を行う場合，特定事業者（楽天ふるさと納税など）が発行する「寄附金控除に関する証明書（電子データ）」を利用すればすべてWebで完結します。紙の寄附

表　確定申告とワンストップ特例制度の概要

	確定申告	ワンストップ特例制度
条件	―	もともと確定申告が不要な人
寄附する自治体数	制限なし	5か所以内
手続き	年1回	寄附の都度
期間	翌年3月15日まで	翌年1月10日まで
必要書類	寄附金受領証明書，または寄附金控除に関する証明書（電子データ）	寄附金税額控除にかかる申告特例申請書
控除の方法（総額は同じ）	所得税＋住民税	住民税

One Point　確定申告をすると，ワンストップ特例制度は無効になる

ワンストップ特例制度で手続きしていたのに，確定申告が必要となった場合（例：急な医療費控除，住宅ローン控除の適用）は，注意が必要です。確定申告を行うと，すでに行っていたワンストップ特例制度は**すべて無効**となってしまいます。したがって，ワンストップ特例を行っていたとしても，寄附後に送られてくる「寄附金受領証明書」は確定申告用になくさないように保管しておいた方がいいですね。もし確定申告が不要になれば廃棄してください。

金受領証明書すら不要ですので，おススメです。

＊1　確定申告：1年間で得られた所得や，納める税額を税務署に申告する手続きのこと。

＊2　e-Tax：国税電子申告・納税システムのことで，オンラインで確定申告が可能。

ふるさと納税を上手に活用する方法

ふるさと納税を上手に活用するとすれば，まずは**生活必需品を賄う**ことです。たとえば，絶対に必要な米・トイレットペーパー・肉・魚・野菜・ビール（？），などを返礼品としてもらうと，本来それにかかる費用が不要になります。そのうえで限度額に余裕がある場合，贅沢品（例：高級日本酒，高級フルーツ，Ａ５国産和牛など）をもらって優雅なひと時を過ごしてみましょう。

また，ふるさと納税はさまざまな「ふるさと納税サイト」が存在していて，特徴やポイント還元率が異なります。ここではその比較については割愛しますが，個人的には「楽天ふるさと納税」がおススメです。なぜなら，ふるさと納税で支払ったお金もポイント還元の対象となるためです。しかし，2024年６月25日に総務省は，ふるさと納税のルールを見直し，ポイントの付与を原則禁止とする方針を発表しました。2025年10月から改正される予定のため，今後はふるさと納税サイトからのポイント還元がなくなるかもしれません。ポイント還元がなくとも，十分お得な制度ですけどね～。

薬剤師でもやらない理由はない

ふるさと納税はお得過ぎる制度のため，徐々に適正化の方向（制限する方向）に制度改定が行われていくと思います。まだまだ周りではやっていない方も多いと思いますが，それに関して我々のアンケート調査で気になるコメントがあったので抜粋します。

> 30代男性：ふるさと納税は所属する自治体への恩義があるという，思想信条の問題でやっていません。

お住まいの自治体に思い入れがある方が，このようにお考えになるのもわかります。確かに，仕組み的に得をするのは「寄附をした本人」と「寄附先の自治体」で，損をするのは「寄附をした本人が住んでいる自治体」です。しかし，本制度の目的はSECTION 039にもあった“地方創生”のためです。国の推進する制度を国民一人ひとりが推進することで地方の活性化につながるのです。それが間違っていれば，国が介入して制度を改定するはずです。さまざまな考え方はあるものの，後ろめたい制度ではありませんので，ぜひ，今のうちに積極的に活用していきましょう。

節税⑩　医療費控除

041 年間に支払った医療費が10万円を超えた場合に適用できる

医療費控除とは

医療費控除はその年の１月１日～12月31日に支払った医療費が10万円を超えた額だけ適用できます（図１）。社会保険料と同じく，対象となる医療費はご自身だけでなく，生計を一にする配偶者や親族の分も合算可能です。医療費が大きくなると節税ができるといった仕組みがあるのは，不幸中の幸いですね。注意点として，生命保険や公的医療保険から補填・還付された場合，その金額は医療費から引いておかなければなりません。

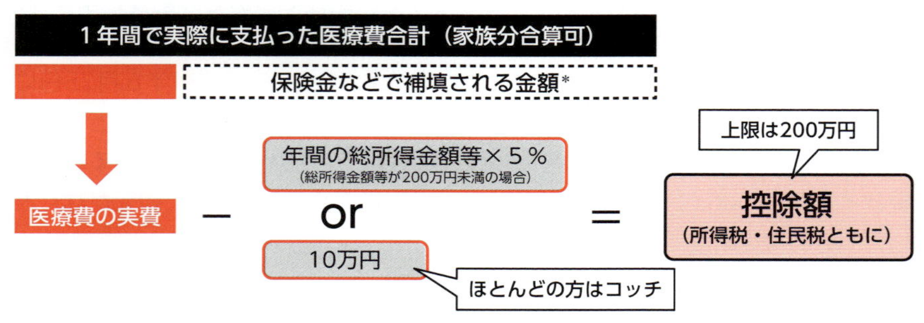

＊ 補填の例：生命保険契約などで支給される**入院費給付金**や公的医療保険などで支給される**高額療養費・家族療養費・出産育児一時金**など。

図１　医療費控除の適用範囲と控除額

医療費控除の対象

医療費控除の対象となる「医療」の範囲は，意外と広いんです（図２）。手術代や入院費は公的医療保険で保険適用されているためイメージがしやすいと思いますが，保険適用ではなくても医療費控除の対象と認められるものもあります。

たとえば，治療目的のOTC医薬品購入や，レーシック手術，母乳マッサージ，柔道整復師による施術（接骨院など），治療に関連する交通費（公共交通機関）も対象です。緊急時ならタクシー代も対象となる場合がありますが，自家用車を利用した際のガソリン代や駐車料金は対象外とされています。治療に関係ないものや予防目的・美容目的のものも対象外です。

OK

【医療全般（治療目的や治療関連はOK）】

◎ 診療・治療費，入院費（食事代含む）　◎ 通院にかかった交通費（公共交通機関）

◎ 治療のための医薬品購入費　◎ 治療目的のOTC医薬品購入費

◎ 治療目的のあん摩マッサージ指圧師，鍼灸師，柔道整復師などによる施術

【妊娠・出産関連】

◎ 妊婦の定期健診（本人と付き添い人の公共交通機関の交通費含む）

◎ 不妊治療・人工授精　◎ 母乳マッサージ（乳腺炎などの治療目的の母乳外来など）

【眼科・歯科関連】

◎ レーシック手術（角膜屈折矯正手術）　◎ 歯のインプラント治療　◎ 歯列矯正（治療行為を目的としている場合）

NG

【治療に関係ないものや予防目的】

× 入院時の自己都合による差額ベッド代　× お見舞いのための交通費　× 予防接種

× 通院時の自家用車のガソリン代や駐車料金　× 里帰り出産時の交通費　× 人間ドック・健康診断*

× 病気予防のためのサプリ・ビタミン剤　× 美容目的の歯列矯正・シミ取り施術

＊ ただし，健診によって重大な疾病が発見され，その治療を行った場合には健診費用も医療費控除の対象とできる。

図２　医療費控除の対象と対象外の例

医療費は医療費集計フォームで管理

医療費控除を適用するためには，「医療費控除の明細書」を確定申告書に添付する必要があります。国税庁のHPからダウンロードできるエクセルの「医療費集計フォーム」に金額などの必要事項を入力しておけば，確定申告書等作成コーナー（SECTION 110）の医療費控除の入力画面で読み込み，医療費控除の明細書へ自動的に反映することができます。日頃の医療費については，図３のように入力しておくと便利ですね。なお，確定申告時に医療費の領収書は提出不要ですが，５年間自宅で保管しておく必要があります。

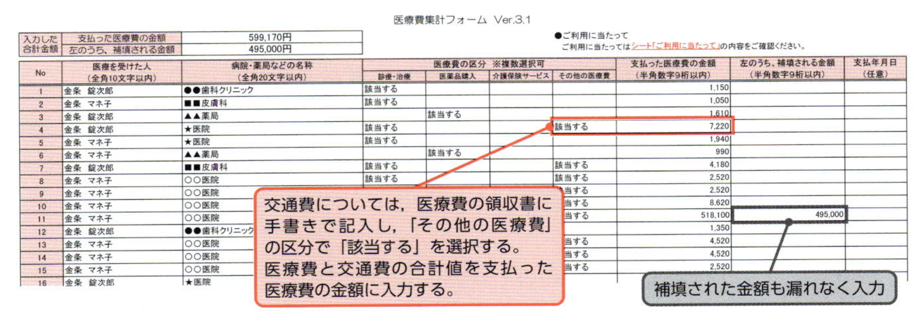

医療費集計フォーム　Ver.3.1

●ご利用に当たって
ご利用に当たってはシート「ご利用に当たって」の内容をご確認ください。

入力した合計金額	
支払った医療費の金額	599,170円
左のうち、補填される金額	495,000円

No	医療を受けた人（全角10文字以内）	病院・薬局などの名称（全角20文字以内）	医療費の区分 ※複数選択可 診療・治療	医薬品購入	介護保険サービス	その他の医療費	支払った医療費の金額（半角数字9桁以内）	左のうち、補填される金額（半角数字9桁以内）	支払年月日（任意）
1	金条　錠次郎	●●歯科クリニック	該当する				1,150		
2	金条　マネ子	■■皮膚科	該当する				1,050		
3	金条　錠次郎	▲▲薬局		該当する			1,610		
4	金条　錠次郎	★医院	該当する			該当する	7,220		
5	金条　マネ子	★医院	該当する				1,940		
6	金条　マネ子	▲▲薬局		該当する			990		
7	金条　錠次郎	■■皮膚科	該当する			該当する	4,180		
8	金条　マネ子	○○医院	該当する			該当する	2,520		
9	金条　マネ子	○○医院				該当する	2,520		
10	金条　マネ子	○○医院				該当する	8,620		
11	金条　マネ子	○○医院				該当する	518,100	495,000	
12	金条　錠次郎	●●歯科クリニック					1,350		
13	金条　マネ子	○○医院				該当する	4,520		
14	金条　マネ子	○○医院				該当する	4,520		
15	金条　マネ子	○○医院				該当する	2,520		
16	金条　錠次郎	★医院							

（国税庁HP（https://www.nta.go.jp/taxes/shiraberu/shinkoku/tokushu/keisubetsu/iryou-shuukei.htm）からダウンロードし作成）

図３　医療費集計フォーム（Ver.3.1）入力例

042

節税⑪　セルフメディケーション税制

一定のOTC医薬品が対象となる

セルフメディケーション税制とは

セルフメディケーション税制は，もともと国がセルフメディケーションを推進するために始めた制度で，医療費控除の特例に位置づけられています。期間も限定的で，2026年12月末までとされています。対象となるのはOTC医薬品の一部で，ご自身だけでなく，生計を一にする配偶者や親族の分も合算可能です（図）。1.2万円を超えた分が控除（上限は8.8万円）されますよ。

□ 本人および生計を一にしている配偶者や親族が購入した，12,000円を超える対象OTC医薬品
□ 本人が下記の健診などのいずれかを受けていて，健康増進や病気の予防に取り組んでいる

●特定健康診査（いわゆるメタボ健診）		●定期健康診断（事業主健診）
●健康診査	●予防接種	●がん検診

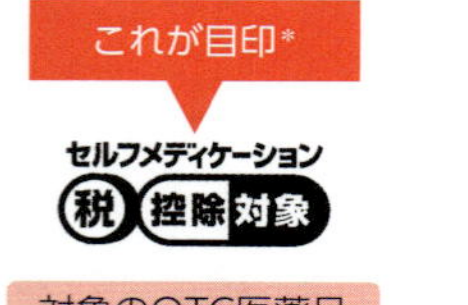

上限は88,000円

対象のOTC医薬品年間購入額 － 12,000円 ＝ **控除額**（所得税・住民税ともに）

＊ 目印のマークがなくても対象となるOTC医薬品もあるため，正しくは厚生労働省の「セルフメディケーション税制対象品目一覧」を確認。

図　セルフメディケーション税制の適用範囲と控除額

適用はどちらか一方のみで確定申告が必要

医療費控除とセルフメディケーション税制は**一方しか適用することができません（確定申告時に選択）**。対象の範囲や医薬品も異なっていますので，とりあえず対象年の医療に関わる領収書やOTC医薬品のレシートはすべて残しておくとよいでしょう。特に入院した年，出産した年では医療費控除が適用できる可能性が高くなります。通常，健康にお過ごしでしたらセルフメディケーション税制のほうが適用しやすいですね。

セルフメディケーション税制の確定申告時には「セルフメディケーション税制の明細書」が必要ですので，国税庁HPからフォーマットをダウンロードのうえ，作成しておきましょう。医療費控除と同様，レシートは提出不要ですが，5年間自宅で保管しておく必要があります。

Column

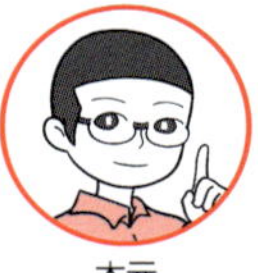

木元

実はお金よりも大事に思うこと ①幸福度

人はどのようなときに「幸福」を感じるのか…？ 幸福については，米国の心理学者であるマーティン・セリグマンが提唱した“幸福は以下の５つの要素で構成されている”とする「PERMA（パーマ）の法則」[1] が有名です。

Positive Emotion（前向きな感情）
Engagement（時間を忘れて何かに没頭すること）
Relationship（積極的で良好な人間関係を持つこと）
Meaning（何のために生きているのか目的・意義を感じること）
Accomplishment（何かを達成すること）

中学・高校の部活に熱中していたとき，趣味に没頭していたとき，家族団らんのとき，同じ目標をもつ仕事仲間に恵まれたとき，薬剤師国家試験に合格したとき…。どうでしょう？ 思い返せば，私たちがこれまで「幸福」を感じていたときは，これらの法則に当てはまっているように思いませんか？

本書のテーマはお金です。お金を稼ぐことは誰にとっても大切です。しかし，お金を稼ぐことに時間やエネルギーを割き過ぎてしまうと，家族との関係が希薄になってしまったり，何のためにお金を稼いでいるのかわからなくなってしまったり…，そんな状態に陥ってしまうかもしれません。死ぬ前に「あの頃に戻りたい」と思うことがあるかもしれません。そして，今，まさに，その「あの頃」を生きているという方もいらっしゃると思います。そんな瞬間を「お金」に使い過ぎてしまうのは，もったいないとも思います。

一方，資産形成により早期リタイアして自由に生きることを目指すFIRE（＝Financial Independence, Retire Early）（P.292 Column）ですが，実際にFIREできる水準に達している方でも，何かしらの仕事に従事しているケースが多いことはご存知でしょうか？ 上記，PERMAの法則を再確認してみましょう。いくらお金があったとしても，毎日がバカンスでは，何のために生きているのかわからなくなったり，達成感が得られなかったりということが考えられます。

大切なのは**「幸福にこの人生を生き抜くこと」**です。お金は，私たちが幸せに生きるための「アイテムの一つ」でしかありません。もちろん，お金がないとできないこともありますし，奨学金の返済に追われている方は現実問題としてお金の心配がついて回ると思います。それでも，お金だけに縛られず，ぜひ，上記の「幸福の要素」を参考に，あなたの幸福を追求してみてください。

1）ペンシルベニア大学 ポジティブ心理学センターHP（https://ppc.sas.upenn.edu/learn-more/perma-theory-well-being-and-perma-workshops）.

節税⑫　特定支出控除

043 業務上の自腹出費が対象となるものの利用頻度は低い

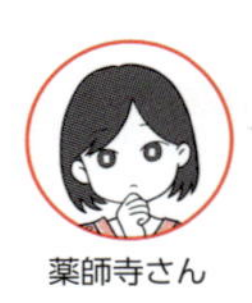
薬師寺さん

うちの病院は学会参加費や認定取得の費用は自腹…。結構な額になるんですけど，上手く節税できないですかねぇ？

一応，特定支出控除という制度があるにはあるんだ…。
あまり期待できない制度なんだけど，簡単に解説していくね！

Key

特定支出控除とは

特定支出控除はサラリーマンの**給与所得控除に上乗せ**できるもので，正式名は「給与所得者の特定支出控除」とよばれています。給与所得控除に上乗せするということで，考え方としては所得控除と似ています。**業務上の自腹出費が「基準額」を超えた場合**に適用することで節税につながるといったものなのですが，これがまた，めちゃくちゃ使い勝手が悪い…。というか使っている人を見たことがありません。実はサラリーマンのうち，わずか0.003%*しか適用している人がいないのです。

＊ 2018年度に特定支出控除を適用した人数1,704人（出典：TabisLand）÷全国のサラリーマン約5,500万人

特定支出の対象と控除額

業務上の自腹出費の対象（特定支出とよびます）は，図の９種類です。大手企業の場合，これらは会社の経費として支払ってくれるため，従業員本人の自腹になることはほぼありません。

ただ，中小企業や個人薬局，病院に勤務している薬剤師ではしばしば業務上の自腹も発生します。他薬局へのヘルプ時の交通費が会社から支給されない場合には図中の①，学術総会参加費（交通費と宿泊費含む）は②，認定薬剤師取得の費用は④や⑤に該当しますね。また，これらの特定支出を証明するためには領収書だけでは不十分で，会社から証明を受ける必要もあり，かなりハードルが高いです。

そして，特定支出の全額が控除されるわけではなく，**基準額（その年の給与所得控除額×50%）を超えた分**のみが対象です。各年収別の基準額は図のとおりです。たとえば，年収500万円の薬剤師の場合，年間の特定支出による自腹出費が72万円（月平均６万円）を超えた場合に初めて適用できます。また，適用す

るなら**確定申告が必須**です。

特定支出の対象一覧

① 通勤費
② 職務上の旅費
③ 転居費
④ 研修費
⑤ 資格取得費
⑥ 帰宅旅費
⑦ 図書費
⑧ 衣服費
⑨ 交際費

会社から支給されるものを除く

特定支出の合計額（対象となる支出）

特定支出控除額（所得税・住民税ともに）

基準額＝給与所得控除の**50%**

年収（給与収入）	基準額（給与所得控除の50%）
400万円	62万円
500万円	72万円
600万円	82万円
700万円	90万円

具体的な控除対象は国税庁HP タックスアンサー（よくある税の質問）「No.1415 給与所得者の特定支出控除」を参照

図　特定支出控除額（左）と年収ごとの基準額（右）

極端な例ですが，年収500万円の薬剤師の年間特定支出額が80万円だったとしましょう（かなりブラックな気がしますが）。この場合，基準額の72万円を超えた分が特定支出控除額のため，適用額は８万円です。考え方は所得控除と同じのため，所得税率10％の方だと所得税で８千円（８万円×10％），住民税で８千円（８万円×10％）と，年間合計1.6万円の節税効果が得られる計算ですね。

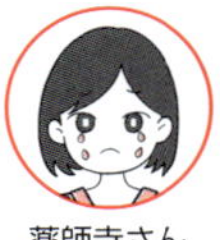

薬師寺さん

え…。こ，これだけですか…？

Key

うん。正直，どう思う？ 自腹80万円に対して節税効果は２万円もない…。ふざけているよね。他の所得控除と比較しても圧倒的に控除のうま味がないんだ。業務に関連する自腹を年間80万円以上も社員に強いる会社があれば，それはおかしい。転職活動をするか，他の道も模索しよう！

ちなみに，医療関連の副業で雑所得や事業所得がある場合，認定薬剤師取得費，医療関連学会参加費，医療図書費はすべて経費*として認められます。特定支出控除のような基準額もありません。もしあなたの職場で自腹出費がかなり多いようでしたら副業や事業を行い，経費として計上する方法も考えてみてください。詳しくはCHAPTER 8で解説していきますね。

＊ 当該資格が事業に関係性があることが前提。副業・事業と経費は個別に判断されるため，必ず税理士もしくは税務署に相談すること。

044 節税⑬ 住宅ローン控除
対象住宅と控除額・期間

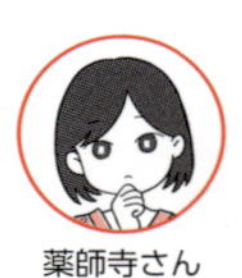

マンション購入でローンを組む場合，「住宅ローン控除が使えるのでお得」とよく聞きますけど，どれくらいお得な制度なんですか？

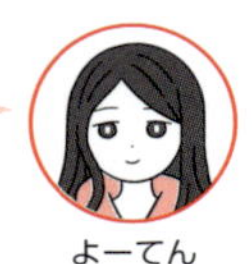

住宅ローン控除は，これまでの所得控除と違って，**税額控除**に分類されています。そのため，節税効果は高いのが特徴です。詳しくみていきましょう。

住宅ローン控除と対象住宅

ここでは税額控除のなかでも「住宅ローン控除」について解説していきます。正式名称は「住宅借入金等特別控除」という長ったらしい名前ですので，通称，住宅ローン控除（もしくは“住宅ローン減税”）とよばれています。**税額控除**に分類されているため，節税効果は非常に高く，住宅を購入する際には必ず理解しておくべき制度でしょう。家を購入して**ローン（10年以上）を組んだ場合**に適用できます。対象は新築住宅のほか，中古住宅や工事費100万円以上のリフォームも対象のため，結構範囲が広いですね。図は主な適用条件です。実際には契約

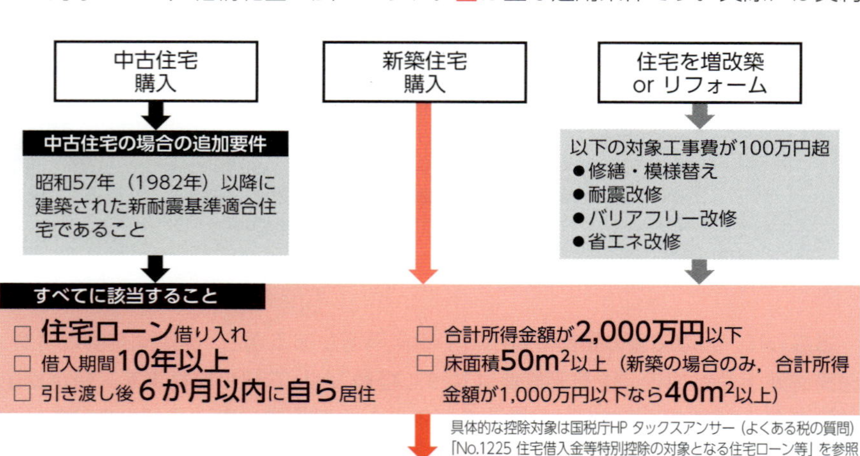

※ 土地のみの購入は住宅ローン控除の対象外。ただし，先行して土地を購入して，2年以内に新築住宅を購入する場合，土地購入と住宅購入のローンはともに住宅ローン控除の対象となる。

図　住宅ローン控除の主な適用条件

時期や居住開始時期など，これ以外にも細かい条件がありますが，まずはざっくりと理解しておけばOKでしょう。

控除額と期間

さて，気になる住宅ローン控除の控除額と期間についてです。年末時点の**住宅ローン残高の0.7％**が税額控除され，適用期間は**13年間（中古は10年間）**とされています。入居年によって年末ローン残高の上限や適用期間が異なるのですが，2025年末までに入居する場合，表のとおりです。

表　住宅ローン控除の概要

	住宅の種類	年末ローン残高の上限（2025年末までに入居する場合）	控除率	年間の税額控除額上限	トータルの最大控除額（新築13年，中古10年）
新築	認定住宅*1	4,500万円（子育て特例*3 5,000万円）	0.7％	31.5万円（子育て特例*3 35万円）	**409.5万円（子育て特例*3 455万円）**
新築	ZEH住宅*2	3,500万円（子育て特例*3 4,500万円）	0.7％	24.5万円（子育て特例*3 31.5万円）	**318.5万円（子育て特例*3 409.5万円）**
新築	省エネ住宅	3,000万円（子育て特例*3 4,000万円）	0.7％	21万円（子育て特例*3 28万円）	**273万円（子育て特例*3 364万円）**
中古	認定住宅*1 ZEH住宅*2 省エネ住宅	3,000万円	0.7％	21万円	**210万円**
中古	その他の住宅	2,000万円	0.7％	14万円	**140万円**

※ 上表以外の新築住宅（その他の住宅）については，2023年末までに新築の建築確認を受けた住宅に，2025年末までに入居する場合は，借入限度額2,000万円・控除期間10年間となる。

＊1 認定住宅：認定長期優良住宅，認定低炭素住宅。

＊2 ZEH（ゼッチ）住宅（ネット・ゼロ・エネルギー・ハウス）：住宅の高断熱化と高効率設備により，できる限りの省エネルギーに努め，太陽光発電などによりエネルギーを創ることで，１年間で消費する住宅のエネルギー量が正味（ネット）でおおむねゼロ以下となる住宅。

＊3 子育て特例対象個人（夫婦のいずれかが40歳未満の者または19歳未満の扶養親族を有する者）が2024年末までに入居する場合。

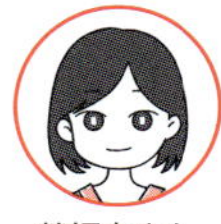
薬師寺さん

最大で400万円くらい節税できるんですね！
住宅を買うなら絶対に覚えておかないとですね。

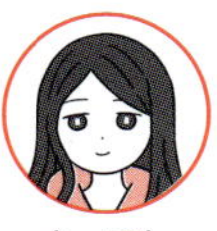
よーてん

表の右端はあくまで理論上の最大控除額なので注意が必要です。年々，年末ローン残高は減っていくはずですので，控除額も年々減っていきます。あくまで目安ですね。とはいえ，節税効果は非常に高いので魅力的かと！

045 節税⑬ 住宅ローン控除

具体的な計算例と確定申告

住宅ローン控除の具体的な計算

住宅ローン控除は所得税の税額控除のため，本来支払うべき所得税から直接控除されます。しかし，年収500〜600万円のサラリーマンの年間所得税は14〜20万円ほどのため，住宅ローン控除の年間最大控除額を使い切ることは困難です。そのため，所得税で控除しきれなかった一部は**住民税から控除**できるように工夫されています。ただし，住民税から控除できる額も上限があって，**所得税の課税所得金額等の５％（最大97,500円）**までです。図は年収500万円（所得税14万円，住民税25万円）で，認定住宅の年末ローン残高が4,500万円の場合です。

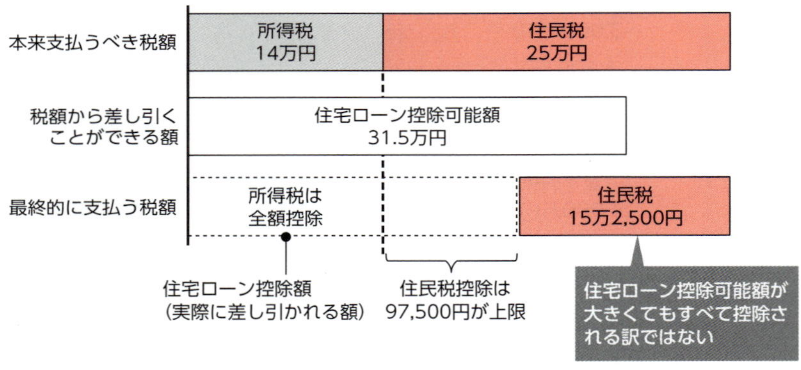

図　住宅ローン控除額が31.5万円の場合
（年収500万円，所得税14万円，住民税25万円の方）

まず住宅ローン控除可能額は4,500万円×0.7％＝31.5万円です。所得税は14万円ですので，すべて控除することが可能で，支払う所得税は０円になります。残りの控除額は17.5万円（31.5万円−14万円）で，うち住民税から97,500円を控除可能です。結果，支払う住民税は15万2,500円（25万円−97,500円）です。結構お得になりましたが，控除額31.5万円をすべて使い切ることはできませんでした。

このように，住宅ローン控除額が大きくても全額控除できるかどうかは，その人の年収（所得）によって異なります。上記の例でも，年収700万円以上の人の場合，所得税は約31万円，住民税は約39万円のため，住宅ローン控除可能額31.5万円は全額控除可能です。

One Point 住宅ローン控除がすべて使い切れない場合の対策

住宅ローン控除をすべて使い切ることができない場合，対策はいくつかあります。代表的な例が「ペアローン」と「連帯債務」です。ペアローンは夫婦それぞれでローンを組む（例：夫がAローン，妻がBローン）もので，それぞれで住宅ローン控除が適用できます。しかし，ローンの手続きが2度必要なため，事務取扱手数料，保証料，印紙税などの諸費用も2度かかってしまいます。

連帯債務は夫婦のうち片方が住宅ローンの主債務者として住宅ローンを借り入れ，もう片方は連帯債務者として同じくその住宅ローンを借り入れるという方法です（例：夫がAローン，妻がAローンの連帯債務者）。この場合も夫婦それぞれで住宅ローン控除が適用可能で，ローンは1本のみのため，諸費用があまりかかりません。どちらがお得なのかはお互いの収入状況や借入額によるため，ケースバイケースです。

確定申告は1年目のみ必要

住宅ローン控除を適用するためには1年目のみ確定申告が必要です。住宅を購入した翌年2月中旬～3月中旬に忘れず確定申告を行うようにしましょう。e-Taxならすべてオンラインで行うことも可能ですが，1年目は提出書類も多く，不備などがあると控除が適用できないため，最寄りの税務署で相談しながら行うのがよいと思います。

2年目以降は10月頃に届く以下の書類をもとに，会社の年末調整の際に提出するだけでOKです。控除できた額が，還付金として12月の給与に上乗せされますよ！ しんどいのは1年目だけですね。頑張りましょう！

- 住宅借入金等特別控除申告書（税務署から郵送）
- 住宅ローンの年末残高証明書（金融機関から郵送）

住宅に関するその他の税額控除や制度

ほとんどの方は住宅ローン控除くらいしかイメージがないと思いますが，実は住宅関連の税額控除には多くのものが存在しています。たとえば，住宅ローンを組まずに認定住宅を新築した場合に1年間のみ最大65万円の税額控除を適用できる「認定住宅新築等特別税額控除」や，リフォームの際に適用できるリフォームローン控除（特定増改築等住宅借入金等特別控除）・住宅特定改修特別税額控除もあります。

条件を満たせば住宅ローン控除と併用可能なものもあるため，実際には住宅販売代理店や税理士に確認するようにしましょう！

CHAPTER 3 減らす まとめ

- ☑ サラリーマンが節税を考えるうえで，大切なのは所得控除と税額控除。
- ☑ 所得控除は15種類ある。税額控除の代表例は住宅ローン控除。
- ☑ 社会保険料控除，生命保険料控除，iDeCo，ふるさと納税，医療費控除は比較的始めやすいのでチャレンジしてみよう。

サラリーマンって節税できないと思っていたのですが節税の仕組みがあったのですね
よく理解できましたー！
私も対象の所得控除あるかなぁ～？
今回はサラリーマンに関連する節税の話を紹介しました
税金の計算方法もざっくり理解しておくと日常生活にも役立ちますよ
プラス副業を行って事業所得が得られるようになれば
社会保険料の縛りからも解放されますしさらに節税の幅が広がりますそれはまた後ほど♪

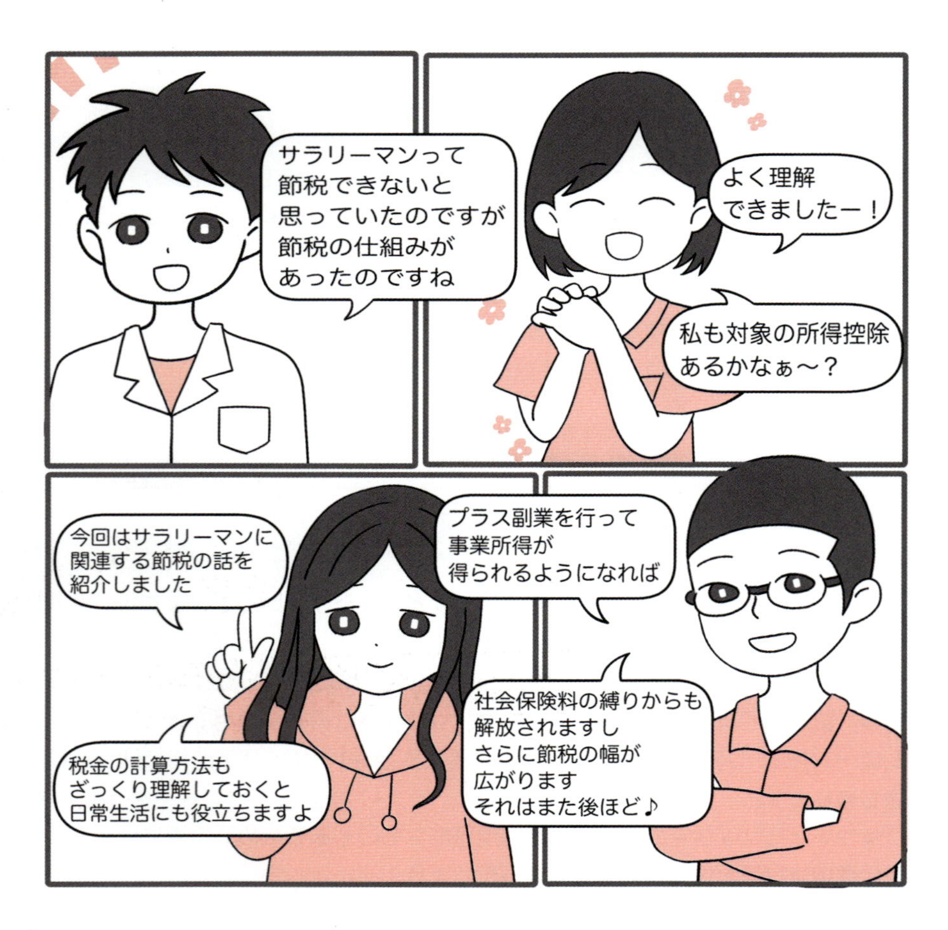

薬剤師十人十色

薬剤師×FPの仕事と日々感じること

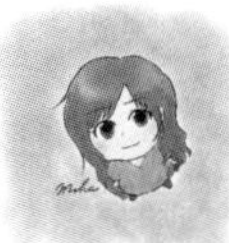
イラスト：くるっぴー

モカ
X：@Ph0507
プロフィール：DI薬剤師×個人事業主FP
仕事…医療機関に企業型確定拠出年金（DC）導入支援，記事執筆・監修業務，相談業務。趣味…株式投資，映画，温泉，将棋，読書，カフェ巡り。

X

「90年の人生を振り返って唯一後悔していることはなにか？」とアメリカの90歳以上の人を対象としたアンケートがあります。どのような回答が多いのでしょうか。

はじめまして，モカです。薬剤師ですが，個人事業主としてFP（ファイナンシャルプランナー）の仕事をしています。主な仕事は次のとおりです。

執筆・監修業務

保険会社や証券会社などの金融機関の記事執筆・監修をしています。内容は年金，病気と社会保障，資産形成などさまざまです。

相談業務

ライフステージに適した資産設計の相談に応じています。内容は家計の見直し，保険の見直し，税金のこと，年金のこと，資産形成・運用，マイホーム購入などです。

企業型確定拠出年金（DC）導入支援業務

薬局など中小の医療機関向けに導入支援をしています。従業員の資産形成はもちろん，設計によっては社会保険料削減にもつながる制度です。メリット・デメリットを踏まえ企業ごとにシミュレーションを行って提案をしています。

私はもともと急性期総合病院に勤務していましたが，患者さんからお金の相談を受けることもありました。経済的負担から治療を変更せざるを得なくなったがん患者さんのことは忘れられません。健康面と経済面のどちらもサポートをしたいと思い，今の働き方をしています。医療とお金の知識があるからこそできる提案もあり，どちらの仕事にも活きていると感じます。

冒頭のアンケートに戻りますが，「90年の人生を振り返って唯一後悔していることはなにか？」の質問に対して「もっと冒険しておけばよかった」との回答が一番多かったそうです。一歩を踏み出す勇気が出なかったのかもしれません。しかし，経済的な問題も少なからずあるのではと思います。

お金は人生の選択肢をひろげ，時間を増やせます。薬の悩みはもちろん，お金の悩みを減らし，相談してくれた人の選択肢を増やすことが私の仕事です。

お金の知識は一生の味方になってくれます。本書『薬マネ』の読者が後悔なく冒険ができるようお金について考える機会になると嬉しいです。

薬剤師十人十色

「毎日続ける」しかできなかった先にあるもの

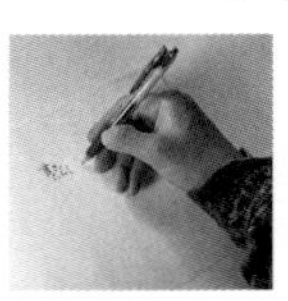

書きちらし

X/Instagram/YouTube：@kakichirashi

プロフィール：休日に「ボールペン字の実用書」をテーマに，X/Instagram/YouTubeでユーモアやウィットに富んだ発信をしています。平日は調剤薬局の薬剤師として勤務。

YouTube

趣味は「字を丁寧に書くこと」。薬剤師の書きちらしと申します。

この十人十色で執筆されている諸先輩方と比べると，発信者としても薬剤師としてもぺーぺーな弱卒です。が，唯一「継続する力」は人一倍頑張ってきたと自負しておりますので，それを題材にペンを執らせていただきます。

僕の活動は一貫して「かっこいい／美しい字を書きたい」が原動力であり，SNSで発信する内容はその試行錯誤の記録です。また僕は，凡人である自覚をもちつつ，「量を積み上げた先にしか質は得られない」と，さも質が確約されているような皮算用で動いています。そのため，記録するにあたり，とにかく量（＝投稿数）を担保する仕組みにこだわりました。１日画像１投稿。ライティング・撮影角度・配置は１つに固定。キャプションは「今日の書き散らし」の一文のみ。１投稿のハードルを可能なだけ下げる代わりに，「SNSに毎日投稿」することを自らに課しました。

大学在学中にスタートし，だいたい６年ほど継続した頃には，自分のなかの「かっこいいボールペン字」が書けるようになってきていました。さらに，その過程で培った，字を整えるノウハウや，（ありがたいことに）字そのものに価値を見出してくれた皆さんからは，僕の字で作成したオリジナルふせんや，オーダーメイドのご住所・お名前のペン字見本をお求めいただくようになりました。お金をいただくことに伴う責任やリスクについて，考えるようになったのもこの時期で，先代の『薬マネ』にはお金のことを考えるきっかけを与えていただきました。

いち大学生の趣味がここまで逞しくなったのは，ローコストなりにも，愚直に継続した結果だと思っております。続けると体力もついてくるもので，今ではYouTubeにてショート動画の投稿も毎日できるようになりました。

「継続する力」は，月並みですが，あらゆる場面で有用だと実感しています。途中で失敗と修正を繰り返しながらも，取り組む手と足は動かし続ける大切さを，現在進行形で噛み締めております。取り組む対象が「お金」であっても，知識か実績か身銭かを，愚直に毎日積み上げていくしかなさそうだなと個人的には考えています。

まだ具体的に先は見えませんが，積み上げた将来はどうやら明るそうなので，本書を手に取り，僕も引き続き学び続けようと思います。

CHAPTER 4

備える

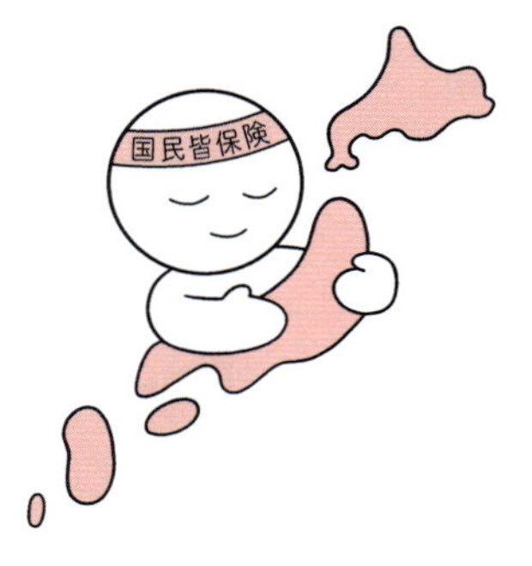

046 社会保険の守備範囲を知って，もしものときに備える

イテテテ･･･友達とスノボーに行って転んで怪我をしてしまいましたでも医療保険（健康保険）のおかげでお金はあまりかかりませんでした！
このように日本では困ったことや予想外のことが起こったときまた高齢になったときなどに相互に助け合える制度「社会保障制度」が充実しています
社会保障制度の大部分を占めるのは社会保険です
日本は国民皆保険制度で守られているからね
国民皆保険
国民皆保険
社会保障制度
保険医療・公衆衛生
公的扶助
社会福祉
社会保険
じゃぁもしものときには手厚く保障してもらえるから自分でお金は用意しなくてもいいんですか？
①医療保険
②年金保険
③雇用保険
④労災保険
⑤介護保険
保障は「一定の範囲」に限られるから全部を保障してもらえるわけではないんです
保障の範囲を知ってカバーされない部分や足りない部分をどう備えるのか知ってもらえたらいいです
本CHAPTERでは「社会保険」のなかでも特に重要な①医療保険 ②年金保険 ③雇用保険について解説するよその後 民間保険の基本的な考え方を学んでいこう

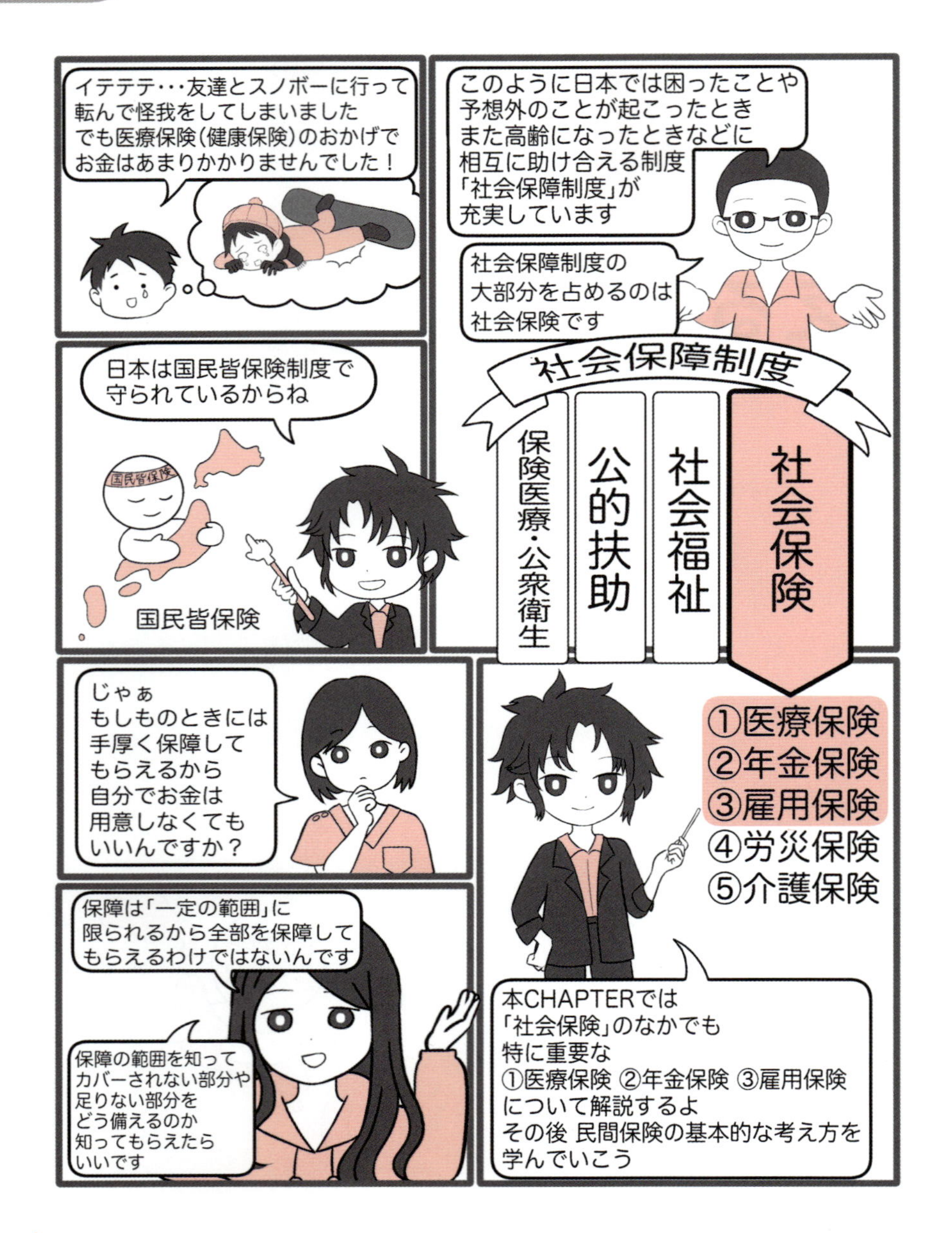

もしものときに備えるために，国が用意してくれた制度が社会保障制度です。身近なものには医療保険や年金保険などの社会保険がありますよね。

社会保険と一言でいっても，20歳以上の学生や個人事業主（自営業）などの1号被保険者*1，サラリーマン・公務員の第2号被保険者*1，第2号の扶養者が対象の第3号被保険者*1の分類があり，それぞれで加入する保険と給付が異なっています。大まかには表のとおりで，本CHAPTERではサラリーマンを対象とした第2号被保険者*1を中心に解説しています。

表　社会保険制度と各給付

社会保険 ＼ 分類		第1号被保険者*1（個人事業主など）	第2号被保険者*1（サラリーマン・公務員など）	第3号被保険者*1（第2号被保険者の被扶養者）
医療保険		○（国民健康保険）	○（健康保険など）	◎（健康保険など）
	保険給付（原則，7割）	○	○	◎
	高額療養費	○	○	◎
	付加給付	－	○	◎
	傷病手当金	－	○	－
	出産手当金	－	○	－
	出産育児一時金	○	○	－
年金保険		○	○	◎
	厚生年金保険	－	老齢・障害・遺族	－
	国民年金保険	老齢・障害・遺族	老齢・障害・遺族	老齢・障害・遺族
労災保険		－	◎	－
雇用保険		－	○*2	－
	育児休業給付金	－	○*2	－
介護保険（40歳以上）		○	○	◎

○：給付あり，かつ保険料の自己負担あり（サラリーマンの自己負担率はSECTION 025参照）
◎：給付あり，かつ保険料の自己負担なし（配偶者の社会保険上の扶養内（SECTION 147）である場合に限る）
＊1　年金制度上の被保険者。本書では以降，年金制度上の被保険者の分類に準じて記載している。
＊2　公務員は雇用保険の対象外であるが，共済組合にて同様の保障・給付が行われている。

（文化庁 HP：社会保障制度　https://www.bunka.go.jp/seisaku/bunka_gyosei/kibankyoka/kisochishiki/shakaihosho/index.html より作成）

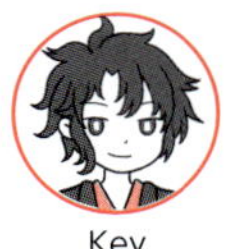

社会保険は立場によって加入する保険が異なるので，給付も異なるんだ。サラリーマンは社会保険料も会社が折半で支払ってくれていて，かつ給付の範囲も広いので，かなり恵まれているといえるね。

047 公的医療保険1
国民皆保険制度

医療費の自己負担割合は基本３割

日本は国民皆保険制度のため，全国民が公的医療保険（健康保険など）の対象です。個人事業主（自営業）が加入する国民健康保険（国保）や，サラリーマンが加入する健康保険（健保）などがありますが，医療費の負担に関しては変わりがありません。本SECTIONではサラリーマンを例に解説していきます。

まず，病気や怪我に関係する医療費についてですが，自己負担の割合は２～３割です（表１）。これは薬剤師なら釈迦に説法ですよね。

表１　医療費の一部負担（自己負担）の割合

年齢	自己負担割合
小学校入学前	２割
小学校入学以後70歳未満	３割
70歳以上	２割（現役並みの所得がある場合は３割）

※ 75歳以上は後期高齢者医療制度で原則１割負担（2022年から所得に応じ２～３割負担の場合も）。

もし病気や怪我で入院して医療費（入院費・治療費・医薬品費）が100万円でも，窓口で支払うお金は30万円です（３割負担の場合）。これだけでもかなりお得！ でも，30万円って結構な額ですよね？ こんなとき，ここからさらに医療費負担が軽くなる制度として「高額療養費制度」があります。

高額療養費制度

高額療養費制度も公的医療保険の一つのため，日本国民全員が対象です。１か月にかかった医療費のうち**自己負担限度額を超えた分が後日還付**されます。なお，「限度額適用認定証」を事前に取得しておくと，窓口の支払いを高額療養費制度の自己負担限度額までとすることが可能です。

限度額は標準報酬月額や年間所得に応じて決められていて，おおむねの目安は表２のとおりです。年収500万円の薬剤師の場合，１か月の医療費の自己負担額は最大でも８～９万円と覚えておけばよいでしょう。

表2　高額療養費制度の自己負担限度額（70歳未満の場合）

所得区分（年収目安）*1	自己負担限度額	多数回該当*2
約370万～770万円	80,100円＋（医療費－267,000円）×１％	44,400円
約770万～1,160万円	167,400円＋（医療費－558,000円）×１％	93,000円
約1,160万円～	252,600円＋（医療費－842,000円）×１％	140,100円

＊１　所得区分は健保なら標準報酬月額，国保なら年間所得をもとに決められているが，ここでは年収の目安のみ提示。
＊２　直近１年間に３回以上高額療養費の支給を受けている場合，４回目から多数回該当が適用される。

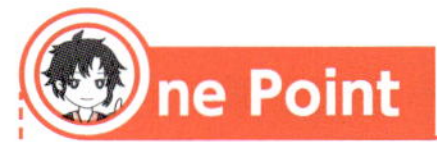

オンライン資格確認を導入している医療機関では限度額適用認定証が不要

オンライン資格確認を導入（2024年４月28日時点で全国の導入率90.3%）している医療機関・薬局では，限度額適用認定証情報の利用に口頭または画面操作で「同意」することで，窓口の支払いを高額療養費制度の自己負担限度額までとすることが可能です。この場合，マイナ保険証であっても，従来の保険証であっても限度額認定証は不要ですので，かなり楽になりました。

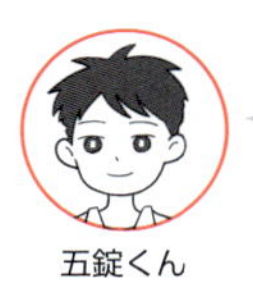

結局，私たちサラリーマンなら，どれだけ医療費がかかっても月に８～９万円ってことですか!?

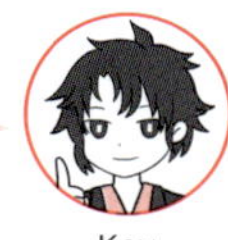

そうなるね。ただ，転職や副業で年収が上がって区分が変わると，自己負担額も上がってしまうので注意が必要だよ。あと，医療保険の対象外になるようなものも結構多いので，確認しておこう。

医療保険の対象外

公的医療保険制度（３割負担＋高額療養費制度）はすべて「保険診療」の部分が対象で，**保険診療外の部分については対象外**です。保険診療外の代表例としては以下がありますので，これは自己負担で賄わなければいけません。おおむね，**入院１日あたり5,000～10,000円**を見込んでおくとよいでしょう。

- 入院時の差額ベッド代（自己都合の場合）：全国平均は１日6,620円[1)]
- 入院時の食事代：基本は１日1,470円（３食分）
- 保険適応外治療，先進医療費
- 雑費（入院時の身の回りの買い物，テレビカード，家族の交通費・駐車場代・お見舞い代）

1）中央社会保険医療協議会 総会（第548回）資料 総－３－２ 主な選定療養に係る報告状況，令和５年７月５日．

048 公的医療保険[2]

付加給付・傷病手当金と必要保障額

健康保険組合や共済組合独自の付加給付も確認

健康保険組合や共済組合によっては，高額療養費制度に上乗せする独自の付加給付を行っている場合もあります。ちなみに付加給付は個人事業主などの第１号被保険者にはありません。たとえば，以下の健康保険組合の付加給付による１か月の自己負担限度額はこんな感じです。あなたの加入している健康保険組合にも確認してみましょう！

- 塩野義健康保険組合：25,000円
- エーザイ健康保険組合：20,000円
- 東京薬業健康保険組合：25,000～60,000円（標準報酬月額に応じる）

傷病手当金は働けなくなったらもらえる

病気や怪我で入院してしまい，その間働けなくなった場合（収入が減った場合）には健康保険などから「傷病手当金」が支給されます（図１）。傷病手当金についても，健康保険組合や共済組合によっては独自の給付金上乗せや期間の延長をしている場合がありますので，ぜひ確認してみてください。これも個人事業主などの第１号被保険者にはない制度です。

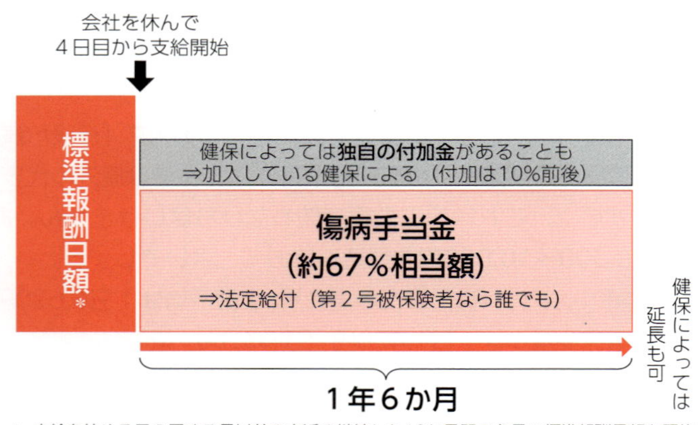

＊ 支給を始める日の属する月以前の直近の継続した12か月間の各月の標準報酬月額を平均した額の30分の１に相当する額。

図１　傷病手当金

正味の自己負担額を考えてみよう

ここまでの話をまとめたのが図２です。普段何気なく利用している健康保険ですが，結構手厚い保障が準備されていることがおわかりいただけると思います。

もし自分が病気・怪我で入院することになったら，どれくらいの正味の自己負担額（必要保障額）が発生するのか，健康保険組合などの制度を今一度確認しておきましょう。保障が足りないのであれば民間の医療保険を検討してみてください。

このほかにも健康保険から給付されるものとして，出産手当金や出産育児一時金がありますが，出産関連のものについてはCHAPTER 12で解説しています。

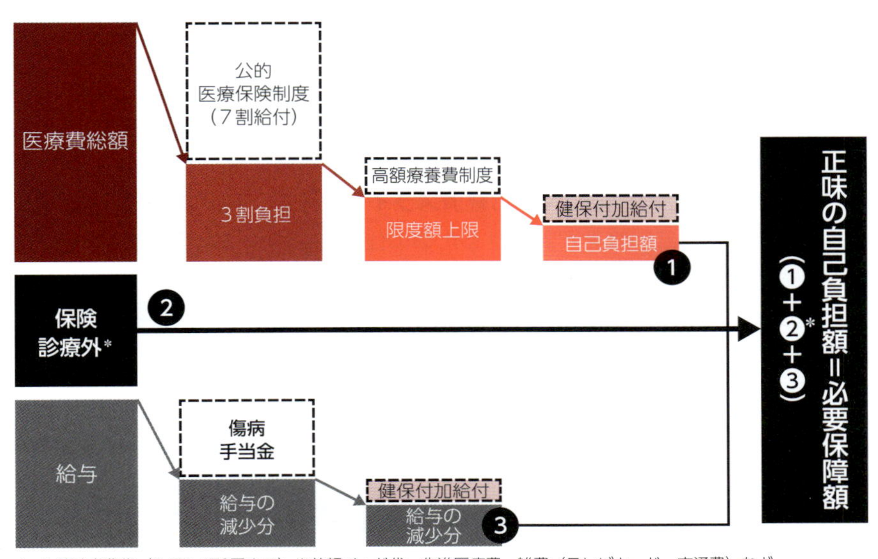

＊ 入院時食費代（１日1,470円まで）や差額ベッド代，先進医療費，雑費（テレビカード，交通費）など。

図２　病気や怪我における正味の自己負担額（イメージ）

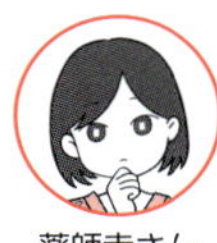

結局，民間の医療保険って必要なんでしょうか？

一概にはいえないね。たとえば，共働きでお互いの健康保険の付加給付が充実していて，世帯年収が1,000万円を超えているのであれば不要だと思うよ。しかし，ひとり親世帯や子供がいる片働き世帯では，医療費の負担が重くのしかかるので，掛け捨ての民間医療保険に加入するのは理にかなっているんだ。ライフイベントにあわせて，都度，保険の必要性を考えるとよいね。

049 公的年金制度1

年金の概要と老齢年金

公的な年金には老齢年金・障害年金・遺族年金がある

ここからは年金制度です。年金の階層構造のうち，１階部分の「国民年金」と２階部分の「厚生年金」をまとめて公的年金制度といいます（SECTION 033）。65歳から受給できる「老齢年金」が有名ですが，障害を負った際の「障害年金」，年金加入者が亡くなると遺族が受給できる「遺族年金」もあります。年金は，障害保障・死亡保障まで備わっている公的な保険制度といえるでしょう。

年金制度の将来性

年金制度の将来性は気になるところですが，**年金制度は破綻しない**と考えて問題ありません。その理由が「**マクロ経済スライド**」です。現在の公的年金制度には，将来にわたって制度を安定させるための仕組みが導入されています（2004年の年金制度改正）。具体的には，国民の保険料の負担に上限を設けて収入（財源）を固定し，その**財源の範囲内で年金給付を行う（“マクロ経済スライド”とよびます）**というものです（図）。要は財源が足りなくなったら年金額を減らしますよ，というものです。そのため，将来私たちが受け取れる年金額はほぼ確実に現在より減るものの，年金制度自体は破綻しないと考えて大丈夫でしょう。

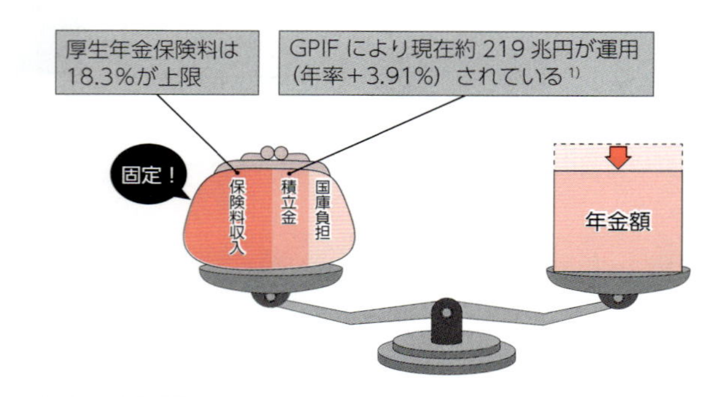

財源を固定し，その範囲で年金の給付水準を自動的に調整する仕組み（マクロ経済スライド）によって，少子高齢化が進行しても給付が続けられる。

1）年金積立金管理運用独立行政法人（GPIF）：2023 年度第 2 四半期運用状況（速報）.

（厚生労働省：パンフレット「公的年金って将来も十分な給付ができるの？」，P.2
(https://www.mhlw.go.jp/nenkinkenshou/document/pdf/future_enough_a4.pdf）より）

図　公的年金制度を持続させる仕組み（マクロ経済スライド）

老齢年金

まずは代表例の老齢年金から解説します。個人事業主などの国民年金の加入者（第１号被保険者）は「老齢基礎年金」が，サラリーマンや公務員などの厚生年金の加入者（第２号被保険者）は「老齢基礎年金」と「老齢厚生年金」が受給できます。加入年数や平均標準報酬月額（SECTION 026）によって受給額は異なりますが，65歳からの受給額の目安は表のとおりです。

薬学部卒業が最短で24歳，そこからサラリーマン薬剤師の平均年収（583.4万円）で35年間勤務し続けた場合，表のなかで最も近いのが【加入年数：35年】，【標準報酬月額：45万円】であり，その場合の年金受給額（老齢基礎年金＋老齢厚生年金）は月額で**約17.1万円**であることがわかります。

夫婦どちらかが片働きであった場合，専業主婦（夫）は加入年数40年の老齢基礎年金のため，月額約6.8万円です。世帯合算すると月額で**約24万円**ですね。薬剤師同士の夫婦がフルタイムで共働きの場合，年金受給額は月額**約34.2万円（17.1万円×２）**です。

具体的な老後に必要な生活費についてはSECTION 165で解説しています。

表　65歳からの老齢年金受給額の目安

		個人事業主など（第１号被保険者）	サラリーマンなど（第２号被保険者）		
			平均標準報酬月額		
			25万円	35万円	45万円
		老齢基礎年金	老齢基礎年金＋老齢厚生年金		
加入年数	25年	月額 約**4.2**万円（年額 510,000円）	月額 約 **8.7**万円（年額1,044,394円）	月額 約**10.4**万円（年額1,258,151円）	月額 約**12.2**万円（年額1,471,909円）
	30年	月額 約**5.1**万円（年額 612,000円）	月額 約**10.4**万円（年額1,253,269円）	月額 約**12.5**万円（年額1,509,776円）	月額 約**14.7**万円（年額1,766,284円）
	35年	月額 約**5.9**万円（年額714,000円）	月額 約**12.1**万円（年額1,462,144円）	月額 約**14.6**万円（年額1,761,401円）	月額 約**17.1**万円（年額2,060,659円）
	40年	月額 約**6.8**万円（年額 816,000円）	月額 約**13.9**万円（年額1,671,019円）	月額 約**16.7**万円（年額2,013,026円）	月額 約**19.6**万円（年額2,355,034円）

計算条件等
①加入年数別の１人あたりの65歳から支給される金額。
②平成15年４月以降は総報酬制の適用を受けるが，ここでは賞与額が全月収の30％として計算。
③加給年金，経過的加算などは考慮せず。
④一定の条件のもとに算出した計算上の目安額であり，実際の支給額を約束するものではない。

（オリックス生命保険HP：ピッタリ保険ナビ（https://www.orixlife.co.jp/guide/navi/old_age_pension.html）より）

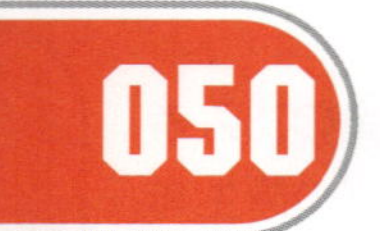

公的年金制度2

老齢年金の繰り上げ受給と繰り下げ受給

通常，老齢年金は65歳からの受給ですが，受給額の減額を条件に60～64歳の間で繰り上げ受給することが可能です。減額率は「(繰り上げ請求月から65歳到達月の前月までの月数）×0.004」で，それが一生続きます。なお，老齢基礎年金と老齢厚生年金の**どちらか一方だけを繰り上げることはできません**。

一方，受給開始を66～75歳とする繰り下げ受給もあり，こちらにすると受給額が増額されます。増額率は「(65歳到達月から繰り下げ申出月の前月までの月数）×0.007」で，それが一生続きます。ちなみに，**繰り下げは老齢基礎年金と老齢厚生年金，それぞれに設定することが可能**です。65歳から基礎年金だけを受給して，厚生年金は68歳に繰り下げるといったこともできます（図1）。

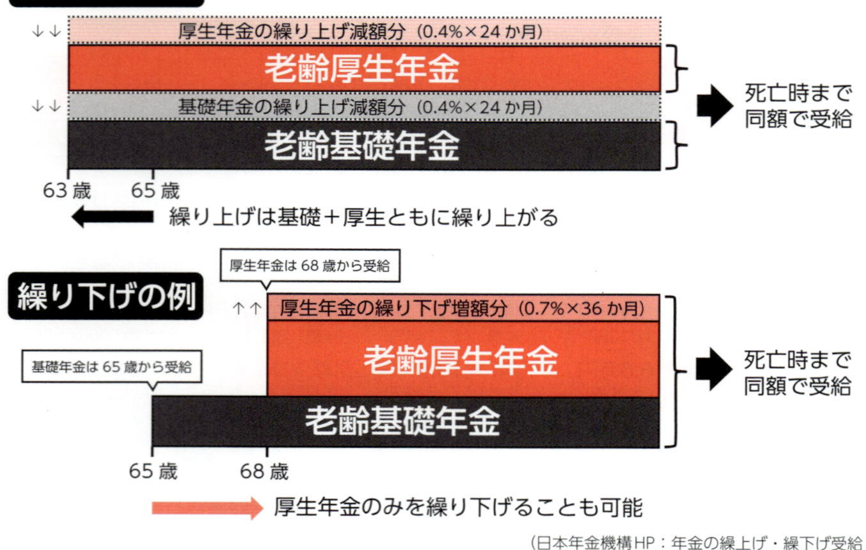

(日本年金機構HP：年金の繰上げ・繰下げ受給
https://www.nenkin.go.jp/service/jukyu/roureinenkin/kuriage-kurisage/index.html より作成)

図1　老齢年金の繰り上げ・繰り下げ受給の例

繰り下げは途中で一括受給も選択可能

年金の受給は自動的に始まるわけではないため，いつまで繰り下げるのかといった事前の申請は不要です。65歳到達日以降に，繰り下げの意思を書類（老齢年金の受取方法確認書）で提出しておけば，それ以降，いつでも受給開始の請求が可能です。

また，繰り下げ途中に急にまとまったお金が必要になった場合，一括で受給することも可能です。たとえば，老齢厚生年金を68歳まで繰り下げていた場合，65歳〜68歳の３年分を一括受給し，以降の年金は本来額（増額なし）で受給するという方法です（図２）。ただし，一括受給は過去にさかのぼって受給するため，**過去の所得税・住民税・国民健康保険料・介護保険料に影響する**場合があります。場合によっては延滞税や保険料の追加徴収が発生することもありますので，注意が必要です。

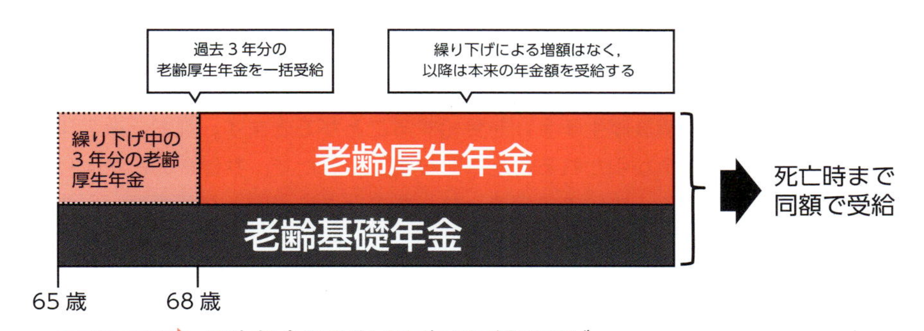

※ 70 歳以降に一括受給する場合，特例的な繰り下げみなし増額制度もある。

（日本年金機構HP：年金の繰り下げ受給
https://www.nenkin.go.jp/service/jukyu/roureinenkin/kuriage-kurisage/20140421-02.html より作成）

図２　繰り下げの途中で一括受給を選択した場合

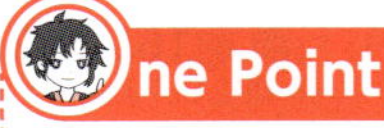

老齢年金を繰り下げた場合の損益分岐点

老齢年金を繰り下げた場合，“何歳まで生きると元が取れるか？”という議論がありますが，計算は割愛して答えだけ言ってしまうと，**繰り下げ受給を開始する年齢＋約12年**で元が取れます。68歳まで繰り下げた場合，元が取れるのは80歳，75歳まで繰り下げた場合は87歳ですね。

ただ，この答えにはあまり意味はないと考えます。だって何歳まで生きるかなんて誰にもわからないですよね。大切なのは，将来の必要額がどれくらいなのかを把握しておくことです。ライフプランニング表を参考にしていただき，退職金とこれまで用意していた金融資産が十分にあるなら，年金を繰り下げ受給してもよいと思いますね。

051 公的年金制度3

遺族年金と必要保障額

国民年金や厚生年金の加入者が亡くなった場合に，残された家族が受給できる年金が遺族年金です。国民年金の加入者の遺族は「遺族基礎年金」が，厚生年金の加入者の遺族は「遺族基礎年金」と「遺族厚生年金」が受給できます。受給額は，性別・子供の有無・遺族の年齢によって変わります。特に遺族厚生年金は，男女によって受給できる年齢条件が異なっています（男性は55歳以上でないと受給できない）。このような性別による差をなくすため，現在，2025年の制度改正に向けて議論が進められています。

さて，**表**は遺族年金額の目安です。たとえば，亡くなった夫がサラリーマン（平均標準報酬月額35万円）で，18歳以下の子供が２人の場合，妻は月額約15.3万円（遺族基礎年金＋遺族厚生年金）を受給することができます。なお，遺族年金は非課税のため，税金が引かれることはありません。ただ，共働きのときよりも収入はガクっと減ってしまいますので，もしものときに必要となる金額（必要保障額）を把握しておくことも重要です。

表　遺族年金額の受給額の目安（夫が死亡して子のある場合）

		個人事業主など（第１号被保険者）	サラリーマンなど（第２号被保険者）		
			平均標準報酬月額		
			25万円	35万円	45万円
		遺族基礎年金	遺族基礎年金＋遺族厚生年金		
子*のある妻	子が３人の期間	月額 約**11.3**万円（年額 1,363,900円）	月額 約**14.7**万円（年額 1,764,696円）	月額 約**16.0**万円（年額 1,925,013円）	月額 約**17.3**万円（年額 2,085,332円）
	子が２人の期間	月額 約**10.7**万円（年額 1,285,600円）	月額 約**14.0**万円（年額 1,686,396円）	月額 約**15.3**万円（年額 1,846,713円）	月額 約**16.7**万円（年額 2,007,032円）
	子が１人の期間	月額 約 **8.7**万円（年額 1,050,800円）	月額 約**12.0**万円（年額 1,451,596円）	月額 約**13.4**万円（年額 1,611,913円）	月額 約**14.7**万円（年額 1,772,232円）

＊ 18歳到達年度の末日までの子，または20歳未満で１級・２級の障害状態にある子のこと。
計算条件等
①死亡した夫の厚生年金への加入期間を25年（300月）として計算。
②平成15年４月以降は総報酬制の適用を受けるが，ここでは賞与総額が全月収の30%として計算。
③残された妻は40年間国民年金に加入し，老齢基礎年金を満額受給するものとして計算。
④妻については経過的寡婦加算は含まない。
⑤夫の死亡時に30歳未満で，子のいない妻に対する遺族厚生年金については５年間の有期給付。
⑥一定の条件のもとに算出した計算上の目安額であり，実際の支給額を約束するものではない。

（オリックス生命保険HP：ピッタリ保険ナビ（https://www.orixlife.co.jp/guide/navi/survivors_pension.html）より）

もしもに備えて必要保障額を算出

そんなとき，SECTION 020のライフプランニング表を活用することで，大まかな必要保障額も見えてきます。たとえば，考えたくないかもしれませんが，今あなたが死んでしまって，残された家族の生活費・教育費などがどれくらい必要なのかは，ライフプランニング表の「自分の手取り年収」の箇所を任意の年から遺族年金の年額（たとえば，年180万円）に変更にしてみてください。その他の生活費や配偶者の年収が変わらない場合，将来の必要保障額がざっくりと理解できます。図の例では約20年後の貯蓄残高はマイナス6,470万円という試算でした。となると，このままではダメということがわかります。対策としては，**収入を増やすか，支出を減らすか，保険で備えるか**，などがあげられるでしょう。

西暦	2024	2025	2026	2027	2028	2029	2030	2031	2032	2033
自分の年齢	32	33	34	35	36	37	38	39	40	41
配偶者の年齢	30	31							38	39
長男の年齢	5	6							13	14
長女の年齢	0	1	2	3	4	5	6	7	8	9
自分の手取り年収	450	450	460	460	470	470	470	480	480	500
配偶者の手取り年収	350	350	350	350	360	360	360	360	360	360

ここに遺族年金（基礎＋厚生）の年額を入力する（例：180万円*）。

2044年時点の貯蓄残高（現金）＝-6,470万円

＊ 夫がサラリーマン（平均標準報酬月額35万円）で18歳以下の子供が２人の場合，妻の受給額は月額約15万円（遺族基礎年金＋遺族厚生年金）。

図　ライフプランニング表の手取り年収を遺族年金額にすると必要保障額がわかる

たとえば，子供が０歳のときにあなたがもし死亡してしまうと，残された家族の生活費・教育費など，必要保障額は莫大な金額です。一方で子供が20歳のときにあなたが死亡した場合，教育費はほぼ必要なくなっていますので，必要保障額は残された家族の生活費くらいでしょう。つまり，必要保障額は，「**一番下の子供が産まれた瞬間がピーク**」で，子供の成長とともに減っていきます。

Key

この考え方は民間保険で備える際に必須なので，ぜひここで覚えておこう。

052 雇用保険で退職時の収入減に備える

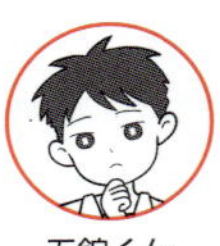

仕事を辞めたら失業給付がもらえるって聞いたのですが，これって全員もらえるのでしょうか？ 金額も気になります。

サラリーマンなら基本的には全員が雇用保険に加入しているため，対象になるね。ただ，雇用保険の加入期間や年齢によって金額は異なるよ。

雇用保険とは

薬局にしても，病院にしても，製薬企業にしても，どこで働くにしても，週に20時間以上の勤務をしていれば通常は自動的に加入しているのが雇用保険です。また，正社員だけではなく，派遣社員やアルバイト勤務でも，労働時間などの条件を満たすことで加入できます。

雇用保険で有名なものには「失業給付」と「育児休業給付金」があり，ともに必要時にはしっかり活用したいですね。育児休業給付金についてはSECTION 148~149でその他の手当金などとまとめて解説するため，本SECTIONでは失業給付について解説します。なお，公務員は雇用保険の対象外のため，失業給付の代わりに「退職手当」が給付されます。

失業給付（失業手当ともいう）

会社を辞めたものの，今後も働く意思があるなど，一定条件（図）を満たした方が給付対象です。手続きはハローワークで行います。また，給付を受けるには

① 離職時の年齢が64歳以下
② 雇用の予約や就職が内定および決定していない
③ 原則として，離職前２年間に被保険者期間が１年以上必要
④ 積極的に就職しようとする意思があること
⑤ いつでも就職できる能力（健康状態・環境など）があること
⑥ 積極的に仕事を探しているにもかかわらず，現在職業に就いていないこと

※ すでに再雇用・再就職が決まっている人，副業などで個人事業主として開業している人（赤字であっても）は対象外なので注意！

（厚生労働省：雇用保険制度Q＆A～労働者の皆様へ（基本手当，再就職手当）～ https://www.mhlw.go.jp/stf/seisakunitsuite/bunya/0000139508.html より作成）

図　失業給付の受給要件

4週間に一度はハローワークへ足を運び，求職活動の報告などが必要です。

倒産や解雇など**会社都合**での退職や定年退職の場合には，失業後，**待機期間7日**を経過するとすぐに給付が始まります。一方，自分の意思で退職届を出した**自己都合退職**などの場合には，失業後の待機期間（7日）の後，**2か月の給付制限期間が経過**してから給付が始まります。

また，最大給付日数も異なっていて，会社都合の場合は最大で**330日**，自己都合の場合は最大で**150日**までです。

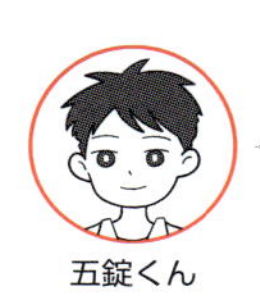
五錠くん

会社都合と自己都合，全然違うんですね。

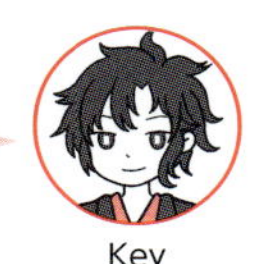
Key

会社都合のほうがより早くお金がもらえて，その給付日数も多いことから，給付総額も多くなるね。稀に，本来は会社都合なのに自己都合退職を強いられることもあるので，その場合は断固拒否しよう！

失業給付の金額

失業給付の金額（基本手当日額）は離職理由・勤続年数・離職前の給与によって異なりますが，年齢別に上限が決まっています。また，給付を受けられる日数は自己都合退職・定年退職の場合，表のとおりです。

表　基本手当日額の上限額（左）と基本手当の所定給付日数（右）

年齢	上限額
30歳未満	7,065円
30歳以上45歳未満	7,845円
45歳以上60歳未満	8,635円
60歳以上65歳未満	7,420円

（2024年8月1日現在）

被保険者であった期間	10年未満	10年以上20年未満	20年以上
所定給付日数	90日	120日	150日

（ハローワークインターネットサービス　https://www.hellowork.mhlw.go.jp/insurance/insurance_basicbenefit.html より）

たとえば，新卒から3年間勤務した後，27歳で退職したとしましょう。失業給付の対象で基本手当日額の上限が給付されることになったと仮定すると，その額は「7,065円×90日＝635,850円」と，このように計算します！ なお，失業給付は非課税のため，税金は引かれません。

今回は若手薬剤師で計算しましたが「定年退職後」であっても再就職の意思があれば失業給付を受けられます。失業後，間髪おかずに再就職をされる場合には，失業給付は関係ありませんが，失業から再就職までに時間を空ける予定の方は，使いたい制度ですね。

053

生命保険1

民間保険の基本的な考え方

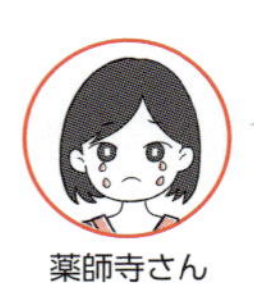
薬師寺さん

公的な社会保険でかなり手厚く保障してくれるのはわかりましたが，それでも老後の年金や，もしものときの生活費には不安が残ります…。

そんなときに備えるのが「民間の保険」だね！ 本SECTIONでは保険の考え方について学んでいこう。

Key

保険の基本的な考え方

新卒の薬剤師なら多くの保険勧誘が付きまといます。いわれるがままにポンポン保険に加入してしまうと，保険料の支払いだけで家計を圧迫してしまうことにもなりかねません。

まず保険の基本的な考え方は**起こる可能性は低いものの，万が一発生すると大損失になってしまうものに掛ける**ことが大前提です（図1の右下の“リスク転移”）。火事で家が全焼した場合や，交通事故で人を死亡させてしまった場合，預貯金で損失・損害額を賄うのは到底不可能じゃないですか？ こうした大損失に備えるのが死亡保険，車の自賠責保険・任意保険，薬剤師賠償責任保険などです。

また，**起こる可能性が高いリスクに備えて確実に資金を準備する場合**にも保険が適しています（図1の左上の“リスク軽減・低減”）。たとえば，子供の教育資金を備える場合，途中で親が死亡しても以降の支払いが免除される「学資保険」が該当します。老後に備える「個人年金保険」も近い考え方で，預貯金を中心として，保険や投資も併用しながら備えるのがよいでしょう。

保険は必要？ 不要？

人によって**リスクの許容度や必要保障額はさまざま**なため，一概にコレは絶対必要！ コッチは不要！ とはいえません。極端な話，現金50億円が手元にある場合，ほとんどの保険は不要です。最近，SNSやYouTubeなどのインフルエンサーから「貯蓄型保険は悪！ 貯蓄型をするくらいなら投資に回せ！ 保険は掛け捨てで十分！」といった声も聞きますが，あなたにとって掛け捨て型保険で十分かどうかはあなたにしかわかりません。鵜呑みにして安易に保険を解約しても，彼らは責任を取ってくれないのです。声の大きい人の意見に流されないように。

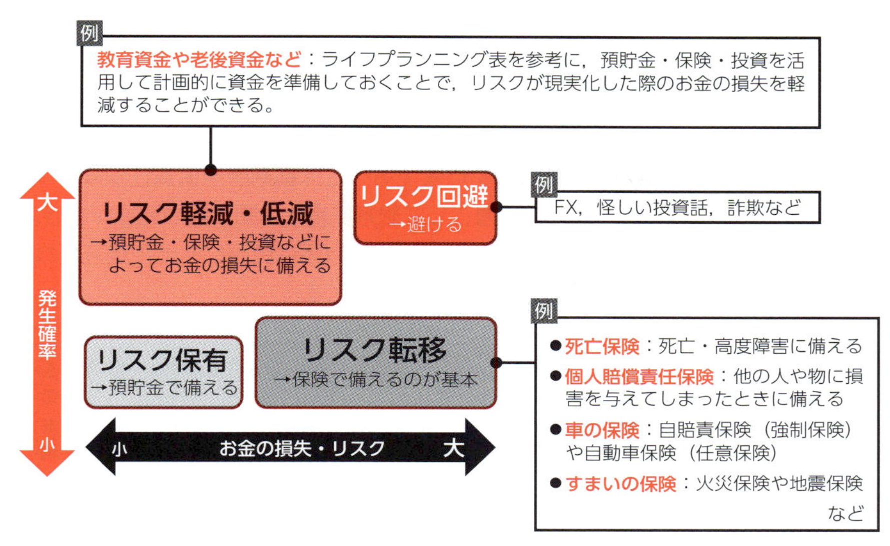

図1　発生確率と損失額に応じたリスク対応4種類

保険を契約するときの注意点

保険を契約するときは，現在の収入や預貯金，ご自身や家族のライフイベントに照らしあわせて，本当に必要な保険は何なのかをよく考える必要があります。図2のように，もしものときの「必要保障額（不足額）」を確認しておきましょう。

また，カバーされるリスクの範囲や支払う保険料，受け取れる保険金の額といった保険の内容をよく理解しておくことも大切です。

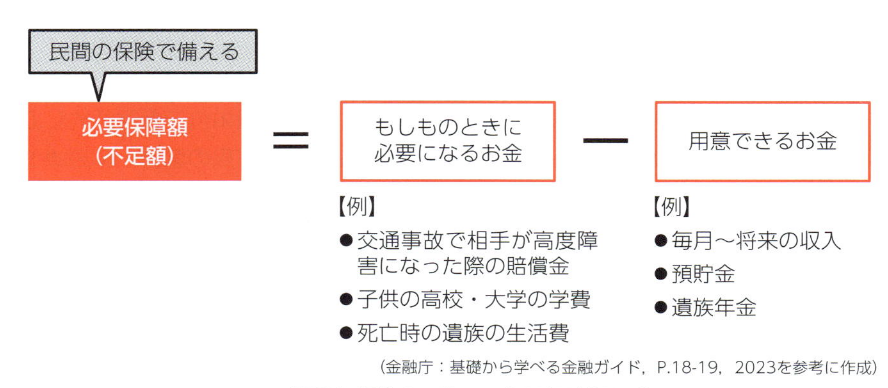

図2　保険を契約する際には必要保障額を確認

054 生命保険2
薬剤師賠償責任保険

さて，薬剤師として働く場合，最初に考えるべきは**薬剤師賠償責任保険**です。調剤過誤や鑑査漏れ，疑義照会を見過ごして患者に重大な副作用や死亡が生じた場合，賠償金の支払いが発生することがあります。以下は実際にあった鑑査漏れ・疑義照会の見過ごしの判例です。

> 病院に入院していた患者に対し，ベナンバックス（ペンタミジン）が３日間連続で，常用量の５倍投与され，患者が死亡したことについて，患者家族が，投与を指示した研修医のほか，病院呼吸器センター内科部長であった医師，主治医代行者であった医師，調剤を行った薬剤師，調剤鑑査を行った薬剤師２名らに対し，不法行為（共同不法行為。病院に対しては使用者責任）に基づき，損害賠償請求（１億円超）が発生した事案。（東京地方裁判所平成23年２月10日判決）

本裁判では，処方医の過失のほか，調剤を行った薬剤師と鑑査を行った薬剤師の過失も認められていたんだ。

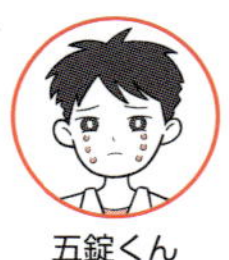

明日は我が身です…。

薬剤師は命に関わる仕事ですが，人為的なトラブルやミスを完全にゼロにすることは正直困難です。死亡事故までつながるケースは**稀**かもしれませんが，もし**発生してしまうと多額の損害賠償**が請求されてしまいます。これは保険の考え方に合致しているため，薬剤師賠償責任保険は必ず加入するようにしましょう。

とはいっても，ほとんどの場合，病院や薬局といった施設単位で保険契約しているため，個人で契約するケースはほぼありません。個人薬局の場合，薬局単位で契約していないこともしばしばあるため，職場に確認するようにしてください。

また，施設単位で契約していたとしても，アルバイトや非常勤薬剤師，フリーランス薬剤師（SECTION 106）は対象外の場合もあるので注意が必要ですね。個人で加入するとしても保険料は年間２千円～５千円程度と，比較的安めの掛け捨て型保険です。

055 生命保険3 生命保険の基本3型

民間の保険は，「生命保険」と「損害保険」に大別されています。ここからは，保険のなかでも死亡・障害・満期時などに保険金が支払われる，いわゆる狭義の「生命保険」について解説していきます。民間の医療保険や介護保険も広義の生命保険の一種とされることもありますが，ここでは分けて考えていきます。

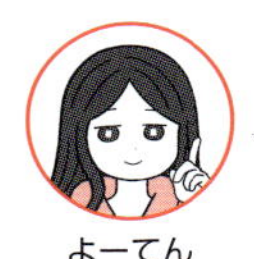
よーてん

生命保険の商品は多くの種類があるのですが，基本的には図の3つの型しかありません。これを組みあわせたり，特約とよばれるオプションを上乗せしたりすることで多様な保険商品が生まれます。

死亡保険	死亡・高度障害時に保険金が支払われるタイプ ①定期保険（掛け捨て型） ②終身保険（貯蓄型）
生存保険	保険期間満了時に生存している場合に保険金が支払われるタイプ ③学資保険 ④個人年金保険
生死混合保険	死亡保険と生存保険を組みあわせた貯蓄型の保険で，保険期間内に死亡・高度障害時，もしくは保険期間満了時に保険金が支払われるタイプ ⑤養老保険

※ 上記以外のその他の生命保険として，医療保険，がん保険，就業不能保険，介護保険などがある。生命保険（第一分野）と損害保険（第二分野）の中間に位置することから，「第三分野の保険」と呼ばれることもある。

（一般社団法人 生命保険協会HP：生命保険の基礎知識
https://www.seiho.or.jp/data/billboard/introduction/content05/ を参考に作成）

図　生命保険の3つの型

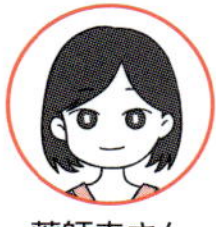
薬師寺さん

定期保険と終身保険はたまに聞く機会がありますが，違いについてはさっぱりわかっていません（汗）。

Key

そうだよね。次SECTIONから，よく耳にする代表的な①〜④を解説するので，基本の考え方だけでも理解していこう！

056

生命保険④

生命保険　壱ノ型　死亡保険

死亡保険には，掛け捨て型の「**定期保険**」と，貯蓄型の「**終身保険**」があります（図）。

定期保険は保険料を**掛け捨て**で支払うことで，契約期間内であればどの時点で死亡しても一律の保険金（死亡保障金額）が支払われます。メリットは月々の支払保険料がSECTION 055 図の①～⑤のなかで**最も安い**ことです。したがって，ライフイベントにあわせたカスタマイズがやりやすいといった特徴がありますね。預貯金に不安のある方に最も適した保険の考え方です。

終身保険は**貯蓄性**のある死亡保険で，解約した場合にも「解約返戻金（かいやくへんれいきん）」が支払われます。貯蓄性のある方がお得！ と思いがちですが，同じ死亡保障金額でも月々の保険料は定期保険の10倍以上になることも。また，保険料を支払っている間に解約してしまうと，積み立て額よりも解約返戻金のほうが少なくなるため，**元本割れ**してしまいます。こちらの保険は月々の生活費が苦しくなく，十分な預貯金がある方に適しています。銀行に置いておくくらいなら，終身保険で死亡保障と貯蓄性と節税効果を得よう！ といった考え方ができる人に適していますね。

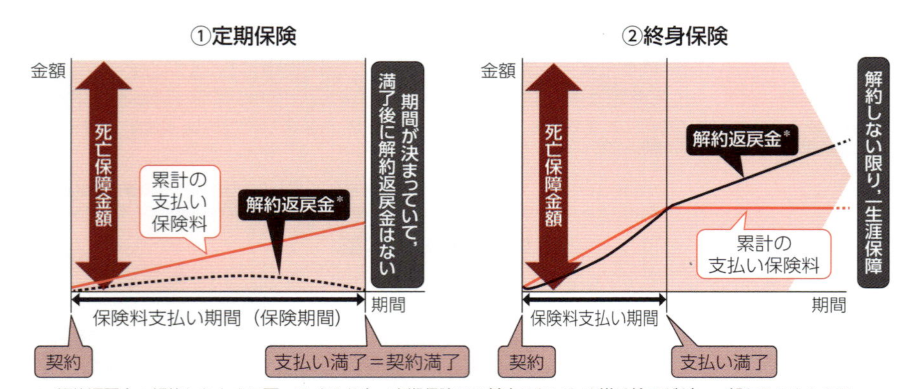

＊ 解約返戻金：解約したときに戻ってくるお金。定期保険では基本はないため掛け捨てだが，一部あることもある。

図　①定期保険（左）と②終身保険（右）のイメージ

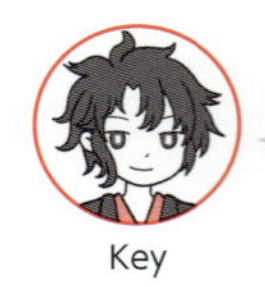

保険商品によっては，終身保険の上に定期保険を上乗せするようなものもあるんだ。終身保険でベースを固めて，ライフイベントにあわせて定期保険をON/OFFしていくイメージだね。

057 生命保険5 生命保険　弐ノ型　生存保険

生存保険の代表例は「**学資保険**」と「**個人年金保険**」で，いずれも生存している場合に保険金が支払われます（図）。最近の学資保険は保険料支払い期間中に死亡した場合，その後の保険料の支払いは免除される商品が多いので，生死混合保険のような考え方もできますね。

これらは掛け捨て型ではなく，**貯蓄型**です。そのため，終身保険と同様に途中で解約してしまうと，多くの場合は**元本割れ**します。月々の保険料は定期保険より高額ですが，終身保険よりは若干安いくらいです。学資保険も個人年金保険も目的が明確ですので，通常の預貯金では不安のある場合に適しています。

もちろん投資（CHAPTER 9）でも目的を達成することができるかもしれませんが，不確実性が高いため，たとえば確実に必要になる子供の教育資金をすべて投資で賄うのはリスクが高いと考えます。学資保険４割＋投資３割＋預貯金３割，みたいな考え方ができるとよいですね。リスク分散にもなります！

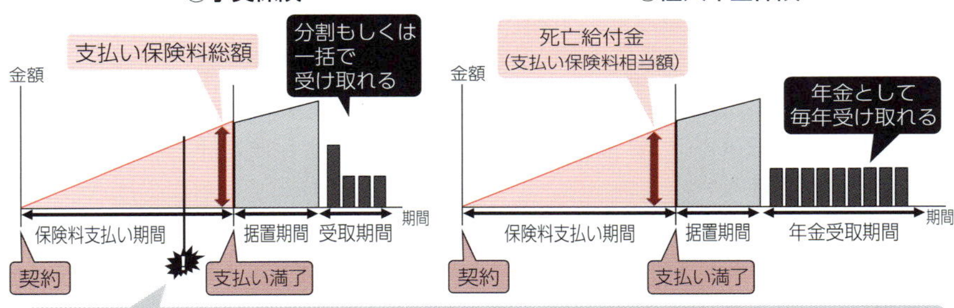

図　③学資保険（左）と④個人年金保険（右）のイメージ

ちなみに，大学４年間の教育費用の総額は680.7万円[1]だよ。SECTION 154で内訳や考え方などを解説しているので，あわせて確認してみてね。

６年制の薬学部だともっとかかりそうですね…。

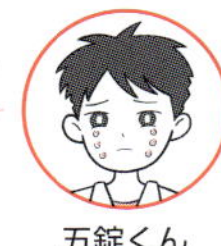

1）日本政策金融公庫：令和３年度「教育費負担の実態調査結果」.

058 生命保険⑥
生命保険　掛け捨て型と貯蓄型どっち派？

さて，「掛け捨て型と貯蓄型の保険，どっちがいいの？」と気になるところですが，結論はありません。また人によってもさまざまです。私（Key）の個人的な意見を書くとすれば，好きなのは貯蓄型保険です。月々の保険料は掛け捨て型のほうが安いのですが，返戻金などのトータルでみると，死亡などが起きなかった場合は貯蓄型保険のほうがより多くのお金を手元に残せるからです。また，支払う保険料が多いため，節税効果（CHAPTER 3）も貯蓄型保険のほうに軍配が上がります。

ただし，貯蓄型保険は月々の保険料が高く，途中解約すると元本割れの可能性もあります。したがって，ある程度年収が高くて安定している場合や，給与の使わなかった分は丸々預貯金行きで残高が十分にあるような場合に適しているでしょう。特に夫婦共働きの薬剤師の場合，該当する可能性が高いと思います。

我々の行ったアンケート調査（はじめに P. iii）でも約５～６割の薬剤師が積み立て・貯蓄型保険を行っていました。また，生命保険商品に対する意向調査[1)]では，貯蓄型商品志向の方が62.8％と６割以上を占めているとのデータがあります。

極端な例ですが，月々の生活費がカツカツで十分な預貯金もないなかで，あなたの死亡時の資金と子供の教育資金として，なけなしのお金をすべて投資に捧げるのはどう感じますか？ 老後の資金をすべて個人年金保険で補うことはおススメしませんが，すべて投資で補うこともおススメしません。大事なのはバランスです。掛け捨て型と貯蓄型の保険にはそれぞれメリット・デメリットがありますので，ご自身に照らしあわせたうえで保険・投資・預貯金を上手に組みあわせて活用するのが望ましいと，私は考えています。

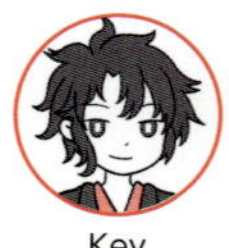
Key

実際に私は貯蓄型保険として，終身保険，個人年金保険，学資保険で積み立てているよ。もちろん，保険とは別にNISAとiDeCoで投資信託も行っているかな。

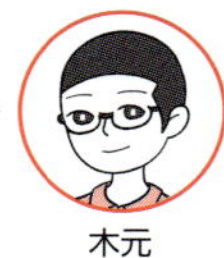
木元

私は終身保険と定期保険のみで，あとは投資ですね（笑）

1）生命保険文化センター：2022（令和４）年度 生活保障に関する調査（2023年３月発行）．

059 保険の見直しはライフイベントごと

保険を見直すタイミングは「**ライフイベントごと**」が最適です。無駄な保険に加入しすぎて家計を圧迫するのはよくありませんが，逆に保障がまったく足りないのも問題です。

そこで活躍するのがSECTION 020で作成したライフプランニング表です。ある年齢時点からの収入をすべて遺族年金額にすれば，死亡保障がどれくらい足りていないのかがわかりましたよね。ライフプランニング表は毎年更新するのが望ましいのですが，忘れてしまうこともありますので，せめて結婚したとき，独立起業したとき，子供が産まれたときなど，ライフイベントごとに見直して保障額や将来必要なお金を把握しておきましょう（図）。

Key

忙しくてなかなかライフプランニング表が更新できない場合，ライフイベントに応じた保険の相談は専門のFPが無料（もしくは有料）で行っているから，利用しない手はないよ。
最近では強引な勧誘もあまりないので，ぜひライフイベントごとにお気軽に利用してみてね。FP資格を保有している薬剤師のモカさん（P.95 コラム）も相談可能とのことだよ。

まずは自分でライフプランニング表の作成をやってみたいと思います！

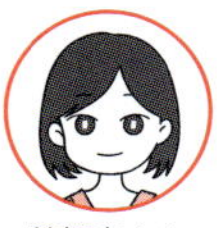
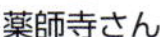
薬師寺さん

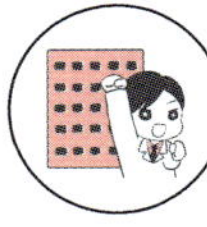

転職・独立起業したとき
転職により年収や福利厚生の変化が著しい場合には必要保障額を見直そう。
独立起業の場合,公的保障が減少するため同様に見直しを。

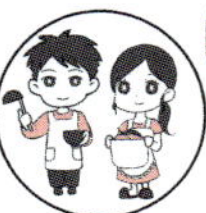

どちらかが専業主婦(夫)になったとき
世帯全体の収入が減るため,子供がいるなら死亡保障をより手厚くする必要あり。
再就職したときも同様に見直しを。

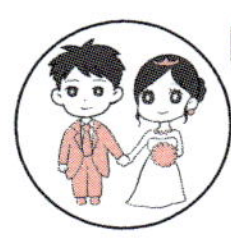

結婚したとき
独身時代に契約した保険金の受取人を配偶者に変更するのを忘れずに。
家族としてのライフプランニングを行おう！

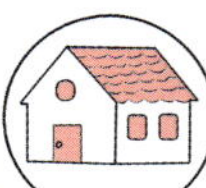

家を購入したとき
住宅ローンとともに団体信用生命保険を契約することが多いため,契約者の死亡保障額は減額してもよい。

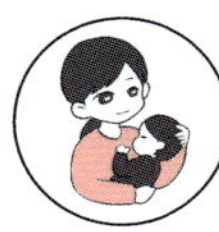

子供が産まれたとき
必要保障額が最大になる時期。
家計の収支や資産状況を今一度確認し,「もしも」のときの必要保障額を算出しよう。

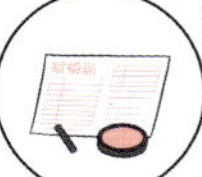

離婚したとき
貯蓄型保険は財産分与の対象となることも。
保険金の受取人の変更も必要に！
子供の親権によっては必要保障額が大幅に変わるため,保険の見直しは必須。

図　保険の見直しはライフイベントごとに行うのがベスト

CHAPTER 4 備える

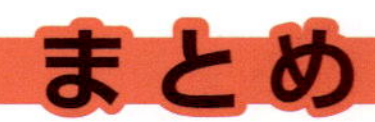

まとめ

- ☑ 民間医療保険は，健康保険の付加給付や傷病手当金を確認してから必要性を検討しよう。
- ☑ 老齢年金は65歳付近の生活費によって繰り下げを検討しよう。
- ☑ 保険の基本的な考え方は「リスク転移」。保険の見直しはライフイベントごとの必要保障額に応じて行おう。

付加給付や傷病手当金って今まで全然知りませんでした
ホッ
入院しても短期間なら金銭的ダメージが少なそうでちょっと安心
健康に生活しているとなかなか気づきにくい社会保障制度だけど調べてみるといろいろな保障があるよ
新卒のときにいろいろ保険に入ってしまっていましたが
これを機に見直してみようと思います！
いいですね保険の見直しの際にはぜひライフプランニング表を活用して必要保障額を意識してみてくださいね

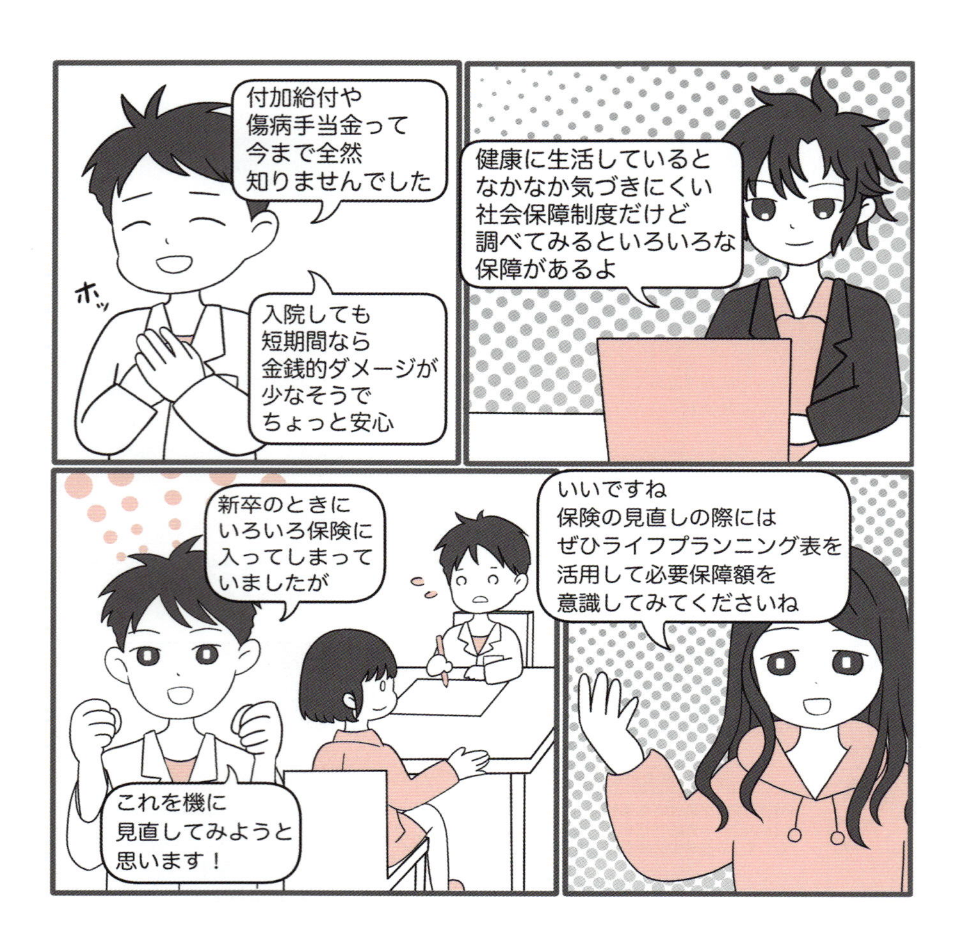

薬剤師十人十色

私の影武者 ～株主優待～

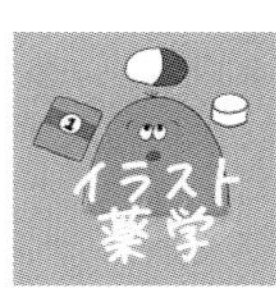

薬剤師ロクガツ

Instagram：@____6gatunowatashi____

プロフィール：薬に関する間違った考えや先入観をなくすために，解剖生理学や代謝・薬理学に関するイラストを使って情報を発信しています。
また，2026年には会社を立ち上げる予定です。

Instagram

はじめまして，薬剤師ロクガツです。

皆さんは，自分の代わりに仕事に行ってお金を稼いでくれる影武者がいたらいいなぁと思ったことはありませんか？ 影武者なんて武田信玄じゃあるまいし。そう思った方も多いかもしれませんが，実は現代にも影武者はいます。私にも５人の影武者が…。今回は，現代の影武者，株主優待について話したいと思います。

以前，私は派遣薬剤師として全国で働いていました。そのとき，多くの患者さんたちが，週刊誌の怪しい情報を信じて薬を選んでいました。話して理解していただけることもありますが，その問題はまだまだ深刻です。薬学の専門用語や難しい内容を理解しにくいことが，問題の根本だと思います。

そこで私は，どんな人でも理解しやすい薬学を広めることを目的とした会社を立ち上げたいと思うようになりました。しかし調べるほどに，会社を設立することは簡単なことではないとわかりました。私は“Instagramで情報を発信し，たくさんの方に知っていただくことが，将来的に会社を立ち上げる際に役立つのではないか”と考え，投稿を始めました。ただ，Instagramの投稿に向けてイラストを作るのには時間がかかります。さらに，企業との提携がない限り，私の投稿作成にお金は発生しません。

そこで投稿作成の時間に並行し，少しでも収益を得る方法として，株主優待を活用することにしました。株主優待とは，企業が株主に提供する特典です。株主はその企業の製品やサービスを割引価格で購入したり，無料で受け取ったりできます。

以下は私の影武者たちです。

- イオン：保有株式数により３％～のキャッシュバック（他割引と併用可）
- トリドールホールディングス：丸亀製麺（6,000円分～）のお食事券
- タカラトミー：株主限定トミカがもらえる
- 良品計画：５％割引
- 日本電信電話：継続保有年数に応じ，dポイント，1,500～3,000ポイント

自分という労働力は１人しかいません。しかし，これら影武者がいるお陰で，目標に向けて堅固なサポートを得ながら，今日も投稿を作っています。

薬剤師十人十色

本を出版するには何をすればよいかというお話

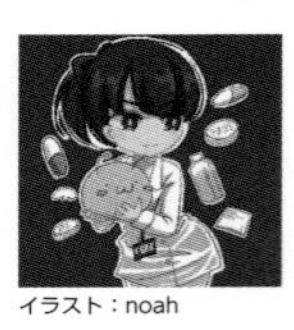
イラスト：noah

児島悠史

X：@Fizz-DI

プロフィール：2011年京都薬科大学大学院修了，JPALS CLレベル6認定薬剤師。『薬の比較と使い分け』シリーズ（羊土社）の著者。各専門雑誌やWeb媒体でもいろいろと執筆活動中。

X

私は，「薬学という武器で世の中や誰かの人生を少しだけ良くすること」が薬剤師としての自分の使命だと思っています。この使命を果たすための「手段」として，本を出すことは一つの良い切り口だと捉えています。

本を出すというと，印税（お金）にばかり注目が集まりがちですが，そもそも薬剤師がお金目的で本を出すのであれば，「現役薬剤師が教える薬の真実！」とかいうタイトルで，現代医療に対して不安や不信を煽るような本を出版するのが一番簡単です。こうした本を書くのに，特に深い知識や倫理観は必要ありません。その本を読んだ人がどうなるか，自分の主張がどんな影響を及ぼすのか，その責任を感じることも不要です。添付文書に記載された副作用情報を，定量化やメリットとの比較といったことも考えず，センセーショナルな表現でただ書き連ねるだけでよいと思います。場合によっては，科学的根拠すら必要なく，ありもしないリスクを適当にでっち上げることも可能です。そんな本を出版できるはずがないと思った方，ぜひ本屋さんの健康コーナーに足を運んでみてください。ワクチンや抗がん剤に限らず，実にさまざまな薬や治療に関するそんなデタラメ書籍がところ狭しと並ぶ，地獄のような光景を目にすることができます。

…さて，ここで問いたいのは，そんな風に「自分のもつ知識を悪用して，人を騙し陥れて稼いだお金で食う飯は美味いか？」ということです。薬剤師としてのプライド，あるいは人としての良心をもつ多くの方は「NO」と答えると思います。我々は，そんなくだらないものを作るために勉強しているわけではありませんし，薬剤師という専門知識をもつ者には相応の大きな責任も伴うことを当たり前のように知っているからです。

何冊か本を書いているからか，「薬剤師として本を書くには何をすればよいか」と相談されることがあります。どんな本を書いて，その本で何をどう良くしたいのでしょうか。その目的を明確に言語化できれば，やるべきことも自然と見えてくるのではないかと思います。それは「地道にコツコツと薬の勉強を続けること」のような，とんでもなく地味で面倒くさいものかもしれませんが，きっとそれが一番の近道です。

CHAPTER 5

借りる・返す

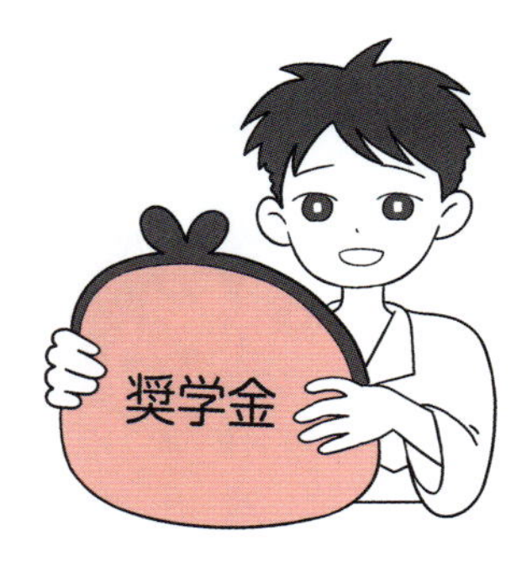

060 意外と身近にある「お金を借りる」ということ

うわ！今月のクレジットカードの請求が10万円を超えてる！
奨学金の返済もあるのに・・・
借金はしっかり返済しておかないと
ブラックリスト入りになるのも怖いですからね
人聞きが悪いなぁ 借金じゃなくて奨学金とクレジットカードです！
実は 奨学金もクレジットカードのシステムも借金なんだよ！
え そうなんですね！言われてみればそうかも・・・
本CHAPTERでは「お金を借りる」こと いわゆる借金について解説していきます
また借金とセットになるのが「返済」です 奨学金の返済方法についても学んでいきましょう

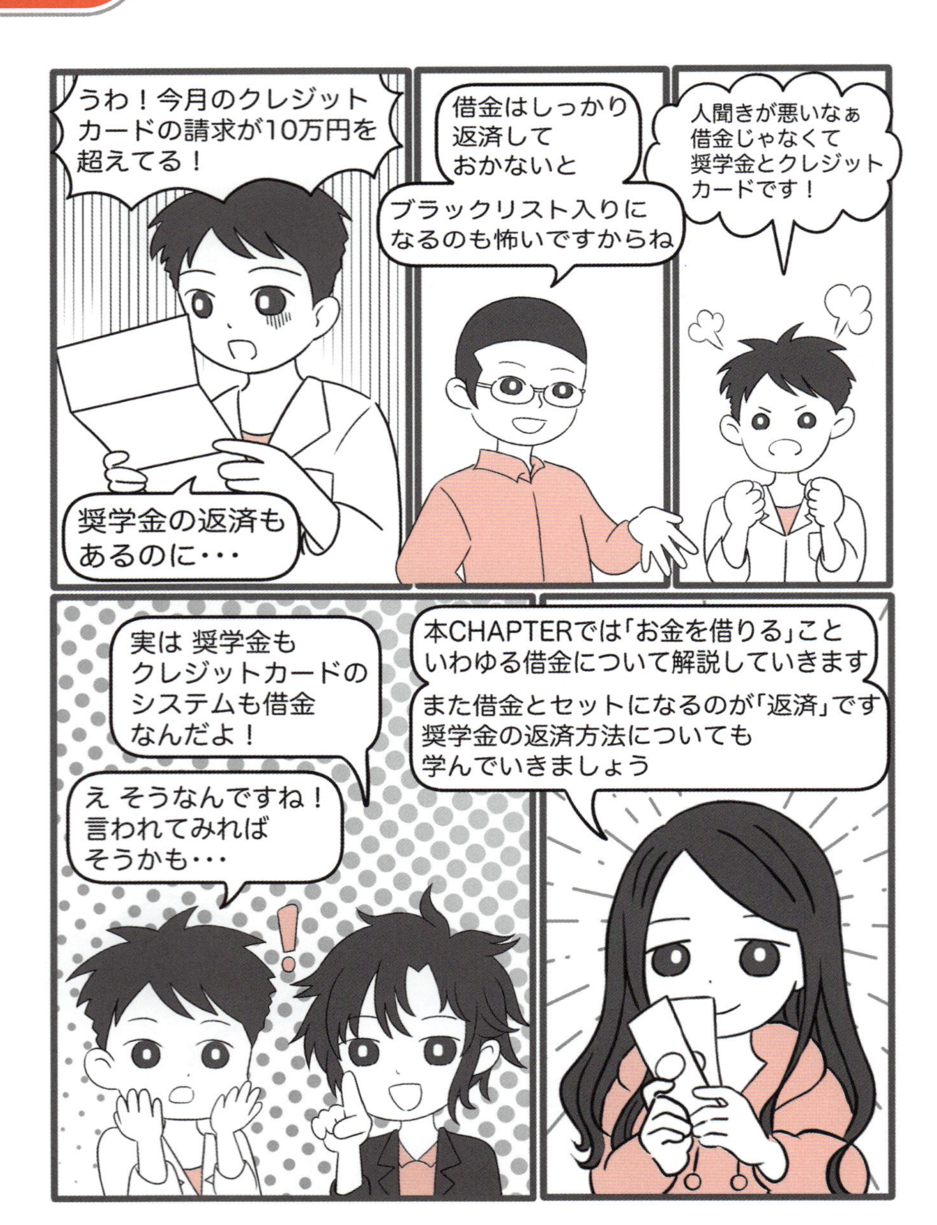

金融庁の「最低限身に付けるべき金融リテラシー4分野」では，第3分野としてローンなどに関する金融知識が大切とあげられていました（SECTION 013 図）。

奨学金や住宅ローンなど，お金を借りることは現代社会において一般的な行為です。人々はさまざまな理由でお金を借りることがあります。薬剤師の場合だと，奨学金が一般的ですよね。本書をお読みの方のなかでも，奨学金を借りていた，奨学金の返済中である，という方は多いと思います。

また，クレジットカードによるショッピングも，一旦支払いをカード会社に立て替えてもらい，後日使用した分の金額をカード会社に返済する…と考えると，借金の一種であるように考えられますね。

その他，急な出費や予期せぬ経済的困難に直面した際に，カードローンなどで借金が必要な場合があります。

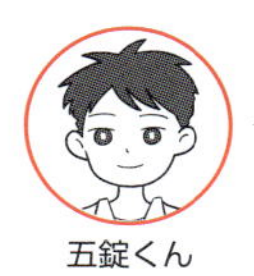

なるほど。クレジットカードも借金の一種なのですね…。

また，借金とセットになるのが「返済」です。借りたお金に対しては一定の金利がかかり，その分は利息としてあわせて返す必要があります。返済が滞ると，さまざまな社会的信用が低下し，「新たな借金」をしていくことが難しくなってしまいます。なお，金利には上限が設定されていて，借金100万円以上で**年15%**，10万円以上100万円未満で**年18%**，10万円未満で**年20%**が上限です。これを超える金利が提示された場合，違法ですので注意しましょう。

借金滞納の情報は信用情報機関に登録され，さまざまな金融機関にも共有されるため「クレジットカード（SECTION 062）の新規発行」や「住宅ローン（SECTION 156～158）の借り入れ」などが難しくなってしまいます。これがいわゆる，**「ブラックリスト入り」**です。ちなみに，信用情報機関に登録された情報は，永久に残るわけではなく，約5年で削除されます。

住宅ローンが借りられないとなると，ライフイベントに大きな影響が出てしまうかもしれませんね。

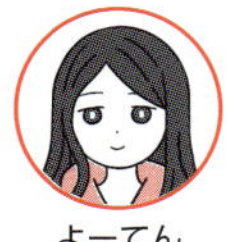

借りたお金を返済するためには，自己管理や予算立てが重要です。定期的な収入の確保や支出の計画を立てることによって，返済に必要な資金は確保しておきましょう。また，予定どおりの返済が難しい場合には，金融機関としっかりコミュニケーションを取り，返済計画の変更や条件の再調整を行うことも大切です！

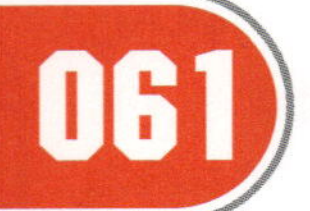

061 借金（ローン）は大きく２つに分類される

一言で借金（ローン）といっても，お金の使い道が決まっている「目的別ローン」と，使い道が自由な「フリーローン」の２つに大別されています（図）。

目的別ローン

- 使いみちが決まっているもの
- 一般的に金利は低い
- 借りるまでに時間がかかる
- 例として，以下があげられる
  ①住宅ローン　②奨学金
  ③教育ローン　④自動車ローン
  ⑤ビジネスローン

フリーローン

- 使いみちが自由なもの
- 一般的に金利は高い
- すぐに借りることができる
- 例として，以下があげられる
  ①フリーローン*
  ②カードローン・キャッシング
  ③クレジットカードの利用（一括払いの場合，金利はかからないことがほとんど）

カードローンなどは，**生活費の不足を補うため**に利用される**ケースが約半数を占めています**[1]。

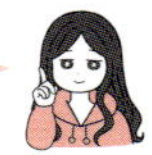

＊ 銀行によっては，目的別ローンの中にフリーローンが含まれることがある。

図　ローンは使い道によって２つに大別される

目的別ローンの特徴

目的別ローンの一番の特徴は，「**金利が低い**」ことでしょう。金利は返済年数，お金の使い道，借りる人の信用力，担保の有無などによって決まります。目的別ローンは，お金の使い道が決まっていて，信用力の審査も行われるため，一般的に**低金利**です。ただし，審査に時間を要することから借りるまでにはある程度の期間が必要です。

多くの人が利用しているのは住宅ローンです。ローンを利用したことのある人を対象にした「目的別ローンに対する意識調査」[2]では，住宅ローンの利用率は64.7％と最も多くを占めていました。

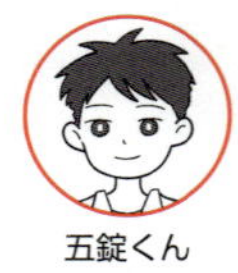

住宅ローンはよく聞きますもんね！ 住宅ローン控除（SECTION 044）もありますし。

住宅は高額のため，ローンを利用して購入する人が多いです。住宅ローンとその返済については，CHAPTER 12で解説しています。

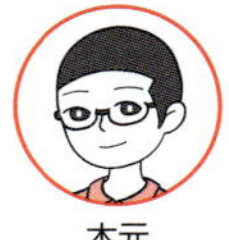

奨学金も広義の目的別ローンに分類されます。教育ローンとの違いについてですが，教育ローンは債務者（返済者）が「**親**」なのに対し，奨学金は「**本人**」です。つまり，奨学金を借りていた場合，あなた自身が返済する義務があるということです。両者の違いについて，詳しくはSECTION 064をご参照ください。

６年制薬剤師のうち，薬局薬剤師の**45.8％**が奨学金を借り入れているとのアンケート調査結果[3]もありますので，約半数の薬剤師は該当するのではないでしょうか。

薬剤師における奨学金の概要と返済方法については，SECTION 064〜068で解説していきますね。

フリーローンの特徴

フリーローンの特徴は，「**使い道に制限がない**」ことと「**すぐに借りることができる**」ことです。

代表的なものがカードローン・キャッシングで，銀行系・クレジットカード会社系・消費者金融系があります。いずれも金利は目的別ローンより高い一方で，すぐに借りることができます。ただし，借りられる額の上限が決められていて，基本的には「**年収の１/３まで**」です（各社から借りた場合は合算する）。

カードローン利用者のアンケート調査[1]では，生活費の補填として利用するケースが約半数（45.6％）を占めていましたが，遊ぶためのお金（10.2％）やギャンブル（6.5％）に利用されているケースもありました。

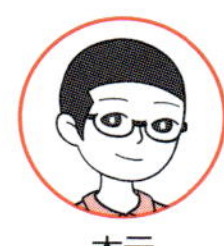
木元

基本的には，計画的にお金を貯めて使うことが望ましいので，可能ならカードローンやキャッシングは利用しないほうがいいと思っています。もちろん緊急時にお金が足りなければ仕方ありませんが。

その他，広義のフリーローンとして，一般的なクレジットカードの利用が該当します。返済方法（次SECTION）はいくつかありますが，一括払いの場合，金利はかからないことがほとんどです。

1）バルク：金融庁委託調査，貸金業利用者に関する調査・研究 調査結果報告書，2023年３月31日.
2）キュービック：目的別ローンに対する意識調査（2022年６月実施 https://loantasu.com/loans-by-purpose/）.
3）厚生労働省：第９回薬剤師の養成及び資質向上等に関する検討会 参考資料２薬剤師の需給動向把握事業における調査結果概要，2021年６月４日.

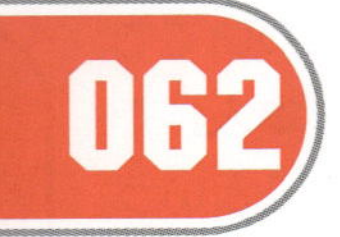

062 クレジットカードの特徴

クレジットカードとは

本CHAPTERの冒頭でお伝えしていたとおり，クレジットカードでのショッピングは，代金を後払いにしてカード会社に立て替えてもらうことです（図1）。つまり，**借金**です。

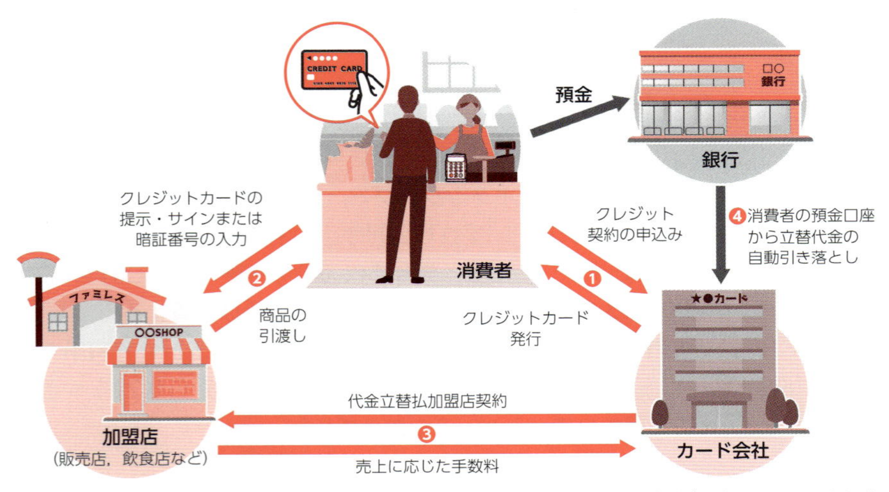

（金融庁：基礎から学べる金融ガイド，P.21，2023より）

図1　クレジットカードの仕組み

クレジットカードには，「現金を持ち歩かなくても済む」，「カードの使用でポイントが貯まる」，「特典でさまざまな優遇が受けられる」などのメリットがあります。

また，薬剤師免許を保有していると，社会的な信用が担保されています。コストがかさむので強くおススメはできませんが，年会費が高めのゴールドカードやプラチナカードなどを発行したいとき，薬剤師だと審査が通りやすいですよ！

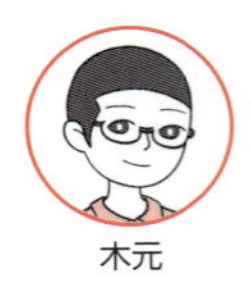

木元

ポイント還元やお得な使い方については，SECTION 141～142のキャッシュレス決済の項目で詳しく触れますね！

クレジットカードの使い方

クレジットカードの使い方は**クレジット**と**キャッシング**に大別されます。

クレジットとは，カード会社の立て替えによる，物やサービスの購入の際の使用を指します。一般的なクレジットカードの使い方ですね。後日，銀行引き落としによって立て替え分を支払うことになるのですが，返済方法によって一括払い，分割払い，リボルビング払い（リボ払い）などがあります。キャッシングとは，クレジットカードを使用して**お金を引き出す（借りる）**ことを指します。

返済方法と金利

通常，クレジットの一括払いの場合，金利はかかりません。しかし，分割払いで支払回数が増えたり，リボ払いだったり，キャッシングの場合には，図2のような金利が発生します！ 金利は返済を考えるうえで非常に重要な要素です（次SECTION）。

返済方法		特徴	金利
クレジット	一括払い	1回で返す	基本はかからない
	分割払い	希望する回数で返す	一般的に3回以上でかかる(年利10%前後)
	リボルビング払い(リボ払い)	毎月ほぼ一定額で返す	一般的な年利は12～15%
	ボーナス一括払い	ボーナス時に1回で返す	基本はかからない
キャッシング		お金を借りる	一般的な年利は15～18%

一括払い
10万円
10万円

リボ払い
10万円
1万円
毎月の返済額は少ないものの，金利が上乗せされる
合計返済額は107,456円（11回払い）

図2　クレジットカードの返済方法

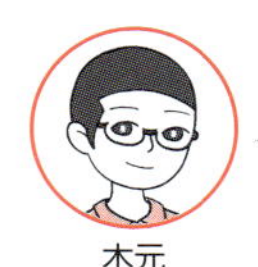

リボ払いは，毎月の支払額が比較的少額で済むため，当初は返済負担が実感できません。このため，安易にリボ払いを繰り返すと，気がつけば返しきれない借金をしていたというケースがあります。

作ったばかりのクレジットカードが「リボ払い」に設定されていることもありますよ！ ご注意くださいね！

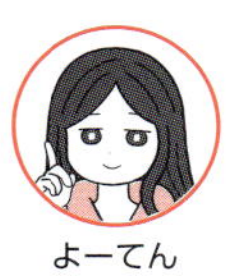

利便性が高く，賢く使えばポイントも貯まるクレジットカードですが，カードを介したお金の使いすぎや，不必要な金利の発生には注意が必要です。

063 借金の返済と金利

借金とセットになるのが「返済」です。返済は借りた人の責任で，約束した期日や条件に従い，借りた金額と利息を返すことを指します。お金を借りると，一般的には金利がかかって利息が発生するほか，手数料（実質的には利息）がかかる場合もあり，返すときには借りた金額よりも多く支払う必要があります。そのため，お金を借りるときには必ず**「借りたお金を返せるかどうか」**，**「どうやって返していくか」**をよく考えておく必要があります。

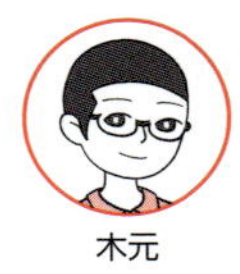

住宅ローンも奨学金も計画的に返済スケジュールを考えておく必要がありますよね。本SECTIONでは返済のときに考えておくべきことを解説していきます。

借りたお金（元本）にかかる金利を確認

まず大切なのが借りたお金にかかる金利です。SECTION 060のとおり，金利の上限は決まっているものの，金利が数％異なるだけで，将来の返済額は大きく変化します。たとえば，年利５％で100万円借りた場合，５年後の返済額は128万円ですが，年利10％で100万円借りた場合，５年後には161万円に，年利15％なら５年後には201万円になってしまいます（図１）。

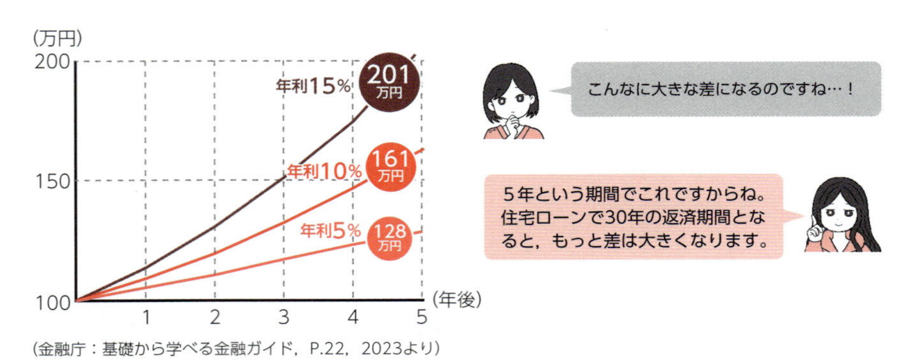

(金融庁：基礎から学べる金融ガイド，P.22，2023より)

図１　金利の負担と将来の返済額（100万円借りた場合）

お金を借りるときには，必ず金利を確認するようにしましょう。１％の金利差でも，30年後の返済額は凄いことになっているかもしれませんよ。

主な返済方法を確認

クレジットカードの返済方法はSECTION 062 図2のとおりでした。そのほか，ローンの主な返済方法は表のとおりです。金額の大きい住宅ローンの返済方法と注意点については，SECTION 157で詳しく解説しています。

表　ローンの主な返済方法のイメージと特徴

返済方法	元利均等返済	元金均等返済
イメージ・特徴	月々の返済額が一定。 月々決まった額（元金＋利息）を返済するタイプ。元金と利息の割合が変化していく。 （図：月々の返済額／利息／元金／返済期間）	当初の返済額が多く，総返済額は少ない。元金を返済期間で均等割りし，残高に応じて利息を計算して月々の返済額を決めるタイプ。 （図：月々の返済額／利息／元金／返済期間）
メリット	返済額が長期にわたり把握しやすく，将来の家計設計が立てやすい。	一定の元金を返済するので残高が確実に減り，**総返済額が元利均等返済より少ない。**
デメリット	当初は利息の割合が大きくなるため元金が減るのが遅く，**元金均等返済に比べ総返済額が多くなる。**	当初は利息の支払いが多くなるため月々の返済額が多くなる。

金利や返済方法を理解したうえで，借りる前に必要性や返済スケジュールなどについてしっかりと考えておきましょうね（図2）。

支払い期日は守れそう？
借金返済のためにお金を借りていない？
利用しすぎていない？
今，利用して大丈夫？
金利や契約内容は理解している？
不要なカードはない？

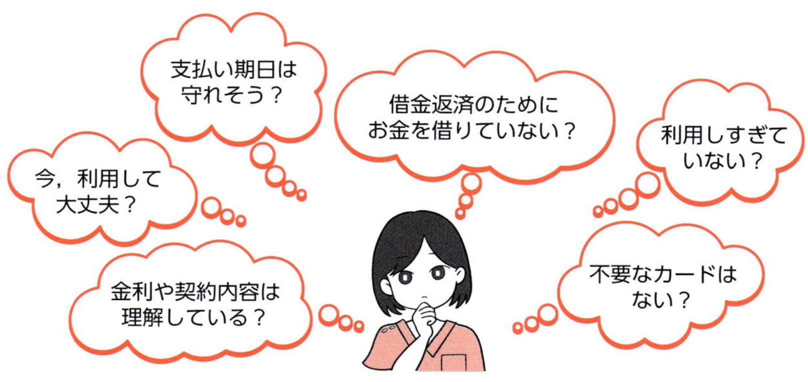

図2　お金を借りる前に考えておくべきこと

064 教育費が足りない場合は奨学金と教育ローンを活用

私立大学薬学部の場合，入学から卒業までには1,400万円を超える多額のお金がかかります（SECTION 154）。このお金を親が全額支払ってくれればいいのですが，支払ってくれない場合や一部しか支払ってくれなかった場合，足りないお金はどこからか用意する必要があります。代表例は「**奨学金**」と「**教育ローン**」です（表）。最も有名なのは日本学生支援機構（JASSO）が実施している奨学金でしょうね。次SECTIONからも奨学金を中心に解説していきます。

奨学金と教育ローン

奨学金と似ているものとして，国や民間金融機関が実施している「教育ローン」があります。教育ローンを利用する際には，まずは国（日本政策金融公庫）が行っている教育ローンを検討されるとよいと思いますが，利用率は約7.5%[1]とまだまだ一般的ではありません。また，限度額が350万円とそこまで多くのお金を借りることができないため，利用者の約半数は奨学金と併用[2]しているようです。

表　国の教育ローンと奨学金の違い

	国の教育ローン			奨学金（貸与型）*1	
利用者	主に保護者			本人	
世帯年収の上限額	扶養人数	0または1人	790万円以内	第一種	803（552）万円以内*3
		2人	890万円以内*2	第二種	1,250（892）万円以内*3
受け取り方	1年分一括			毎月定額	
利用可能額	350万円*4			第一種	月額2万・3万・4万・5.4万円*5
				第二種	月額2～12万円*6
返済期間	最長18年			最長20年	
金利*7	2.4%（固定）			0.6%（利率見直し方式） 1.31%（利率固定方式）	
申込時期	志望校が決まった段階からいつでも			決められた募集時期	

＊1 日本学生支援機構第一種奨学金は無利子，第二種は有利子。
＊2 扶養人数が1人増えるごとに世帯年収の上限額が100万円ずつあがる。
＊3 カッコ内の金額は給与所得者以外の場合。4人世帯，大学・短期大学・専修学校（専門課程）へ進学予定の場合の目安。
＊4 一定の要件に該当する場合は上限450万円。
＊5 私立大学，自宅通学の場合。
＊6 1万円単位で選択。
＊7 教育ローンの金利は令和6年5月時点，奨学金（第二種）の金利は令和6年6月時点。

（日本政策金融公庫HP（https://www.jfc.go.jp/n/finance/ippan/kyoikuhi/voice.html）より作成）

1）日本政策金融公庫：令和3年度「教育費負担の実態調査結果」，2021年12月.

2）日本政策金融公庫：令和2年度「教育費負担の実態調査結果」，2020年10月.

065 薬剤師の奨学金の借入額は平均461万円

薬剤師の奨学金事情

薬学部は学費が高額であることから，一般的な大学生の利用率（**19.2%**）[1] よりも高い傾向にあり，６年制薬剤師のうち薬局薬剤師（n＝933）では**45.8%**が奨学金を利用しているとのアンケート調査[2] があります。これは４年制薬局薬剤師（n＝2,595）の利用率（**23.4%**）[2] よりも高い結果でした。

また，一般的な大学生の奨学金の借入額は平均310万円[3] ですが，奨学金を利用したことのある薬局薬剤師を対象としたアンケート調査（n＝1,046）[2] では，借入額は平均**461万円**という結果でした。また，４年制と６年制を比較したデータ[2] もあり，借入額は６年制のほうが多い傾向にありました。６年制薬剤師では，借入額600万円以上の割合が４割を超えていて，借入額1,000万円以上の割合は２割弱です（図）。

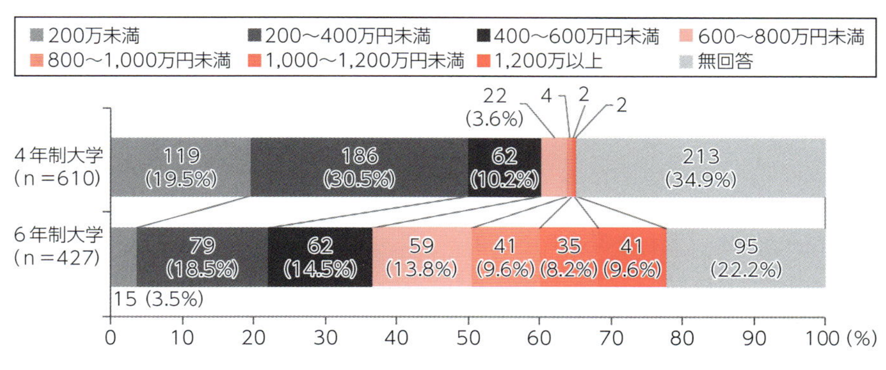

（厚生労働省：第９回薬剤師の養成及び資質向上等に関する検討会 参考資料２ 薬剤師の需給動向把握事業における調査結果概要，P.43より）

図　４年制と６年制における奨学金の借入額の分布

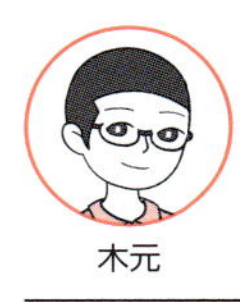

私も仕事柄，学生さんと話す機会が多いですが，最近では1,000万円以上の奨学金を借りている人も珍しくありません。

1）日本政策金融公庫：令和３年度「教育費負担の実態調査結果」，2021年12月．

2）厚生労働省：第９回薬剤師の養成及び資質向上等に関する検討会 参考資料２薬剤師の需給動向把握事業における調査結果概要，2021年６月４日．

3）労働者福祉中央協議会：奨学金や教育費負担に関するアンケート調査，2022年９月実施．

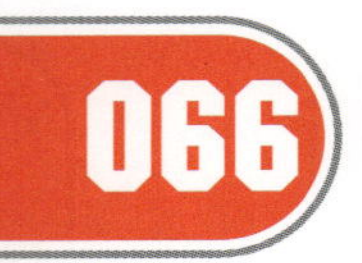

奨学金は超低金利！ みんなの返済状況は？

奨学金は，返済不要の「**給付型**」と，返済が必要な「**貸与型**」があります。一般的には奨学金というと貸与型を指すことが多いので，本SECTIONでは貸与型奨学金の金利と返済状況について解説していきます。

奨学金の金利

JASSOが実施している貸与型奨学金では，**無利子の第一種奨学金**と，**有利子の第二種奨学金**があります。第一種奨学金は成績や収入基準が厳しいため，多くの方が，第二種奨学金を借りていると思います。

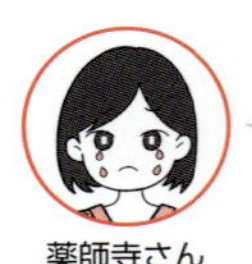

第二種奨学金だと利息をつけて返さないといけないんですね…。

ただ，第二種奨学金であったとしても，利息は微々たるものです。2024年現在の金利は0.5％前後（利率見直し方式）と非常に低金利です！

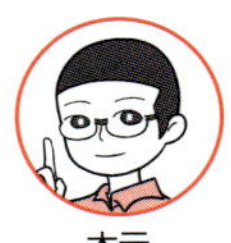

460万円の奨学金を借り入れた場合，年間の金利を0.5％，20年で返済するシミュレーション（元利均等返済）では，

●総返済額：4,834,560円　●返済月額：20,144円

となり，利息の部分に該当するのは，20年間で約24万円です。年間1.2万円ほどですね。これは住宅ローンやカーローンなどでお金を借りる場合と比較すると，かなり安い金額です。

通常，利息は返済期間が長ければ長いほど負担となるのですが，奨学金の場合は非常に低金利で設定されているため，そこまで返済を急がなくてもよいと思います。奨学金の繰り上げ返済にドバっと使うのではなく，預貯金は転職や結婚などのライフイベントに備え，手元に置いておけたほうが，きっと安心につながるでしょう。このように，奨学金も返済の計画を立てるのが大切です。もちろん，お金に余裕がある場合は，早めに返済するのもOKですよ。

みんなの返済状況

薬剤師における奨学金の年間返済額と返済期間は表のとおりです。

表　奨学金の年間返済額と返済期間

		病院薬剤師	薬局薬剤師
年間の返済額*1	平均値	538,823.2円	590,200.0円
	中央値	240,000円	240,000円
返済期間*2	平均値	15.6年	15.0年
	中央値	17年	15年

＊1　病院薬剤師　n＝715，薬局薬剤師　n＝404
＊2　病院薬剤師　n＝725，薬局薬剤師　n＝410

（エヌ・ティ・ティ・データ経営研究所：令和３年度厚生労働省医薬・生活衛生局総務課委託事業，薬剤師確保のための調査・検討事業報告書，P.77，2022年３月より作成）

中央値でみると，**月２万円（年24万円）を15年**で返済しています。あなた自身の奨学金の返済額は，CHAPTER 2のライフプランニング表に入力しておくようにしましょう！

返済を加速させるなら支援制度を利用

次SECTIONで詳しく解説しますが，奨学金の返済には各種の支援制度があります。しかし，認知度が低かったり，制度が整備されていなかったりすることから，奨学金を利用した薬剤師のうち多くが支援を受けずに返済しているという現状です（図）。

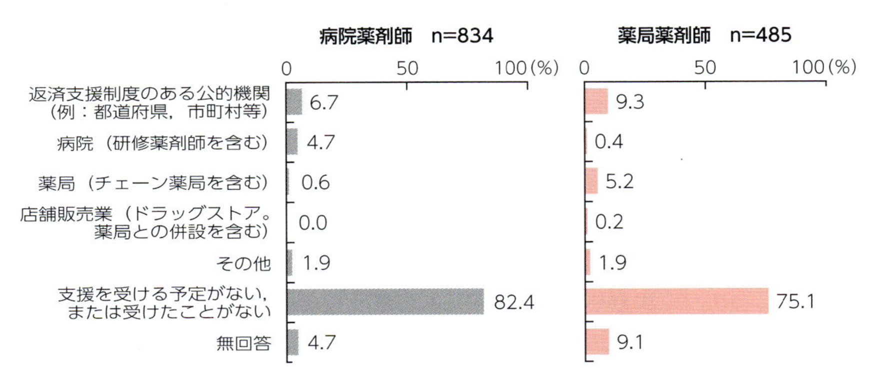

（エヌ・ティ・ティ・データ経営研究所：令和３年度厚生労働省医薬・生活衛生局総務課委託事業，薬剤師確保のための調査・検討事業報告書，P.76，2022年３月より）

図　薬剤師における奨学金返済支援制度の利用状況

067 奨学金の返済支援制度を利用しよう

本SECTIONではいろいろな奨学金支援制度を解説していきます。

地方自治体による支援制度

地方の自治体では，その土地の薬局や病院に就職すると，独自の支援を受けられる場合があります。

たとえば，鳥取県の「鳥取県未来人材育成奨学金支援助成金」では，県内企業に就職した方を対象に，最大216万円の助成を行っています！ 35歳未満が対象で，なんと鳥取県出身かどうかは「**問わない**」そうです。新卒での就職が対象で，転職者は含みません。就職先の都道府県によっては，このような地方自治体による助成制度があるため，上手に活用したいですね。鳥取県のほか，富山県，島根県，山口県などでも支援制度があります。一部の自治体では転職者を対象とした支援制度（例：新潟県のUターン促進奨学金返還支援事業）もありますので，就職・転職前には確認しておきたいところです。

企業による支援制度

薬局・病院などの企業でも独自の支援制度を導入していることがあります。これまでの支援制度は「**①給与上乗せ型の支援制度（貸与型と給付型）**」が中心でしたが，2021年４月からは「**②返還支援（代理返還）制度**」の変更に伴い，企業から代理で直接JASSOに送金できるようになりました。主な特徴については図にまとめています。

大きく異なるのは，「**従業員を介するか介さないか**」という点です。①は従業員の給与に上乗せするため，本来であれば課税対象（税金がかかる）ですが，奨学金返済のためという要件を満たせば非課税になります[1)]。しかし，標準報酬月額（SECTION 026）には算入されるため，社会保険料は増額となる可能性があります。一方，②は従業員を介さないため，非課税かつ標準報酬月額にも算入されません。つまり，**税金も社会保険料にも影響を及ぼしません。**

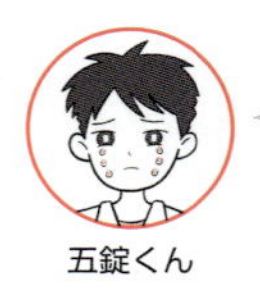
五錠くん

こ，こんな支援制度があったなんて…！
もっと早く知りたかった…！

給与上乗せ型の支援制度

貸与型 入社時（または一定期間ごと）に一括で支給される。基本的には貸与のため，返済義務があるが，勤続年数に応じて返済免除となることが多い。

400万円 → 返済免除
入社時 → 5年後

⚠ 返済免除期間を満たす前に途中退職した場合は，残額を返済することが求められる。

給付型 毎月の給与に上乗せして支給される。給付のため，返済義務はない。

2万円 2万円 2万円 2万円 … 給付終了
入社時 → 5年後

⚠ 一度に支給される額はそこまで多くない。

いずれも要件を満たせば非課税のため，所得税・住民税はかからない。しかし，標準報酬月額（SECTION 026）には算入されるため，社会保険料は増額となる場合がある。

返還支援（代理返還）制度

第一種/第二種奨学金利用者を雇用する企業から，機構に直接奨学金を返還できる制度。返済義務はない。

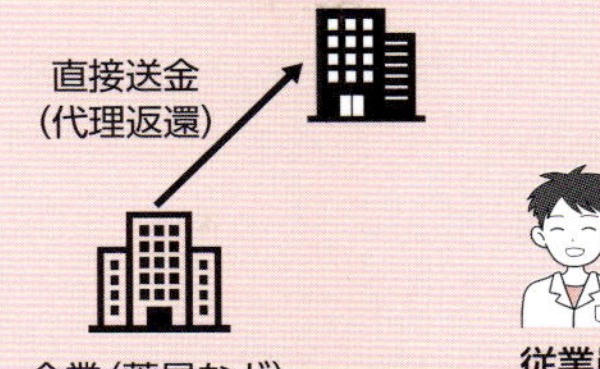

⚠ 導入企業数は非常に少ない（2023年末時点で全国1,463社）。

従業員を介さないため，もちろん非課税。かつ，標準報酬月額にも算入されないため，社会保険料に影響を及ぼさない。

図　企業による主な奨学金支援制度

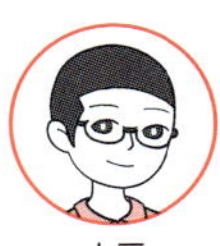
木元

なかなか学生のときにここまで確認するのは難しいですよね。転職で利用できる場合もあるので，もし奨学金の返済がキツいと感じるなら，一度調べてみるのもよいかもしれません。次SECTIONでは代理返還制度について詳細をみていきましょう！

One Point　邪道な返済方法？

CHAPTER 9で紹介する投資信託で600万円の資産ができれば，毎年４％ずつの切り崩しによって，**年間24万円**（税金を除く）を運用でつくりだすことが可能です。SECTION 066の460万円を借り入れた際のシミュレーションでは，毎月の返済額は**約２万円**でした。つまり，600万円の投資信託の資産を作り上げれば，給与に手を付けずに奨学金の返済が可能です！ また，運用益を返済に充てるため，基本的には資産の目減りもありません（４％の切り崩しの場合，資産は減らないと仮定）。

しかし，投資自体にリスクもあり，「借金返済」のための投資というのも，王道とはいえません。「投資の運用益で返済する」という方法がモチベーションとなり，資産形成に前向きになったり，投資について学びが深まるようであれば，この方法も悪くはないのかな…と考えています。一般のサラリーマンには適しているとは言い難い方法ですが，初任給からそれなりの高収入が見込め，仕事を辞めても再就職が簡単な薬剤師だからこそ，こうした方法も検討できると思います。

1）国税庁HP：タックスアンサー（よくある税の質問）No.2588 学資に充てるための費用を支出したとき．

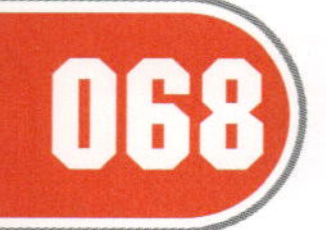

068 奨学金の代理返還制度のシミュレーション

SECTION 067で紹介したとおり，「奨学金返還支援（代理返還）制度」の変更に伴い，2021年４月より，**企業からJASSOに直接送金**できるようになりました！ 従業員を介さなくても返済できるのが大きな特徴でしたよね。

支援制度別のシミュレーション

ここでは同じ年収500万円でも，支援制度の有無や種類によって，実際の手取りがどうなるのか考えていきましょう。３つのパターンによる結果は図のとおりです。

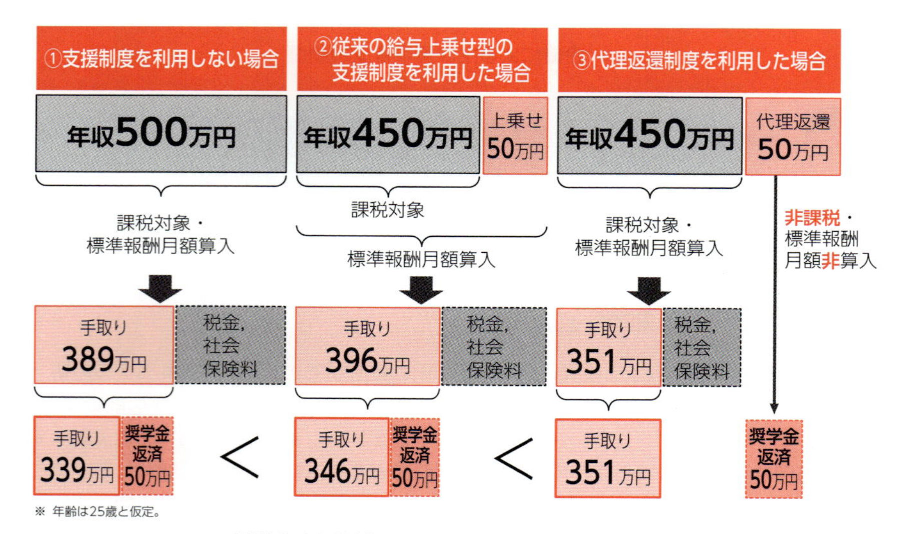

図　奨学金支援制度の有無や種類による手取り額の違い

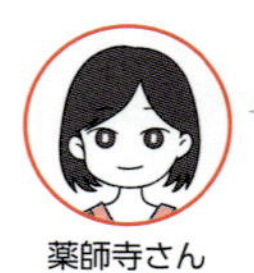

あ！ 手取り額が全然違う！ 最大で年間12万円（351万円－339万円）の差になるのですね！

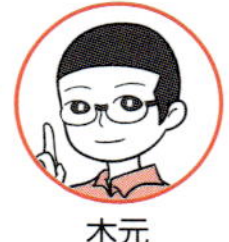

そうですね。この差額分の12万円が，代理返還制度による１年間のメリットと考えることができます。綺麗に月に１万円の差！

同じ年収で，同じ奨学金返済支援額であれば，代理返還制度を利用したほうが金銭的なメリットが大きいと考えられますね。今の職場に制度がない場合，転職によって制度を利用できるケースもありますので検討してみてください。

※ 給与上乗せ型の支援制度によって社会保険料を多く納付すると，将来的な年金額が微増するが，そのメリットは加味せず。

企業側のメリット

引き続き，奨学金返済支援額を年50万円として考えます。企業がJASSOに直接送金する50万円は，その企業の損金として計算できるので，支払った分はしっかり法人税減税の対象です。また，社会保険料は企業側も社員と同額を納付するため，図の例に当てはめると，以下のとおりです。

- パターン①と②における企業側が支払う年間の社会保険料…775,900円
- パターン③における企業側が支払う年間の社会保険料………717,450円

この差額，58,450円は企業側においても浮いた金額ですので，10年続けば50万円を超えますね。対象の社員が10名いれば500万円…！！

代理返還制度は，企業側にとってもメリットが大きい制度といえます。JASSOへ申請することでスタートできますよ！

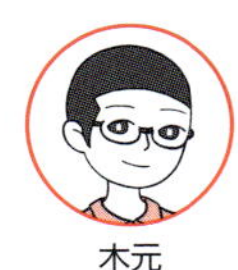

本書をお読みの薬局経営者の方，採用担当者の方はぜひ前向きにご検討ください！

この制度，もっと早く始まってほしかったー！

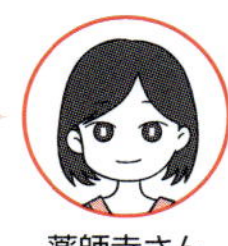

奨学金はお金の勉強にもなる

「奨学金＝借金」という悪いイメージがあるかもしれませんが，必ずしもそうではありません。奨学金を借りているからこそ「お金の勉強をしよう」，「そのために投資を学ぼう」という意欲につながる場合もあります。奨学金をまったく借りていなかった薬剤師は社会人になっても投資や節税に興味がない一方で，奨学金を借りていた薬剤師はお金の勉強に意欲的な印象があります。実際に私（木元）もお金の勉強をしていくなかで「あれ？ 奨学金って投資の運用益で返済できるやん…」という考えに至りました（笑）。奨学金がきっかけで始めたお金の勉強も，奨学金以外のところで，きっと役に立つときがきますよ！

CHAPTER 5 借りる・返す

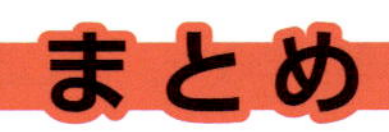

まとめ

- ☑ 意外と身近にある借金。金利と返済計画は事前に確認しておこう。
- ☑ クレジットカードの「１回払い」「リボ払い」「キャッシング」の金利の違いを把握しておこう。
- ☑ 奨学金の返済支援制度を上手く活用しよう。
- ☑ 奨学金からお金の学びを深めよう。

薬学部の学費も
クレジットカードで払えたら
ポイントがザクザク貯まるのに･･･
なんて考えていた時期が
僕にもありました･･･
一括払いは無理だけど･･･
支払い回数が
増えたり
リボ払いになる
くらいだったら
奨学金のほうが
はるかに手数料
（金利）が低いことが
わかりましたね
奨学金を
借りていますが
改めて調べると
いろんなことが
わかりますね
もっと早く
知りたかったです！
地方自治体独自の
奨学金支援制度や
代理返還制度も
自分でもっと
調べてみます
奨学金
その意気です！
お互い奨学金の返済
頑張っていきましょう～！

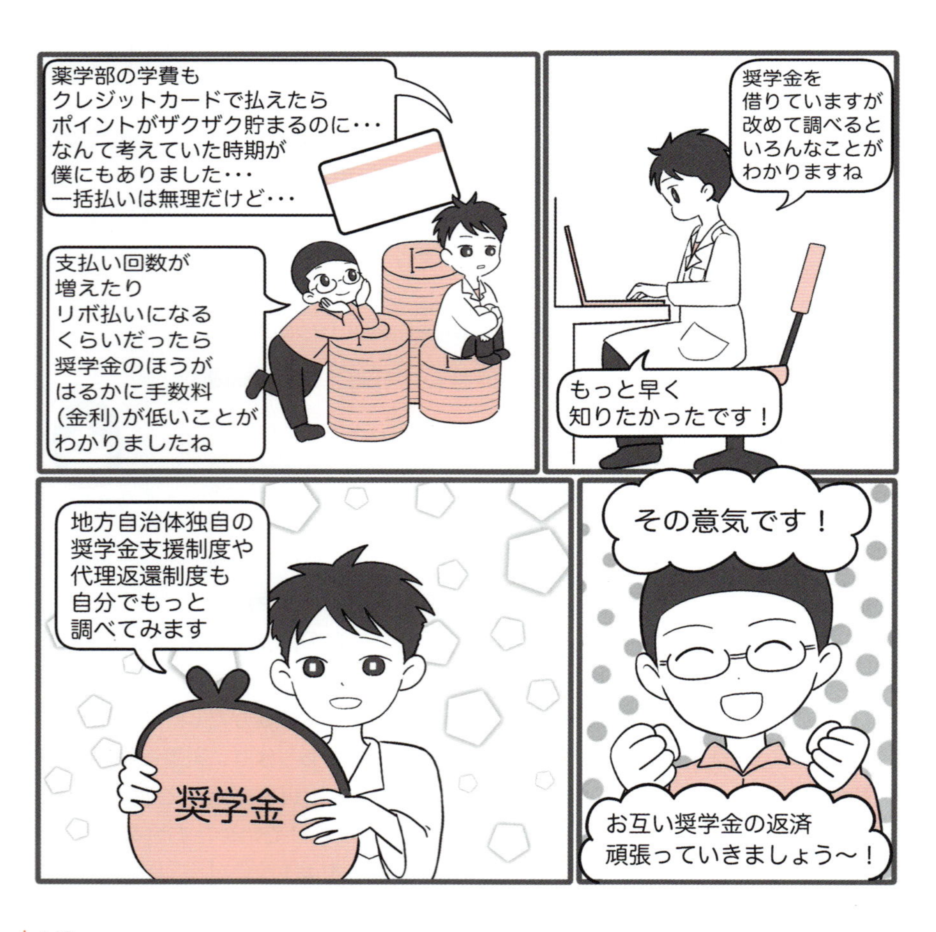

薬剤師十人十色

SNSを集客ツールとして活用するには？

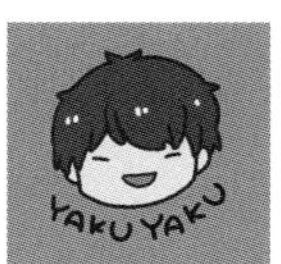

きたくん@漢方のオンラインスクール
X：@YakuyakusanGt
プロフィール：TikTokフォロワー数17万人超えの薬剤師。
オンラインコミュニティ「きたくん漢方オンラインスクール」を運営。

X

はじめまして！ 薬剤師きたくんと申します！ 薬の知識を人に教えることが大好きでYouTubeやTikTokにて発信活動をしていたら，ある日TikTokの動画が偶然バズった薬剤師です。このことをきっかけに「SNSを使って自分の好きなことを仕事にしたい」と思い立ち，数々の失敗と試行錯誤を経て現在，漢方の勉強を教えるオンラインスクールを運営しております。私はとびきり頭がいいとか能力が高いというわけではなく，むしろその逆です。新卒で入社した薬局では何年目になっても仕事ができず，あまりの出来の悪さに指導担当の先輩薬剤師をストレスで泣かせてしまったこともあるほどです。そんな私でもSNSを集客ツールとして上手く使えば自分の好きなことを仕事にすることができたというのは，多くの人の希望になるんじゃないかと思います（笑）。

ではSNSでの集客について話します。私はSNSで見込み客を集めて商品（オンラインスクール）を売っているわけですが，このようにSNSは上手く使えば強力な集客ツールとなります。SNSを集客ツールとして活用するにはコツが必要です。フォロワーが多ければ集客できるとも限りませんし，逆にフォロワーが少なくても正しくSNSを使えば集客は可能です。

SNSを用いた集客で大切なのは「各SNSの特性を理解し，集客の動線を意識すること」です。たとえば私の場合，XやTikTokは「認知を広げる媒体」として使っています。これらの媒体で商品を売ることはしません。よくnoteの有料記事をXで販売しているポストを見かけますが，よほど有名人でもない限りほとんど売れないでしょう。XのポストやTikTokのショート動画を見ている段階では，まだ商品を買うほど見込み客との信頼関係を築けていないからです。そこで公式LINEやYouTubeなどの「信頼関係を築く媒体」を活用して価値を提供し続ける必要があります。そうして信頼関係を築いたうえで，ほしい人にオファーすれば商品は売れます。ここから逆算して「どのような人を集めたいか？」を考えれば，XやTikTokなどの「認知を広げる媒体」や広告，ランディングページなどで訴求する内容も自ずと決まってくるはずです。このように集客の動線が意識できていれば，たとえば炎上商法のような「ただ注目を集めるだけ」の発信が集客においては悪手となることも容易に想像できるでしょう。

このような視点でいろんなSNSの発信を見ていると，さまざまな発見があってとてもおもしろいです。

薬剤師十人十色

SNSではじまった法人運営

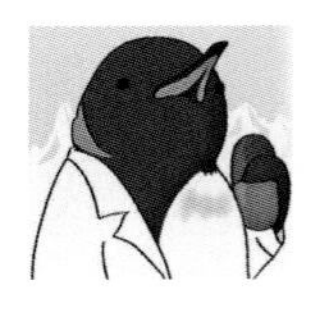

ぺんぎん薬剤師

X/Instagram：@penguin_pharm

プロフィール：薬局薬剤師，薬剤師ライター，一般社団法人asTas理事。

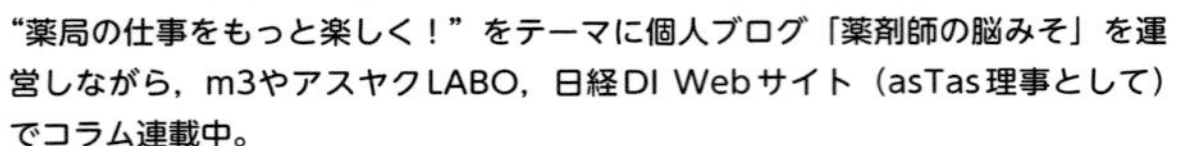

“薬局の仕事をもっと楽しく！”をテーマに個人ブログ「薬剤師の脳みそ」を運営しながら，m3やアスヤクLABO，日経DI Webサイト（asTas理事として）でコラム連載中。

X

ぺんぎん薬剤師です。前回に引き続き今回も薬剤師の副業について書かせていただきます。それにしても『薬マネ』2冊目ですか！ すごいですね〜！

前回の『薬マネ』のコラムを執筆させていただいてからの3年間，いろんなことがありましたが，一番大きな変化は薬剤師・ライターに加えて，3つめのお仕事，法人（一般社団法人asTas（あすたす））理事としての活動が始まったことです。

asTasという法人の活動と成り立ちについて簡単に紹介します。2020年度末から医療用医薬品の供給不安が続いていますが，asTasはDSJPという製薬企業が公開している医薬品の供給状況やその案内文を一元的に検索できるサイトを運営する法人です。米国（FDA）では供給不足となった医薬品（Drug Shotages）の情報が公開されていますが，日本にはそのような仕組みがありませんでした。そこで，日本版Drug ShotagesとしてDSJP（drugshotage.jp）を立ち上げました。DSJPはTwitter（現X）上での自分とNOCHIKA先生（asTas代表）の会話をきっかけに生まれました。会話から間もなくボランティアの方々の協力のもと，データベースの登録が行われ，わずか3週間後にDSJPが公開されました。

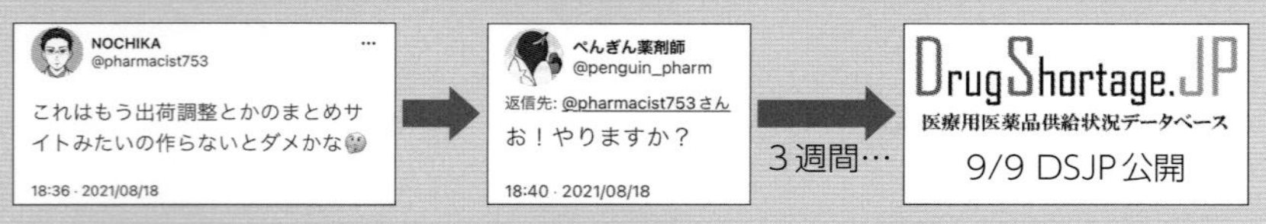

その後，企業や業界団体，行政と連携して活動を発展させるために，2021年10月4日に法人を設立し，現在は理事2人で活動を続けています。ライター業とは異なり，法人運営というのはいろんな難しさがありますが，普段の薬剤師業務では出会えない方々と接点をもつことができるのは大きな魅力であり財産です。

世の中にはたくさんのチャンスが眠っていますが，自分の場合，ライターとしてSNSで活動していたため，それを掴むことができました。チャンスを掴むには日々の積み重ねが大切です。皆さんもやりたいことがあれば早くから行動に移してくださいね。

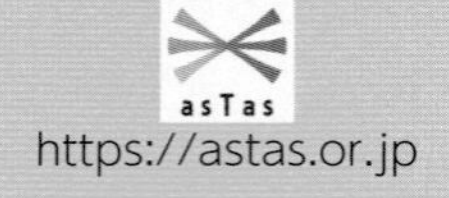

https://astas.or.jp

医療用医薬品供給状況データベース
DSJP DrugShortage.JP
https://drugshortage.jp

CHAPTER 6

貯める

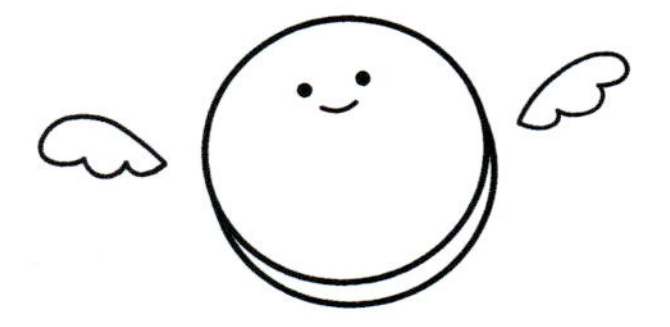

069 お金を貯める３つの目的

節税も理解したし公的な保障制度と保険の備え方もわかりました
わくわく
奨学金もバッチリなのでもう勝手にお金が貯まっていくんだろうなぁ
お金がちょっと貯まったら新しいゲームを買ってスマホも買ってブランドバッグもほしいなぁ
ゲーム
おぉっと！油断は禁物ですよ
CHAPTER 2で年間の収支をシミュレーションしましたが
あくまであれは試算です安心してしまって浪費を重ねていると
貯蓄ができなかったなんてことにもなりかねません
貯蓄はライフイベントを実現するためにも欠かせない存在だね
短期
預貯金（現金）
中期
預貯金・保険
長期
投資
本CHAPTERではお金を貯める3つの目的を知り「計画的」に貯めていく方法を理解していこう
一般的な貯蓄額のほか私たちの金融資産割合も紹介していますので
ご自身の状況と照らしあわせてみるのもおもしろいと思いますよ♪

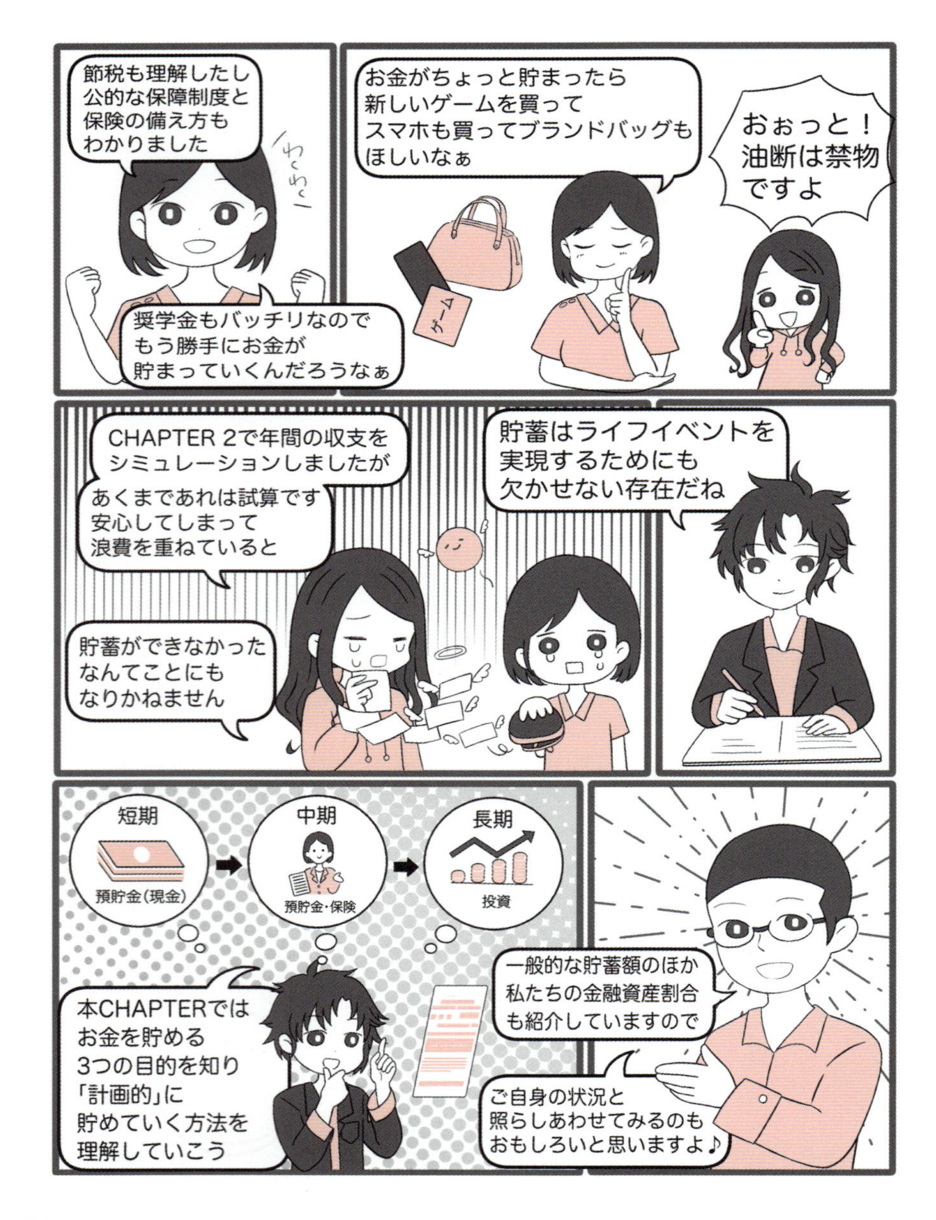

若くて元気に働いているうちは，それほど貯蓄の必要性を感じないかもしれません。しかし，急なリストラや入院で収入がなくなってしまったらどうでしょうか？ 必要最低限の緊急資金は現金で用意（おおむね，月々の生活費の３か月～１年分）しておく必要があります。また，子供の教育費・住宅購入費・老後の生活費といった「人生の３大費用」や，CHAPTER 2で作成したライフプランニング表を実現するためにも，お金の貯蓄は欠かせません。そして，お金を貯めるにあたっての考え方として，３つの目的に分ける方法をおススメします（表）。分けて考えることで，どの部分のお金が足りていないのかが理解しやすくなるからです。目的が明確だと貯めやすいのもありますね！

表　ライフプランニングを実現するためのお金を貯める３つの目的

目的	時間軸	重視する視点	適している金融資産
日常の生活費や緊急時の出費 例）●住居費　●食費 ●水道光熱費 ●保険料　●通信費 ●急な医療費 ●冠婚葬祭費　など	**短期** １か月～１年	すぐに使える **流動性**	預貯金 おおむね月々の生活費の３か月～１年分（目安は半年分）を用意 例）１か月の生活費が20万円なら60～240万円
使途と金額がある程度明確なもの 例）●住宅の購入 ●車の購入・買い替え ●子供の進学・教育費 ●開業費用　など	**中期** ５～10年	目標金額まで達成させる **安全性**	預貯金（財形貯蓄）＞債券＞保険商品＞投資
将来のために準備しておきたいもの 例）●老後の生活費 ●介護費用 ●余裕資金	**長期** 10年以上	なるべく多く残せる **収益性**	投資＞保険商品＞債券＞預貯金

目的別に適している金融資産はいろいろありますが，１つに固執する必要はありません。それぞれメリット・デメリット（SECTION 112）がありますので，金融資産を組みあわせてバランスよくお金を貯めていくとよいでしょう。

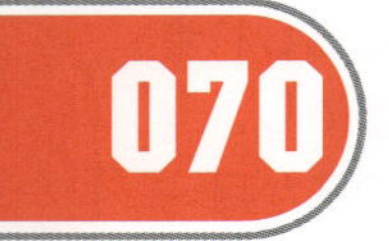

貯める①

なぜお金を貯めるのか？

お金を貯める目的

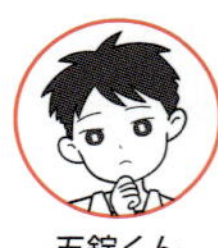

お金を貯める目的…。将来の不安から漠然とお金を貯めていましたが，ダメなんでしょうか？

そんなことはありませんよ！ 金融広報中央委員会が行った「家計の金融行動に関する世論調査」でも，特に目的なくお金を貯めているという人が約15％ほどという結果でした。よりお金を貯めたい・上手く使いたいのであれば，目的をもって貯めることが大切です。

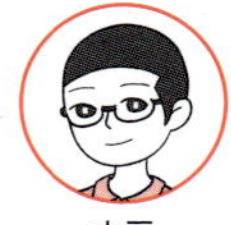
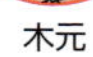

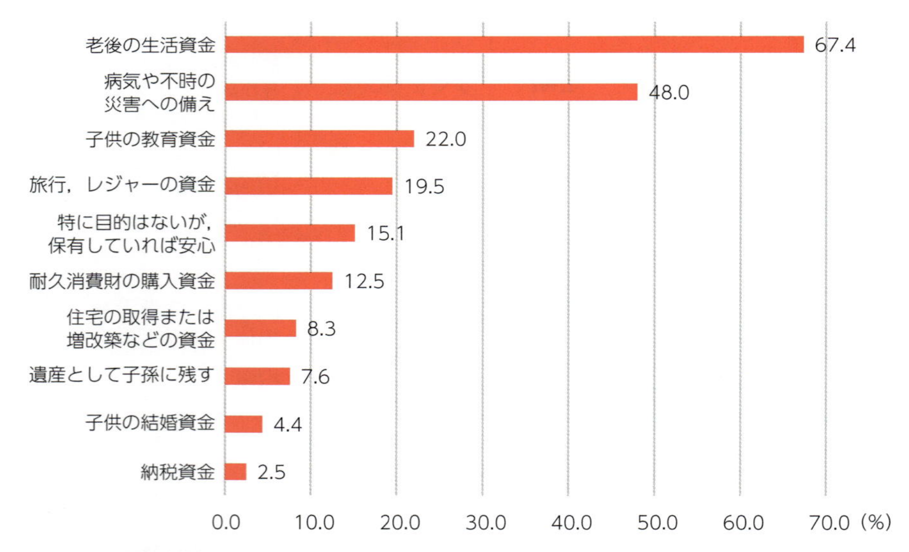

金融広報中央委員会：家計の金融行動に関する世論調査2023年（二人以上世帯調査）調査結果
調査期間…2023年６月23日～７月５日
調査対象…全国 5,000世帯（世帯主が20歳以上80歳未満で，世帯員が２名以上の世帯）
３つまで複数回答可。n＝3,767（金融資産を保有している世帯）
(https://www.shiruporuto.jp/public/document/container/yoron/futari2021-/2023/23crossf001.htmlより作成)

図１　金融資産の保有目的

図１のアンケート調査では「老後の生活資金」を目的としてお金を貯めている方が最も多いですね。お金の目的としては，SECTION 069 表の「将来のため

に準備しておきたいもの（時間軸は**長期**）」に該当します。次いで，病気や不時の災害への備え（時間軸は**短期**），子供の教育資金（時間軸は**中期**）と続きます。

4つのプロセスで貯めていこう

計画的にお金を貯めるには，図2の4つのプロセスで貯めていくことをおススメします。プロセス1と2でシミュレーションをして，プロセス3で貯蓄額を決めていきます（次SECTION）。また，定期的に見直すことも大切です（プロセス4）。

プロセス1：いつまでにどんな目的でいくら貯めたいのかを決める
10年後に薬局独立
30年後に
投資資産5,000万円

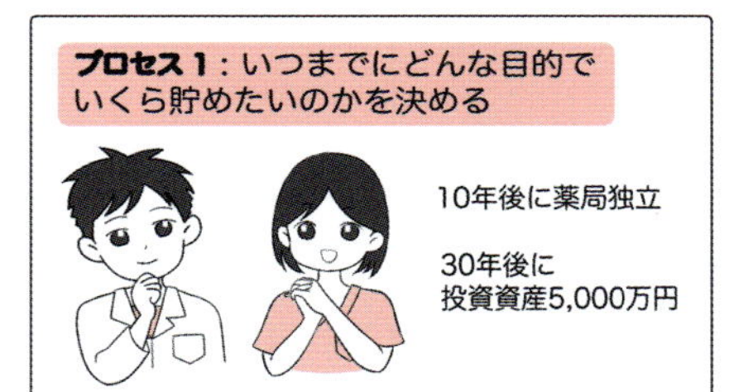

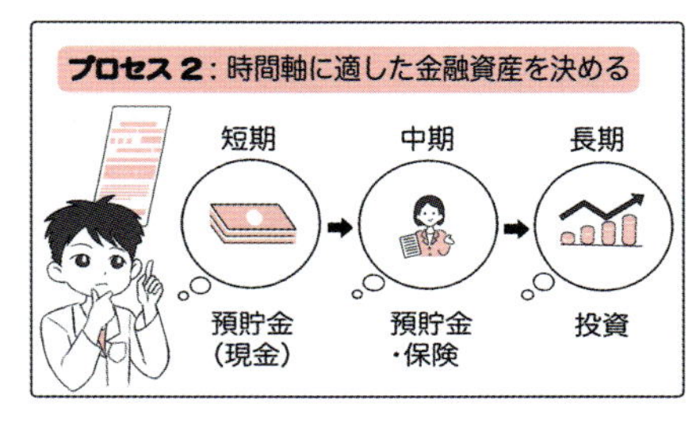

プロセス3：毎月の貯蓄額を決める

プロセス4：定期的に見直す

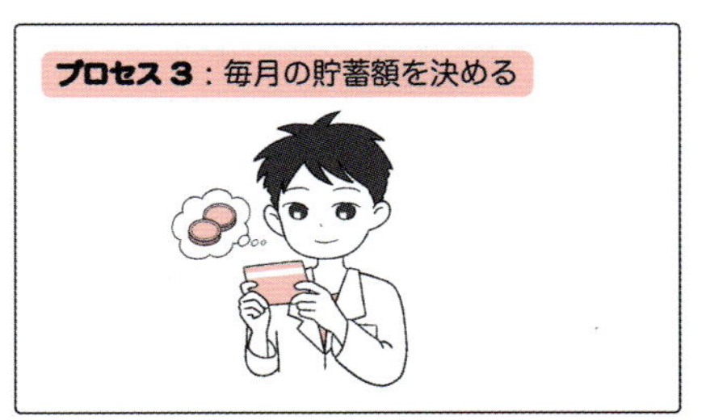

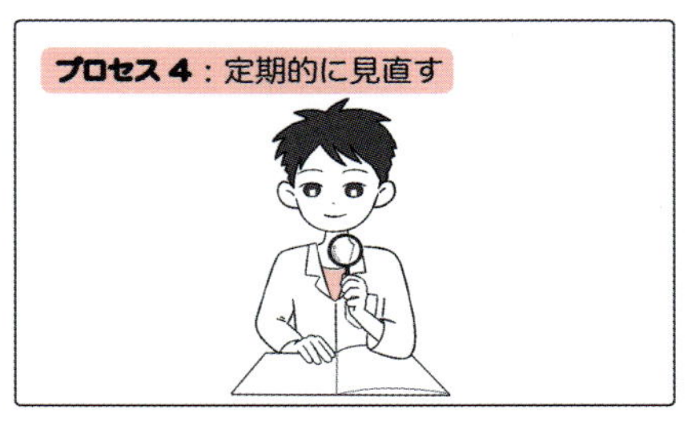

図2　計画的にお金を貯めるための4つのプロセス

プロセス2については，「知るぽると」というサイト内に簡単なシミュレーションができるページがあります。「目標額」，「期間」，「利率」を入力すると，1か月あたりの必要貯蓄額が算出できます。利率については，現金の場合は0.01％，投資信託などの投資の場合は3～4％を想定しておくとよいでしょう。

◆**金融広報中央委員会「知るぽると」** らくらくシミュレーション
https://www.shiruporuto.jp/public/document/container/sikin/menu/r_mokutumi.html

071 貯める②
毎月の支出額から貯蓄額を決める

毎月の支出額と割合を把握する

毎月の手取り収入は皆さん，何となく把握していると思いますが，支出の額と内訳ももちろん完璧ですよね？ 今一度，SECTION 014の「STEP 1：月の収支を知る」を見返してみましょう。お金が貯まる人・貯められる人なら「食費が４万円，保険料が２万円，家賃が８万円～～」という具合にスラスラと出てきます。一方，お金が貯められない人は支出の額はもちろんのこと，割合もわからないことが多いです。

さて，毎月の支出についてですが，「**必要なもの（Needs）：ほしいもの（Wants）：貯蓄（Saving）＝５：３：２**」が理想といわれています。貯蓄は**20％を目標**にするとよいですね。たとえば，夫婦２人暮らしの場合，理想の支出割合は図１のように考えます。もちろん，子供の有無や各世帯によってさまざまですので参考程度としてください。SECTION 070 プロセス３の貯蓄目標額に足りない場合には支出を見直していきましょう。支出の見直しは，固定費の削減（SECTION 074）が非常に有効です。

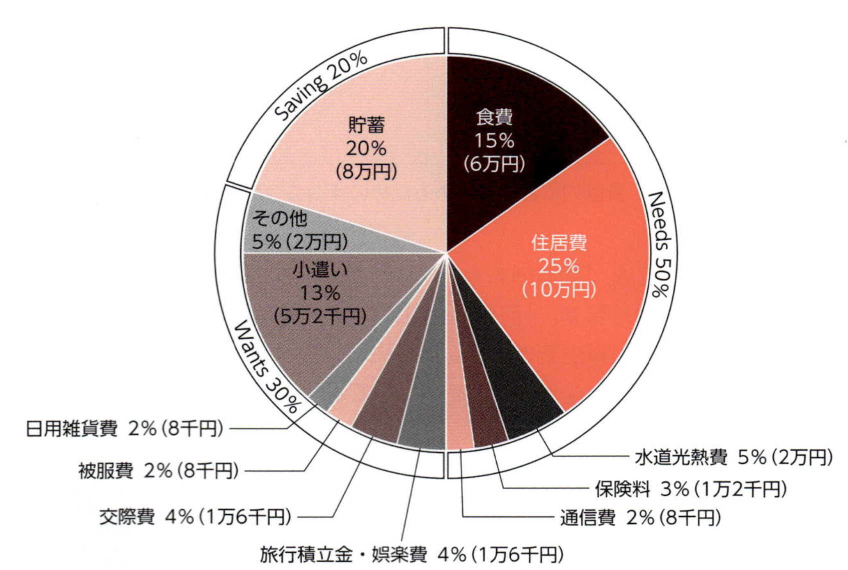

図１　理想の支出割合（夫婦で手取り月収40万円の場合）

みんなの毎月の支出額と貯蓄率

総務省が公開している「家計調査年報」によると，二人以上世帯のうち勤労者世帯における毎月の可処分所得と支出額は表のとおりで，**平均の貯蓄率は約30%**という結果でした。コロナ禍のときに旅行や贅沢品の消費が低かったこともあって，最近ではほしいものが20%，貯蓄が30%くらいになっているのかもしれません。20歳代は持ち家率が低いことから，住宅ローン（土地家屋借金）の返済額が少なく，子供がいても幼いため教育関係費も少ない傾向です。30～40歳代は可処分所得も増えますが，持ち家率が増加し，住宅ローンの返済額が多くなっています。また，40～50歳代は子供の大学進学などがあることから教育関係費の額が多いです。

表　月の可処分所得と支出額（二人以上の世帯のうち勤労者世帯）

			年齢区分				
項目		平均	～29歳	30～39歳	40～49歳	50～59歳	60～69歳
持ち家率		80.1%	31.5%	67.2%	79.4%	84.4%	90.7%
可処分所得（手取り収入）		50万914円	43万9,483円	49万8,393円	53万4,558円	55万95円	40万7,449円
支出	食費	8万502円	5万4,174円	7万2,936円	8万3,658円	8万4,139円	8万705円
	住居費*1	2万115円	4万693円	2万3,855円	1万7,163円	1万8,958円	2万913円
	水道光熱費	2万4,421円	1万6,873円	2万1,418円	2万4,124円	2万5,964円	2万5,850円
	家具・家事用品費	1万3,000円	1万6円	1万2,464円	1万2,778円	1万3,913円	1万3,198円
	被服費	1万1,293円	8,822円	1万951円	1万2,939円	1万2,362円	8,615円
	医療費	1万3,708円	9,042円	1万2,029円	1万2,850円	1万4,404円	1万5,521円
	交通費など*2	3万2,384円	2万4,317円	2万8,758円	3万3,356円	3万8,146円	2万9,632円
	情報通信関係費*3	1万8,304円	1万3,294円	1万4,394円	1万8,743円	2万842円	1万8,440円
	教育関係費	2万8,249円	2,887円	1万1,748円	3万8,132円	4万6,342円	7,200円
	教養・娯楽費	2万9,737円	1万9,085円	2万8,967円	3万3,351円	3万279円	2万6,425円
	その他の消費支出費*4	5万9,036円	4万3,198円	4万98円	5万1,547円	7万5,036円	6万5,815円
	土地家屋借金返済	3万6,730円	1万8,932円	4万6,377円	5万140円	3万6,286円	1万6,332円
	他の借金返済*5	2,295円	3,380円	2,361円	1,798円	3,538円	1,359円
	保険料	2万2,721円	1万890円	2万1,065円	2万5,531円	2万5,785円	1万9,197円
預貯金純増*6		15万2,056円	16万8,177円	18万7,400円	15万6,159円	15万9,403円	10万5,005円
平均貯蓄率*7		30.4%	38.3%	37.6%	29.2%	29.0%	25.8%

＊1 住居費は家賃や修繕費・維持費などの合計額であり，住宅ローンの返済は含まれない。住宅ローンの返済は「土地家屋借金返済」に含まれる。
＊2「交通・通信」から「情報通信関係費」を差し引いたもの。
＊3 電話通信料（固定，携帯），放送受信料（NHK，ケーブルテレビ，他），インターネット接続料の合計。
＊4 小遣い，交際費，仕送りなど。
＊5 奨学金など。
＊6 項目ごとの平均値かつ，可処分所得以外の受取金（例：有価証券の売却，保険金受取，利子など）があるため，「可処分所得－各支出の合計額＝預貯金純増」とならない。
＊7 可処分所得に対する預貯金純増の割合。

（総務省統計局：家計調査年報（家計収支編 二人以上の世帯 年報，1世帯当たり1か月間の収入と支出）2022年（令和4年），第3表　世帯人員・世帯主の年齢階級別1世帯当たり1か月間の収入と支出より作成）

みんなの貯蓄額

年代別の貯蓄額もみていきましょう。「家計調査報告（貯蓄・負債編）」によると，年代別の平均貯蓄額と平均負債額は図２のとおりでした。全世代における平均貯蓄額は1,508万円（中央値928万円）です。世帯年収と平均貯金額は年代ごとに着実に増えていっているものの，20〜30歳代は住宅ローン関連の負債額が大きいため，**貯蓄額を上回って債務超過**になっています。40歳代でようやくプラスマイナス０となり，50歳代で貯蓄額が負債額を大きく上回ります。その後，60歳代は世帯年収が急落するものの，退職金もあり，負債額が少ないため，しっかりと貯蓄ができている状態です。表と図２の情報から考えると，**20〜30歳代付近が最も貯蓄ができる時期かつ最も負債の返済が大変な時期のため，ここでしっかりと貯蓄する習慣を身につけておくことが大切**ではないでしょうか（図３）。

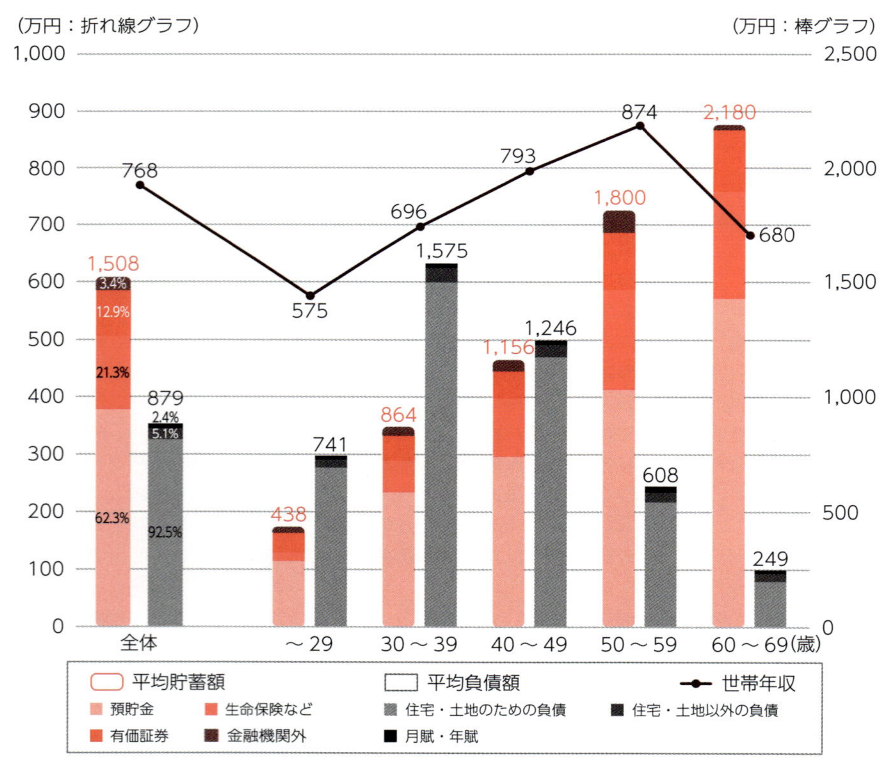

（総務省統計局：家計調査年報（貯蓄・負債編），2022年（令和４年），第8-5表　世帯主の年齢階級別貯蓄及び負債の１世帯当たり現在高より作成）

図２　年代別の平均貯蓄額・平均負債額・世帯年収（二人以上の世帯のうち勤労者世帯）

支出の把握には家計簿を活用

もし，あなたが月の支出を把握していない場合，CHAPTER 2を再確認するとともに，家計簿を活用するようにしましょう。ちなみに薬剤師の約64%は家計簿をつけていないとのアンケート調査（n＝357）もありました*。スマホの家計簿アプリは無料で利用でき，銀行口座・クレジットカードとの自動連携機能が搭載されているものもあるため，負担にならずに気軽に始められます。手入力が必要な場合でも1円単位の入力はせずに，100円単位くらいでざっくりつけておけば問題ありません。スマホアプリなら「マネーフォワードME（ミー）」や「Zaim」が人気かつ便利です。ちなみに，私（木元）はマネーフォワード派です。

＊ m3.com薬剤師：特集 多くの薬剤師は家計簿をつける習慣がない？

年代	貯蓄の考え方
20歳代	●貯蓄額は少ないものの，貯蓄率は最も高い。 ▶浪費癖をつけずに，貯蓄の習慣を身につける時期。
30歳代	●結婚，出産，育児，家購入などのライフイベントが多い。 ●世帯年収も高くなるが，住宅ローンの負債が最も大きい。 ▶貯蓄率は高いため，貯蓄とローンの返済を頑張る時期。
40歳代	●ローン返済がピークで，貯蓄額と負債額が同じくらいになる。 ▶子供の受験や大学進学が控えているため，教育関連費がかかり，貯蓄率は低下する時期。
50歳代	●教育関連費がピークになるものの，貯蓄額が負債額を上回る。 ▶世帯年収がピークのため，子供の大学卒業後は最後の貯蓄ブースト時期。
60歳代	●退職金があるため，貯蓄額が一気に増える。 ●定年後も働く場合，世帯年収の大幅な下落は抑えられる。 ▶今までの貯蓄の切り崩し方を考える時期。

図3　世代別にみた貯蓄の考え方

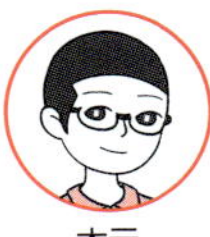

木元

表・図2は一般的なサラリーマン世帯の平均値です。薬剤師の世帯年収はもう少し高いため，可処分所得や貯蓄額ももう少し高いと考えられます。

数値はあくまで平均です。負債がゼロの世帯や，子供のいない世帯も含まれていますので，参考程度に眺めていただけるとよいですね。

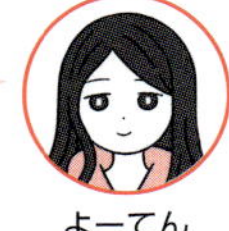

よーてん

072 貯める③ 計画的に貯蓄するなら先取り貯蓄

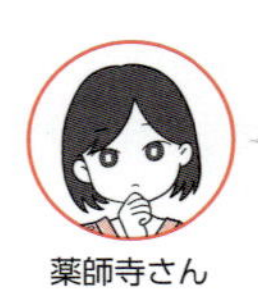

薬師寺さん

貯蓄率30%を目指したいのですが，上手くできますかね…？

可処分所得の20〜30%を自ら計画的に貯蓄できているなら大丈夫ですが，なかなか計画どおりに貯まらないという場合もあると思います。そんなときは「先取り貯蓄」を試してみてください。

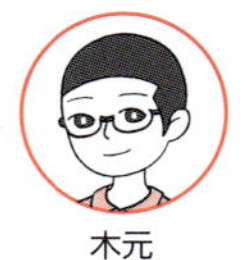

木元

先取り貯蓄

先取り貯蓄（図）の代表例には，

1．銀行の自動積み立て口座
2．NISA（SECTION 124）
3．iDeCo（SECTION 033）
4．財形貯蓄（本SECTION）
5．社内預金制度
6．持ち株制度

などがありますね。

1〜3については誰でも利用可能ですが，4〜6は勤務している会社が導入していない限り利用できません。

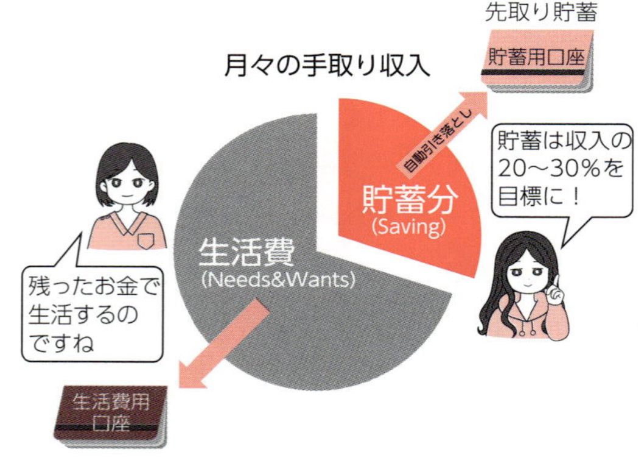

図　先取り貯蓄

このうち，財形貯蓄（表）は比較的多くの会社が取り入れていると思います。

財形貯蓄は３種類

財形貯蓄は一般財形貯蓄・財形年金貯蓄・財形住宅貯蓄の３種類があって，いずれも給与から天引きのため，先取り貯蓄として利用しやすい制度です。ただし，積み立て先は会社が指定する銀行の定期預貯金や積み立て保険商品のため，NISAのような自由度はありません。

財形年金貯蓄と財形住宅貯蓄は利用目的・加入条件・積み立て期間を満たせば，利子に対する税金が非課税（通常は20.315%の源泉徴収）になります。しかし，

表　3種類の財形貯蓄の概要

種類	目的	加入条件	積み立て期間	税制優遇措置（利子の非課税）
一般財形貯蓄	自由	勤労者	3年以上	なし
財形年金貯蓄	年金として受け取り（満60歳以上）	55歳未満の勤労者	5年以上	財形住宅と合算して550万円まで
財形住宅貯蓄	住宅の取得・増改築の費用に充当	55歳未満の勤労者	5年以上	財形年金と合算して550万円まで

※ その他にもいくつかの諸条件等あり。

（厚生労働省HP：勤労者財産形成促進制度（財形制度）
https://www.mhlw.go.jp/stf/seisakunitsuite/bunya/0000105724.html より）

昨今の銀行の金利（0.01％ほど）や積み立て保険の返戻率を考慮すると，利子に対する税金は微々たるものですので，あまり気にしなくてOKです。財形住宅貯蓄であっても用途外（例：車がほしい，子供の教育費の足し）で引き出すことが可能で，その場合は直近5年間の**利子に対してのみ20.315％が課税**されます。積み立て先が銀行預貯金なら，非課税で優遇されるのは本当に微々たる金額のため無視しましょう！

利子の非課税よりも大事なのは会社が独自に上乗せしてくれる奨励金です。実際に調べると，アイセイ薬局，伸和グループなどは独自の奨励金がありました。会社によっては積み立て額の5～10％を会社が上乗せしてくれる場合も！

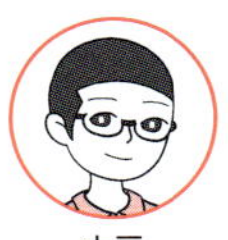
木元

5％であっても毎月2万円を積み立てれば，千円の上乗せですからね，結構オイシイ。財形貯蓄制度は先取り貯蓄目的に加えて，奨励金目的での利用もおススメです。

そのほかの貯蓄に関する制度も活用

そのほか，大手ドラッグストアや調剤薬局なら社内預金制度・持ち株制度を導入しているところもありますので，会社の制度を確認してみてください。たとえば，日本調剤の社内預金制度は通常の金利に加えて会社から1％の上乗せがありましたし，アイングループの持ち株制度は投資金額の10％の奨励金上乗せがありました。

073 貯める4 貯蓄における金融資産の種類

貯蓄額についてはSECTION 071 図2のとおりですが，その内訳も確認しておきましょう。全世帯における平均貯蓄額1,508万円のうち，預貯金（定期含む）が940万円と62.3％を占めていました。次いで保険商品が321万円（21.3％），株式や投資信託・債券などを含む有価証券が194万円（12.9％）でした。

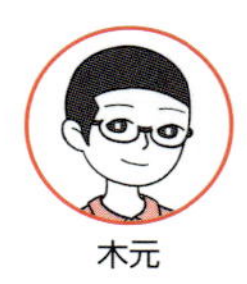
木元

平均値なので仕方ないのですが，個人的な意見としては有価証券の割合が少ないなと感じました。
私とKeyの金融資産割合は図のとおりです。

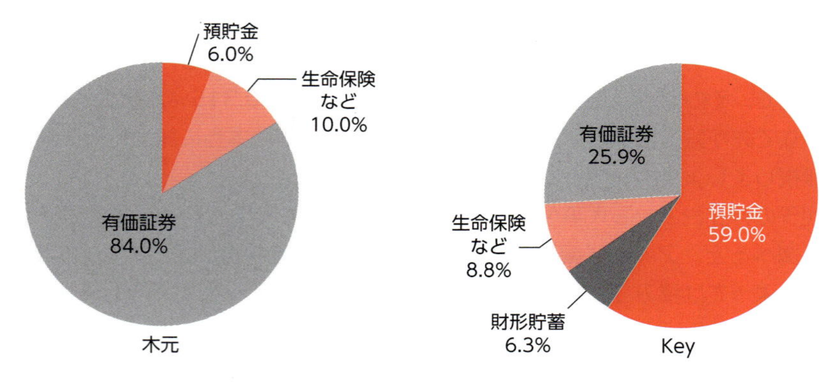

図　木元とKeyの金融資産割合

Key

私は大学生時代にFXをやっていて，リーマンショックにより一晩で150万円が吹き飛んだ経験があるんだよ…。そのため「投資＝怖い」というイメージがあって，しばらくは現金・保険派だったんだ。しかし，木元氏に感化され，投資信託を中心とした投資も積極的に行うことで，今では約26％まで増えてきたよ（約2年前は6.3％）。

投資は老後資金などの「長期」の時間軸の貯蓄（資産形成）に適していますが，余剰金で無理のない範囲で始めていくのがよいと考えます。SECTION 117では「**半年分の生活費を確保**したうえで投資をしよう」という話も出てきますので，まずは現金の預貯金を中心とした貯蓄からでOKです。

074 固定費の見直しで節約

貯蓄するにあたっては，固定費の削減・見直しも大切です。**固定費は「必要なもの（Needs）」に分類されるため**，何でもかんでも削減するのではなく，**額の大きいもの**や，**長期的にずっと発生するもの**から優先的に見直すとよいです。

額の大きいものの代表例は「住居費」，長期的にずっと発生するものの代表例は「通信費」，「光熱費」，「保険料」が該当しますね。特に通信費や光熱費は「月数千円だからいいか〜」と考えがちですが，舐めてはいけません。月２千円の削減に成功すれば，10年間で24万円の節約につながります！

たとえば，住居費は世帯手取り収入の25％が理想のため，超過しているようなら見直しが必要です。賃貸に住んでいるなら，家賃の安い部屋に引っ越したり，地方に移住したりといった選択肢もありでしょう。地方なら家賃を一部，もしくは全部を負担してくれる薬局もありますからね。

また，薬剤師なら学会の年会費（P.234 Column）も固定費です。人によっては年間10万円ほど飛んでいきます。あなたの所属している学会は**本当に必要…？ 本当にやりたいこと…？** しっかりと節約できたなら，その分を積極的に貯蓄や投資に回しましょう。きっとあなたの資産形成が加速するはずです。

項目	見直し方法	効果
賃貸の家	●家賃の安い家に引っ越し ●地方に移住	➡ 月に数千円〜数万円の節約
購入した家（ローンあり）	●ローンの借り換え （金利差１%，ローン残高1,000万円以上，残り返済期間10年以上）	➡ 月に数千円〜数万円の節約
スマホの通信費	●MVNO（いわゆる，格安SIM）に乗り換え	➡ 月に２千〜５千円ほどの節約
電気代	●アンペアの変更 ●電力会社の変更	➡ 月に500円前後の節約
ガス代	●ガス会社の変更 ●電気とのセット割の利用	➡ 月に500円前後の節約
インターネット固定回線	●スマホとのセット割の利用 ●安い会社に乗り換え	➡ 月に千円前後の節約
保険料の見直し	●火災保険や地震保険などの見直し ●必要保障額に沿った生命保険の見直し	➡ 月に数千円〜数万円の節約
所属学会の見直し	●業務に必要 or 認定資格維持に必要もしくは本当に興味のある学会にのみ所属する	➡ 年に数万円の節約

図　固定費の見直し例

CHAPTER 6 貯める まとめ

- ☑ お金を貯める目的は主に3つ。時間軸を考慮し，適した金融資産を選ぼう。
- ☑ 月々の貯蓄率は20〜30%を目指そう。
- ☑ 貯蓄が苦手なら先取り貯蓄！ 会社の制度（財形貯蓄，社内預金制度，持ち株制度）も利用しよう。
- ☑ 固定費の削減は「額の大きいもの」と「長期的にずっと発生するもの」を優先しよう。

出費を確認してみましたが
勉強のための書籍購入や学会の維持費も結構かかっていました
30%も貯蓄できていたかな・・・？もっと切り詰めないとダメですかね？
薬学書
100

いやいや切り詰めすぎるのもダメだよお金は使ってなんぼ
若い頃の経験や知識は年をとってからお金で買えないからね

なるほどー！
かけるべきお金
もちろん 浪費は控えてほしいですが必要なものにはしっかりとお金をかけるべきです
まずは無駄な固定費や浪費がないか確認しましょう

わかりました！もうちょっと出費を見直してみます
お金の上手な使い方についてはCHAPTER 11で紹介しているので参考にしてみてくださいね
NeedsとWantsの考え方も大事ですよ

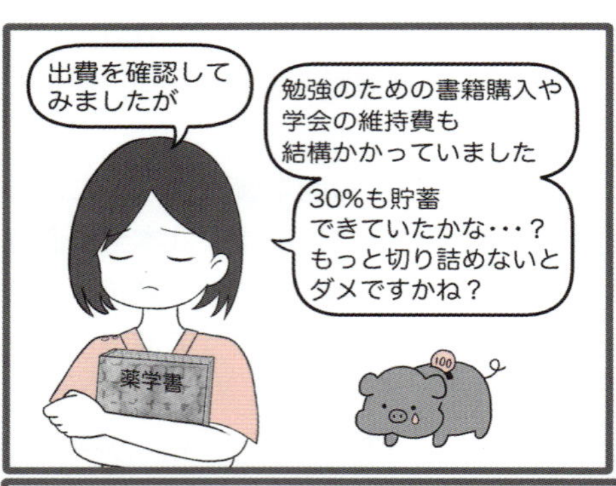

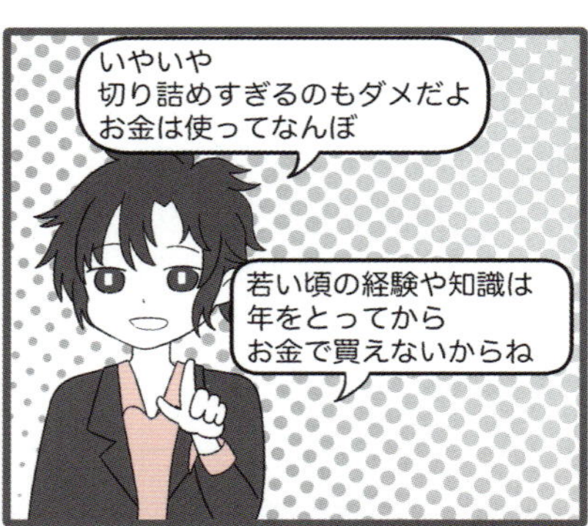

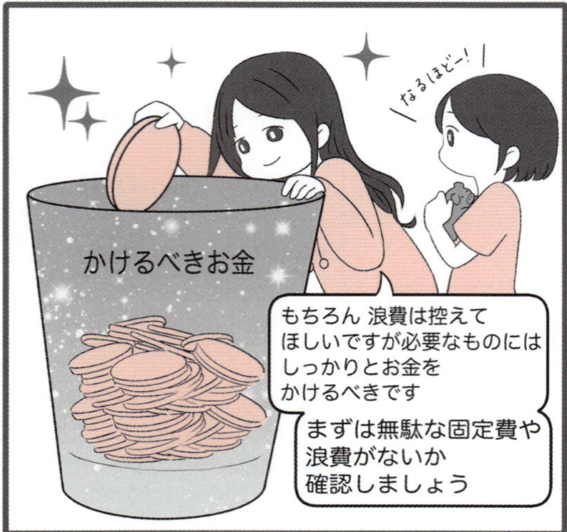

薬剤師十人十色 番外編 看護師に聞いてみた

正しい医療情報と同じく，正しいお金の知識が重要

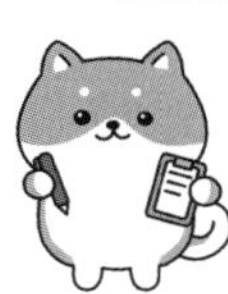

はっしー
X/Instagram：@nurse84memo
プロフィール：看護師×著者。勉強した医療情報をSNSで発信している。2023年に，著書『薬の使い分けがわかる！ ナースのメモ帳』（メディカ出版）を出版。

X

看護師のはっしーです。「なんで薬剤師の本に看護師が…？」と感じた方も多いかもしれません。私は，本書著者の木元先生と『薬の使い分けがわかる！ ナースのメモ帳』を共著で出版しました。そんなご縁もあり，本書コラム執筆のお声がけをいただきました。

木元先生とは，共通の知人である薬剤師のNorikoさん（本書でもコラム執筆：P.173）を通じてSNSで知り合いました。SNSでは多くの薬剤師さんと交流することができ，薬の知識もたくさん学ぶことができています。

ありがたいことに，上記書籍は，発売から10か月で35,000部を突破するヒット作となりました。

書籍が売れると，大なり小なり印税が入ってきます。長くて苦しい執筆期間を経て，ようやく入ってきた印税。しかし，節税の知識がないと，無抵抗のまま所得税や住民税をたくさん払うことになってしまいます。何か悔しいですよね。お得に節税できるなら，その知識を活用すべきです。これは印税に限らず，病院などの給料でも同じことがいえます。

10年前の自分は，年末調整がどういう仕組みかもよくわかっていませんでした。月々の給与明細書も“総収入”と“手取り額”しか見ていなく「こんなに稼いでいるはずなのに，残るのはこれだけかよ！」と不平・不満を言うだけの日々でした。もちろん源泉徴収票の読み方もよくわかっていませんでした。おそらく同じような医療職の人も多いと思います。

病院で働いていると，医療の勉強会はあっても，お金の勉強会はほとんどありません。自分の意思で自発的に学ぶ必要があります。

今ではSNSが発達し，YouTubeやInstagramでも“お金の知識”に関する投稿が多くみられるようになりました。

一方で“怪しい投資案件”や“詐欺・脱税”など，関わってはいけない情報も同じくらい増えています。正しい医療知識と同様に「正しいお金の知識」も身につけていく必要があります。

苦労して稼いだお金，貴重な時間を削って稼いだお金を無駄にしないためにも，お金に関することは最低限学んでおきたいですね。

薬剤師十人十色

薬剤師が経営を学ぶと鬼に金棒

加納裕介（加納ポッシー塾長）

X：@d_k_s_j_kano

プロフィール：“すべてはあなたのために”の企業理念のもと身近な人から人生豊かにしていく思考の人。薬局４店舗経営／独立開局成功塾10期目／薬局から新たな価値を生むべく多角的事業へ挑戦中。

HP

はじめまして！ 加納ポッシー塾長と申します。

私は大学では教えてくれない「薬局経営」と「起業の仕方」について学べる独立開局成功塾というコミュニティを作り，2016年から活動をしています。

2024年７月現在，10期が開催予定で受講生は総勢100名となり実際に独立者は40名近くいます。多くの卒業生をみてきたなかで入塾前後にて価値観の大きな変化があります。

それは「お金の稼ぎ方への意識」です。

多くの人がお金を浪費しその残りを貯蓄にまわします。増えない給料に将来の不安を抱えていきます。どのように行動したらお金が増えるかがわからないのです。

経営とは価値を作り提供し利益を生むことです。お金の稼ぎ方の本質を学ぶ学問です。労働集約型の薬剤師の仕事が将来に向けて不安に感じる方は経営を学ぶべきです。

経営を学ぶだけでも「薬剤師×経営」という他の薬剤師との差別化が生まれます。独立して経営者にならなくても必ずあなたの仕事の価値観をアップデートしてくれるでしょう。

ぜひ，この本を手に取るあなたに行動してほしいことがあります。

あなたの働いている薬局の数字（売上，粗利益）を知っていますか？

レセコンを使えば数秒でわかることですが，多くの薬剤師が実は把握していません。まずは，あなたの薬局がどのくらいの利益（価値）を出しているのか理解しましょう。

１枚の処方箋の価値を知っていますか？

平均的な粗利益でみると，処方箋１枚の価値は60分3,000円のマッサージとほぼ同じです。１枚の処方箋の価値を理解することが「お金の稼ぎ方」を知る一歩目です。

もちろん薬局経営にはいろんな経費がかかるので１枚の処方箋に１時間かかっていては大赤字です。自分の仕事の価値を知ることで向き合い方が大きく変わるでしょう。

もし，あなたの提供する価値がいただくお金以上のものを作り出せていると思うならば独立も一つの選択肢です。経営者になることへ不安を感じるなら塾でお待ちしています。

人生100年時代。生涯，薬剤師としての仕事に従事する人のほうが少なくなるかもしれません。この本を手に取るあなたなら，自らの社会人教養として無形財産を高めるためにも経営を学ぶことをお勧めします。

CHAPTER 7

稼ぐ①（本業，独立・起業）

075 本業・起業で収入UPを目指すには？

・・・お給料 もっと上がって ほしい
五錠くん どうしたの急に！
!?
働き出して まだ数年だし 五錠くんのお給料
別に悪くは ないよね？
木元先生 key先生 お給料が上がって 嬉しかったのは・・・
はぁ
はぁ
はぁ
いつでしたか？
………
オレは・・・
はぁ
はぁ
………
はぁ
はぁ
オレは今 なんだよ！
ハッ！ つい！
生意気言って すみません！
いえいえ いつ どれくらいのお給料が ほしいかなんて 人それぞれ違いますよね
本CHAPTERでは 収入アップに直結する 働き方について 触れていきますね
あきらめたら そこで仕事終了 ですよ・・・？

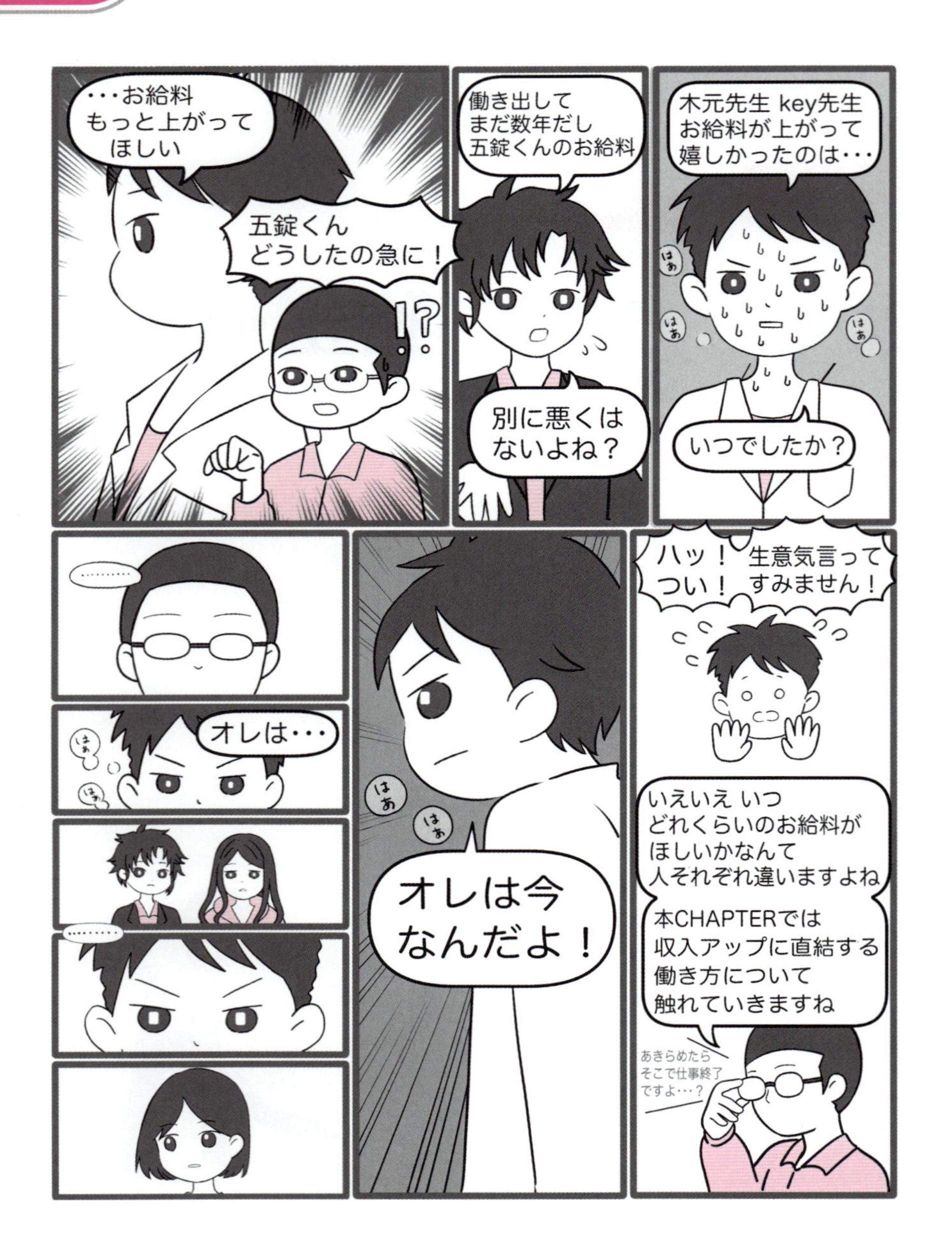

車がほしくなった，マイホームを購入したい，NISAの積み立て額を増額したいなど。「10年頑張れば，年収は100万円ほど伸びるはずだよ」と言われたところで，「もっと早急に収入を上げたい！」という考えに至ることもあると思います。

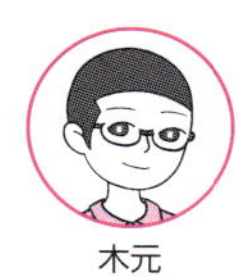

木元

日本は，まだまだ年功序列での考え方が根強いですね。

我が家は，子供が小さいうちは片働きでいきたいと思っていて…。
そうすると，月々の収入はできるだけ早く上げたいんです。

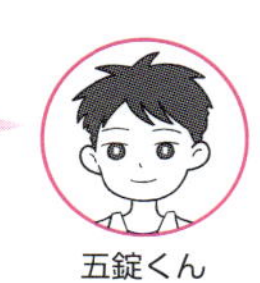

五錠くん

収入に変化がつきやすいのは転職，起業，副業などがあるかと思います。特に，誰にとっても一歩踏み出しやすいのは転職でしょうか。

令和３年の厚生労働省の調査において，転職を希望する理由の第１位は「給与水準」という結果でした（病院薬剤師36.5%，薬局薬剤師35.3%）（図）。

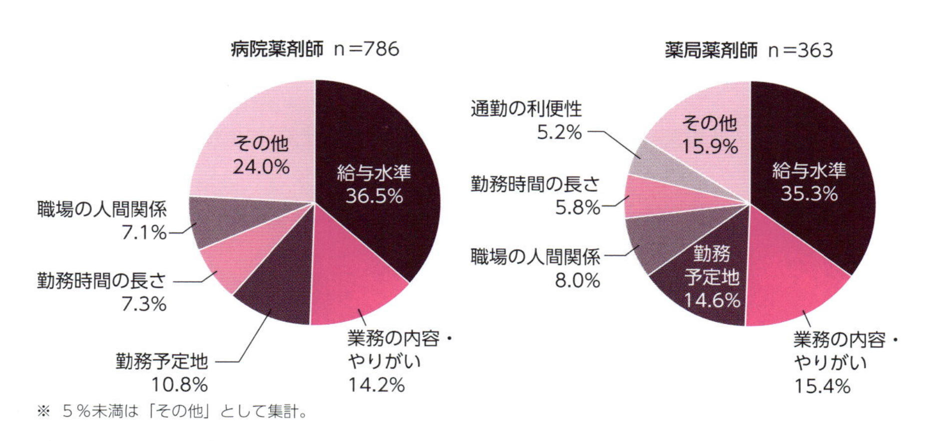

（エヌ・ティ・ティ・データ経営研究所：令和３年度厚生労働省医薬・生活衛生局総務課委託事業，薬剤師確保のための調査・検討事業報告書，P.378，2022年３月より作成）

図　薬局薬剤師および病院薬剤師の転職理由

もちろん，現職で会社側に年収交渉を持ちかけるのもありです。

副業に関してはCHAPTER 8で触れていきますので，本CHAPTERでは転職や起業についてお伝えします！

076 薬剤師の主な就職先

まずは，薬学部を卒業した後，薬剤師がどのような職場に就職するのかを確認してみましょう。

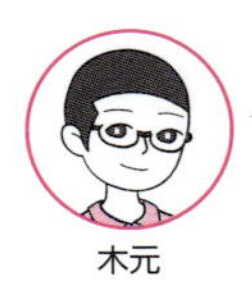

私の母校，大阪医科薬科大学薬学部の卒業後の進路は図1のとおりでした。

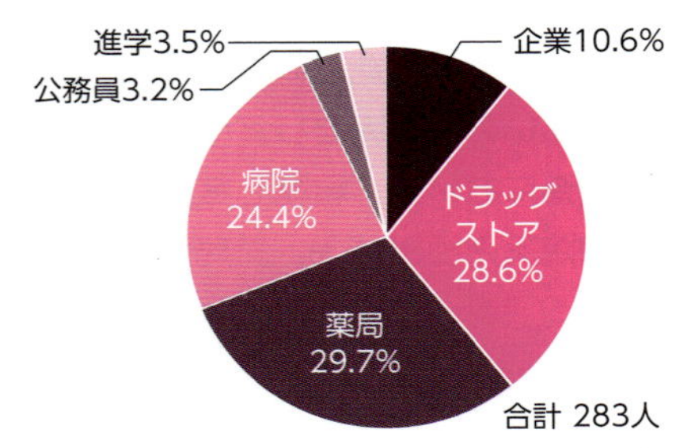

(大阪医科薬科大学薬学部同窓会：大薬会報第105号，P.28，2023より)

図1　大阪医科薬科大学薬学部（薬学科）の進路状況（2022年度）

薬局，ドラッグストア，病院，企業が薬学部卒業後の主な就職先のようですね。

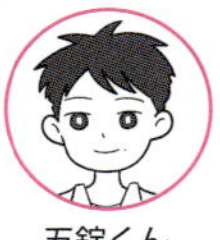

薬剤師の地域偏在の解消や病院薬剤師の確保に向けた取り組みの一環として，厚生労働省が実施した調査では興味深い結果が得られています。現在の病院薬剤師の81.6%が新卒から病院で勤務しているのに対し，現在の薬局薬剤師が新卒から薬局で勤務しているという割合は44.6%でした（図2）。

この結果から，**薬局業界には新卒の際に企業や病院に就職した薬剤師がときを経て流入してくる**のに対し，**病院薬剤師は転職による他業種からの流入がほぼない**ことが伺えます。

病院は，注射剤の取り扱い，抗がん剤の取り扱い，TDMや急性期の対応など，一度他業種を経験していると，新しく踏み出すには，敷居が高いように感じるのかもしれません。

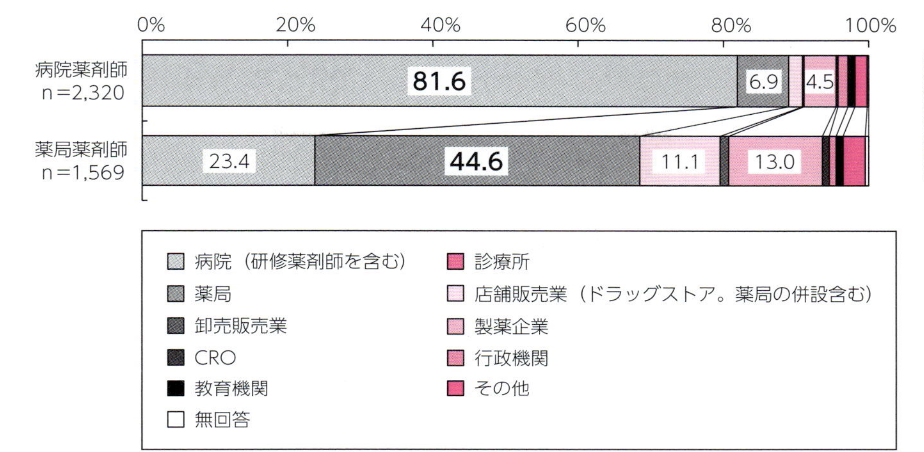

（エヌ・ティ・ティ・データ経営研究所：令和３年度厚生労働省医薬・生活衛生局総務課委託事業，薬剤師確保のための調査・検討事業報告書，P.316，2022年３月より）

図２　現在の病院／薬局薬剤師が新卒で就職した先

また，SECTION 004で，薬局薬剤師と病院薬剤師の平均年収を紹介していましたが，20〜30歳代の年収は病院のほうが薬局より低いため，平均年収が下がる方向への転職に抵抗があるということも考えられます。

大病院や大企業になると「この役職だと年収は〇〇万円」「この勤務条件だと年収は●●万円」など，良くも悪くもきっちりと決まっています。きっちり決まっているということは，評価が「公平」であり，それはそれで素晴らしいことです。SECTION 004では，40〜60歳代の病院薬剤師の年収は，薬局薬剤師よりも高いというデータを紹介しました。役職・年齢などで年収がしっかりと決まっているからだと考えられます。しかし，きちっと決まっているからこそ，短期間で収入を上げるのは至難の業です。

薬局は，運営母体の小さな**「中小企業」**が圧倒的に多い業界です。中小企業であれば，経営者との距離が近い，自分の働きが会社の業績に直結しやすい，慢性的な人出不足で「何年も続けてくれているだけでありがたい」など，さまざまな要因から，**高年収が得やすい環境といえます。**

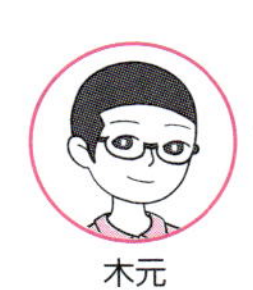

木元

本CHAPTERでは，短期的かつ直接的に収入を上げる方法について，「中小規模の薬局」を舞台に，高年収の狙い方を解説していきます！

077 薬剤師で高年収を目指すための考え方

条件交渉を行うなら狙い目は「中小規模の薬局（ドラッグストアでも可）」とお伝えしました。では，そのなかで，どんな薬剤師なら高年収を目指せるのでしょうか？

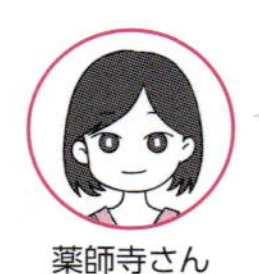
薬師寺さん

「薬の知識が豊富で優しい薬剤師」と考えたのですがどうでしょうか…？

当たり前の話になりますが，私たちが手にするお給料はお金です。なので，経営者にとっては，

お金を生み出せる能力のある人（収益を増やす，またはコストを減らす）

＝たくさんお給料を渡せる人

です（SECTION 001，008）。

心情的には理解はできるのですが，「学会にたくさん参加したから給料を増やしてほしい」，「スポーツファーマシストの資格を取得したので給料を増やしてほしい」は，経営的には厳しいと言わざるを得ません。「認定薬剤師の要件を満たし，かかりつけ患者を増やし，薬局の経営に貢献したので，お給料を増やしてほしい」なら，交渉の余地はあると思います。

また，「診療報酬（特に調剤報酬）の点数について詳しい薬剤師が評価される」という声もあるかと思いますが，それも当然です。

あなたが美容室でサービスを受ける際に，美容師の方が，カットやカラーの料金を把握していないと驚きますよね。**診療報酬の点数は，他業種でいう料金表のようなもの**です。「持参薬の一包化を行った」，「疑義照会により不要な薬の削除ができた」，「ハイリスク薬の服薬指導を行った」ということであれば，**その分の加算はしっかり行いましょう。**

頻繁に対応するものであれば点数まで細かく覚えているとは思いますが，滅多に対応しないものだと，把握されてない方が多い印象です。それでも，「たしか，このケースの加算は，あそこに記載されていたな…」など，**どういうケースなら算定が可能なのか？ どの資料のどの部分を確認すればよいのか？** はわかるようになっておきましょう！ 高年収を目指すなら，身につけておきたい基礎的な能力の一つです。

算定要件の学習は，『保険調剤Q&A（じほう）』や，タイガー薬剤師さん（P.74 コラム）の『薬局薬剤師のための在宅医療基礎講座（Kindle版）』などが非常に参考になりますよ！

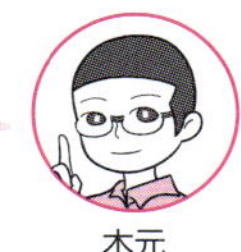

そのほか，高年収を狙うために大切なものに**「再現性」**があります。

私（木元）自身は，Webサイトの運営，国家試験対策予備校，執筆などで腕を磨いてきました。しかし，それらの経験だけを武器に薬局業界で転職活動をしても，**高年収の条件は引き出せない**はずです。なぜなら，私の経験やスキルを，薬局ビジネスに当てはめたときに，**どのように収益化できるかがイメージしにくい**からです。「HPの検索エンジン対策ができます！」，「薬局内での出版をプロデュースします！」などのアピールポイントはあるものの，それらによる薬局収益化の成功例は一般的でなく，面接でいくら伝えたところで絵に描いた餅でしかありません。

経営者からすると，「そのスキルが，どのような金銭的メリットに直結するのか？」が大切です。わかりやすい，シンプルなものほどよいでしょう。

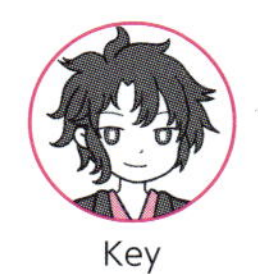

その特技をもとに，コンスタントに収益を上げられるようになったら，そこで初めて交渉の余地が生まれるよ。

なるべく早く，高年収を目指すには…，

- 職場は中小規模の薬局 or ドラッグストアで検討。
- 診療報酬点数表の把握（何によって，どんな加算が算定できるか）。
- どの職場でも役立つ，再現性の高いアピールポイントをもつ。

これらのことが大切です！

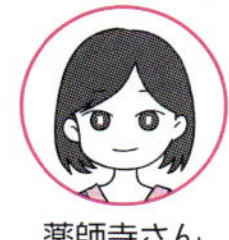

考えていた内容と，全然違いました！ 勉強になりました（汗）。

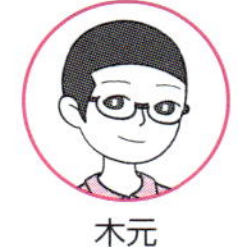

次SECTIONでは，高年収を得るためのさまざまな方法をみていきましょう。私が実際の転職時にアピールした点も紹介します。

078 薬剤師で高年収を目指すための方法

さて，中小規模の薬局で高年収を目指すには，ご自身が，

お金を生み出せる能力のある人（収益を増やす，またはコストを減らす）

＝たくさんお給料を渡せる人

であることを，わかりやすく経営者側にアピールすることが大切でしたね。

では，収益を増やす，もしくはコストを下げる方法にはどのようなものがあるのか？ 一緒に確認してみましょう（図）。

収益を増やす

- 管理薬剤師ができる。
- 新規店舗の立ち上げができる。
- 適切に加算を算定できる。
- 在宅医療における患者増への取り組みができる。
- 在宅医療の経験がある。
- 長時間勤務ができる。
- エリアマネージャーができる。
- かかりつけ薬剤師として指名を数多く取れる。
- 来局する患者数を伸ばすノウハウがある。
- 高齢者施設への営業ができる。
- OTC販売ができる。　　など

コストを減らす

- 1人薬剤師ができる。
- 複数店舗への応援勤務ができる。
- 僻地での勤務ができる。
- ICTを活用した業務効率の改善ができる。
- 退職者を極力出さないマネジメントができる。
- 採用活動ができる。　　など

図　お金を生み出せる薬剤師

お金に関する能力をいくつも兼ね備え，希少性をいかにアピールできるかも肝といえます。また，上記に加え，**基礎的なコミュニケーションスキル**も身につけておきたいところですね。そして，これらの能力のなかには，現在の職場で伸ばせるものもあるのではないでしょうか？ 隣の芝生はつい青く映りますが，目の前の仕事にも一生懸命取り組みたいですね。

私は薬局への転職時，予備校講師の経験から新卒の**採用活動**で力になれることや，**週に40時間以上であっても勤務可能**であることをアピールしました。その結果，相場よりも100万円ほど年収の上乗せに成功しています。

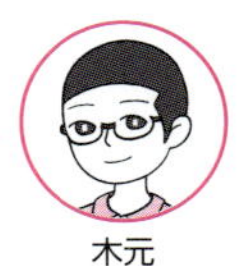

木元

Column

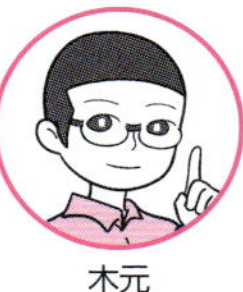
木元

薬学生と就職活動

SECTION 076で見ていただいたように，現代の薬学生の進路は，薬局，病院，ドラッグストア，製薬企業が一般的なようです。「薬局で働くか？ 病院で働くか？」と悩む学生の方も多いことでしょう。絶対的な正解があれば，みんながそこに行くわけで…。それがないので難しいですよね。100人いれば100とおりの正解がそこにはあると思います。

仕事内容だけでなく，**「社会人になった自分は，どのような生活をしたいのだろう」という視点をもつことも大切**です。休日はどれくらいほしいのか？ どのくらいの頻度で外食や旅行に行きたいのか？ 毎月，いくら預貯金に回したいのか？ など，生活面や年収面も含めて，どのような条件なら無理なく仕事を続けていけるのかを考えて就職活動を進めましょう。

ただ，どんなに考えても，リアルにその職業に就き，日々を体験しなければ，本当の意味で「自分に合うかどうか」はわかりませんよね。薬学部５～６年生のときの価値観と，働き始めて数年後の価値観とでは変化していることもあるでしょう。その結果，転職することは悪ではありません。

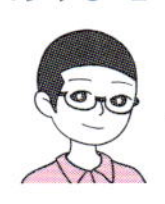

私は社会人３年目で転職しました。外資系製薬会社MRから講師業への転職だったので，年収面は下がりました。…が，**「やりたかったことだしな」**と不満を感じることはありませんでしたよ。

木元氏はこう言っているけど，一般的には，給与水準を理由に転職する薬剤師が多いんだ（SECTION 075）。いつか，不満になってしまわないように，最初から高い給与水準を求めていく姿勢があってもよいと思うよ。

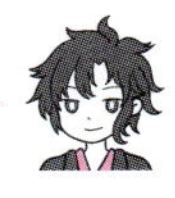

薬剤師で高年収を目指す方法はSECTION 078で触れていました。なかには新卒からでも取り組めるものもありますので，ぜひ，ご参考にしてください。中小規模の薬局やドラッグストアであれば，アピール次第で好条件を引き出せることもあります。就職先の候補として，中小規模の薬局・ドラッグストアを探してみたいということでしたら，就活サービスの**薬学生プレミア**（https://passmed.co.jp/premier/）をご活用いただくのもよいと思います。

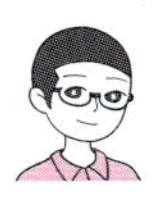

「薬学生プレミア」は成績優秀者（模試でＢ判定以上の取得経験がある薬学生）限定の就職支援サービスです。年収500～600万円での就職実績も豊富ですよ。無料でご利用いただけます。要件に当てはまる方はお気軽にご相談ください。

確実な正解がない就職活動だからこそ，自己分析・業界調査・卒業生へのインタビュー・インターンシップへの参加など**「できることをしっかりやりきって，あとあと後悔しないように」**進めていきましょう。本書をお読みの薬学生の皆さんが，よい就職活動ができるよう心から祈っています！

079 目指せ年収1,000万円！超高年収薬剤師の秘訣

これまで，高年収を目指すために必要な考え方について触れてきましたが，中小規模の薬局やドラッグストアにおける，**特に年収UPに結びつきやすいもの**（役職に関係がないもの）を，ピンポイントで３つお伝えします！

ラウンダー薬剤師として働く

ラウンダーというのは，「複数店舗への応援を積極的に行う薬剤師」のことを指します。一般的には「自宅に近く，慣れた自店舗で働きたい」という薬剤師が多く存在します。そのなかで，少々自宅から遠くとも，毎日，違う店舗で勤務してくれるラウンダー薬剤師は大変貴重です。

ラウンダー薬剤師がいることで，

- 他の薬剤師が休みを取りやすくなる。
- 派遣薬剤師に勤務依頼をしなくて済む。
- 薬剤師の採用人数を抑えることができる。

など，労働環境やコスト面で会社にとってプラスの効果がみられます。さまざまな診療科の処方箋や，複数店舗の薬剤師とのコミュニケーションが苦にならないようであれば，おススメの働き方です。**地域を絞ったラウンダー**（例：大阪，兵庫ならどの店舗でもOK）でも年収700万円，**全国どこの店舗への応援・配属でも可能なラウンダー**であれば年収1,000万円も夢ではありません。

「ラウンダー薬剤師をやります」という申し出は，その薬局におけるメリットを経営者側が想像しやすく，年収交渉の材料として使用できます。

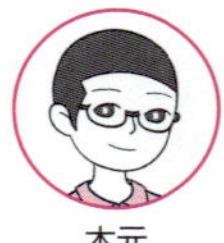
木元

私自身，一時期，ラウンダーをしていたことがありましたが，待遇はよかったですよ。

仕事を取ってくる!!

「仕事を取ってくる」ことに精を出すのは，中小の薬局だと通常は経営者ですよね。コンスタントに高齢者施設からの調剤（いわゆる「施設の在宅」）の依頼を，営業によって獲得してこれるノウハウがあれば，経営者にとって，これほど魅力

的な能力はありません…‼

仕事が忙しいと，愚痴の一つでも吐きたくなる気持ちは重々理解できるのですが，「忙しいくらいの仕事量」を取ってくるのは，とても大変で尊いことです。施設の在宅に限らず，土地や医師を探すところから始めて「収益の上がる新規店舗」をイチから作る能力があれば，こちらも素晴らしいですね。

私の周囲でも，判断力とコミュニケーション能力に優れ，業務における処理能力が高い，ただただ優秀な薬剤師は複数思い当たるのですが，**「仕事を取ってこれる薬剤師」となると，それはほんの一握りです。**仕事を取ってこれる人は希少で，経営者は少々お金を払ってでも来てほしいのです。

再現性の高い，仕事を取ってくる能力はプライスレス‼ 交渉できる年収は，**1,000万円**を超えます‼ こうした働き方を目指すのもよいかもしれませんね。

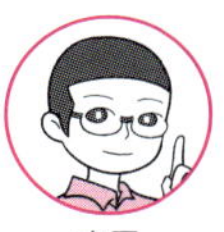
木元

高齢者施設への営業は，「新規オープンのグループホーム獲得に至った営業の一例」というﾃｨｶさん（P.238 コラム）のnoteが大変参考になりますよ！
（https://note.com/yksedori/n/n39a6094b5967）

究極のYESマンになる

シンプルに**「何をしたら高年収にしてもらえますか？ 何でもやります」**と経営者に直談判するのもありです。体力にさえ自信があれば，管理薬剤師，ラウンダー，僻地勤務，採用活動，休日出勤，長時間勤務など，**「何でもやります」**と伝えて年収交渉を行いましょう。この時代，**究極のYESマン**は大変貴重です!!!

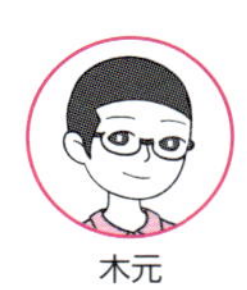
木元

「不器用だけど，体力には自信がある」という人は，こうした泥臭いやり方もおススメです。
スマートじゃなくたっていいじゃないか！

以上３つ，「役職に就く」以外での年収UPの方法をリストアップしてみました！早期の年収UPを目指したいという方は，ぜひ，ご参考にしてください。

こうしたことが評価されるのですね！
お話を聞いて，通える範囲でのラウンダー薬剤師をやってみたいと思いました。

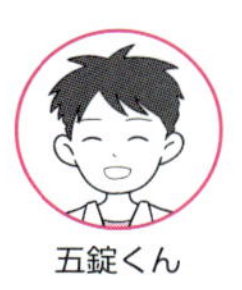
五錠くん

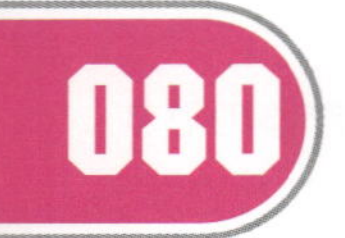

080 転職エージェントには頼るべき？

さて，お金と転職という話となれば**転職エージェント**の話も避けては通れないと思います。転職エージェントとは，エムスリーキャリア，リクナビ薬剤師，ファーネットキャリア，アプロ・ドットコムなどの転職支援サービスのことを指します。

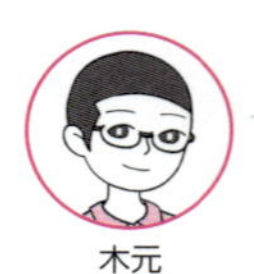

木元

2024年，弊社も「薬剤師トップエージェント」というサービスをスタートしています（SECTION 088）。

これらの転職エージェントというのは，**求職者は無料**で利用できる代わりに，転職が決まった場合に**「転職先の薬局」がエージェントに報酬を支払う**という仕組みです（図）。要するに中間マージンですね。

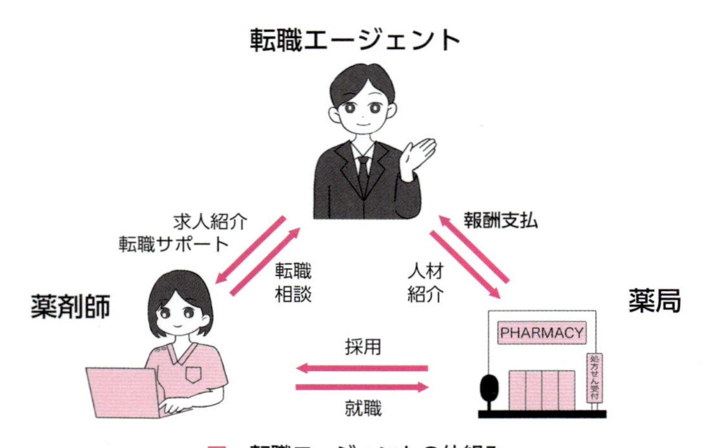

図　転職エージェントの仕組み

中間マージンと聞くと聞こえは悪いですが，世の中は中間マージンの集合体で回っているのが実情です。お米を農家から直接買う人はほとんどいませんよね？

ただ，薬局・企業側にとって，中間マージンはコストです。ですので，気になる企業には「直接」応募するほうが，転職先の薬局はコストがかからなくて済むため，良い条件を引き出せるという意見を耳にします。そして，この意見はおおむね正しいです！

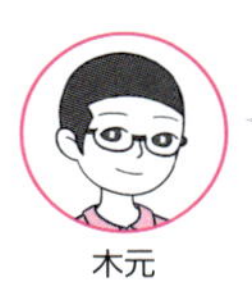

心の内で，行きたい企業がしっかり決まっている場合には，直接応募したほうがよいと思いますよ。

しかし，どこの企業に転職しようかな？ と多くの選択肢をリストアップし，フィルタにかけて比較・精査していきたい場合，転職エージェントは非常に頼りになります。転職希望先に直接伝えにくいことも気軽に相談できるのもメリットですね。

また，雇用契約の際に，転職エージェントという第３者を交えることは，入職後の「聞いていた話と違う」というようなトラブルの防止にも役立っています。実際に，エージェントを介さずにSNS上で直接経営者とやり取りをして転職した薬剤師が，「自宅に近い店舗で働けると聞いていたのに，入社した途端に○○県の店舗で勤務してほしいと言われた。話が違う」とトラブルに発展していたケースもありました。転職エージェントは，入職前の希望・要望の擦りあわせや，雇用契約の確認を行ってくれるため，こうしたトラブルに発展するリスクはかなり抑えられます。

結局，転職エージェントは使ったほうがいいんですか？
使わないほうがいいんですか…？

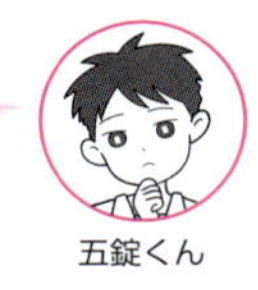

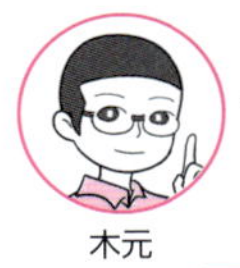

ケースバイケースですが，以下のような方は，転職エージェントに頼らず，個人で転職活動をするとよいでしょう。

転職エージェントを使わなくてもよい人の例

- 薬局のリサーチやリストアップが自分でできる人
- 薬局側との条件交渉や擦りあわせが自分でできる人
- 行きたい薬局が明確な人

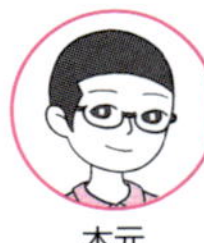

反対に，薬局のリサーチをしてほしい人，条件交渉を任せたい人，雇用契約時のトラブルを未然に防ぎたい人，初めて転職する人などは，転職エージェントの利用が適しています。

なるほど！ 自分の転職活動の際は，参考にさせていただきますね！

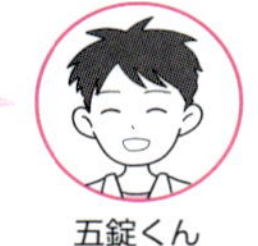

Column

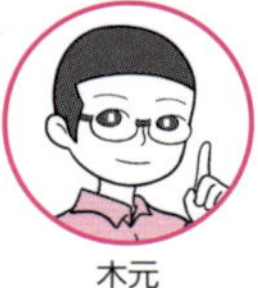

木元

実はお金よりも大事に思うこと ②人間関係

幸福度のコラム（P.87 Column）で紹介した「PERMA(パーマ)の法則」ですが，そのうちの「R」はRelationship，つまり**「人間関係」**も幸福度に関連すると提唱されていましたね。確かに，家族や友人との時間はかけがえのないものかと思います。

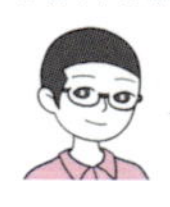

SNS上でも，「仕事で成果をあげていきたい」，「正しい医療情報を広めたい」など，似た価値観や同じような熱量の方々との交流は，間違いなく私の幸福度を上げています！

しかし，ストレスの原因となるような「悪い人間関係」が職場でできていたとしても，私たち薬剤師は，狭い薬局内で逃げ場がなく，日々，そのストレスと闘うことになってしまいます。

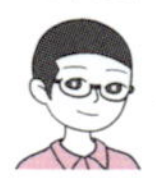

「職場はお金を稼ぐところだから，人間関係は気にならない」という，強い精神力をおもちの方も稀にいらっしゃいますが，大半の方はそうではないと思います。

- とんでもなくパワハラ気質な人
- 信じられないくらい感覚が合わない人

というのは，どうしても世の中に存在します！ 残念ながら，どこかには必ずいます。

もしも，あなた側が立場の弱いほうであった場合には，転職も視野に入れて検討してください。逃げの転職も大いに結構！「薬剤師免許」は，そのために使ってもよいと思います。転職によって，同水準の年収が確保できるなら，あなたが恵まれない人間関係でストレスを抱えながらその職場に留まる理由は何でしょう…？ もしくは，同水準の年収が確保できなかったとしても，そんな職場に留まることは幸福につながるのでしょうか？

私の持論ですが，我慢には「よい我慢」と「悪い我慢」があると考えています。よい我慢というのは，ビジネスでいうと仕込みの時期のようなもので「これに耐えたら，来月には成果が出るから！」という場合です。これは，しっかり我慢する必要があるでしょう。しかし，職場の悪い人間関係に耐えるというのは「悪い我慢」と考えます。その我慢はいつになったら終わりがくるのでしょう？ 耐えたからといって何になるのでしょう？

精神が弱りすぎたときには，「逃げる」という選択肢を取れなくなってしまう場合もあります。もしも，日々が辛いようでしたら，動けるうちに転職や退職を検討しましょう。

今の職場は大丈夫だけど…，そんな薬局もあるかもしれないということですよね。

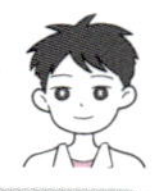

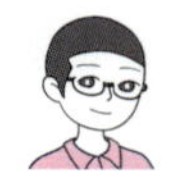

今後のために，少しでも覚えておいていただけると幸いです！

薬剤師💊十人十色

いつのまにかインスタグラマーになって，本も出版した普通の薬剤師

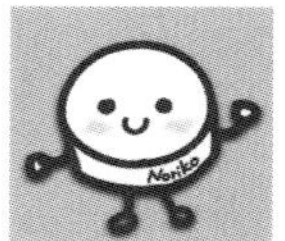

薬剤師Noriko×医療通訳×クリエイター

X：@noriko_study_d　Instagram：@noriko_study_days

プロフィール：インスタグラマー＆教材クリエイター“楽して学びたい薬局薬剤師”
医療通訳技能検定１級。Udemyの動画教材のほか，書籍『これなら身につく！薬局英会話最短トレーニング』（じほう）を上梓。２児の母。

Instagram

調剤薬局勤務のNorikoです。

現在の活動としては，調剤薬局でフルタイム勤務をしながら医療英語の教材作成（Udemy,書籍），Instagramの運営，その他ブログやTikTok，YouTubeなどでも，細々と発信しています。

この本が本だけに，いつもは語らない，“インスタグラマーってどうやって稼ぐの？”についてお伝えしようと思います。

Instagramで収入を得るにはいくつか方法があり，多くの方はアフィリエイト（広告収入）がメインだと思います（誰でもできる簡単な方法です）。

ただ私の場合は，アフィリエイトもたまにやりますが，その場合は自分も使っていて本当にお勧めしたいものしかやらないため頻度はかなり低いです。その代わりに，他アカウントのコンテンツ作成に参加したり，企業のサービスを紹介することで収入を得ています（この仕事を受ける基準はフォロワーさんの役に立つかどうかです）。企業さん的には，興味をもってもらいたいけど，そもそも知ってもらわないと先に進めません。インスタグラマーに限らずインフルエンサーの強みはその“入り口”を，適切な方の前に“そっと置いておく”ことができるということだと思います。

ちなみに，Instagramを始めたきっかけは稼ぎたいという気持ちはゼロでして，気づいたらお仕事をいただけるようになっていたという感じです。そして，いただいたお仕事をしっかりやることで，そこから新たなお仕事を紹介していただけたり，自然と多くのインフルエンサーさんとつながって，そこからまた仕事につながるということもあります。そのため，Instagramから派生した全く関係のない別の仕事もあります。

こんな感じで楽しくやっていたら，いつの間にか書籍の出版にまで至っていました。初めから戦略的にアカウントを運営するのも賢いと思うのですが，私のようにただ好きなことを好きなように発信していたら，最終的にお仕事につながったなんてこともあります。

もし「SNSから仕事につなげたいけど方法がわからない」という方は，初めはあまり深く考えずに楽しむことに集中して始めてみるのもいいかもしれません。稼ぐために！ と思って始めると，軌道に乗るまでがしんどいかも。自分も楽しみながら続けていれば，きっと長く続けられて結果にもつながりそうですよ！

081 薬局で独立するメリット

ここまでは，「勤務薬剤師として，いかに年収をUPさせるか」という内容でしたが，「独立・起業により薬局経営をしたい」とお考えの薬剤師も多いのではないでしょうか。本SECTIONでは，薬局で起業を行うメリットをお伝えします。

薬局で独立するメリット

収入面

何といっても収入面！ 各種加算や薬価差益を一切考慮しない場合，処方箋１枚あたりのおおよその単価は

- 調剤技術料（調剤基本料（1）45点＋薬剤調製料 内服薬24点）：690円
- 薬学管理料（調剤管理料 内服薬15～28日分50点＋服薬管理指導料45点）：950円

＝合計1,640円です（令和６年度診療報酬）。薬局１店舗（月に20日営業）で処方箋枚数が１日40枚，薬剤師は自分１人とした場合，月の売り上げは最大約130万円（医薬品の売り上げを除く）です。月の固定費を約50万円とすると，月の収益は80万円のため，年収換算で約1,000万円に到達します。

さらに後発医薬品調剤体制加算３（30点）や地域支援体制加算１（32点）が算定できると月50万円の上乗せになるため，年収1,500万円を超えます。かかりつけ薬剤師指導料，在宅患者訪問薬剤管理指導料などを算定できれば，調剤事務を１人雇用したとしても，年収1,000万円以上ですね。

私の周りでは，扱いやすいレセコンの使用，処方箋のQRコード読み取りシステムの導入などにより，調剤事務を雇用せず，完全に薬剤師１人で対応している方もいます。また，数年の経営でノウハウや資金が蓄積してきたら多店舗展開により，さらに収入を膨らませていくことができるかもしれません。

裁量面

なかには，「他人に指示をされて働くことが苦手だ」という方もいらっしゃると思います。何を隠そう，私（木元）もその一人です…。働くことは嫌いではなく，むしろ好きなのですが，**「自分の思うように」働きたい**のです。独立すると，勤務薬剤師として働いていたときには，「自分が経営者だったら，〇〇するのに…」と，思っていたことを実際に行動に移すことができます。これも，人によっては

大きなメリットとなるのではないでしょうか。

- ●在宅に特化するのか？
- ●門前薬局にするのか？
- ●面薬局を目指すのか？
- ●２店舗目を出すのか？
- ●どんな薬剤師を採用するのか？

すべては，自分次第です！

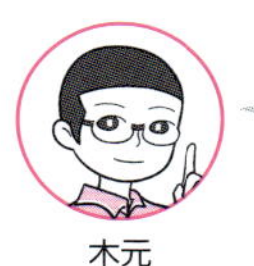
木元

収入面，裁量面に魅力を感じ，ワクワクが止まらないようなら，起業を前向きに検討するのもよいと思いますね！

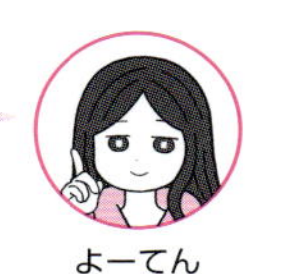
よーてん

薬局の立ち上げに伴い，税理士がご入用の際は，ぜひ，ご相談ください♪

生き残れる薬局

「在宅医療の推進」は，SECTION 008の生き残れる薬剤師でも触れており，薬局の生存戦略としても重要です。また，コロナ禍で急速に広まった「オンライン服薬指導」は，上手くいけば広範囲の患者を取り込める可能性を秘めており，こちらもあわせて重要です。在宅医療やオンライン服薬指導は，厚生労働省も推進しているため，診療報酬が高く設定されています。取り組んでいる薬局も多いのではないでしょうか。

しかし，いずれも診療報酬に依存した収入のため，将来的には診療報酬改定によってダメージを受ける可能性が高いと思います（適正な点数に落ちつくといった表現のほうがいいかもしれません）。後発医薬品調剤体制加算も最初はオイシイ加算でしたが，近年はハードルも高く，減算まであります。

よって，今後は**診療報酬に頼らない収入の確保**も重要です。大幅な費用をかけずに効果を見込めるのは，OTC・サプリメント・栄養補助食品などの物販でしょうか。OTCについては，令和６年度診療報酬改定で「地域支援体制加算」の体制要件の一つとして，「48の薬効群OTCを取り扱うこと」が加わりました。物販とあわせて活用できるかもしれません。具体的な会社・店舗名は控えますが，カフェ併設型薬局，ドライブスルー薬局，漢方専門薬局など，新たな可能性を秘めた薬局も登場してきていますよ！ 大手にはできない，個人・中小薬局ならではの強みはきっとあるはずです。こんな話を聞いてワクワクする方には薬局開業が向いているのかもしれません。

082 薬局で独立するデメリット

収入面や裁量面のメリットを読んでいると「よーし，独立するぞ…」という気持ちにもなったのではないでしょうか？

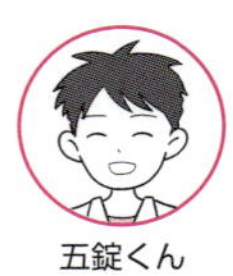

完全に独立に対して前向きに考えていました！

メリットしかないのなら，全薬剤師が独立しますよね。当然，デメリットとして，さまざまなリスクを負うことになります（汗）。

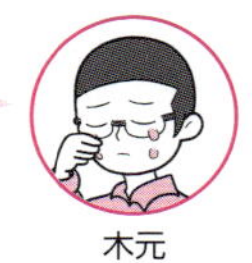

薬局で独立するデメリット

資金面

薬局の開業には，**1,000万円規模の開業資金**が必要です。田舎or都会，店舗の買い取りor1からの立ち上げなど，さまざまな開業の仕方があり，かかる金額に差はありますが，開業資金が100万円以下で済むということは，まずないでしょう。

通常は金融機関からの融資により開業資金を賄いますが（SECTION 084），もしも薬局に患者が集まらなかった場合には大変です。売り上げが少ないなかで，自分の生活費の工面や，金融機関への返済も行わなければなりません。薬局で独立するということは，少なからずこうしたリスクを被るということになります。

雇用面

薬剤師にしろ，調剤事務にせよ，雇用するとなったら毎月一定額の給与を支払わなければなりません。本書をお読みの方は，勤務薬剤師の方が大多数かと思いますが，この「毎月給与を支払う」というのは，経営側にとっては非常に大きなリスクになるのです。一度，一定の水準にまで上げると，薬局の経営が傾きつつあったとしても，そう簡単に給与ダウンなど行えません。人口減少社会であり，調剤報酬も徐々に下げられると考えられるなか，従業員の給与水準を保っていく，上げていくということは大変なことなのです。

また，従業員が突然退職してしまうかもしれません。こちらも悩みの種になります。人がいないことには薬局の業務は回りませんからね！ 人が抜けた穴がタイミングよくすぐに埋まることはほとんどありません。しかも新しい人を雇うために時間もお金もかかってしまいます。

在庫面

昨今の薬局は門前対応だけではなく，面対応も求められています。そのためにはさまざまな診療科の医薬品在庫を確保しておく必要がありますが，小さな薬局だとコレが結構なリスクです！ 面対応を厚くすればするほど，“いつ，どの患者さんが，どの診療科の処方箋をもってくるのか？”の予想が困難になります。そんななか，処方されそうな薬を予想して仕入れなければならないのです。もちろん在庫がない場合には急配や分譲といった対応は可能ですが，毎回そんな対応だと，いずれ患者さんは離れていくでしょう。

仕入れた医薬品は調剤で払い出されて初めて「経費」として認められるため，いつまで経っても払い出されない不動在庫を大量に抱えてしまうと，それだけで経営を圧迫します。たとえば100錠包装の医薬品を仕入れても28錠しか処方されず，残りの72錠は期限切れで廃棄…なんてことも。１錠１万円を超える医薬品もザラにありますので，高額な薬の在庫管理は本当に大変です。なるべく廃棄にならないよう，不動在庫への対応としては，「他店に引き取ってもらう」，「専門の業者に買い取ってもらう」，といった方法があります。不動在庫の買い取りといえば，「イヤクル（https://iyakuru.com)」がリリースされたのも記憶に新しいですね。

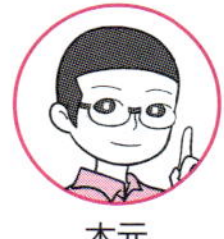
木元

イヤクルは，メルカリのような使用感が特徴的な，不動在庫のためのアプリです。不動在庫の引き渡し先のない，個人経営の薬局にとっては，特に強い味方といえますね。

本当に独立するのか？ はよく考えてから！

薬局の独立には，細かく掘り下げれば，そのほかにもさまざまなメリットやデメリットがあります。迷っている方は，それらを天秤にかけ，十分に悩んでから納得のいく選択をしていただければと思います。

加納さん（P.158 コラム）の「独立開局成功塾」で，独立のリアルを学んでから独立するかどうか？ を決めるのもよいと思うよ！

Key

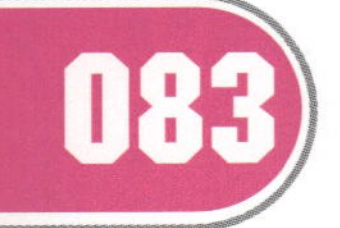

083 薬局で独立する方法

実際に独立する方法としては，

- **1人で行う（クリニック開業予定の医師と連携など）。**
- **M＆A**
- **薬局が行う独立支援を受ける。**

などがあげられます。順にみていきましょう。

1人で行うといっても，クリニック新規開業の情報をMSから取得したり，ご自身がMRであれば訪問先の医師からの打診があったり，はたまた住宅地やアクセスの良い場所に薬局を建てて「面薬局」として開局したり，独立のなかでもさまざまです。結局は多かれ少なかれ人の手を借りることになると思います。

M＆Aは，すでに運営している薬局の買い取りですね。薬局の事業が回転している状態で譲り受けるため，初期費用はかかりますが，安定した状態でスタートできることは大きなメリットです。売り上げが計算しやすいため，後述する「金融機関からの融資」も受けやすいですよ。

薬局M＆Aでは，①**事業譲渡**（例：複数店舗を経営している薬局グループから，1つの店舗のみの経営権を買い取る），または②**株式譲渡**（例：1店舗のみ経営している薬局があったとして，その薬局の株式の100％を取得する）（図1）が一般的ですね。

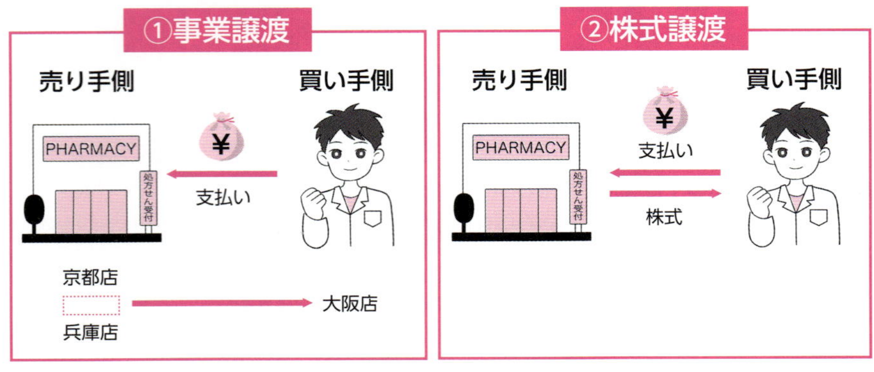

図1　①事業譲渡（左）と②株式譲渡（右）

事業譲渡のケースでは，

大手薬局チェーンのA店（薬剤師２人，事務１人。赤字店舗）
↓M＆A（事業譲渡）
個人薬局として生まれ変わったA店（薬剤師１人。**黒字**店舗）

というような，大手ならではの「十分な人員配置」によって赤字に陥っている店舗を，１馬力のマンパワーで**黒字**へと転換させた…という話も耳にします！ M＆Aは，仲介サービス（例：ファーネット独立など）を通して行われることもあれば，**薬局による独立支援**の一環で店舗の事業譲渡が行われることもありますよ。

店舗の事業譲渡以外での薬局による独立支援は，「月々一定額（売り上げの●％など）を納める」代わりに独立のためのノウハウを得られる…といった形態のものがあります（図２）。M＆Aよりも，継続的なコストはかかってしまいますが，不安を解消しながら事業を進められる安心感があります。

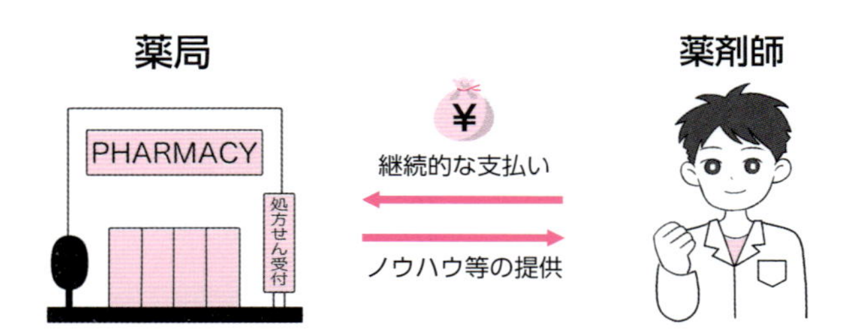

図２　**薬局による独立支援の例**

最初の１店舗はM＆Aや独立支援で出店し，２店舗目以降は自分で土地や医師を探してきて出店する…という方もいらっしゃいます。薬剤師としての独立には，さまざまなケースがありますね。

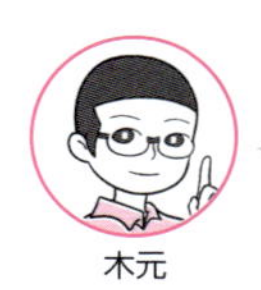

木元

さまざまな独立の仕方がありますが，それぞれのケースで成功者はいらっしゃいます！
独立希望の方は，自分にあった方法を探しましょう!!

084 開業資金の融資について

さて，これまで薬局での独立のメリット・デメリットや，その方法についてお伝えしましたが，その多くにまとわりついてきたのが，「資金」です。薬局の開業には1,000万円規模の開業資金が必要となるため，金融機関から融資を受けて，事業をスタートすることがほとんどです。

ではスムーズに融資を受けるにはどのような方法があるのでしょうか？ 融資には**「信用保証協会融資」**，**「プロパー融資」**，**「日本政策金融公庫からの融資」**があります。

信用保証協会融資

一般的な金融機関は，起業したばかりの中小企業に対して融資をしたいなどとは考えません。金融機関から融資を受けた中小企業が倒産した場合，企業に代わって信用保証協会が返済を行うものを信用保証協会融資といいます。金融機関からの融資は受けやすいのですが，信用保証協会へ「保証料」を支払う必要があります。

プロパー融資

信用保証協会を介さずに，金融機関と直接取引をするものをプロパー融資といいます。信用保証協会融資と異なり，「保証料」はかかりません。企業が倒産した際には金融機関は貸したお金を回収できなくなってしまうため，厳しい審査をクリアしないとプロパー融資を受けることはできません。

多額の資産がある，信用保証協会融資をキチっと返済する，知人（経営者）経由で金融機関担当者の紹介をしてもらう，などがプロパー融資へとつながる道といえるでしょう。

日本政策金融公庫からの融資

日本政策金融公庫は，国が100％出資している政府系の金融機関で，「日本公庫」や「国金（こっきん）」などの略称でよばれています。他の金融機関で融資を受けることが難しい中小企業や零細企業，これから起業する方への融資を積極的に行っています。融資の際の「保証料」はかかりません。

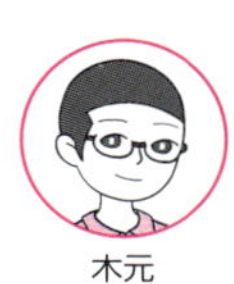

開業時は，信用保証協会融資や日本政策金融公庫からの融資を受けている方が多い印象ですね。

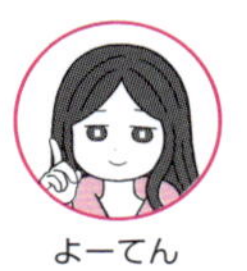

事務的な手間は増えますが，これらの両方から融資を受けることも可能ですよ！

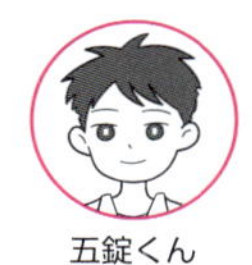

今の貯金で開業するのは難しいと思っていましたが，融資を受けることが一般的なんですね。

金融機関の融資のスタンスを表す言葉に，

「晴れの日に傘を貸し，雨の日には傘を貸さない」

という言葉があります。この言葉のなかに登場する傘とは「融資金」のことで，晴れの日は「業績が良いとき」，雨の日は「業績が悪いとき」を指します。そして，「このようなスタンスである」ということはおおむね事実です。

経営をしていくうえで，多店舗展開や新規事業にチャレンジする際など，開業後もお金がかかることがあるでしょう。いざというとき，勝負のための融資を引っ張ってくるためにも，金融機関との関係づくりは大切です！

一方，コツコツと貯金した後の40歳代以降での起業など，充分に資本金がある状態で，無借金経営を貫く美学も素敵だと思います。

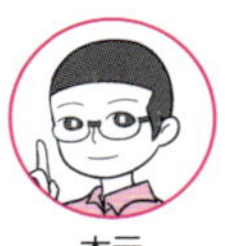

融資のことがわからなくなったら，先輩経営者や税理士の方に相談するとよいでしょう。

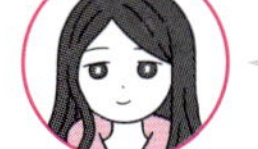

どーんと相談してください♪

Column

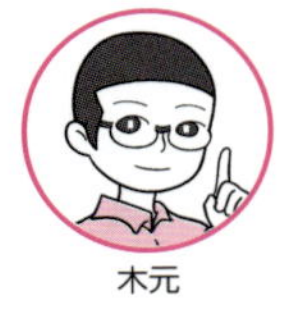

実はお金よりも大事に思うこと ③健康

私は，健康を害したことで人生に２度大きな変化がありました。

１度目は高校生の頃，左肩の脱臼を繰り返し，手術を行うも右側の肩も壊してしまい，「格闘技を軸に進学する」という道が断たれました（それがきっかけで，猛勉強して薬学部を目指す時間ができたわけではありますが）。

２度目は調剤薬局に勤めて２年目に，頚椎ヘルニアになってしまいました。身長に合っていない作業台で，鑑査や薬歴に取り組んでいたことが原因の一端です（皆さんもお気をつけください…）。昼休憩の間に整形外科を受診し，首と背中に局所麻酔の注射を打ち，かつ，トラムセットを服用してから午後からの仕事に向かうのは本当に苦痛でした。当時は新婚で，夫婦合わせて300万円ほどしか貯金がなかったのですが，あまりに辛かったため，うち120万円を捻出して「PLDD（Percutaneous Laser Disc Decompression：経皮的レーザー椎間板減圧術）」とよばれる方法で首の手術を受けました。その後も業務中の痛みは続いたため，調剤薬局の正社員を辞め，ドラッグストアでのパート勤務へと転職しました（それがきっかけで，猛勉強してWebサイト作成や本の執筆を行う時間ができたわけではありますが）。

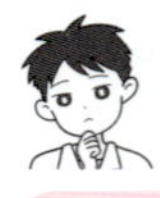

何ともなさそうに見えるのに…。

首と肩以外にも故障は抱えていて，もうできない競技なんかもチラホラあります。

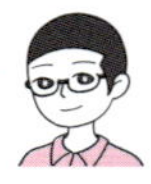

今でこそ，何とかいろいろな仕事をいただけていますが，身体を壊し**「思っていた人生と異なる方向へ向かう」**のは，当時は本当に辛かったです。毎日毎日，痛みに蝕まれ，痛めた身体のことばかり考えるようになり，将来の不安で押しつぶされそうにもなりました。肩や首の怪我でこれだけ辛いのですから，より重篤な疾患で闘病生活を送る患者さんは，もっともっと辛い思いをしていることでしょう。

あくまで，私のケースではありますが，１度目の怪我と２度目の怪我に共通するのは，「無理して頑張ってしまったこと」です。どちらのケースでも，「あのとき，休んでおけば」，「あんなに無理をしなければ」という瞬間がありました。壊れてしまった身体は，完全には元に戻りません。もしも，**お金を稼ぐために無理をして身体を壊してしまったら…お金を出しても完全な健康体には戻れない**のです。**健康はお金では買えません。**貯金よりも貯筋が大事という話もあるとかないとか。どうか，無理をして身体を壊さないようにお気をつけください。

少しでも身体の異常を感じたら，早めの受診が大切です！

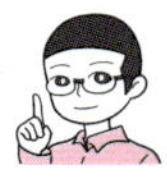

薬剤師十人十色

薬剤師資格の意外な活用方法。不動産投資と薬剤師の相性とは

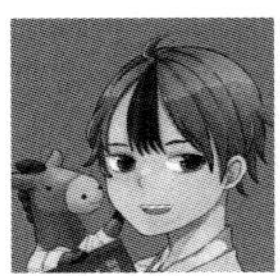
イラスト：くすり子

ヒューズ
X：@kenkoukosodate

プロフィール：「薬剤師の人生に彩りを」をテーマにXで発信しているアラフォー薬剤師。Kindle本『副業こそ薬局薬剤師・薬学生の最強の生存戦略』と『薬剤師のためのコミュニケーションの処方箋』はともにベストセラーを獲得。

X

はじめまして！ 薬剤師資格をフル活用している複業家のヒューズです。

僕はブログやWebライター，SNS運用，Kindle出版など「書く」副業をメインに行っていますが，それとは別に不動産投資も行っています。このコラムでは，皆さんにとって遠いようで実は身近な不動産投資についてお伝えします。ちなみに僕は，2022年に物件価格2,400万円のアパートを購入しました。

皆さん，不動産投資にはどんなイメージがありますか？

以前の僕は「男性の薬剤師はいますか？」でお馴染みの怪しい営業電話しか知らなかったので，不動産投資＝詐欺のようなイメージでした。しかし，あるとき気づいたんです！ カモ（無知な人間）がネギ（薬剤師資格）を背負っているからあんな雑な営業電話をしてくる。つまり薬剤師資格には不動産投資に有利な理由があるのだと。

同じタイミングでFIREブームも起こり，僕は不動産投資の勉強を始めました。書籍やブログを読み漁り，先輩大家に相談しつついくつもの物件を直接見て，最終的に物件を購入したのは行動してから1年近く経過した後でした。

薬剤師が不動産投資に有利な理由は融資の受けやすさです。融資を受けて，レバレッジをかけることで大きな利益を目指すのが不動産投資。社会的信用の高い薬剤師資格は融資を受けやすく，低い金利でお金を借りられる可能性があります。

不動産投資には区分マンションや築古戸建，1棟アパートなどさまざまあり，投資金額や注意点はそれぞれ違います。しかし共通して言えることは，歴史のある投資手法で，答えは過去が知っているということです。家を出てから職場まで周りの建物を見回してみてください。山ほどアパートやマンションがあるはずです。その建物すべてにオーナーがいるって考えたら，なんだか自分でもできそうじゃないですか？

不動産投資の大きな魅力は，外注できることが多く，購入後はほとんどやることがないことです。僕は様子見がてら定期的に掃除に行っていますが，それすらも外注可能です。

不動産の知識はマイホーム購入や薬局独立時の物件選定にも役立ちます。怖いと思うのは知らないから。少しでも興味があるなら，まずは書籍を読むなど行動してみましょう！

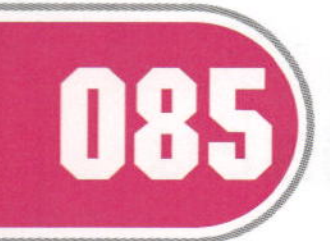

これなら始めやすそう？ 週末起業！

薬剤師のなかには，薬局以外の事業によって「独立起業」をしようとされている方もいらっしゃるかもしれませんね。

薬剤師免許を所持している私の友人・知人は，薬局以外の事業としては以下のものに取り組んでいます。

- 不動産業
- 人材紹介業
- Webサイト運営
- 独立開業コンサルタント
- 塾，予備校経営（薬学部対象）
- 塾，予備校経営（小中学生対象）

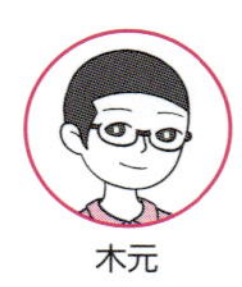
木元

「薬局」とは異なる事業をリストアップしましたが，やはり「薬剤師」がどこかで関わるものが多い印象です。

はじめの一歩は「週末起業」で

これは私（木元）の考えになるのですが，起業に関して相談を受けた際には，まずはサラリーマンをしながら「週末起業からのスタート」を勧めています。これは，どの事業に取り組むにしても共通してそう伝えています。

私は20歳代の中頃までは，起業といえば「会社を辞めて，一念発起」というイメージでした。自分のアイデアを形にしてみたいという思いは心の内にあったものの，当時は新婚の身で，「起業にチャレンジするとなると，もしも失敗したら妻に大きな迷惑をかけてしまうのでは？」と考えていました。

しかし，たまたま立ち寄った本屋にて，『週末起業サバイバル（著：藤井孝一）』という本に出会い，会社を辞めなくても起業できることを知り，衝撃を受けました。2012年のことです。

それからは，自身のMRで培った営業スキル，予備校で培った講義・資料作成スキル，そして薬剤師としてのスキルを融合させ，如何にビジネスとして展開できるかを考える日々でした。

私は2012～2014年頃まで「週末起業実践会」に所属していました（図）。年会費も安く，さまざまなビジネスモデルを学べるため，こちらに入会のうえ，勉強されるのもよいと思います！

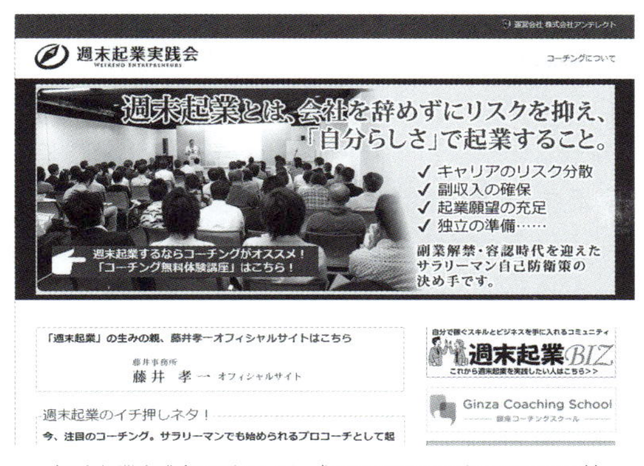

（週末起業実践会 Webサイト（https://www.shumatsu.net））

図　木元が加入していた団体

週末起業でスモールビジネスを始める分には，金銭的なリスクがなく，いいことずくめのように感じられますね。ただ，平日は薬剤師業務，土日に事業となると，休む暇がありません。また，取り組み始めの時期は，業務量の割に成果が得られにくいものです。ですので，自分で起こした事業に対して**「絶対に成功させるんだ」**という高い熱量をもつか，趣味のように**「楽しみながら取り組める」**か，どちらかの感覚がないと，長続きしないように思います。

ゆくゆく何かの事業で独立を目指すなら，勤務薬剤師をしている間に，少しずつ準備を進めておくことが大切です（もちろん，職場や患者さんに迷惑をかけるようなことはあってはいけません！）。実際に週末起業をするもよし，SNSアカウントでフォロワー数を増やして潜在顧客を作っておくもよし，検索されやすいWebサイトを育てておくもよし，…薬剤師として働きながらでも，準備できることはいくらでもあります。

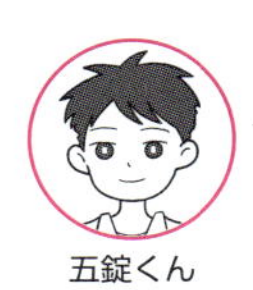
五錠くん

週末だけなら，自分でも始められる気がします！

次SECTIONからは，私が取り組んできた具体的なケースを紹介しますね。

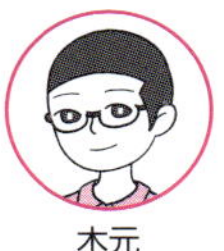
木元

086 週末起業をするなら？初めの一歩

私（木元）自身は，薬局経営ではなく，講師業やWebサイト運営，就活や転職のサポートに関わる事業で生計を立てています。皆さんが週末起業やスモールビジネスに一歩踏み出すきっかけになれば…と，これまでの取り組みや，その事業を作るに至った考え方などをお伝えしていきます。

事業で得られる収入には，時給に単価がついている**「労働集約型ビジネス」**と，時間と収入に相関性が少なく，仕組みによって収入を得る**「知識集約型ビジネス」**があります。

労働集約型ビジネスは，早期にある程度の収入が得られやすく，報酬の確実性が高いビジネスです。具体的には，フリーランス・派遣薬剤師としての勤務や，家庭教師，コンサルタントなどがこれに該当します。

知識集約型ビジネスは，仕込みや準備に時間がかかり，その間，収入はまったく得られません。しかし，売れ出すと収入が一気に跳ね上がる可能性を秘めています。株・不動産投資（短期での売買を除く），インターネットビジネス（ブログ・YouTubeなどの広告ビジネス）などが該当します。

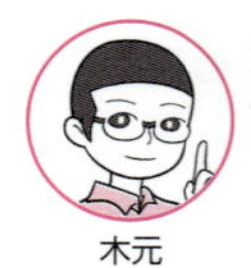
木元

労働集約型・知識集約型の考え方は，CHAPTER 8の副業の説明でも登場します！ この考え方は覚えておきましょう。

まず，私が最初に取り組んだのは，薬学生対象の「Skype家庭教師」でした。今では「オンライン家庭教師」という呼び名が一般的でしょうか。予備校講師の経験もありましたし，教えることは好きだったので。こちらはビジネスの種類でいうと「労働集約型ビジネス」ですね。

2013～2018年頃は平日深夜や週末など，連日，講義をしていましたが，今では，多くの家庭教師（予備校での指導経験がある，優秀な先生たちです！）に手伝ってもらえるようになったため，私自身が授業をすることは減ってきました。今の私にとっては，家庭教師業は「知識集約型ビジネス」に近い形となっています。

◆パスメド薬学部家庭教師
コンセプト：予備校での講師経験者が指導にあたる！
ハイクオリティのオンライン家庭教師
https://passmed.co.jp/yakugaku/

もし，「何か事業はしたいけれど，何をすればよいかわからない」とお考えの方は，**まずは労働集約型のビジネス**からスタートすることをおススメします。事業という形にこだわらなくとも，空いた時間に派遣薬剤師として勤務するなど，できることはあります。労働集約型ビジネスで，設備投資や株・不動産投資に回す軍資金を作ったり，そのビジネスの仕組みを学んだりすることで，次に知識集約型ビジネスの構築がやりやすくなります。もちろん，労働集約型ビジネスが楽しめるようであれば，そのまま継続するのもよいでしょう。

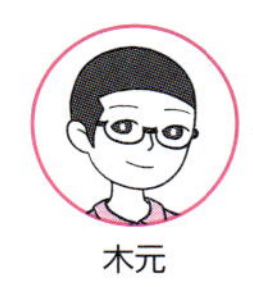

木元

私は，今の講師業をずっと続けるつもりです！

仕組みを作る知識集約型ビジネスは魅力的に映るかもしれませんが，よほどのセンスがなければ，通常は構築までに年単位の時間がかかります。労働集約型ビジネスで収入を作りつつ，並行してコツコツと知識集約型ビジネスの仕組み作りに取り組めるとよいでしょう（図）（あるいは，しばらく収入が得られない覚悟で，知識集約型ビジネスのみに取り組むのもアリ）。

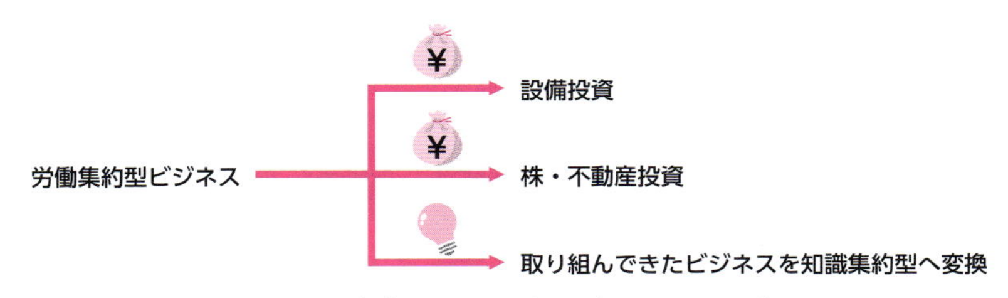

図　ビジネスに取り組む流れのイメージ

私の場合は，家庭教師を始めたのと同時期にKey氏のスカウトも行いました（笑）。一緒に取り組んでいる事業からの収益は完全に折半。「お金で揉めたら廃業しよう！」と最初に決め，今でも問題なく10年以上続いていますね（笑）。

087 事業の一歩目はブログやSNS！無料で開ける未来への扉

事業をスタートして数年間は，週末起業としてSkype家庭教師に励んでいました。一方，同時期（2013年）には，Facebookページの「新薬情報」もスタートしました。2017年には，これをベースに，**「新薬情報オンライン」**というブログも立ち上げています。もうかれこれ，新薬関連の情報配信に取り組んで10年以上になります。2024年２月には書籍，『新薬情報オフライン　新薬の特徴がよくわかる！　既存薬との比較と服薬指導のポイント（金芳堂）』の発売にもつながっており，一定の評価をいただけているのかなと感じています。

◆新薬情報オンライン
コンセプト：新薬の作用機序をわかりやすく説明！
https://passmed.co.jp/di/

2019年には医療者に向けた税制や働き方に関するブログ，**「メディカルタックス」**を立ち上げ，こちらも長年の運営が本書の執筆に結びついていますね。

◆メディカルタックス
コンセプト：医療関係者向けに税制や働き方を解説！
https://passmed.co.jp/setsuzei/

さて，この「新薬情報オンライン」や「メディカルタックス」なのですが，“どのような狙いに基づいて立ち上げたのか？”も説明いたします。

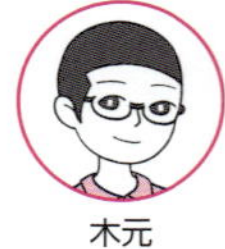

木元

実は，ビジネスモデルの参考にしたのはAmazonのビジネスです。

日本におけるAmazonは，2000年11月１日にサービスをスタートしました。今でこそ，いろいろなものが販売されていますが，当初は「本」のみの販売でした。Amazonは瞬く間に人気サイトとなり，利用者が急増しました。すると，次々に本以外の販売も始めたのです。

これは，Amazonに**圧倒的な集客力**があったからこそ，なせた業です。集客力さえあれば，**販売する商品は後からでも追加・変更できる**のです。2024年7月，我々の業界に激震をもたらした「Amazonファーマシー」もよい例でしょう。

私がビジネスで意識している点は，**集客力**です。「何かビジョンができたときに，多くの方の目に止まるように」という考えが，「新薬情報オンライン」や「メディカルタックス」といったブログを作るきっかけとなりました。もちろん，興味や達成感なんかも，更新が続いている要因です！

ブログ運営の肝は…

①たくさんの方に見てもらえるような本当に良質のコンテンツを作成する
→②集客　→③販売するものを用意する

の流れです。

この流れであれば，③の販売するものは，後から追加や変更ができます。③の販売するものは，広告代理店（アフィリエイトなど）の広告や，Amazon・楽天の商品紹介で設定できます。自社商品があれば，自社商品の紹介も可能ですね（コンサルティングやKindle書籍，有料noteなど）。

Amazonを参考にしていると言いはしましたが，InstagramやYouTubeによるインフルエンサー系のビジネスも，ほぼ上記の流れになっています。「知識集約型ビジネスを構築していきたい」という方は，ブログでも，SNSでも，**訪問者に喜んでもらえるコンテンツ**作りを進めていくのがおススメです。

「新薬情報オンライン」や「メディカルタックス」では，ブログ訪問者の方にGoogle広告の表示，これまでに読んで良かった書籍の紹介，これまでに使用して良かった転職エージェントの紹介などを行うことで収益を上げてきました。

ただ，商品やサービスの紹介に嘘があると，誠意のあるビジネスとはいえません。サイト運営を続けていると，高単価広告の取り扱いの勧誘が無数にありますが，自信をもって勧められない商品の紹介は，すべてお断りしています。

2024年現在では，著書や就活・転職サービスなど，自社商品も充実してきました。

当然といえば当然なんだけど，商品紹介の記事内容は，リサーチ，利用・購入，取材に基づいて真摯に作成しているよ。

Key

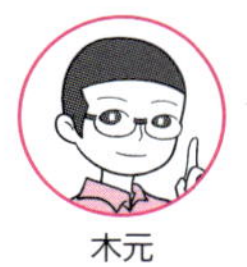

木元

次SECTIONでは，事業における，「アイデア出し」のコツをお伝えします！

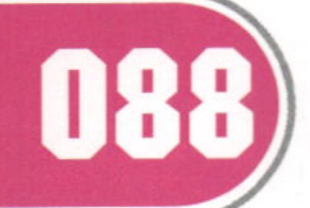

088 これであなたもアイデアマン！大切な２つのコツ

これまで，私たちPASSMEDはいろいろな事業を展開してきました。薬学部に特化したオンライン家庭教師，フリーアクセスの新薬紹介ブログ，医療関係者向けのお金の勉強ブログ，薬の暗記帳の出版，成績優秀者限定の就活支援サービス，必ずトップエージェントが担当になる転職支援サービスなどなど。薬学業界では，初めてのものもあったのではないでしょうか。

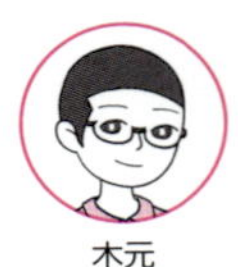

これらの事業を実際に立ち上げることができた，アイデアを出すコツは，２つあります。

気になります！ 教えてください!!

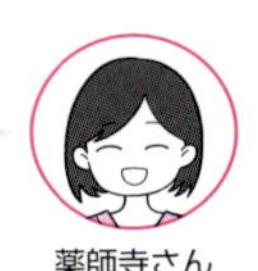

事業のためのアイデアを出すコツ①：他業界のものを真似る！

アイデアを出すためのコツの１つ目は，他業界ですでに存在しているもの，すでに流行しているものを「どうにか薬学業界に当てはめることはできないか？」考えることです（図）。

たとえば，Skypeを使用したオンライン家庭教師ですが，2013年当時から中学生・高校生向けに同様のサービスは存在していました。であれば，**薬学生向けに同様のサービスができないか？**と考え，スタートしています。

次に，「新薬情報オンライン」です。私が予備校に勤務していた頃から「新薬の情報がまとまっているWebサイトがない」と感じていました。漫画や映画であれば新しいものが出たら，その内容を紹介したり評価したりするサイトは無数に存在しますよね？ それが，**薬に関してはなかった**ので，「新薬紹介のコンテンツを作ろう」という考えに至りました。

薬の暗記帳で参考にしたのは，**「英単語帳」**です。具体的には，『ターゲット1900（旺文社）』や『速読英単語（Z会）』です。大学受験の際，英単語帳のどれかは必ず購入しますよね。薬学部では，薬の暗記が必須である割に，情報が精査された「暗記帳」がこれまで無かったため，英単語帳のように，全薬学生がほしくなるものを目指して，『薬剤師国家試験のための薬単（秀和システム）』を出版しました。結果，2024年６月現在，３版までの発行部数が30,000部を超える大ヒットとなりました。ご購入いただいた方には心より感謝申し上げます！

他業界で
ヒットしているものを探す

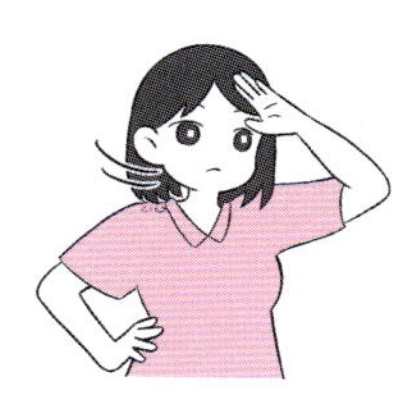

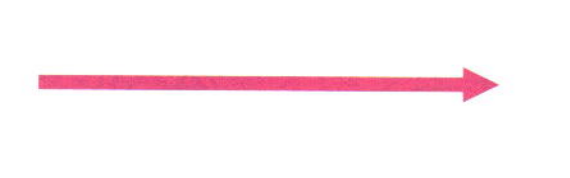

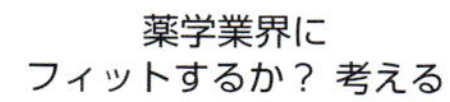

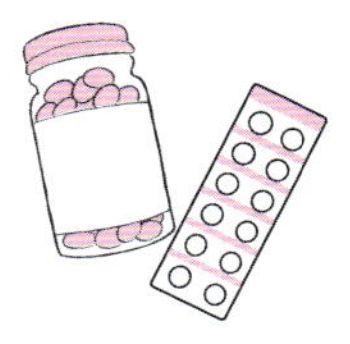

図　他業界のものを薬学業界で真似てみる

事業のためのアイデアを出すコツ②：コンセプトを明確に！

どんな事業を展開しようと，総合力では人も資金も潤沢な大きな企業には勝てません！ なので，私たちは **「これだけは絶対に負けない！」** というような，強みを徹底的に作り，それを伸ばすスタンスでやっています。

木元

Key氏との打ち合わせのときには「コンセプトで刺す」という表現を，よく使います。

たとえば，2024年に立ち上げた薬剤師向けの転職支援サービス，「薬剤師トップエージェント」は，**“必ず，過去に大手転職支援会社でNo.1評価を取っていたエージェントが担当者になってくれる”** というのがコンセプトです。徹底したサポート・交渉で，他社ではなかなか実現できない「**求職者のミスマッチをゼロにする**」といった強みを打ち出して，日々，勝負しています。

◆薬剤師トップエージェント
コンセプト：No.1を取得してきたエージェントが転職をサポート！
https://passmed.co.jp/topagent/

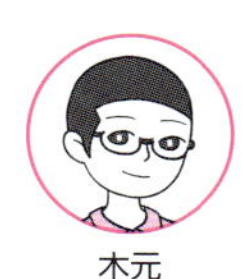
木元

転職活動の際は，ぜひ，こちらの利用もご検討くださいね。

PASSMEDでは，**①他業界を真似る**，**②コンセプトを明確にする**，の２点に注力し，ビジネスアイデアを出してきました。よろしければ，ぜひ，ご参考にしてください！

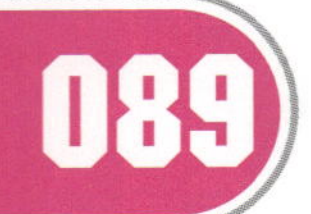

089 個人事業主か法人かどっちがよい？特徴を比較

事業をするうえで，**個人事業主**でいくか**法人化**するか，これは独立開業に関する永遠のテーマといっても過言ではありません。

いずれも一長一短がありますので，“どっちかが絶対にお得！”とは言い切れないのが実際のところです。本SECTIONでは個人事業主と法人化の特徴を知り，どちらを選ぶとしても後悔のないよう，選択肢の幅を広げていただければ幸いです。

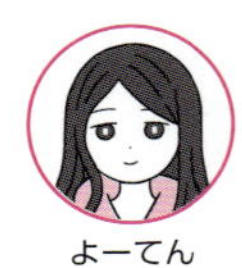

サラリーマンをやっていると，個人事業主や法人化といわれてもあまりピンとこないかもしれませんねー。

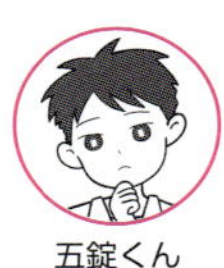

確かに…。あまり気にしたことがないかもです。

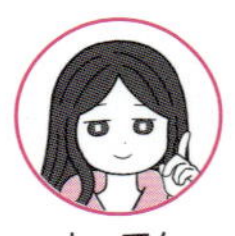

でも，薬剤師は意外と独立起業するケースが多いですし，副業として個人事業主→法人化という流れもありますので，大枠だけ知っておいて損はないでしょう。本SECTIONは，私がそのあたりを解説していきます。

個人事業主と法人

個人事業主は，法人を設立せずに**「個人」で「事業」を行っている人**のことです。税務署に開業届を提出して事業の開始を申請すれば，個人事業主になることができます。「事業」の定義は難しいところなのですが，Column（P.207）で解説していますので，参考にしてみてください。

法人は，「法律によって**人と同じように権利・義務を認められた組織**」のことをいいます。人（自然人）と区別するため，「法人格」という新たな人格を与えられた組織ですね。法人の設立には登記が必要で，手続きのための費用もかかります。

主な特徴について比較表を作成しましたので，参考にしてみてください（表）。

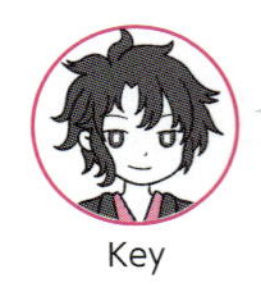

私は2021年に個人事業主の申請を行って，今までずっと個人事業主だよ。法人化は手間とお金がかかるからまだいいかな，って感じ。

表　個人事業主と法人の主な特徴の比較

	個人事業主	法人
設立	●手続き：簡単 ●費用：基本は不要（かかっても数万円） ●資本金：不要	●手続き：手間がかかる（登記が必要） ●費用：少なくとも20～30万円 ●資本金：必要（1円以上）
資金調達	●自己資金が基本 ●銀行から融資を受けるのにはある程度の実績が必要	●株式の発行や投資家からの資金調達が可能 ●銀行から融資を受けやすい
税金の種類	**●所得税（超過累進課税方式により5～45%）** ●青色申告特別控除（最大65万円）あり ●住民税，個人事業税を支払う必要あり	**●法人税（所得800万円以下は15%，超えると23.2%）** ●法人住民税，法人事業税を支払う必要あり
信用度	●初期には信用が得られにくい ●資格や実績，経歴などで信頼を得る	●法人格があるため信用度が高い ●取引先からの信用が得られやすい
社会保険料	●国民健康保険，国民年金保険の加入が必要（第1号被保険者）＊1 ●保険料は**所得**に応じて変動	●健康保険，厚生年金保険の加入（第2号被保険者）＊2 ●保険料は**給与**に応じて変動
	●従業員を雇う場合，雇用保険と労災保険が必要（保険料は従業員と折半）	
経費の範囲	●**限定的**（原則，事業に関係するもののみ）	●**広い**（給与，社会保険料，退職金など）

＊1　自営業（本業）として行う場合。副業として行う場合，すでに勤務先の会社で社会保険（第2号被保険者）に加入していれば，加入の必要はない。
＊2　副業として法人化する場合，法人からの役員報酬（給与）がなければ加入の必要はない。

私も最初は個人事業主からのスタートでした。そして，2022年に法人化して株式会社PASSMEDを設立しましたよ！

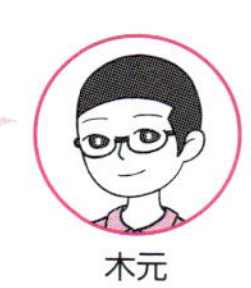
木元

お二人とも，そうなのですね！ 個人事業主か法人か，何か判断の基準はあるのでしょうか？

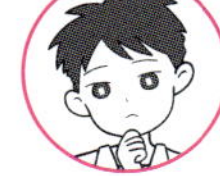
五錠くん

いい質問ですね！ 次SECTIONでは，税金面と信用度の面からどちらがよいのか解説していきますね。

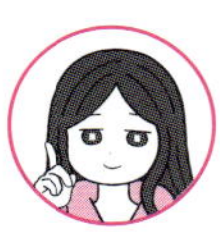
よーてん

090 法人化に踏み切る理由

事業を法人化させるときの判断の軸は大きく分けて２つあります。１つは**金銭的な理由**，もう１つは**法人という箱が必要かどうか**です。

私（よーてん）が思うに，法人化するときの判断はこの大きく２つの軸が複雑に絡み合って，決断することが多いように思えます。もちろん，どちらか片方の理由で明確に決まるケースもあります。

金銭的理由：税率と消費税

金銭的理由のなかでも最初に考慮すべきものとして「税率」があげられます。個人事業主は超過累進課税制度によって段階的に所得税率が上がりますが，法人税率は800万円を境に15％または23.2％です。**課税所得が900万円以上**になると，個人事業主の税率は33％になることから，ここのラインが法人化の目安です。

もう１つの考慮すべきものが「消費税」です。年間売上が1,000万円以下の個人事業主は，免税制度によって消費税を納税する義務はありません。

個人事業主が法人化を検討する金銭的な目安

目安①：税率

課税所得が**900**万円以上

法人の税率（最大23.2％）より
個人事業主の税率（最大45％）のほうが高くなる

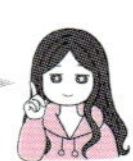

法人化すると管理コストなどの負担は増加することになります。なので，それらと比較しても得にならなければ，税率の理由だけで法人化に踏み切ることはできません。

目安②：消費税

売上が**1,000**万円を超える

消費税の免税制度から外れ，
消費税を納める課税事業者となる*
（基本的には２年間の猶予あり）

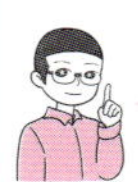

薬局開業で独立するなら年間売上1,000万円はすぐに超えてくるでしょう。個人事業主でも薬局開業は可能ですが，開業と同時に法人化も視野に入れておいたほうがよいと思います。

＊ 2023年にインボイス制度が開始され，事業によっては設立直後から消費税の課税事業者にならないと不利になってしまうケースもある。その場合，売上が1,000万円以下であっても，免税制度によるメリットは享受できない。

図　個人事業主が法人化を検討する金銭的な目安

しかし，年間売上が1,000万円を超えた年の２年後から消費税の免税制度が外れ，消費税の負担が一気に増えることになります（図）。したがって，**年間売上1,000万円**というのがもう１つの法人化の目安といえるでしょう。このタイミングで法人化すると，**個人と法人は別人格**として扱われるので，法人としてはまた改めて，**年間売上1,000万円を超えた２年後から消費税の免税制度から外れる**というルールが適用されるのです（ただし，例外もあり）。と，いうことは，事業拡大の過程で法人化を挟むことによって，消費税の負担をさらに２年遅らせることができます。これによるインパクトはとても大きく，法人設立による支出などを，消費税負担の節税分でまかなって，法人化に踏み切るケースは非常に多いです。

法人という箱が必要となるケース

金銭的な理由以外にも，法人という箱が必要であるという理由だけで，法人化をするケースもあります。それは，事業によっては**法人でしかできない事業がある**からです。職業紹介業や人材派遣業などはこれにあたります。法人でしかできない事業で独立をするのであれば，最初から法人にしなければいけないわけです。

それ以外で法人という箱が必要なケースとはどのような場合でしょうか。法人のメリットとして，個人事業主と比べると法人のほうが**ビジネスにおいて信用が得られやすい**です。法務局にも登記がされ，事業内容も定款に示されているという物理的な信用はもちろんのこと，単なる印象も大きく変わってきます。

たとえば，皆さんが飲食店に行くとき，その店が個人事業主なのか法人なのか，気にされることはあまりないように思えます。しかし，目に見えないサービス，コンサルタントからコンサルを受ける際に，その人の名刺が単なる個人の名刺であるのと，法人の代表取締役社長であるのとでは，信用度が変わるのではないでしょうか。このようなイメージ操作を悪用されてしまっては元も子もありませんが，実際に，それらの印象によってビジネスが上手くいくかどうかも大きく変わってくるので，目に見えないサービスを事業にする方は，こちらの理由を主として法人化に踏み切られるケースも多いです。

このほかにも，チームで事業をする場合，誰かを代表にして個人事業主にすることや，チームの個人がそれぞれの個人事業主で運営することもできますが，チームとしての業績を残すために，法人の箱を用意するケースもあります。

薬局開業で独立するなら近隣病院や地域薬局との連携が不可欠で，**信用度が重要**です。金銭的理由とあわせると，やはり信用度の高い法人化がおススメだと思います。薬局以外の事業の場合も，事業内容と信用度合いを考慮して法人化を検討してみてくださいね。

CHAPTER 7 稼ぐ①（本業，独立・起業） まとめ

- ☑ 高年収薬剤師を目指すには，再現性の高いアピールポイント（管理薬剤師ができる，ラウンダーができる，営業ができる，など）を作ろう。
- ☑ 薬局で独立を目指す場合は，メリット・デメリットを天秤にかけよう。
- ☑ 薬局以外の事業で独立を目指すなら，まずは週末起業がおススメ。
- ☑ ビジネスアイデアを出すコツは，真似る＆コンセプトの明確化！

お話を聞いて薬局で独立を目指したいな・・・って思いました！
お！目標ができるのはいいことですね！
貯金がまったくなくても融資を受けるという方法がありますからね！
いやいや貯金はしておきましょう！(CHAPTER 6)
貯金がいっぱいあったほうが融資の際も金融機関に信用してもらいやすいからね
確かに！大事なライフイベントですもんね書き込んでおきます♪
融資の際の相談は税理士も頼ってくださいね！
あとはライフプランニング表にも開業の目標とお金の目安を書き込んでいこう！(CHAPTER 2)

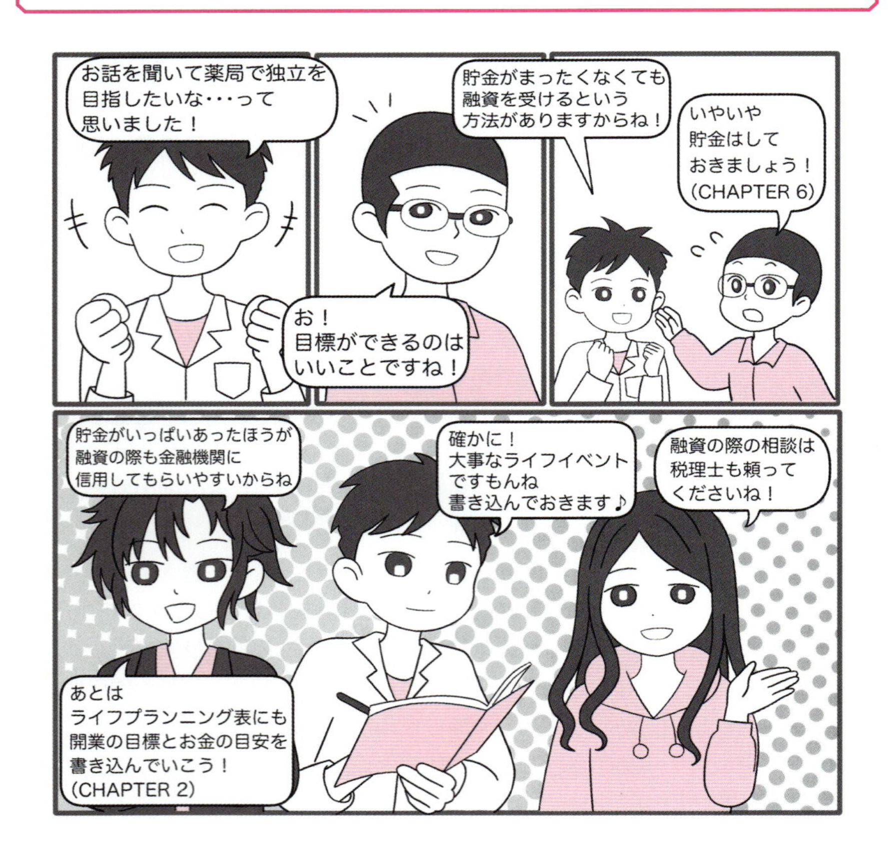

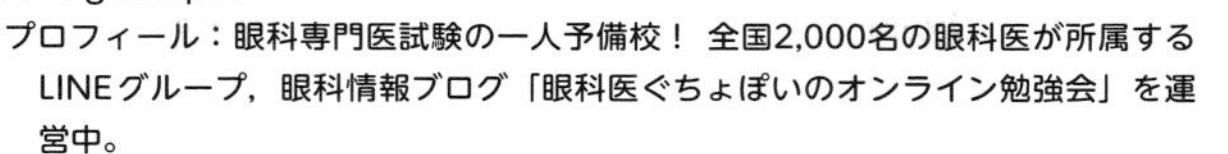

日本最大級の眼科医グループを運営する現役眼科医

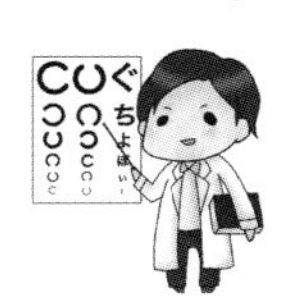

ぐちょぽい@感染症眼科医

X：@guchopoi

プロフィール：眼科専門医試験の一人予備校！ 全国2,000名の眼科医が所属するLINEグループ，眼科情報ブログ「眼科医ぐちょぽいのオンライン勉強会」を運営中。

X

はじめまして！ 眼科医ぐちょぽいです。薬剤師と同じ医療従事者である医師の視点からのお話ですが，少しでも参考になれば幸いです。私は眼科医のためのブログや，専門医試験対策のためのLINEグループを運営しています。眼科専門医試験は医師国家試験の次に受けるべき関門で，この試験に受からなければ今後の転職に大きく影響が出ます。現在はセミナーや講演活動だけでなく，書籍出版や眼科関連企業との協業話もいただけるようになり，楽しく刺激的な毎日を過ごしています。

私はもともと医学に興味をもてない，いわゆる劣等生でした。毎日趣味のバンド活動に明け暮れていましたが，ある日医師人生の師匠とよべる先生と出会いました。それからは音楽への情熱をすべて医学に注ぐようになりました。師匠は医師としての能力が素晴らしいだけでなく，医学教育を通じて日本全体の医療レベルを上げようと奮闘されており，私も眼科領域で師匠のような存在になりたいと考えるようになりました。

はじめは職場の後輩だけで５人程度のLINEグループを作り，日々眼科臨床に役立つ情報を発信し続けました。そのうちXで宣伝したり，口コミで広がったりするうちに気づけば2,000名ものメンバーが集まるグループになりました。それだけを聞くと順風満帆に思えるかもしれませんが，初期の頃はまったく人数が増えませんでした。それでも参加してくださっている数名の先生のために毎日更新を止めず，有益だと思える情報を発信し続けました。参加者の先生に満足いただけているのか不安に思いながら毎日情報発信し続けるのは非常に辛かったです。それでも継続し続けることで徐々にメンバーが増え，現在の2,000名につながりました。

ブログやSNSなどでの情報発信が伸びるかどうかというのは「短距離走」ではなく「鉄棒のぶら下がり競争」に似ています。はじめのうちは情報の質が低くなったとしても継続し続けることが重要です。そうして続けていくうちに周りが勝手に脱落していくので気づけば自分が残っています。量より質が大切と考える人もいらっしゃいますが，実は質の評価をしてもらうためには量をこなすことが必須だということに最近気がつきました。そして同じことがほぼすべての副業にも当てはまります。

薬剤師をしながら他のビジネスに取り組む方が増えていますが，はじめのうちはきっと上手くいきません。それでも一つに取り組み続けることで勝手に周りが脱落していくので，最後にはあなたが残っているはずです。一度しかない人生，おもしろそうなことに全力で取り組んで楽しんでいきましょう！ 薬剤師さんにはいつも助けてもらい，感謝しています！

薬剤師 十人十色

多面的な挑戦のすすめ

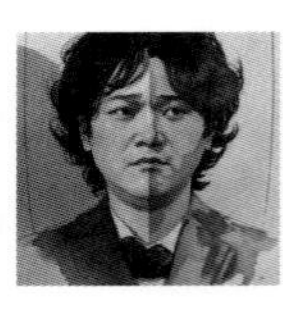

吉田大貴

X：@dyoshida_pharb

プロフィール：友人に誘われ株式会社pharbに参画。同メンバーにて株式会社precalを立ち上げ，事業開発と営業責任者に従事したのちpharbの新規事業開発責任者として薬局のオンライン化を推進。

X

「どんな仕事をしているの？」，「一体どれが本業なの？」

私が自己紹介をするとまず尋ねられることです。

私は薬剤師として薬局で働いていますが，空き時間を活用してLINEやECサイトの設計・運用相談，無人販売所の商品選定，広告運用，YouTubeの企画運営にも取り組んでいます。薬剤師という職を選んだのは，比較的容易に良い収入が得られるからでした。しかし，薬剤師の給与が長期的にみると大きく変わらないことを知ったのを機に，仕事への取り組み方を変えました。初期給与の高さは薬剤師の大きな利点ですが，それを自己投資に回し，スキルアップやキャリア形成に活かさなければ将来的により多くの収入につなげることはできないと気がついたのです。

社会人になったばかりの頃は高価な車の購入や週末の遊びに給与のほぼすべてを使うような生活を送っていた私ですが，結婚し１児の父ともなっていた29歳のとき，薬局がどのように利益を出しているのか，どうすればさらに収益を上げられるのかを真剣に考え始めました。

当初は雇われ薬剤師としての立場で施設営業に注力するようになり，その後，31歳のときに友人の誘いで独立を決意。薬局の独立にはもちろんリスクがありますが，他業種に比べれば敷居は低いと感じます。しかし，病院のない住宅地に薬局を開業したため，最初は確約された売上がまったくない状態で苦労しました。今振り返れば，開局前にドクターに営業をかけておくべきだったと思いますが，この経験がオンライン薬局事業への転換を促すことになったと思っています。

また，独立後は，薬剤師×〇〇でもっと仕事の幅を広げようと考え，さまざまなスキルの習得や医療業界にとどまらない多方面にアンテナを張った情報収集に努めるようになりました。

新しい事業を始める際に毎回思うことですが，過去の経験というのは，たとえそれが失敗だとしても必ずどこかで役に立ちます。きっと遊びに全力だった頃の経験も，何かしらの形で今に活きているのだろうと思います。

SNSやYouTubeを使って誰もが何者にでもなれる時代。職種や業界に縛られず，自分の直感を信じて何にでも挑戦してみることが必要なのではないでしょうか。

CHAPTER 8

稼ぐ② （副業）

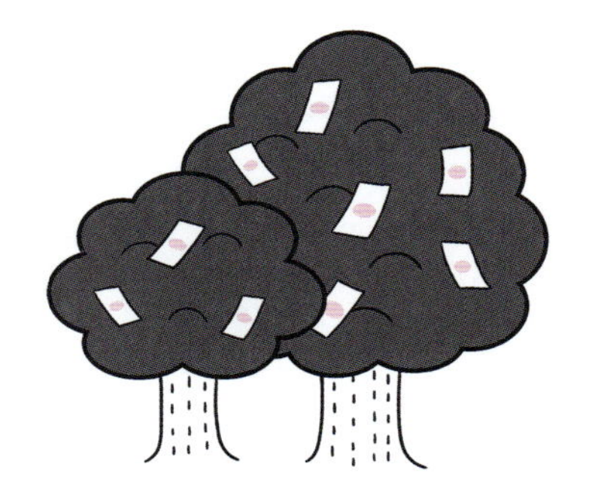

091 副業で収入UP !! 知識と経験も獲得できる

本業や独立・起業で
稼ぐのも大切だけど
それ以外の稼ぐ方法
として「副業」があるよ
副業
サラリーマンが「副業」と聞くと
ワクワクしますね！
なんだかイケナイことを
しているような・・・
節度を守れば
イケナイこと
ではないですよ！
最近では副業解禁の
話もよく聞きますので
令和の時代は副業が
普通になってくると
思います
薬剤師ができる副業って
どんなのがあるんだろう？
あ でも職場で副業は禁止
されていたような・・・？
医療職なだけあって
薬剤師は比較的
稼ぎやすい副業が
多いのが特徴です
職場で禁止されている場合も
「何が」禁止されているのかを
確認しておく必要があります
暗黙の了解のみで本当は
副業可能だったという
ケースも多いです
動画編集
メディカルライター
家庭教師
本CHAPTERでは
副業の代表例を
紹介していくので
参考にしてもらえると
嬉しいなぁ！

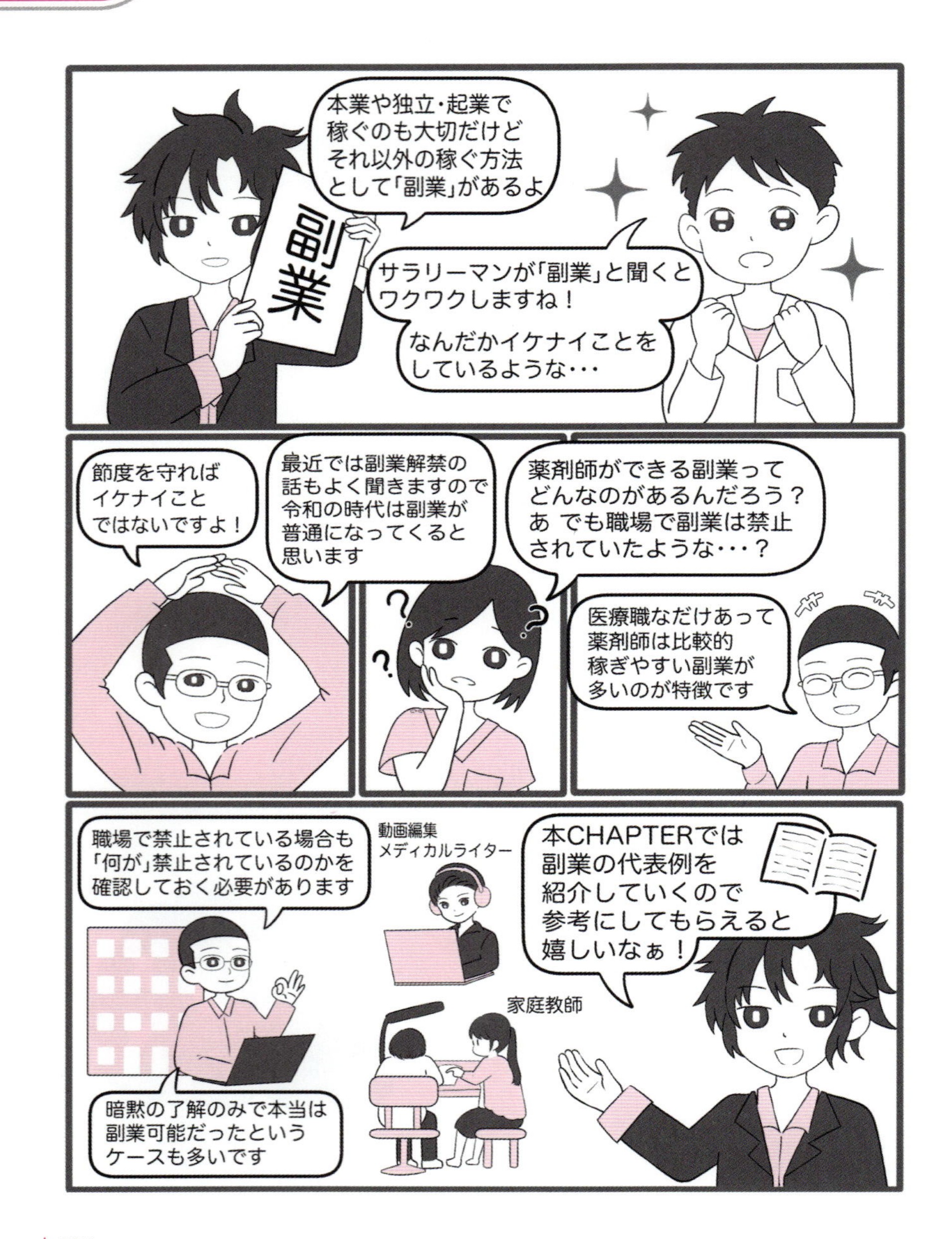

サラリーマン薬剤師でしたら一度は夢に見たことのある「副業」。CHAPTER 7では，本業や転職・独立起業で稼ぐ方法を紹介しました。それ以外にも稼ぐ方法として副業があります。

副業をすることによって収入が増えるのはもちろん，あなたの知識・経験・スキルも養うことが可能です。また，本業の収入にプラスして稼ぐことができるため，副業で稼いだ分を投資（CHAPTER 9）に回すことで資産形成は加速します。

リクルートが企業に勤める正社員を対象に実施した「兼業・副業に関する動向調査（2022年）」によると，副業実施の理由として「稼ぐ」と「知識・経験・やりがい」がTOP 5を占めていました（図）。

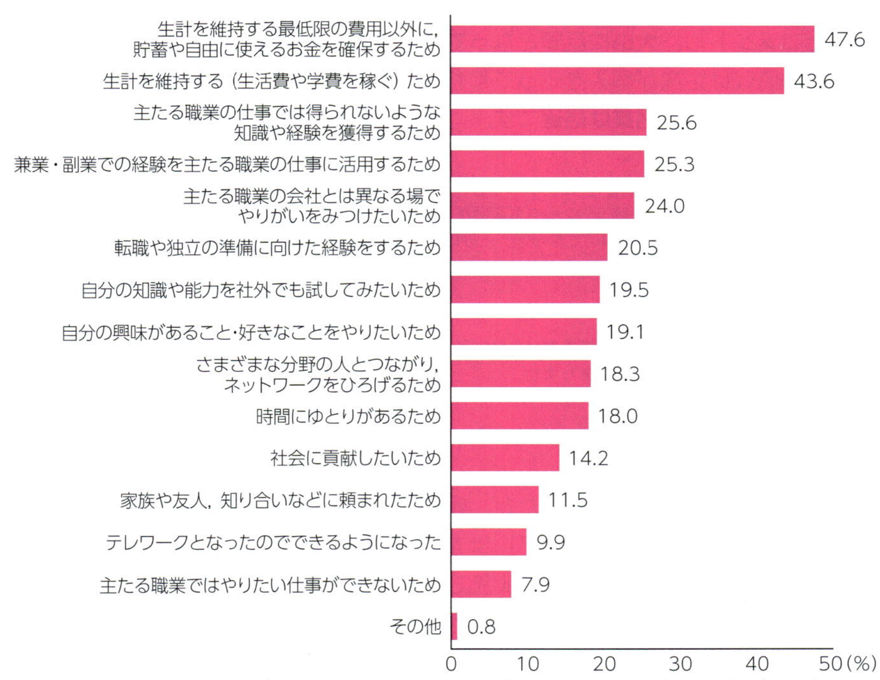

※［兼業・副業実施中の人］および［過去に兼業・副業の実施経験があり，今後実施意向（再開予定）がある人］（複数回答 n=932）

（リクルート：兼業・副業実施の理由．兼業・副業に関する動向調査2022 データ集，P.20，2023より）

図　兼業・副業の実施理由

本CHAPTERでは，副業の基本知識とともに，薬剤師が稼ぎやすい副業の具体例・実体験を紹介していきます。副業の一歩を踏み出していただく一助にしていただければ幸いです。

092 副業と世の中の流れ

日本には，戦後の高度成長期から続く「終身雇用制度（年功序列）」によって，同じ会社に定年まで働き続けることこそが美徳，といった文化がありました。しかし，現在の日本では**終身雇用制度は崩壊**し，製薬企業を中心としてリストラや早期退職も活発です。

2019年５月には日本自動車工業会の会長会見で，トヨタ自動車の豊田章男社長（当時）が「**終身雇用を守っていくというのはなかなか難しい局面に入ってきた**」とコメントし，大いに話題となっていました。

令和の時代は企業が個人を守ってくれるとは限らない状況になってきましたので，**自衛手段として副業は最適**です。

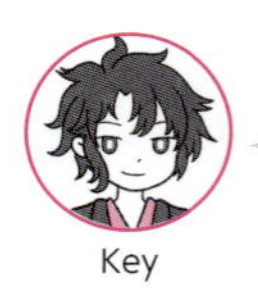

10年ほど前でしたら「薬剤師が副業なんてケシカラン！ 本業の調剤スキルを磨いてなんぼ！」みたいな風潮で，なぜサラリーマンが副業を禁止されているのか，疑う余地もなかったよね。

今はそこまででもありませんが，それでも副業の話題はまだまだタブーな印象があります。

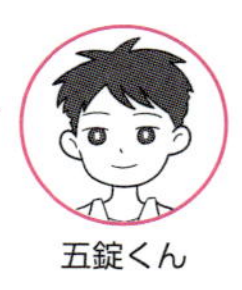

SECTION 011でも述べましたが，管理薬剤師・公務員でない限り，薬剤師でも副業はやるべきだと私は思っています。その理由が世の中の流れです。リクルートが企業に勤める正社員を対象に実施した「兼業・副業に関する動向調査（2022年）」の結果を見てみましょう（図）。当調査は医療関係者および薬局のような小売業も含まれています。企業に勤める正社員で，「副業を実施している人」と「過去に行っていた人」をあわせると，実に18.5％の方に副業の経験があったことがわかります。また，全体の41.1％の人が，これまで副業の経験はないものの今後実施してみたいと回答していますので，副業への興味の高さが伺えます。

私たちが実施した薬剤師向けのアンケート調査（はじめに P. iii）でも同じような傾向（副業経験者は32.9％，副業への興味は47％）でしたので，多くの薬剤師が副業に前向きであると考えられます。

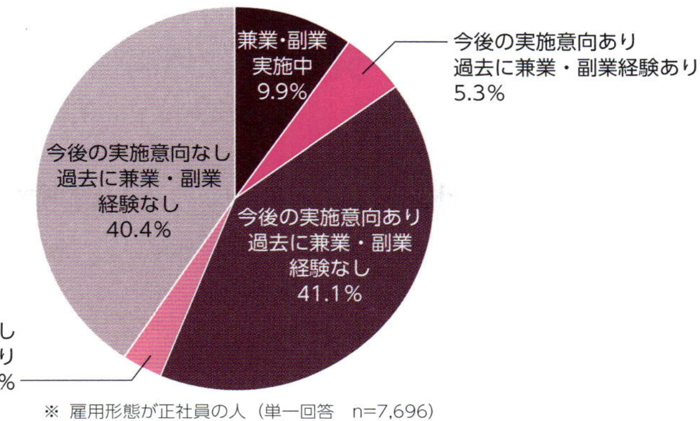

※ 雇用形態が正社員の人（単一回答　n=7,696）

（リクルート：兼業・副業の実施状況．兼業・副業に関する動向調査2022 データ集，P.12，2023より）

図　兼業・副業の実施状況

ではなぜ，最近になってテレビや身の回りでも「副業」という言葉を聞くようになったのでしょうか？

その理由が政府の働き方改革の一環である「モデル就業規則」による副業解禁です。従業員が10名以上の会社は就業規則を作成する義務があり，その元となるひな形がモデル就業規則です。2018年１月，これまで「許可なく他の会社等の業務に従事しないこと」とされていた記載が削除され，新しく「**労働者は勤務時間外において他の会社等の業務に従事することができる**」と追記されました。

もちろん，モデル就業規則に法的拘束力はないため，各社の就業規則が従う義務はありません。しかし，今後，各社が就業規則の改定・作成を行う際にあえてモデル就業規則に反することにエネルギーを使うのも馬鹿らしいと思います。したがって，今後数年かけてジワジワと副業解禁の方向に世の中が進むことでしょう。そうなったときに「何もできない，何も考えられない」という状況は好ましくありません。今のうちから「**自分にはどんな副業ができるのか**」を考えておく必要があるのです。

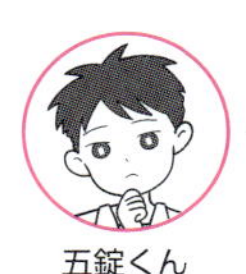

五錠くん：自分にはどんな副業ができるのか，正直わかりません…。

Key：大多数が同意見だと思うよ！ 本書の購入者特典として，アイデアを出すためのワークシートを用意しているから，ぜひ活用してみてね。

093 副業には給与所得系と事業所得系がある

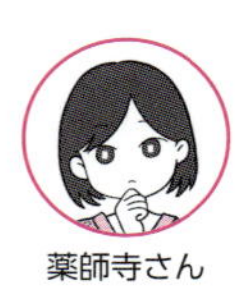
薬師寺さん

漠然と副業という言葉を使っていますが，副業の種類ってかなり多そうな印象です。何か分類ってあるのでしょうか？

確かに，副業の定義って難しいよね…。本SECTIONでは副業の大きな分類をみていこう！

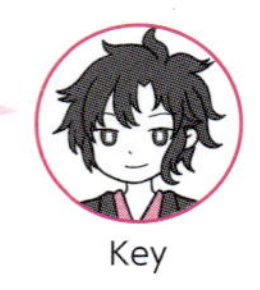
Key

副業は所得によって分類される

一概に副業といってもさまざまな種類がありますが，所得の種類（雇用関係の有無）によって大きく2つに分けることができます（表）。

1つ目は「**給与所得**」によるもので，**雇用関係にある**場合です。たとえば，アルバイトや派遣薬剤師などが該当します。

2つ目は「**雑所得・事業所得**」によるもので，**雇用関係にない**ところからの報酬が該当します。たとえば，クラウドソーシングサービスなどを介したライター報酬やデザイン・イラスト報酬，ブログアフィリエイト，YouTube収入，せどり，FX・仮想通貨，出版による印税，講演料，オンライン家庭教師，フリーランス薬剤師など，多くのものが該当しますね。雑所得・事業所得系の副業は多くの場合，初期投資・初期費用が少なからず必要です。ライターやイラストレーターの場合はPCやOA機器代，ブログアフィリエイトの場合はサーバー・ドメイン代，YouTubeなら動画編集ソフトやデジカメなどの機器代，せどりなら仕入れが必要ですよね。

給与所得系の副業の特徴

給与所得系の副業は初期投資が不要で薬剤師なら非常に始めやすく，**短期間で高収入**を目指せるため入門としては最適です。しかし，労働によって報酬を得るため「**労働集約型ビジネス**」に分類されています。つまり，「稼げる額に限度がある」，「体力面での継続性に乏しい」というのが最大のデメリットです。本業の給与所得と合算されるため，給与所得控除（SECTION 023）以外に税制面のメリットはありません。関係する費用の経費計上も不可です。

雑所得・事業所得系の副業の特徴

雑所得・事業所得系の副業にも労働集約型ビジネスがありますが，知識によって報酬を得る「**知識集約型ビジネス**」も存在しています。難易度は高めですが，過度な労働を伴わずに収入を得ることも可能ですので，積極的にチャレンジする価値はあるでしょう。加えて，雑所得・事業所得には社会保険料がかかってきませんし，収入に関係する費用の経費計上も可能です（SECTION 107〜108）。

ちなみに不動産所得系の副業もありますが，薬剤師が始めやすい副業としてはあわないため本書では割愛します。もちろん，不動産による副業があうという人はチャレンジするのもよいと思います。私の友人には不動産所得がある薬剤師もたくさんいますよ！

Key

薬剤師のヒューズさん（P.183 コラム）は不動産による副業を実施されているよ！ 参考にしてみてね。

表　所得別の副業の主な特徴

副業形態	給与所得系		雑所得・事業所得系
	アルバイト	派遣	
ビジネスの型	労働集約型ビジネス		労働集約型ビジネス，知識集約型ビジネスともにあり
雇用関係	あり	あり	なし
初期投資（費用）	なし	なし	ありの場合が多い（PC・OA機器，サーバー代など）
社会保険*	条件による	条件による	なし
収入の安定性	◎	○	×〜△
収入の即時性	◎	◎	×
収入の成長性	×	△	○
体力面での継続性	×	×	◎
副業における税制面のメリット	なし	なし	関係する費用の経費計上が可能。事業所得の場合のみ，青色申告特別控除（最大65万円）が適用できる

＊ 給与所得系の副業であっても，副業先で社会保険の加入条件を満たさない限り，社会保険料はかからない。雑所得・事業所得の副業については，本業の会社で社会保険に加入している場合，副業における社会保険料はかからない。

おぉ〜。副業を雇用関係の有無で分類するとこうなるのですね！

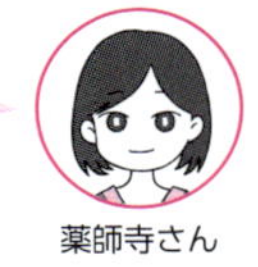

薬師寺さん

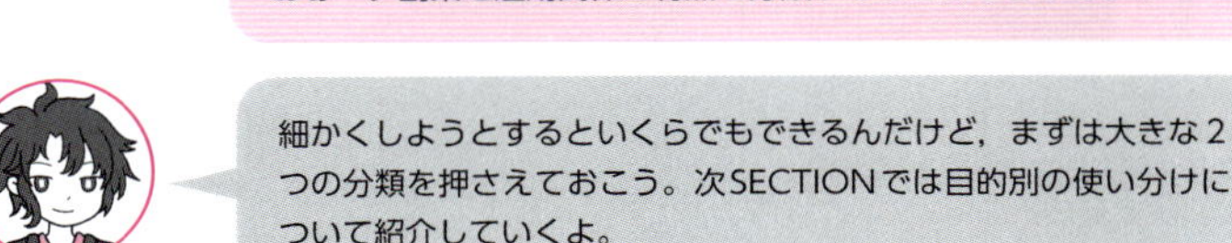

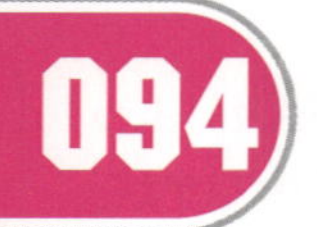

094 給与所得系と雑所得・事業所得系の副業の目的と使い分け

副業は収入面での目的によって上手く使い分けるとよいです。SECTION 069にあったような**短期的**なお金の目的（例：日常の生活費）で月に５万円を副業で稼ぎたい場合には，**即効性のある給与所得系の副業**が適しています。一方，**長期的**なお金が目的（例：老後の生活費）の場合，副業に加えて長期間のインデックス投資（SECTION 120〜123）が必要不可欠で，投資に回せるお金が多ければ多いほど複利による投資の効果は高くなります。また，副業で月に数十万円以上稼ぎたい場合には，労働集約型に取り組んでいたとしても徐々に知識集約型に移行していかないと体力と時間がいくらあっても足りません。つまり，長期的なお金の目的や副業の収入を将来的に増やしていきたい場合，即効性はないものの労働以外の収益化も期待できる**雑所得・事業所得系の副業**にシフトしていくのがおススメです。

幸い薬剤師は労働集約型でも短期間で高収入を得ることができるため，アルバイト・派遣などの給与所得系の副業で基礎を固めながら，初期投資が必要な知識集約型の雑所得・事業所得を育てていくとよいでしょう（図）。

注意点は，どれだけ副業の収入が拡大化しても，**安易に本業を辞めない**ことです。本業は安定的に収入が得られますが，副業は不安定です。副業でちょっと上手くいったからといって本業を辞めてしまうのはリスクが高すぎると考えます。

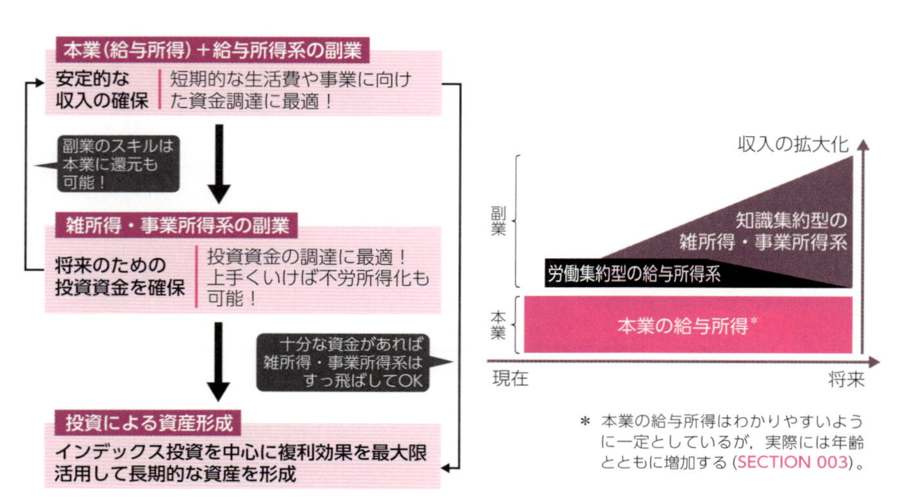

図　給与所得系の副業と雑所得・事業所得系の副業の使い分け

Column

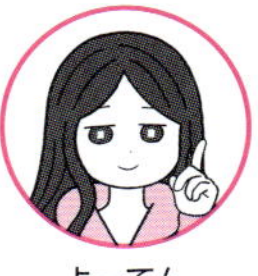

その副業は雑所得？ 事業所得？ 事業性の考え方

ここでは雑所得と事業所得の違いについて述べていきます。何らかの収入があれば，それに対する経費を引いた利益を所得として考えるのは，雑所得も事業所得も一緒です。では何が違うのかというと，税制上の優遇で，事業所得のほうが優遇されています（表）。

表　雑所得と事業所得の比較

	雑所得	事業所得
給与所得などとの損益通算	×	○
10～65万円の青色申告特別控除	×	○
青色事業専従者給与	×	○
純損益の繰越しと繰戻し	×	○
30万円未満の少額減価償却資産の特例	×	○

（国税庁HP：タックスアンサー（よくある税の質問）No.2250/2072/2075/2070，中小企業庁HP：少額減価償却資産の特例より作成）

「じゃぁ，みんな事業所得でいいやん！」と思われるかもしれませんが，事業性はそう簡単に認められるわけではありません。仮にずっと赤字であっても事業性が認められるケースもあり，判断はとても難しいのが実際です。一般的には，「反復・継続・独立」を満たしているかどうかが事業性の判断基準であるといわれています。「反復・継続」というのは，言葉のとおり，その事業について繰り返し継続的に収入を得ているのかどうかです。そして，「独立」して行われているかどうかというのは一番判断が難しいところなので一概にはいえません。強いていうならば，「独自の収入源が確立」されていて，「その金額を自分の裁量で決められるもの」であるかどうかなどが判断ポイントです。たとえば，フリーランス薬剤師（SECTION 106）は薬局と雇用関係がなく，自分の裁量による業務委託契約によって報酬を受け取っているため，事業に該当すると考えられます。

自分で何か収入を得ることと，その事業性についてお話をしましたが，自分で何か収入を得られるというのはとても素晴らしいことです。それが趣味の延長のものであったとしても，収入が得られることについては事業性があると判断されてよいものだと考えられます。事業を行ううえで規模が小さいうちは支出のほうが多くなるのも，それは仕方がないことです。赤字であっても，確定申告をすることでご自身の事業の成長を証明することもできます。ただし，邪な考えで事業ともいえないような副業の収入に対し，過剰な経費計上で赤字にして損益通算による所得税の還付を得ていたがために，事業性を否認されたという裁判例もありますので注意が必要です。

多様な働き方が認められつつある昨今，ぜひ，収入につながる何かを探してみてください。

095 副業が可能かどうかは就業規則を確認

実際に「副業をしてみよう！」となった場合，最初の足枷となるのは「自社の就業規則」です。「うちは副業が禁止されているから」，「うちは就業規則で禁止だったと思う」との声をよく聞きます。我々が行ったアンケート調査（はじめに P. iii）のなかにもこんな意見がありました。

> 30代男性：会社が副業NGなので困る。
> 40代女性：勤務先が副業禁止なので積極的に資産運用をしたいと思っています。

就業規則と副業については，興味深いデータがあります。リクルートが実施した「兼業・副業に関する動向調査（2022年）[1)]」において，副業制度の有無を**従業員**に問いかけたところ，**「ある」が21.6%**，「ない」が53.3%，「わからない」が25.1%，**人事部門**に問いかけたところ，**「ある」が51.8%**，「ない」が48.2%，という回答結果でした。

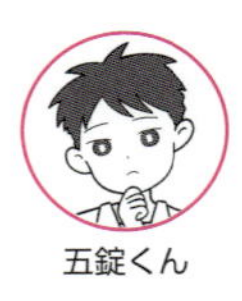
五錠くん

あれ？ 副業制度があると答えた従業員は21.6%に対して，人事部門では51.8%なんですか？ かなり違いますね…。

そうなんだよ。就業規則を隅から隅までしっかりと確認している人は少ないため，勝手に「副業＝ダメ」と思い込んでいるケースが多いのかもしれないね。

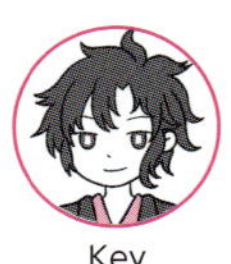
Key

したがって，まずは就業規則をしっかりと確認することから始めてみましょう。ほとんどの場合，就業規則の副業に関する項目にはこんなことが書かれています。

- 許可なく（もしくは原則），他に**雇用**されてはならない。
- 許可なく（もしくは原則），自ら**事業**を行ってはならない。
- 副業を行おうとする場合は，**許可**を得なければならない。

よくあるのは「雇用」や「事業」というキーワードです。副業というのは範囲が広く，雇用（収入は**給与所得**）と事業（収入は**事業所得**）だけではありません。

たとえば，あなたの会社の同僚で，メルカリで転売している人や，競馬・パチンコで儲けている人，宝くじを買っている人，株やFXで儲けている人，ポイ活でポイント収入のある人はいませんか？ こういった収入も広義の副業で，就業規則上はOKという解釈がほとんどです。メルカリの転売やFX，ポイ活は「雑所得」，競馬・パチンコ・懸賞金は「一時所得」，株の売買益は「譲渡所得」，株の配当金は「配当所得」に該当しますが，これらは世間一般的にはOKとされていますよね？ また，60歳以上の従業員が再雇用で働く場合，年金を受給する可能性があり，年金は「雑所得」に該当します。加えて学校薬剤師の収入も「雑所得」の場合があります（学校側と雇用関係があれば給与所得）。つまり，多くの職場では給与所得・事業所得**以外の所得**はOKなのが現状です。また，「許可なく」や「原則」というキーワードがある場合，例外もあります（図）。

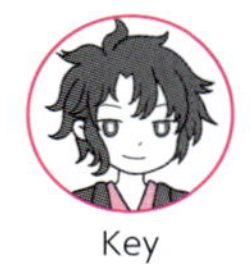

私の本業の会社は，就業規則に「許可なく」という記載があったんだ。そこで上司を通じて人事部に直接副業の許可をもらいに行ったところ，すんなりと副業の許可がもらえたよ。

私は会社に許可をもらう際，「副業を通じて○○というスキル・経験を身につけることができ，本業にも役立つと考えるため」と伝えました。ただ単に「稼ぎたい」だけよりも，本業を意識した理由のほうが拒否されにくいと思います。

最近ではモデル就業規則の後ろ盾もあるため，まずは就業規則をしっかりと確認してみてくださいね。

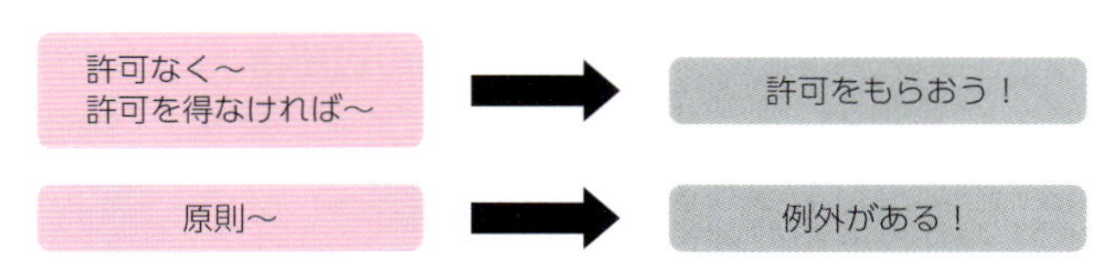

図　副業に関する就業規則の記載例とその対応

ただし，管理薬剤師は副業の制限が多いんだ。なので，あえて管理薬剤師にならない人もいると聞くこともあるね～。次SECTIONでみていこう。

1）リクルート：兼業・副業実施の理由．兼業・副業に関する動向調査2022 データ集，2023.

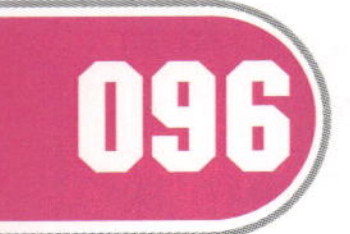

副業に法的な制限があるのは管理薬剤師と公務員

副業に法的な制限があるのは「管理薬剤師」と「公務員」です。管理薬剤師は薬機法第７条４項によって，「その薬局以外の場所で**薬事に従事してはいけない**」とされています。例外として，都道府県によっては管理薬剤師による**学校薬剤師**，地方公共団体や薬剤師会が運営する**薬局の夜間・休日の調剤業務の兼務**などはOKとされている場合があります。

公務員は国家公務員法第103条・第104条および地方公務員法第38条で副業が禁止されています。一部の地方公務員（例：神戸市，生駒市）では副業が解禁されつつあり，2019年３月に政府から国家公務員における兼業基準に関する通知が出されましたが，まだまだ制限が多く，自由な副業という感じではありません。実際，副業・事業がバレて減給や懲戒免職となった例もあります（東京市町村自治調査会：公務員の副業・兼業に関する調査研究報告書）。今後は公務員でも副業解禁の動きが進むと予想されますが，民間会社よりは足取りは遅いでしょう。参考までに，公務員は小規模少額（５棟未満，10室未満，年間不動産収入が500万円未満）の不動産投資は副業として認められています（他にも条件あり）。

いずれにせよ現時点では管理薬剤師と公務員薬剤師は大々的な副業ができませんので，やるとしても年間20万円未満の**少額の雑所得**（例：せどり，ポイ活，メディカルライターなど）や**一時所得**（例：懸賞金や競馬），**譲渡所得**（例：株や投資信託の売買益），**配当所得**（例：株の配当金）などに留めておきましょう（表）。少額であれば，職場にバレたとしても，問題にならない可能性が高いと考えられます。

表　薬剤師の職種別副業の可否

	一般薬剤師	管理薬剤師	公務員薬剤師
給与所得（アルバイト・派遣）	○	△（薬事以外）	×
少額の雑所得	○		○
事業所得	○		×
不動産投資	○	○	△（小規模）
譲渡所得・配当所得	○	○	○

※ 一般薬剤師と管理薬剤師は，就業規則で許可されている場合とする。

097 副業がバレたくない場合にはどうする？

基本，副業を行う場合には就業規則を確認のうえ，必要であれば**職場に許可**を得て行ってください。そのほうが副業の幅が広がりますし，バレないかビクビクして副業を行うのは精神衛生上悪影響があるためです。ただ，どうしても職場に内緒で副業を進めたい…という場合はどのようにすればよいのでしょうか？

一番気をつけるべきは「**住民税**」です。毎月の給与明細を見ていただくと，住民税が天引きされていると思います。このように毎月の給与から引かれる住民税の徴収方法を**特別徴収**といいます。何も対策をせずにアルバイトなどの給与所得系の副業を行ってしまうと，本業の会社の住民税と**合算されて特別徴収**されてしまいます。副業の額が多くなると本業給与分の住民税の計算とあわなくなるため，バレる可能性が高まるというわけです。

これを回避するために実施すべき対策が住民税の**普通徴収**です。普通徴収とは，天引きではなく自分の手で納める納税方法で，確定申告の際に，副業分の住民税を普通徴収とすることで，本業分の住民税と合算されることがなくなります。したがって，副業分の住民税が本業の会社に通知されることがなくなるのです。

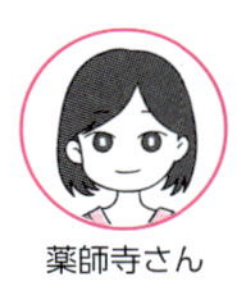
薬師寺さん

住民税の徴収方法が大事というわけですね！ 普通徴収，覚えておきます。

そうだね！ ただし，注意点もあって，すべての所得で普通徴収ができるわけでもないんだよ。

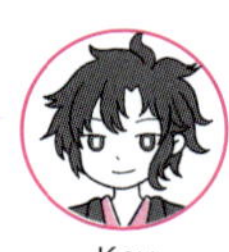
Key

雑所得・事業所得の副業なら問題なく普通徴収が可能ですが，給与所得の副業の場合，原則的には普通徴収ができません。一部の自治体や会社によっては，**例外的に副業規模の給与所得であれば普通徴収を可能**としていることがありますので，ご自身で事前に調べておくようにしましょう。

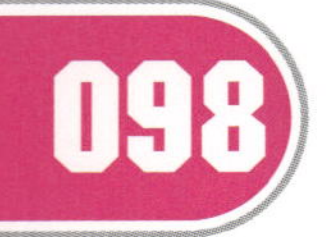

098 薬剤師の副業は医療の延長線上にあるのがベスト！

薬剤師の副業のすゝめ

最初に釘を打つようですが，副業を始めるにしても絶対に本業が疎かになってはいけません。副業はあくまで本業があってこその「副」の位置づけです。本業で確固たるポジションが築けていれば転職もできます。安定性のある本業を疎かにしてしまい，副業も上手くいかず，リストラされたらまったく意味がありませんよね。本業は本気で取り組み，そのうえで時間を有効活用して効率的に副業に取り組みましょう。副業で収益化ができると本業にも余裕ができるため，よい相乗効果が生まれます。

Key

私の場合，もちろん収入UPも目的の一つだけど，それ以外の理由もあるんだ。以下にあげてみたよ。

- 本業では経験できないスキル習得・知識向上。
- 副業で得たスキル・知識を本業に活かしたい。
- リストラされたときに，他の選択肢を残したい。

SECTION 086～088で紹介のとおり，私は木元氏の事業に誘われて，新薬を紹介するブログ「新薬情報オンライン」や，FP資格を活かした「メディカルタックス」などを立ち上げました。今ではブログの月間アクセス数も伸び，関連する書籍『新薬情報オフライン（金芳堂)』や本書の出版にも結びついています。

どれも副業をしていないと出会うことがなかった光景です。私自身，最初は何のバックグラウンドもなく，稼ぎ方も知らず，ただ単に「薬の作用機序が好き」，「知識をアウトプットして整理したい」という思いから始めただけでした。

ぜひ，今お読みのあなたも「好きなこと」や「得意なこと」，「やりたいこと」を副業として取り組んでみませんか？

医療系の副業がおススメな理由

医療と副業は相性がよく，専門職なだけあって，一般的な給与所得系の副業よりも高時給です。雑所得・事業所得系の副業の代表例であるメディカルライターでも，通常のライター文字単価（0.1～2円/文字）の数倍が相場です。また，医療系の副業の場合，本業に還元することも容易なため，**本業×副業のサイクルを上手く回す**ことが可能です。したがって，医療系であなたの「好きなこと」や「得意なこと」，「本業以外で実現したいこと」を探すのが得策でしょう。具体例はSECTION 100～106で紹介していますのでご参考にしてみてください♪ もちろん，稼ぐことよりも楽しむことに重きを置くのであれば，医療とは関係のない趣味の副業もよいと思いますよ。

また，薬剤師以外に専門的な資格・スキルがあれば組みあわせて行うのもOKです。TOEICが高得点なら，外国人向けのOTC医薬品解説や，薬局で聞かれる英会話フレーズの解説なども需要があると思います。私のSNSの友人のNorikoさん（P.173 コラム）は，英語と薬剤師を掛けあわせた書籍『これなら身につく！薬局英会話最短トレーニング（じほう）』を出版されています。アイデア次第で可能性は無限大！

「自分は薬剤師以外に何もない」という方でも，調剤薬局やドラッグストアのアルバイト・派遣の副業であれば始めやすいと思います。また，薬剤師業務のなかで困ったこと，助かったこと，役に立ったこと，おススメの本，などの情報は他の薬剤師もほしがっているため，ブログ・SNSで発信すると非常に価値があり，収益化の可能性も高いです。副業は，「自分にはできない」と思うのではなく，「**まずやってみよう**」の精神が大事です。小さな副業からでもいいので，初めの一歩（図）をぜひ踏み出してみてください。

好きなことや得意なことと医療を掛けあわせた副業

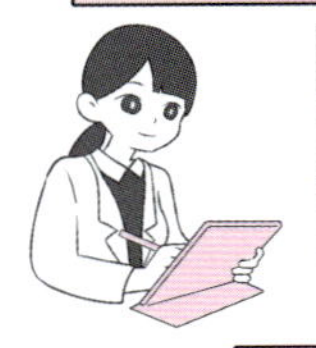

イラスト作成
動画作成
ライティング
× 医療

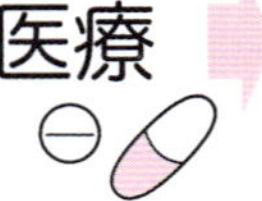

ココナラ,SKIMA
ランサーズ
クラウドワークス
などで受注しやすい

薬剤師としての副業

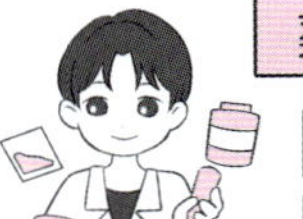

1日限りの単発派遣薬剤師
週末のアルバイト薬剤師

はじめやすく,稼ぎやすい

最初は稼げなくてもよいので,とにかくチャレンジしてみて
「自分で稼ぐ」ことを体験し,試行錯誤を重ねることが大切

図　薬剤師の副業の第一歩の例

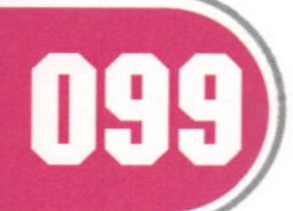

薬剤師は騙されやすいので，怪しい副業には手を出すな

楽に稼げる副業は存在しない

薬剤師とはいえ，最初から副業で楽に稼ぐことは困難です。給与所得系の副業であっても体力と頭を使って稼ぐ必要がありますし，雑所得・事業所得系の副業は数か月間報酬ゼロなんてことも日常茶飯事です。そんなとき，インターネットやSNS，電話勧誘でこんなものを見つけたら，どうでしょうか？

「初期投資不要！ 1日10分の簡単作業で月収100万円！」

「年商500万円を生み出す副業ノウハウが期間限定5万円」

「少額投資でも利回り30％以上保証！　ゼロからはじめる不動産投資」

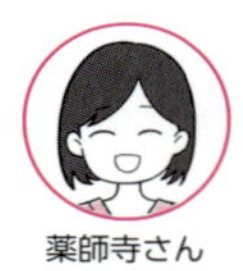

わぁ！ 副業ですぐに稼げるんだ！ 早速申し込んでみよう！

ちょっと待った！ こんなものはすべて嘘だよ！
まったく稼げないし，稼げるのは主催者側だけなんだ。

最近では，副業を題材にした高額な情報商材*が多数存在していますが，そこから稼げた人をほとんど見たことがありません。令和元年版の消費者白書によると，情報商材による相談は2013年には841件でしたが，2018年には10倍以上の8,787件と急増しました。また，同白書令和5年版では，20歳代の情報商材や副業を含む「もうけ話関連」や「賃貸アパート」の相談が上位を占めています。不動産投資の電話も職場によくかかってきますよね？ あんなのをまともに聞いてはいけません。すぐに電話を切りましょう。もちろん不動産投資はしっかりと物件を見極めれば稼げます。でも，営業電話の不動産は99％稼げません。

* インターネットなどで販売される，副業・投資やギャンブルで大金を稼げるとするマニュアルなどを指す。一部の商材においては，実際には大金を稼ぐための具体的なノウハウは記載されておらず，さらに高額な契約を勧誘するためのツールとなっているものもみられる。

なぜ薬剤師は騙されやすいのか

通常，一定以上の社会常識やお金・投資の知識があれば上記のような怪しい副業詐欺に騙されることはほぼありません。しかし，薬剤師は学生時代にお金に関する一切のことを学んでいないのです。お金に対しての知識が乏しい状態で社会に出て，一般のサラリーマンよりも収入が多い薬剤師はすぐに騙されます（図）。いいカモです。騙されないよう，すべての薬剤師は若いうちから社会常識やお金に関する知識を身につけておいてほしいですね。具体的な金融トラブルについては，CHAPTER 10で解説しています。

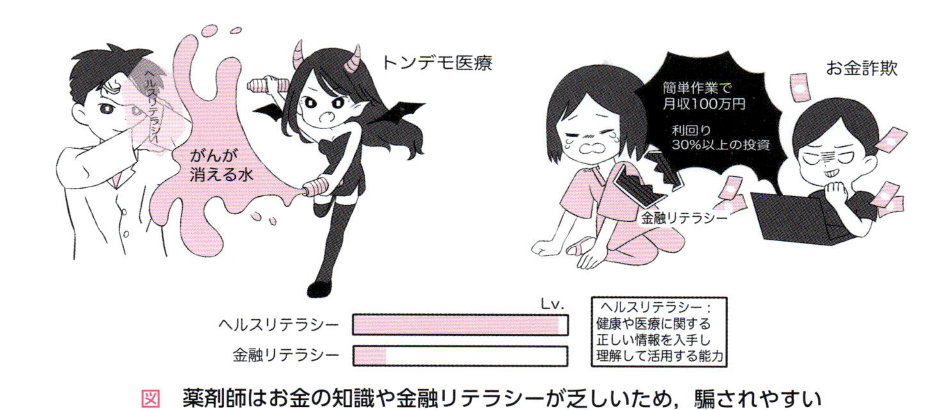

図　薬剤師はお金の知識や金融リテラシーが乏しいため，騙されやすい

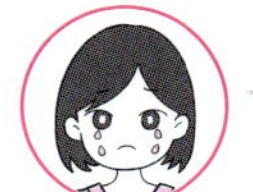

薬師寺さん：簡単に稼げる副業なんてないんですね…。
残念だけど，覚えておきます！

Key：まぁ，本書を買ってくれたあなただけには特別価格５万円で月収100万円稼げる副業を教えてもいいよ！←(騙されないでね！嘘だよ！)

One Point　著者達の副業

【木元の副業】私は元予備校講師でしたので，転職してからも薬学部の学生さんを対象としたオンライン家庭教師（完全テレワーク）を副業として行っていました。時給は内緒ですが，通常の家庭教師よりも相場は高めです。講義の準備などは大変ですが，やりがいもあり，最高で月に35万円を稼ぐこともできました（事業所得）。

【よーてんの副業】私は薬剤師ではなく税理士ですが，Xで税務のことを日々発信することで，個人事業主や法人様と顧問契約を締結する機会をいただき，今では事務所全体の約３割がSNS経由の顧問先です。私の場合，副業とは少し違うかもしれませんが，本業の延長線上にあるものだと収益化しやすいのかもしれませんね。

100

具体的な副業1

給与所得系 アルバイト・派遣

薬剤師の資格と本業の職場の許可さえあれば，給与所得系の副業はすぐにでも始めることが可能です。薬剤師の給与所得系の副業は「アルバイト」と「派遣」が代表例です。薬剤師なら時給相場は1,500～3,500円と高収入も目指せるため，労働環境と収入の安定性は抜群です！ 調剤経験がある場合，保険薬局や調剤併設ドラッグストアならすぐにでも働くことが可能でしょう。

また，派遣なら１日限りの単発で高時給な求人も存在しています。私が見かけた求人では，都内で時給5,500円のものもありました。１回８時間勤務で，月に２回入るだけで88,000円の月収ですので，副業としては十分ですよね。

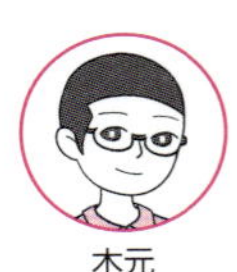

木元

新型コロナウイルス感染症のパンデミック時には派遣求人は激減していましたが，今では都市部・地方ともに求人数は回復してきています。

これらの副業で得た知識・経験は本業に還元することも可能ですので，本業のキャリアアップにも役立ちます。ただし，労働集約型のため，稼げる額には限度があることに注意が必要です。

◆副業の例<アルバイト・派遣での薬剤師業務>

初期費用	0円	収　入	時給1,500～3,500円 月２万～５万円	難易度	低

○ メリット

いずれも雇用関係にあるため，薬剤師賠償責任保険はほぼほぼ完備されています。多くの場合，シフト制のため，好きな時間・空き時間に働くことが可能です。派遣なら短期・単発もあるため，よりさまざまな働き方ができます。
店舗を変えれば本業以外の診療科も多く経験ができるため，薬剤師の職能の幅を広げるためにも最適！

✖ デメリット

時間と体力を使って稼ぐため，稼げる額には上限があります。また，年齢とともに体力は衰えるため，ずっと数十年も継続することは無理です。場合によっては在宅医療業務を行ったり，他店舗の応援に行ったりすることもあります。

どんな人に向いている？

- ☞ 薬剤師としてとりあえず副業を始めてみたい人
- ☞ 本業以外の経験（例：OTC，別の診療科）をしたい人
- ☞ 短時間でとにかく現金を稼ぎたい人（短期的なお金目的）
- ☞ 雑所得・事業所得に向けた資金調達や，投資資金調達がしたい人

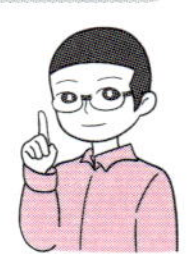

101 具体的な副業② 雑所得・事業所得系　一覧表

雑所得・事業所得系の副業には**労働集約型**と**知識集約型**の２種類があります（表）。同じような内容でもアイデア次第でどちらにもなり得るため，まずは労働集約型でお金の稼ぎ方を学び，徐々に知識集約型に移行していくとよいですね。

表　雑所得・事業所得系の主な副業一覧

副業の例	労働集約型	知識集約型
メディカルライター，イラストレーター	記事・イラスト作成の請負	自身のブログで情報発信 医療系ライター・イラストレイターの組織化 イラスト販売のプラットフォーム運営
薬学生向け家庭教師	講師として講義実施	専用スクールの設立 マッチングビジネス
動画配信	動画作成の請負	ご自身のYouTubeチャンネルで発信 医療系動画クリエイターの組織化
医療本の出版	自費出版や持ち込み出版	出版コンサルタント
ブログ運営	ー （ブログは自分のもののため知識集約型）	アフィリエイト・マッチングビジネス 広告宣伝収入・企業広告タイアップ
講演	講演の講師として実施	講演の運営側 講師派遣 システムの設立
SNS情報発信	ー （基本，収入にはならない）	企業広告タイアップ，商品販売
フリーランス薬剤師	業務委託契約によって調剤薬局で働く	薬局経営のコンサル フリーランスと薬局のマッチングビジネス

SECTION 098では，「好きなこと」や「得意なこと」で小さな副業からスタートしましょう，という話をしました。表とともに具体例をあげるとこんな感じです。

- 本を読むことや薬・診療報酬の勉強が好き⇒情報発信ブログを始める
- 文字を書くのが好き⇒医療系の記事（例：サプリ，飲みあわせ，健康，病気などなど）を執筆。出版もできる
- イラスト・デザインが得意⇒医療系のアイコン作成や病態のイラスト作成
- 人に教えるのが好き ⇒ 薬学生向けの家庭教師や，薬の解説YouTube

具体的な副業③

102 雑所得・事業所得系 メディカルライター&ブログ運営

ここからは具体的な副業について，いくつか紹介していきます。まずは，SECTION 101 表のなかでも比較的始めやすく，労働・知識集約型のどちらにもなる可能性を秘めているメディカルライター（+ブログ運営）です。

理由は，あなたの**医療に関する知識・経験が活かしやすい点**と，**需要があり高収入**である点です。最近ではクラウドソーシングサービス（例：ランサーズ，クラウドワークス）を利用すれば，個人であっても比較的簡単に仕事の受注が可能です。初めてライティングする際には文字単価は低めですが，徐々に経験とスキルがついていけば文字単価は上昇します。

Key

文字を書くのが好きな人なら，よりおススメできる副業だよ。
ただし，すぐに収益化ができるわけではないので，根気強く長く続ける必要があるかな。

◆副業の例<メディカルライター>

初期費用	数千～数万円	収入	月数千～5万円（経験による）	難易度	中

O メリット
クラウドソーシングサービスを利用すれば初心者でも気軽に始められます。また，報酬は雑所得（事業に該当すれば事業所得）のため，職場が副業禁止であっても問題になりにくいです。知識・経験・スキルがつけば文字単価は3～5円と大幅なUPも期待できます。さらに，ご自身のブログ運営につなげたり，ライターの組織化を行うことで知識集約型ビジネスへの展開も可能です。

✖ デメリット
まったくの初心者が始める場合，文字単価は0.1～1円が相場なため，1年ほどはあまり収入が期待できません。文章を書くのが好きでないと正直つらいです。最近では医療系ライターも多く参入してきているため，しっかりと考えながら他との差別化を行う必要があります。

どんな人に向いている？

- ☞ 文字を書くのが好きな人
- ☞ 自分の知識や経験を文字として情報発信したい人
- ☞ ゆくゆくは自分のブログを運営してみたいと思っている人

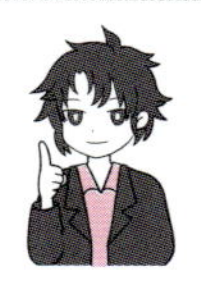

メディカルライターは労働集約型ですが，経験とスキルを積めば知識集約型のブログ運営にシフトできる可能性もあります。ブログで収入を得るにはアフィリエイトが有名ですが，実はそれ以外にもいろいろと波及効果があります。

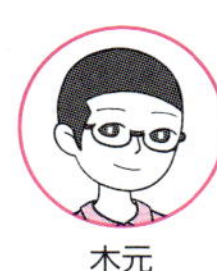
木元

実際に私たちのブログで収入を得ている主なパターンは以下のとおりです。

① アフィリエイト収入：登録や商品購入によって収入が発生
② 企業広告収入：企業広告を掲載することで，月額の固定広告収入
③ マッチング収入：求人募集などでのマッチングによる広告収入
④ 出版印税：ブログを通じた出版企画による印税収入
⑤ ライター収入：ブログを通じたメディカルライターの依頼による収入

上記，①～③の合計収益の年次推移は購入者特典に掲載していますが，実は最初の５年間はまったく稼ぐことができず，赤字の年もありました。結果論ですが，諦めずに５年以上継続することで収益は飛躍的に伸びています。もちろん試行錯誤や苦労も多々ありましたが，夢があると思いませんか？

薬剤師は勉強熱心な方が多い一方で，なかなかアウトプットする場がありません。そんな場合にはアウトプットする場としてライター・ブログ・YouTubeなどを検討してみてはいかがでしょうか。本業にもきっと役立つはずです。

◆副業の例＜ブログ運営（アフィリエイト・広告収入）＞

初期費用 維持費用	数千～数万円 月２千～５千円	収　入	月０～50万円	難易度	中～高

○ メリット
維持費用が月数千円程度と金銭的なリスクが少なく，始めやすい副業です。一度記事を書けば，その後は手を動かさなくても継続して収入が得られる可能性もあります。ご自身の本業で苦労したことや過去の失敗談と解決策などは一般の薬剤師も情報を求めているため，集客や収益化につながりやすいです。隙間時間にできるため，日々多忙な薬剤師にも向いています。SNSとの相性がよいため，積極的にSNSで情報発信もしていきましょう。

✖ デメリット
はっきりいって，５年間くらいはほぼ稼げません。集客と収益化はブログの内容に大きく左右されるため，間違った方向性で記事を書き続けると，１円もお金にならないのです。方向性が合っていたとしても，１年で収益化できることは稀でしょう。試行錯誤しながら，３～５年くらいかけて根気強く継続することで収益につながる可能性があります。

どんな人に向いている？

- ☞ 文字を書くのが好きで，稼げなくても継続できる意思のある人
- ☞ XやInstagramなどで1,000人以上のフォロワーがいる人（情報発信力があるため，ブログでも稼ぎやすい）
- ☞ 知識集約型の副業にチャレンジしてみたい人

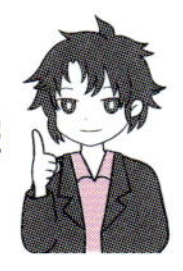

具体的な副業4

103 雑所得・事業所得系 出版　其の壱

出版には**電子書籍（Kindle出版など）**と，紙ベースの出版**（自費出版，商業出版）**があります。それぞれ特徴が異なり，自分が何を狙いたいのか？ で，どちらを目指すのかも変わってきます！

電子書籍

①出版までのハードルが低い，**②印税率が高い**というのが，電子書籍（特に**Kindle出版**）の特徴でしょう。

Kindle出版は「出版したい‼」と思えば実現可能です。さらに「ペーパーバック」といって，Kindle書籍として作成したものを，紙書籍としてAmazonで販売することも可能です。自宅で在庫を抱えるわけでもなく，印税率は（コストを差し引いて）60％と非常に高いので，**低リスクで高い利益が期待できます。**直近では，タイガー薬剤師さん（P.74 コラム），ヒューズさん（P.183 コラム）がKindle出版にてAmazonベストセラーを獲得しています。

デメリットとして，書店での取り扱いがないためPRはご自身で行う必要があること，出版までのハードルが低いので後述する商業出版に比べると権威性がやや得られにくいことがあげられます。上記のお二人のようなベストセラーを狙うなら，書籍の発売前からSNSのフォロワー数を増やし，あらかじめ影響力をつけておくとよいでしょう。

紙書籍での出版

紙ベースの出版には，**自費出版**（著者が費用を工面して出版社から出版。商業出版に比べて売れた場合の収益率は高め）と**商業出版**（著者にかかる費用はゼロ。費用は出版社が工面してくれる）の２パターンがあります。ただし，Kindle出版のペーパーバックの登場で，自費出版を選ぶメリットは少なくなりつつあります。多少の費用がかかっても，「大きなビジネスのPRをしたい」，「綺麗な書籍を作りたい」ということであれば自費出版を狙うのもありですね。

商業出版の場合は，著者側にコストがかかりません。しかし，得られる印税率は多くても10％程度と，相当数の売り上げがなければ，**収益面でのメリットは得られません。**ただし…！ 商業出版を実現できると「●●の本の△△先生」のように，認知度や信頼性は抜群に上がります。

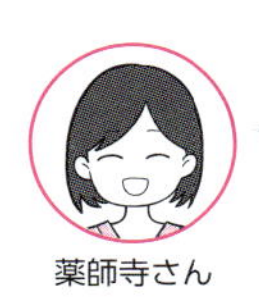

出版経験のあるSNSの薬剤師の先生方は，何だか信頼できます。
あ，木元先生のことも信頼していますよ（笑）。

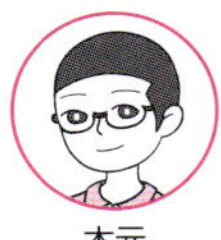

安心しました（笑）。一つ出版するとどんどん広がっていく印象です。

商業出版が実現しやすい企画内容

出版の実現や売り上げを考えたときに，どのような内容で練るとよいか…ですが，有効なのは，競合がひしめく**「レッドオーシャン」**の企画です。Kindle出版や自費出版は，企画を進めるか否かの決定権をすべてご自身でもちますので，これから紹介する考え方は，**商業出版を狙う際に必要**となります。ビジネス用語で，まだ開拓されていない領域を「ブルーオーシャン」といい，先駆者となることで大きな利益を上げることをブルーオーシャン戦略といいますよね。一般的にビジネスでは，ブルーオーシャンが良いとされています。

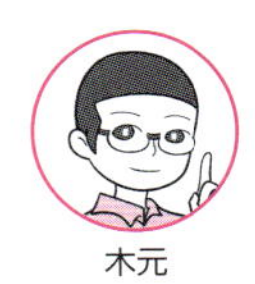

出版の場合は真逆です！

すでにたくさんの本が出版されている領域「レッドオーシャン」こそ，多くのニーズがあると考えられ，出版は実現しやすいのです。「まだ，誰も目をつけていないジャンルの，画期的な本にするぜ‼」と思っても，誰にもまだ目をつけられていないのは「ニーズがない」ことの表れとも考えられるのです。ただ，**類書と差別化**ができなければ，本当に必要とされる書籍にはなり得ません。

ヒット書籍の方程式は，

レッドオーシャン×明確なコンセプト

です。実は，本書『薬剤師のためのお金の強化書』も，方程式に則った作りなんですよ。

お金（レッドオーシャン）×薬剤師（明確なコンセプト）

SECTION 090にて，拙著『薬単』が大学受験の際の英単語帳がモデルであることをお伝えしましたが，これも出版の方程式に当てはまっていますよ！

英単語帳（レッドオーシャン）×薬剤師国家試験（明確なコンセプト）

具体的な副業4

104 雑所得・事業所得系 出版　其の弐

本SECTIONでは，一般的にハードルが高いといわれている「商業出版」を実現するための具体的なアプローチ方法をお伝えします。また，副業における出版の特徴については次ページにまとめましたので，ご参考にしてみてください。

コンサルタントへ依頼

手っ取り早いのが「商業出版のコンサルタント」への依頼です。このコンサルタントは，出版企画への助言や，コネクションのある出版社への企画の持ち込みを手伝ってくれます。ただ，それなりの費用（相場は数十万円）がかかります。

共同出版を持ちかける

「受けそうなアイデアも，本を一冊書き上げる根性もある…でも，私自身の知名度に自信がない」，そんな方もいらっしゃると思います（例：Webライターなど）。で，あれば，ご自身と方向性や波長の合う，出版経験のあるインフルエンサーに，DMで**共同出版**をもちかけるのもよいでしょう。出版経験があれば，編集者の方に簡単に企画の提案ができます。ただし，執筆内容や執筆ペース，印税率の配分などでトラブルに発展するケースもありますので，こうした点は肝に銘じておきましょう。

自力をつけて自分で企画を送付する

最後に，時間はかかるのですが，他人の手を借りずに自力で出版する方法もあります。おススメは，**ブログ**と**SNS**を用いた二刀流での仕込みです。アクセス数やフォロワー数は，多いに越したことはありませんが，極端に少なくなければ大丈夫です。Kindleで出版実績を作っておくのもよいと思います。

なぜ，ブログやSNSが商業出版に有利に働くかというと，「文章力」と「継続力」の証明になるからです。出版社としての最大のリスクは**「企画は通ったものの原稿が仕上がらない」**ことです。少なくとも1年ほどブログが継続できていれば，出版社サイドからみて，一つの安心材料になります。

あなた自身のPR力が発展途上でも，下地となるブログやSNSがあれば，企画を送った際，出版社の方に企画内容に目を通してもらえる確率は上がりますよ！

ちなみに，SNSのフォロワー数が多ければ，それだけで出版の話が舞い込むか？

というと，そうでもありません。フォロワー数が５万人超でも，出版のオファーがないこともしばしばです。絶対に出版したい！ 本の内容にこだわりたい！ …そんな想いがあるのなら，自分から動いて，出版社へアプローチするのがベストです。

出版社へのファーストコンタクトで私は，

（1）自己紹介（ブログやSNSのリンクとともに）
（2）出したい本の内容（１～２行におさまるくらい）
（3）なぜその出版社なのか？（提案している本と，その出版社の過去の出版物との相性など）

を出版社HPの問い合わせフォームに送ります。返信があれば，担当者とすり合わせを行い，詳細な企画書の作成，提出と進めていきます。問い合わせから返信までの期間は10日程度のことが多いです。20日経っても返信がなければ，他の出版社にアプローチするとよいでしょう。

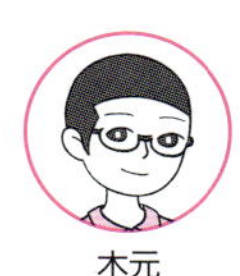
木元

出版したいアイデアはあるけれど具体的に何をすればよいのかわからない！ という方に，ぜひ実践していただければと思います。
また，出版を検討する際には児島さん（P.122 コラム）の考え方も参考にしてくださいね。

◆副業の例＜出版＞

初期費用	0～数十万円	収　入	月数千～５万円（印税）	難易度	中～高

○ メリット
売れ行きが好調なら印税収入が継続的に発生します。最近では格安で自費出版ができたり，Kindleで無料出版ができたりと，参入障壁が下がっています。商業出版なら，出版企画を出版社に持ち込み，企画が通過すれば初期費用０円で出版を行うことも可能！ しかもプロモーションは出版社が行ってくれます。自ら出版しなくても出版コンサルなどを行えば，完全な知識集約型ビジネスとすることも可能です。

✖ デメリット
世の中には多種多様な本が存在しているため，「売れる本」を出版しない限り，印税は発生しません。「こんな本があったらいいな」や「皆苦労しそうなコレを本にしよう」といったアイデアが豊富でないと，困難かもしれません。また，執筆作業には莫大な時間と労力を費やすため，時給換算すると薬剤師のバイトのほうが稼げる場合もあります。

どんな人に向いている？

- ☞ 出版に興味がある人
- ☞ アイデアが豊富で次々に本のイメージが湧く人
- ☞ コツコツと執筆作業を進めるのが得意な人

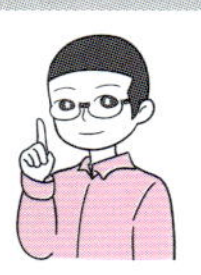

具体的な副業5

105 雑所得・事業所得系 動画編集・配信，オンライン家庭教師

動画編集・配信やオンライン家庭教師については詳細を割愛しますが，以下に概要をまとめました。ご参考にしてもらえれば嬉しいです。

◆副業の例＜動画編集・配信＞

初期費用	数千～数万円	収　入	月０～50万円	難易度	中～高

○ メリット
動画編集は需要が高く，特に医療に特化したものは少ないため高単価です。クラウドソーシングサービスから受注することが可能です。最初は無料ソフトで編集も可能ですが，軌道に乗り始めれば有料の高機能ソフトが必要になる場合もあります。編集は労働集約型ですが，ご自身の動画チャンネル（YouTubeなど）で配信を行えば，手を動かさなくても継続して収入が得られる知識集約型に移行できる可能性もあります。ブログと同じく，SNSとの相性がよいため，積極的にSNSで情報発信もしていきましょう。

✖ デメリット
動画編集はクオリティがシビアなため，より高品質なものが常に求められます。自らスキルアップしてよりよいものを作り出していかないと安定した収入が得られません。また，動画配信も収益化の障壁が高いため，１～３年は収入がないことも覚悟する必要があります。

どんな人に向いている？

- ☞ 動画編集が好きな人
- ☞ 動画を自ら配信して収入を得たい人
- ☞ クリエイティブな発想が得意な人

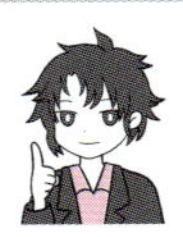

◆副業の例＜オンライン家庭教師＞

初期費用	数千円	収　入	時給3,000～5,000円	難易度	中

○ メリット
すべてテレワークで実施可能で高収入が期待できます。多くの場合，薬学生を対象とした家庭教師紹介業者に登録し，生徒を受けもちます。講師業の経験があればなおよし。生徒の進級・国家試験合格の喜びを分かち合えるのは貴重な経験です。実施時間帯は夜遅めが多いため，日中に本業があっても問題ありません。人気講師となれば，自らがスクールを立ち上げて組織化することも可能！

✖ デメリット
生徒一人ひとりに応じた講義が求められるため，慣れるまでは準備に多大な労力・負担がかかります。また，準備時間は収入が発生しません。紹介業者によっては「講師業経験者のみ」と制限がある場合も。講師の世界はシビアなため，評判がつきまといます。不評であった場合，次からの仕事につながらないリスクも考慮しなければなりません。

どんな人に向いている？

- ☞ 人に教えるのが得意・人前で話すのが得意な人
- ☞ 講師の経験がある人
- ☞ 薬学生のためになりたい人

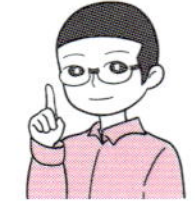

具体的な副業6

106 雑所得・事業所得系 フリーランス薬剤師

具体例の最後は「フリーランス薬剤師」です。派遣薬剤師の場合，薬剤師は派遣会社と「雇用関係」がありますが，フリーランス薬剤師は薬局と直接「**業務委託契約**」を結んで業務を遂行する働き方です。

派遣会社を仲介しない分，**派遣よりも時給が高い**といったメリットがあります。また，薬局との契約次第では，週に１回のみや，月に数回など，**副業として自由な働き方**をすることも可能です。

一方，雇用関係にないため，社会保険（雇用保険や厚生年金保険など）や有給休暇の対象外です。薬局からの指示命令を受けずにご自身の裁量で委託業務を遂行する必要がありますので，強い責任感とともに，薬剤師としてのスキル・経験が求められます。

◆副業の例＜フリーランス薬剤師＞

初期費用	数千～数万円	収　入	時給3,000～4,500円 月５～10万円	難易度	低～中

○ メリット
薬局と直接業務委託契約を締結して調剤業務を行います。一般的に，派遣薬剤師よりも高時給な傾向です。雇用関係にないため自由な働き方が可能で，他の副業との併用も可能！ 収入は雑所得か事業所得ですが，ともに関係する費用（例：交通費，賠償責任保険料，自己研鑽費，認定薬剤師取得費，学会参加費など）は経費計上が可能です。ただし，経費として認められるかどうかは個別に判断されるため，必ず税理士・税務署にご確認ください。

✖ デメリット
基本は労働集約型のため，働かないと稼ぐことはできません（コンサルやマッチングで知識集約型も可）。また，雇用関係にないため，社会保険や有給休暇は対象外です。即戦力が求められるため，調剤・在宅医療業務の経験豊富な方が優遇されます。

どんな人に向いている？

- ☞ 調剤・在宅業務の経験が豊富で，苦にならない人
- ☞ 薬剤師としての知識・スキル・職能の幅を広げたい人
- ☞ 将来，自分の事業をもちたい人（例：薬局開業など）

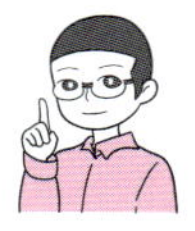

詳しくはメディカルタックスで解説しています。

◆メディカルタックス

フリーランス薬剤師の働き方

https://passmed.co.jp/setsuzei/freelance-pharmacist

107 副業における経費と社会保険料の考え方

給与所得系の副業の経費

アルバイトや派遣薬剤師の副業において，経費計上は一切不可です。その代わり，本業の給与収入と合算して「給与所得控除」が適用できます（SECTION 023）。サラリーマン専用のみなし経費の位置づけでしたね。注意点として，給与所得系の副業を増やし過ぎてしまうと，副業先で社会保険に加入しなければならず，**社会保険料が上がってしまいます**（SECTION 026）。

雑所得・事業所得系の副業の経費

雑所得・事業所得系の副業の場合，「収入－必要経費＝所得（雑所得or事業所得)」です。つまり，収入を得るために必要となった経費を差し引くことが可能です。事業所得の場合，経費とは別に「**青色申告特別控除**」とよばれる最大**65万円分**の控除もありますので，さらにお得！ また，雑所得や事業所得には社会保険料がかかりません。（図１）

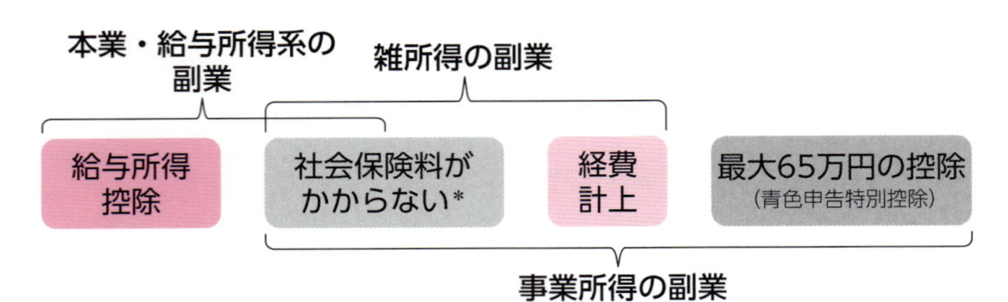

＊ 給与所得系の副業であっても，副業先で社会保険の加入条件を満たさない限り，社会保険料はかからない。雑所得・事業所得の副業については，本業の会社で社会保険に加入している場合，副業における社会保険料はかからない。

図１　所得別の副業の社会保険料と適用できる控除

経費計上可能なものは？

その収入・事業に関係しているものは，すべて経費計上が可能です。反対に，事業に関係のないものはすべて対象になりません。たとえば，あなたがメディカルライターの副業で収入を得ている場合の「書籍購入」を考えてみましょう。医療に関係する書籍（例：『薬単』，『治療薬ハンドブック』）は収入に関わっているため経費計上可能です。しかし，バトル漫画の単行本，車関係の本はどうでしょうか？ 単なる趣味・娯楽のため，収入には関わっていませんよね。したがって，同じ書籍であってもこれは経費計上不可です（図2）。事業に無関係のものを経費計上してしまうと脱税になってしまうため注意しましょう。

OK

◎ 打ちあわせの飲食代
◎ 事務用品・文具用品費
◎ 医療系の書籍購入費
◎ 外注費
◎ PC・OA機器購入費
◎ ドメイン・サーバー代
◎ 得意先への贈答品代
◎ 認定薬剤師維持のための単位取得費用
◎ 事業使用分の家賃・光熱費・通信費
◎ 広告宣伝費
◎ 本棚・机・テーブル購入費
◎ 薬剤師賠償責任保険料
◎ 学術総会参加費とそれに付随する交通費・宿泊費

× 事業に関係のない飲み会代や旅行代
× スーツ・洋服全般・靴・鞄の費用
× 健康増進のためのスポーツクラブ代
× 健康診断・人間ドック代
× プライベート使用の家賃・光熱費・通信費
× 自分・家族の生活費
× 自分・家族の生命保険料・社会保険料
× プライベートで使用する文具用品・書籍・PC・OA機器購入費

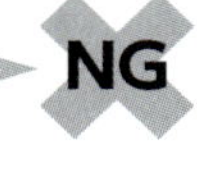

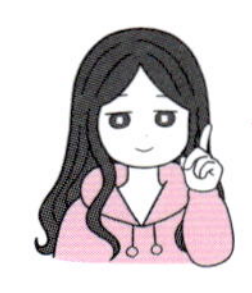

ポイントは，**その収入・事業に関係しているかどうか**です。
関係していないものを計上すると脱税行為になってしまいますよ！
プライベートと共用している場合には「按分」を利用しましょう。

上記はあくまで一例だよ。不安なら，税理士や税務署に相談するといいよ。私もよく相談にのってもらっているからね。

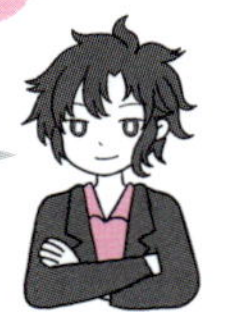

図2　雑所得・事業所得系の副業における経費の考え方（例）

プライベートと副業で共用しているもの，たとえば電気代，賃貸の家賃代，通信費（固定回線やスマホ代）などは，そのすべてを経費計上することはできません。この場合，使用率や使用時間，使用面積などを用いて「按分（あんぶん）」するとよいでしょう。80％はプライベート用，20％は副業用としておけば，20％分を副業の経費として計上することが可能です（図3）。経費として認められるかどうかや，按分の割合などは個別に判断されるため，税理士や税務署に相談してください。

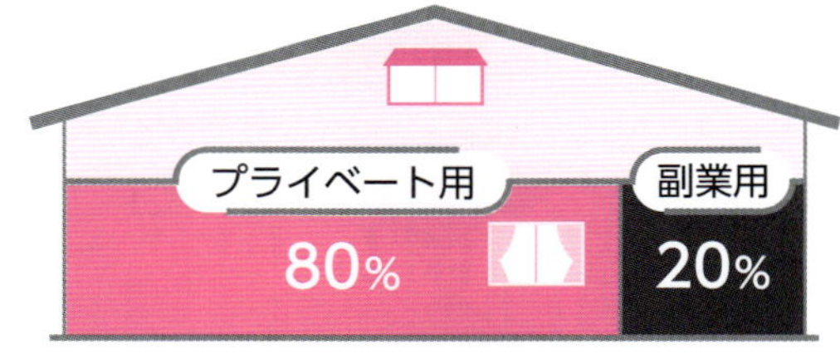

図3　プライベートと副業で共用している経費は按分する

108 本業＋副業（事業所得）は税制面で最もお得！

本業のみの場合には税制面で使えるものが給与所得控除しかなく，専業の個人事業主なら経費計上と最大65万円の青色申告特別控除しかありません。本業と副業を行うことで，給与にかかる給与所得控除と，副業の事業収入にかかる経費計上＋最大65万円の青色申告特別控除をともに適用させることが可能となり，税制上，最もお得です（図1）。

また，事業所得（雑所得も）なら社会保険料の算定に関係ありません（SECTION 107 図1）。社会保険料は給与収入（正式には標準報酬月額）にかかるためです。同じ年収500万円でも，給与のみなのか，給与＋副業なのかによってかなりの差が表れます。雑所得・事業所得系の副業は収益化の難易度がやや高いのですが，ぜひ，チャレンジしてみてください。まずは小規模・少額でもよいので，給与所得系の副業（SECTION 100）から少しずつ始めてみるところからですね。副業はあなたの人生をきっと明るくしてくれるはずです。

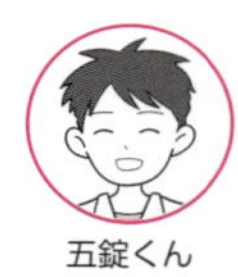
五錠くん

こ，こんな裏技みたいなことができるのですね！

制度をちゃんと理解していると，いろいろと良いことがあるんだよ～。

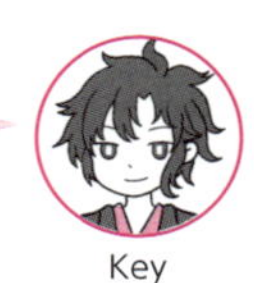
Key

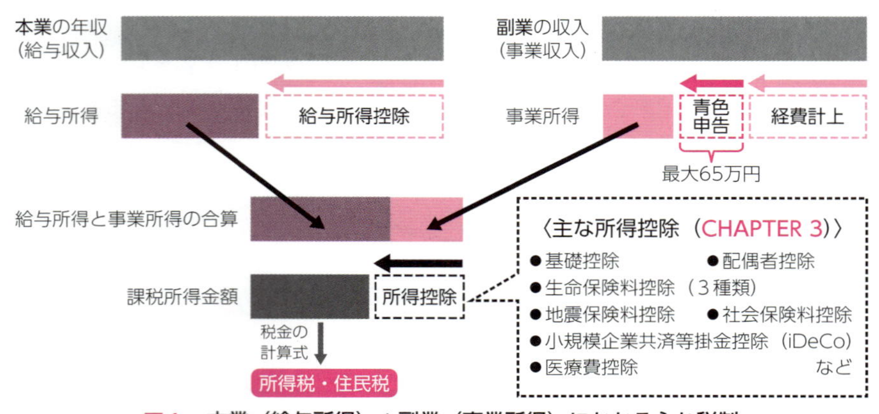

図1　本業（給与所得）＋副業（事業所得）にかかる主な税制

具体例をみていきましょう。以下は年収としては同じ500万円ですが，実際の手取り額は図２のとおり，Ｂさんのほうが23万円多いという結果です。

本業年収500万円のＡさんと，本業年収400万円＋副業事業収入100万円のＢさん。いずれも認定薬剤師維持のため，年間20万円の出費あり。

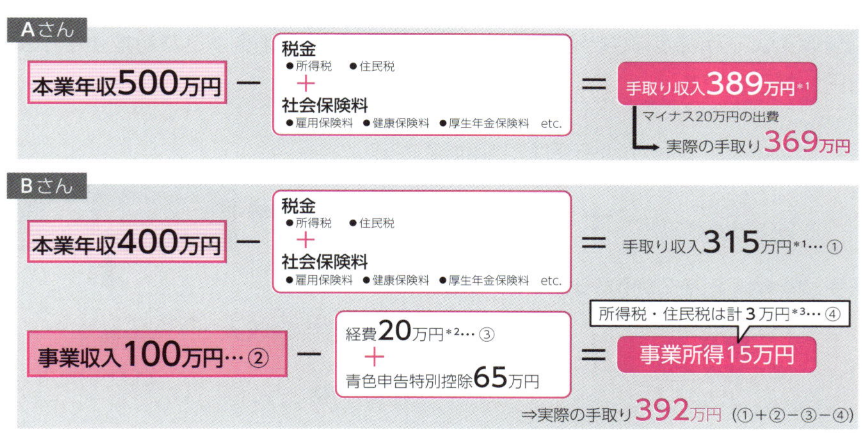

＊１ SECTION 016 表より。
＊２ 認定薬剤師の維持費用（20万円）以外の経費はないと仮定。
＊３ 所得税率10％＋住民税率10％と仮定。

図２ 本業のみの場合（Ａさん）と，本業＋事業収入の場合（Ｂさん）の手取り額の違い

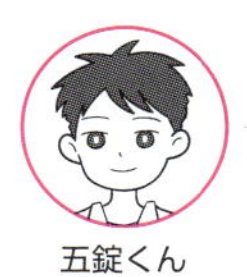
五錠くん

税制を理解して上手に活用するとこんなにも差が出るんですね。

Key

そうなんだ。認定薬剤師の維持費用を可処分所得（手取り収入）から出すのか，事業の経費とするかによって変わるし，青色申告特別控除は計算上65万円控除されるけど，実際に支払うわけではないからね。かなりお得になるよ！

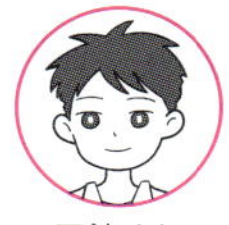
五錠くん

青色申告特別控除って響きがいいですよね～♪
私もチャレンジしてみます！

Key

実際にはＢさんの経費は認定薬剤師維持費用の20万円以外にもあると思うから，もう少し差が広がると思うよ。
ぜひ，チャレンジしてみてね！

109 副業の所得は確定申告が必要？ 不要？

副業の所得が年20万円を超えたら確定申告を検討

副業で何らかの収入・所得（給与所得，雑所得，事業所得）がある場合，確定申告の必要があります。ただ，本業がサラリーマン（給与）の場合，ある程度の副業収入までは確定申告が不要とされています。この基準は図のとおりで「**20万円**」が目安です。

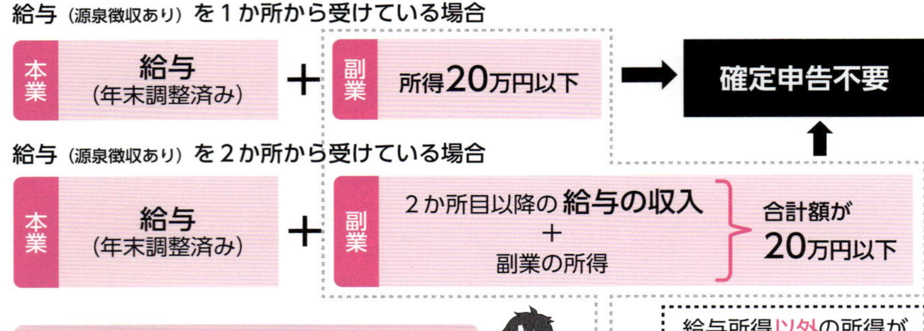

副業が給与所得のみ場合，住民税の申告は原則不要です。しかし，給与所得以外の所得がある場合には住民税の申告が必要です。

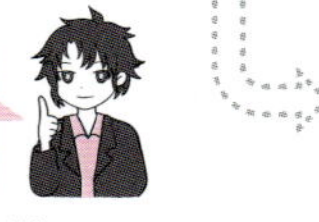

給与所得以外の所得がある場合，金額によらず住民税の申告が必要

※ 以下のいずれかに該当する場合は確定申告が必要（一部抜粋）。
- 給与の年間収入金額が2,000万円を超える人。
- 1か所から給与の支払を受けている人で，給与所得および退職所得以外の所得の金額の合計額が20万円を超える人。
- 2か所以上から給与の支払を受けている人のうち，給与の全部が源泉徴収の対象となる場合において，年末調整されなかった給与の収入金額と給与所得および退職所得以外の所得金額との合計額が20万円を超える人。

（国税庁HP：タックスアンサー（よくある税の質問）「No.1900 給与所得者で確定申告が必要な人」を参考に作成）

図　本業＋副業で確定申告が不要な例

副業としての雑所得や事業所得はあくまで「所得（収入－必要経費）」が基準のため，「収入」ではないことに注意が必要です。本業（給与）＋給与所得系の副業の場合，副業の給与は「収入」で計算し，他の所得（雑所得や事業所得）と合算して20万円以下かどうか判断します。

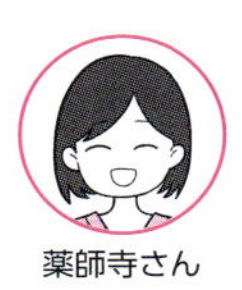
薬師寺さん

おー！ 20万円を超えない場合は何もしなくてもいいのですね。

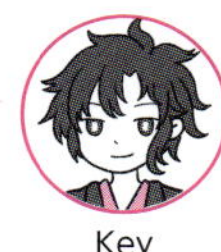
Key

何もしなくてもいいというわけでもないんだよ。
住民税はこのルールがないからねー。

住民税は申告不要制度がない

よく勘違いされている点として，図の確定申告不要制度は管轄が国税庁のため，「所得税」に関してのみです。**住民税については申告不要制度がない**ため，副業の所得が少しでもあるなら住民税の申告が必要です。住民税の申告書についてはお住まいの市役所や区役所に置いてありますので窓口で聞いてみましょう。ちなみに確定申告を行えば自動的に住民税の申告も行われます。

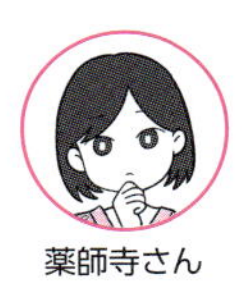
薬師寺さん

いろいろとややこしいんですねー。

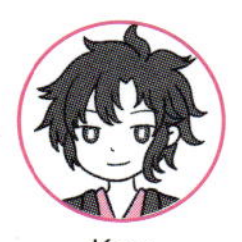
Key

ネットやSNSでは「副業20万円以下なら確定申告不要！」と書かれているケースは多いんだけど，住民税を考慮すると，副業の所得の大小にかかわらず確定申告しておいたほうが無難だと思っているよ。後述するけど，確定申告はそんなに大変じゃないからね〜。

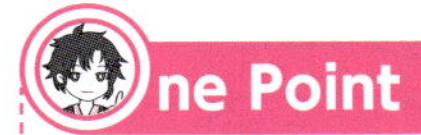

One Point　確定申告不要とならないケース

医療費控除（SECTION 041）や，初年度の住宅ローン控除（SECTION 044）を適用させる場合，確定申告が必須でした。このように確定申告がもともと必要な場合，副業の所得が20万円以下であっても確定申告不要制度は利用できません。だって，「住宅ローン控除は適用させて節税したい」，「副業の所得に関する税金は払いたくない」，なんて身勝手ですよね？ 医療費控除などとともに副業の所得（**金額によらず**）も必ず確定申告してください。ただ，医療費控除は節税効果が小さい場合もあるため，たとえば副業の雑所得が19万円くらいでしたら，医療費控除は適用させずに確定申告しないという選択肢もOKです。ただし，この場合でも雑所得19万円分の住民税の申告はお忘れなく。

110 副業の確定申告の実際

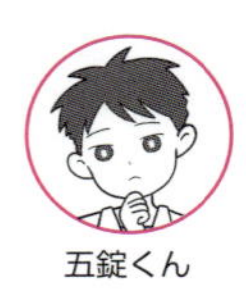

確定申告と聞くと「難しそう」,「自分では無理そう」,「面倒」といったネガティブな印象があります…。実際難しいんじゃないですか？

私も実際にやってみるまでそう思っていたよ（笑）。
でも，最近では国税庁HPから無料かつ簡単な入力画面だけで確定申告書を作成することも可能だからかなり簡単だよ！
副業別の確定申告難易度は図のような感じかな。

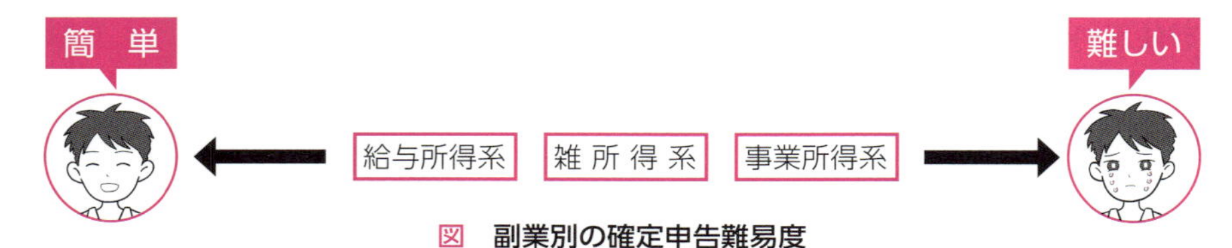

図　副業別の確定申告難易度

One Point　事業所得の確定申告は青色申告がおススメ

事業所得の確定申告には**白色申告**と**青色申告**がありますが，圧倒的にお得なのは**青色**です。青色申告特別控除は事業所得なら誰でも適用できるわけではなく，一定の条件があります（以下は主な条件）。

1．複式簿記で記帳し，貸借対照表と損益計算書を確定申告時に提出すること
2．確定申告は「電子申告（e-Tax）」で行うこと（または，電子帳簿保存）

難しそうに書いていますが，最近の会計ソフトは上記にすべて対応しているため，特に意識することなく青色申告で最大65万円の控除を適用しやすくなりました。あえて白色申告にするメリットは皆無ですね。

国税庁HPの「確定申告書等作成コーナー」にアクセスし，提出方法を４種類（e-Taxや印刷して提出など）から選択します。マイナンバーカードがあればe-Taxでの申請はかなり楽ですのでおススメです。少し進むと何の申告を行うのかが表示されますので，給与所得や雑所得の副業の場合は「所得税」，事業所得の副業の場合は「決算書・収支内訳書」を選択します。事業所得の場合，会計ソフトから直接確定申告ができるものもあるため，事前に確認してみてください。

本SECTIONでは具体的な手順は割愛しますが，用意しておくものなど，ざっくりと理解しておくべき事項について解説していきます！

給与所得系のみの副業の場合：源泉徴収票を用意

給与所得系（アルバイトや派遣）の副業を行った場合，雇用会社から必ず源泉徴収票がもらえます。副業が給与のみなら，源泉徴収票の「支払金額」の額が20万円を超えている場合に確定申告が必要です。確定申告は非常に簡単で，手元に本業・副業の源泉徴収票を用意してその内容を入力していくだけで完了します。

雑所得系のみの副業の場合：収支がわかるものを用意

雑所得系の副業を行った場合，「雑収入－経費＝雑所得」です。雑所得が20万円を超えているなら確定申告が必要です。この場合，手元には本業の源泉徴収票と，雑所得の収支内訳書（自作のエクセルでOK）を用意しましょう。実際には本業の源泉徴収票の内容と，雑収入の合計額，経費の合計額だけ入力して完了です。

ちなみに雑所得の確定申告の場合，収支内訳書*や収入の証明書，経費の領収書は提出不要ですが，税務調査などがあった際，すぐに提示できるように５年間の保管義務があります。

＊ 前々年度の雑収入が1,000万円を超えている場合，確定申告時に収支内訳書の添付が必要。

事業所得系の副業の場合：会計ソフトもしくは税理士に依頼

雑所得系の副業の金額が大きくなり，個人事業主として事業所得系の副業に移行した場合，国税庁HPだけで確定申告することはかなり困難です。青色申告なら複式簿記による帳簿や確定申告書・決算書の作成も必要のため，一から自分で行うと副業にも本業にも支障が出かねません。この場合，有料ですが，比較的安価かつ高機能なクラウド会計ソフト（例：マネーフォワード，freee，弥生会計など）を活用してください。銀行口座やクレジットカードと連携したり，経費の領収書・レシートを自動で取り込んだりと多機能で感覚的に複式簿記の記帳が可能です。

もし，クラウド会計ソフトでも不安があるようなら税理士に依頼するのも手です。顧問契約料は必要ですが，経費管理や複式簿記での記帳，確定申告書・決算書の作成から確定申告まですべて代行してくれます。

Key

税理士のよーてんに依頼してみるのもおススメだよ！
私もお世話になってるからね～。

煩雑な税務は私たち税理士にお任せください。あなたのビジネス・事業の発展にきっとお役に立てると思いますよ。

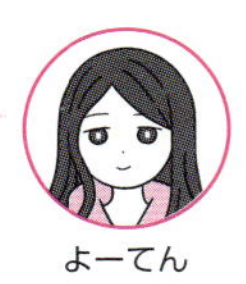

よーてん

Column

薬剤師の所属学会数や学術総会に関するお金の話アレコレ

日本には多くの医療系学術研究団体（学会）がありますが，薬剤師が所属している学会の数はどれくらいなのでしょうか？ また，各学会の学術総会（年会，学術大会などよび方はさまざま）への参加費用や交通費・宿泊費は職場から出してもらえるのか？ などなど，気になる話題について，今回，周りの病院・調剤薬局の薬剤師に聞いてみました！

所属学会数と年会費

まず，所属している学会数ですが，病院薬剤師では平均２～３学会でした。「日本病院薬剤師会」＋「都道府県の病院薬剤師会」にほぼほぼ強制加入が多い印象です。＋αで認定・専門薬剤師の関連する学会（例：日本医療薬学会，日本臨床腫瘍薬学会など）に所属している人もしばしばいます。年会費は基本，すべて自腹です。調剤薬局薬剤師は店舗規模や地域によってさまざまで，ゼロの人も多かったため平均１学会ほどでした。管理薬剤師や薬局長の場合，「日本薬剤師会」と「都道府県の薬剤師会」に加入していることが多く，セット加入のため年会費は２～３万円前後と高額です。薬局によっては日本薬剤師会の会費は会社負担OKとしていることもあるそうです。

学会の参加費は職場から出してもらえるのか!?

多くの病院・調剤薬局薬剤師は「NO」です。ほとんどの民間病院は学会参加費や交通費・宿泊費を出してくれません。中小の調剤薬局も同じです。ただ，大手の調剤薬局や，公的病院の一部，実習生受け入れ病院，一般研究費・治験委託費などで収入のある病院であれば，学会参加費・交通費・宿泊費の全部もしくは一部を負担してくれることもあります。「年○回まで」や「年○円まで」と制限があることがほとんどのため，職場に要確認ですね。学会は勉強とよい刺激になりますし，「明日から頑張ろう！」という気持ちにもなれるため，１年に１回は参加したいですね！ ご当地のお酒やご飯も楽しみ♪

交通費や宿泊費が自腹なら何とか安くしよう！

学会関連費用が自腹の場合，何とか交通費や宿泊費は安く抑えたいところ。東海道新幹線によく乗るなら「エクスプレス予約」が絶対にお得です。年会費は1,100円かかりますが，運賃がかなり安くなります。たとえば，東京－新大阪間の正規往復運賃は29,440円ですが，エクスプレス予約の早得21ワイドなら24,740円です（△4,700円）。また，飛行機を利用するなら格安航空会社（LCC）を利用しましょう。時期によりますが，羽田－新千歳間の往復運賃は２～３万円ほどです。宿泊費も楽天トラベルやじゃらんの早得プランを利用することで20～30％ほど安くなります。いろいろ駆使して何とか自腹出費を減らしていきましょう！

CHAPTER 8 稼ぐ②（副業） まとめ

- ☑ 薬剤師も副業の時代！ 波に乗り遅れないように今のうちから考えておこう。
- ☑ 好きなことや得意なことと医療を掛け合わせた副業を小規模から始めてみよう。
- ☑ 本業の給与所得控除と，副業の事業所得の経費計上＋青色申告特別控除が税制上は最もお得。
- ☑ 副業の所得が年間20万円を超えたら確定申告が必要。

副業って今の時代は大切なのかもしれませんね
会社が定年まで守ってくれる時代は終わったからねぇ・・・
今すぐにやらなくてもOKですが「自分には何ができそうか」は考えておいたほうがよいです
私は文章を書くのが好きなのでそっち方向かなぁ
僕は動画編集に興味があるので勉強してみます！
いい心がけだね！
ちなみに購入者特典として副業のアイデアを出すためのワークシートを用意しているよ！
ぜひダウンロードして活用してね
実は副業は税制面でも優遇がありますよ！
困ったら私など税理士に頼ってくださいね！
ブログ
薬剤師のための お金 の強化書

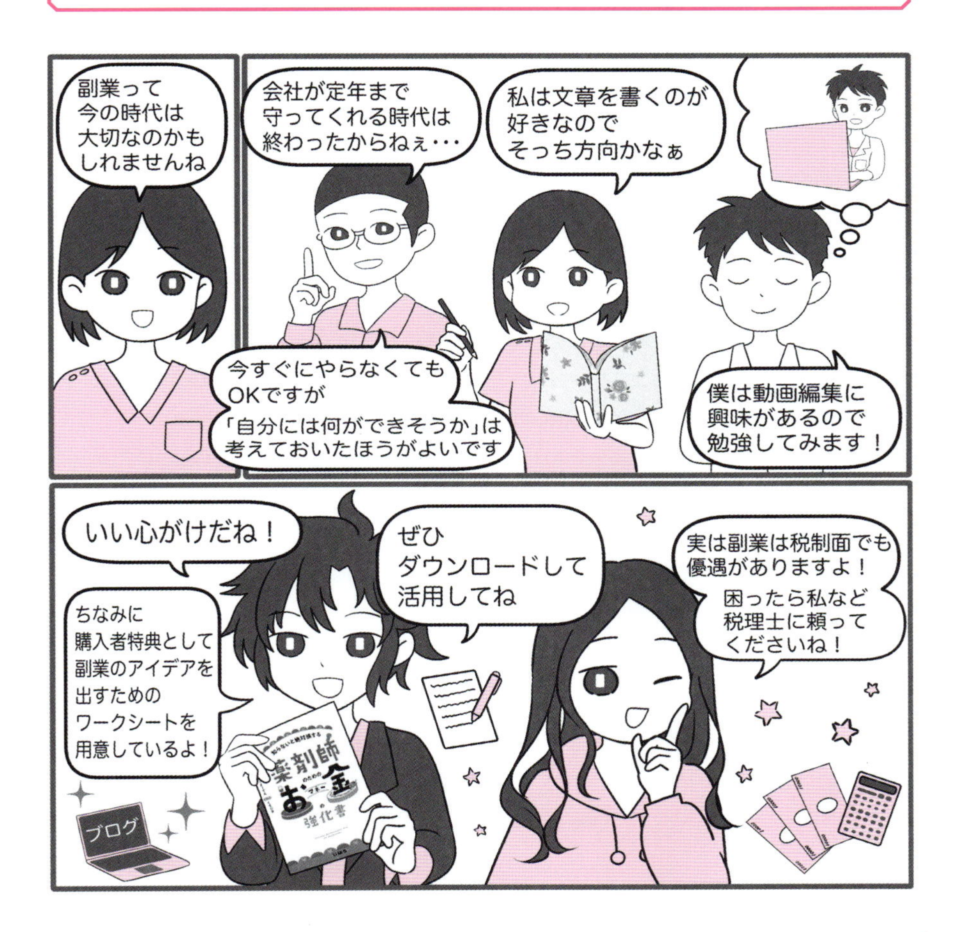

Column

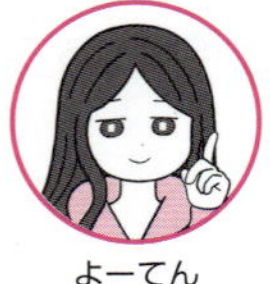

よーてん

副業における経費の考え方

給与と違って，自分で事業を行う場合は，売上と経費を管理しなければなりません。売上から経費を引いた残りが利益です。利益が多いに越したことはないですが，利益が多くなれば，税金も高くなります。となると，経費として落とせるものは計上したいというのが正直なところかと思います。

経費として計上できる支出について，わかりやすいのは**直接経費**です。たとえば薬局で薬を売るのに，薬の仕入原価が売上に直接紐づく経費になることは明らかでしょう。一方，難しいのは間接経費です。

経費になり得る支出についてはSECTION 107 図2の考え方のとおりで，なかには全額ではなく何割かなら経費性として主張できるというものもあります（按分の考え方）。

どのようなものが経費として主張できるかについては，皆さんが生活するなかでのあらゆる支出について，思い描いてみましょう。特に，本業も行いながら副業となると，さらに複雑です。それは，私生活としての支出であったり，本業に必要な支出であったり，副業に必要な支出であったり，さまざまです。おそらく本業に必要な支出であれば，会社が負担してくれますが，自分で行う副業に関する経費は自分で負担しなければなりません。

会社が負担してくれるようなものではなく，本業・副業に**共通して必要な知識を得るための書籍購入費や講習会参加費などは，副業の経費として主張**すればよいものと考えられます。プライベートなものではなく，事業を遂行するために必要な支出と主張できるものについては，支払った証拠（領収書など）をしっかり残して積極的に経費計上をしていきましょう。

領収書にはその経費の妥当性を証明するため，手書きで「なぜその支出が事業に必要なのか」，「事業との関係性」などを書く癖をつけておくと，なおよしです。

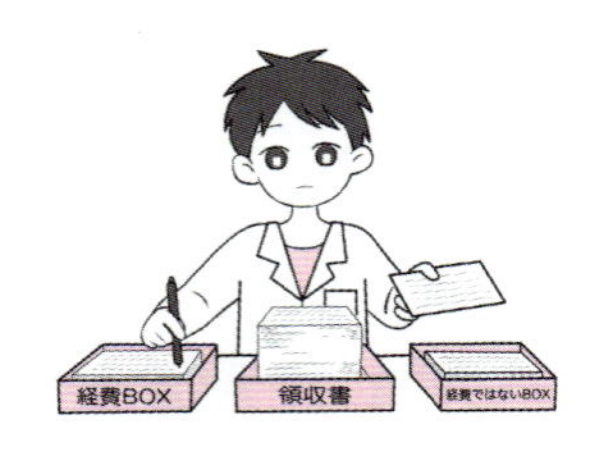

薬剤師十人十色

フリーランス薬剤師という働き方とお金の実際

くくたる
X：@Cucalfort　YouTube：@Cuctal　Instagram：cuctal_atto_89314
公式LINE：https://lin.ee/073ufPm
プロフィール：フリーランス２年目です。調剤薬局・コラム執筆・動画制作・登録販売者用の勉強資料作成などの仕事をいただき生活をしています。
薬剤師歴は12年目で前職はドラッグストアでした。

X

私は妻と息子との３人家族で，フリーランス薬剤師１本で生計を立てています。現在は７社の薬局・３社の企業から仕事をいただいています。

このコラムでは，フリーランス薬剤師のお金に関する話を中心にお伝えします。

フリーランス薬剤師は，薬局・企業と個人で業務委託契約を結び働く方法です。会社員とは違い，特定の会社に属さず，複数の会社で働くことが可能です。会社員は定められた時間働きますが，フリーランスは契約次第で働く時間を柔軟に変えることができ，必要があれば双方どちらからも契約を解除することができます。フリーランス薬剤師は会社員と比べて自由度は高まるものの，収入は不安定な傾向にあります。

私の場合，最初の年における月収は最低33万円，最高70万円で，年収は会社員のときとほぼ同じでした。収入は不安定ですが，薬剤師は比較的高めの収入を期待できるため，過度に心配する必要はないと感じています。また，フリーランス薬剤師は独立資金が少ないため，リスクも低いです。会計ソフトや薬剤師会への年会費，薬剤師賠償責任保険などの費用があれば最低限の準備が済むため，年間５万円以内で運営も可能です。フリーランスとしての生活が難しい場合でも，派遣薬剤師と兼業したり，転職活動をするなどの選択肢がありますから，過度に独立を恐れる必要はないと感じています。

また，フリーランスはルールの範囲内で税金をコントロールできる点も魅力です。会社員は税金分が差し引かれた手取り給与からお金を支払いますが，フリーランスは業務に関係する経費を税引き前の金額から差し引くことができます。たとえば，医療に関する書籍代や通勤車の車検代，執筆活動でのカフェ代などを経費として処理が可能です。

フリーランス薬剤師になりたいと考えている方は，勇気をもって挑戦してみることをおすすめします。契約書の準備や流れを把握することは難しいと思うので，最初はマッチングサービスを活用して始めてみるのがいいでしょう。

私はブログ，YouTube，X，公式LINEを通じて，フリーランスに関するさまざまな情報を発信しています。興味がある方はぜひチェックしてみてください。

薬剤師十人十色

薬剤師が年収1,000万円を達成する為に必要な思考

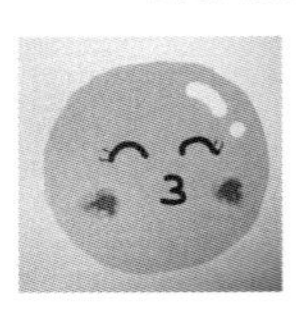

ﾃｨｶ

X：@YKsedori

プロフィール：薬剤師７年目です。在宅専門薬局に勤務＋副業（物販，不動産など）に力を入れています。休日はﾊｲﾎﾞｰﾙに溺れています（乾杯）。

X

はじめまして。ｵﾁﾝｷﾞﾝ薬剤師のﾃｨｶと申します。Xではお金に関する発信を中心に行っており薬剤師からの質問を多くいただいております。

Q．薬剤師で年収1,000万円（本業＋副業）に到達するためには，どうしたらよいですか？

よく聞かれる質問です。早速本題に入りますが，薬剤師が年収1,000万円を目指す最速の方法をお伝えします。極論ですが本気です。最も簡単な方法です。方法は以下のとおりです。

A．年収600万円（年間休日125日）の会社に就職し，休日の125日を派遣薬剤師（時給4,000円～）で勤務（８時間/日）すると400万円稼げます。「600万円＋400万円＝1,000万円」です。

とても簡単ですね。しかしながら，「株」や「ｱﾌｨﾘｴｲﾄ」，「ﾌﾞﾛｸﾞ」，「物販」，「動画編集」などの「副業」で「器用」に稼ぎたいんだと反論の意見があるかもしれません。「皆様」目を覚ましてください。正直いって，「副業」で時給4,000円を稼ぐことは困難です。薬剤師免許を使わずに「継続的」に高時給を稼ぎ続ける薬剤師がいったいどれだけ存在するのでしょうか。１％も存在しないでしょう…？ 効率よく稼ぐのであれば「派遣薬剤師」がおススメです。形にこだわって稼ごうとする思考は捨てましょう。身体こそが最大の資本です。しかしながら副業にもメリットは多いため，積極的にチャレンジすべきです。

- **隙間時間（分単位）に取り組める。**
- **薬剤師以外のスキルも身につく。**
- **副業で得た経験は本業にも活用可能。**
- **取り組み方によっては高時給も狙える。**

私の例をあげます。週５勤務（正社員）＋派遣薬剤師＋残りの時間を物販と不動産などの副業に時間を割いています。数分も無駄にしたくないです。副業で得た知見を活かして薬局の利益の向上にも努めています。実働で計算すると，時給は「物販で10,000円～」，「不動産で30,000円～」を超えます。副業する時間がないと主張する人もいますが詭弁です。有限な時間を無駄にしないでください。１日は24時間です。全人類平等に与えられています。薬剤師の先生方が，どれだけ恵まれた環境で働けているのか。今一度考え直すきっかけとなれば幸いです。

CHAPTER 9

増やす

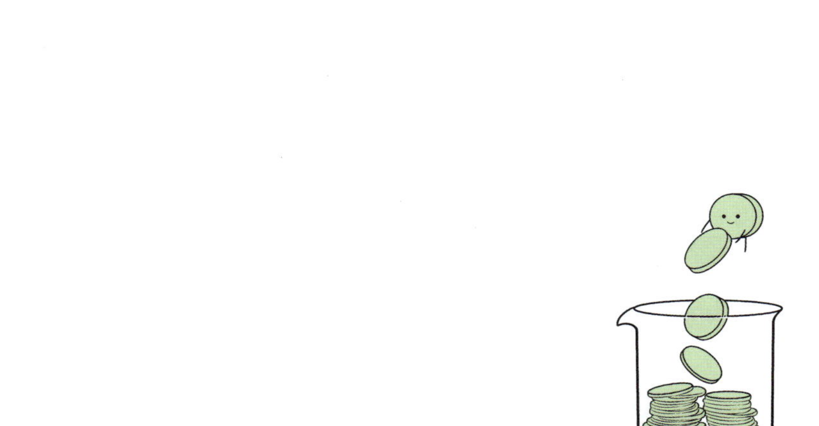

111 薬剤師の資産形成はなぜ必要なのか？

木元先生
ニュースで株価やビットコインのことをよく見かけるんですけど薬剤師って投資はしたほうがよいと思いますか？
?
やめときなよ！
薬剤師が投資なんて
専門外だしどうせ損するだけだって
正直 投資はやったほうがよいと思いますよ！
ええっっ！！
でもすごく損したって人の話も聞くし・・・
薬師寺さんが
怖く感じるのもわかるよ！
私も昔はそう思っていたし…
だけど「投資をしないこと」にもリスクは潜んでいるんだ！
このCHAPTERでは薬剤師にとっての「投資の考え方」や「投資との向き合い方」を学んでいきましょう！

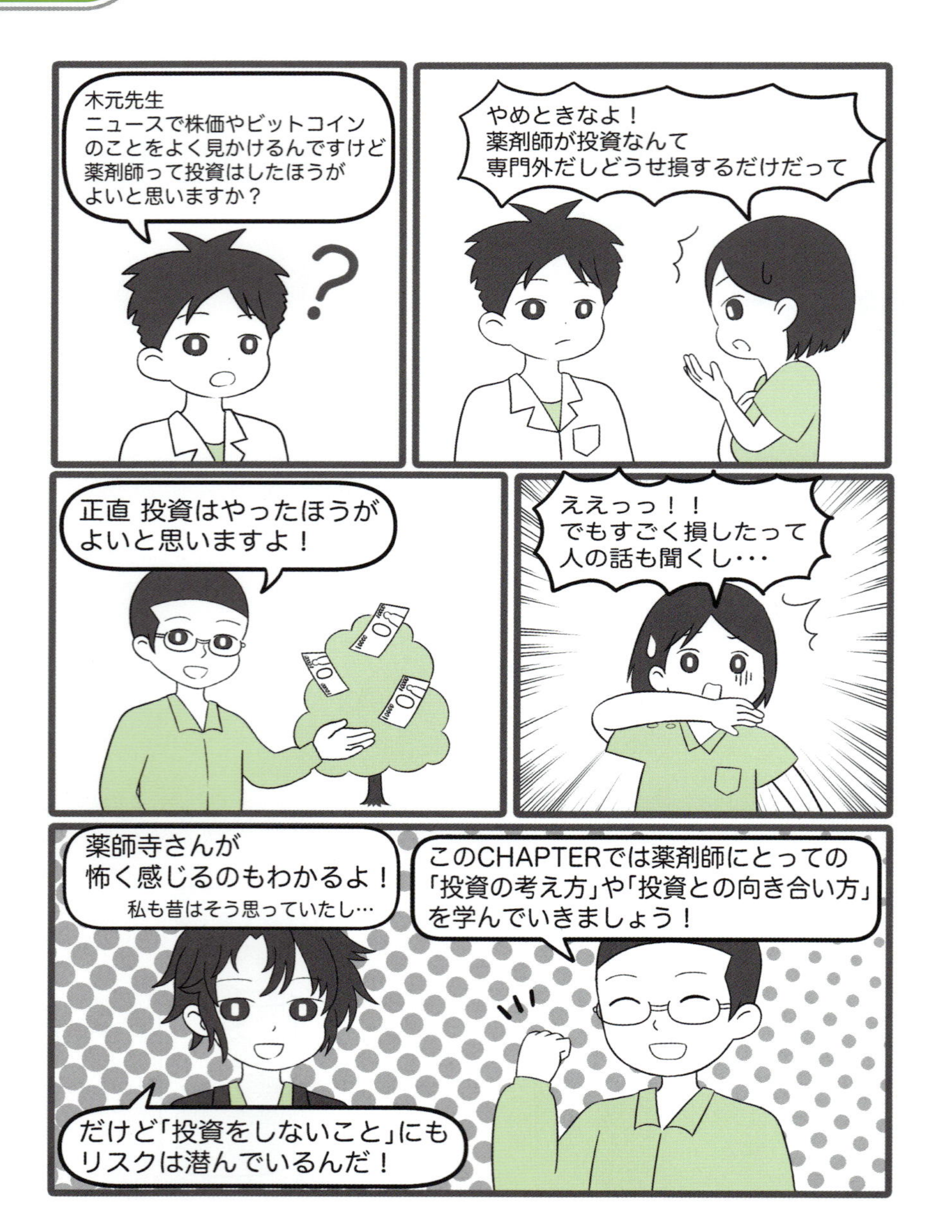

投資＝怖い
投資＝ギャンブル
投資＝何からすればよいのかわからない

そんな感情をおもちの方もいらっしゃるのではないかと思います。

Key

私も昔は「投資＝ギャンブル」と考えていたよ。

ですが，2024年現在，物価や株価の上昇が目立っています。そうした社会においては，「投資をしないこと」にもリスクが伴います。後述するインフレリスクや円安に伴うリスクをノーガードで負うことになりますし，また，株価の上昇が続くと，投資をしている人とそうでない人との貧富の差がますます拡大していきます。

薬剤師の収入の源は「診療報酬」です。今後の日本は少子高齢化が加速するため，診療報酬などの社会保険料は抑制の方向に進みます。そうなると，「景気は良くなったとしても，薬剤師の収入は下がっていく」という事態になりかねません。ご自身の収入を診療報酬のみに依存しないためにも，投資に触れておくことは大切と考えます。

投資について学ぶこと，取り組むことは，長い人生におけるリスクヘッジ*にもなりますよ

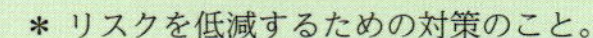
＊ リスクを低減するための対策のこと。

木元

2024年にはNISA（ニーサ）（小額投資非課税制度）がリニューアルされ，これまで以上に投資に取り組みやすい環境になりました。本CHAPTERでは，日頃忙しく，「これまで投資について学ぶ機会が少なかった薬剤師」でも取り組みやすい投資や，考え方について解説していきます。

まずは次SECTIONから基礎知識を学んでいきましょう。

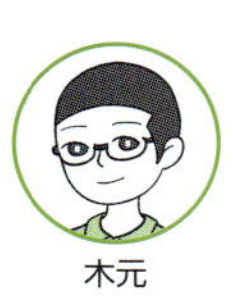
木元

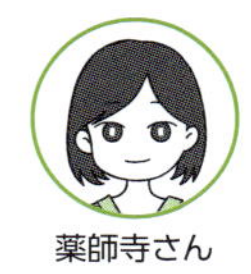
薬師寺さん

よろしくお願いします！

112 金融資産の３つの基準

投資をするということは，「金融商品を購入して，金融資産を保有する」ということです。本SECTIONでは，金融資産の３つの基準をお伝えします。

金融資産の３つの基準

金融資産の３つの基準は，**安全性・収益性・流動性**です（図）。SECTION 069でも，お金を貯める目的と時間軸に適した金融資産としてこの考え方が出てきていましたね。

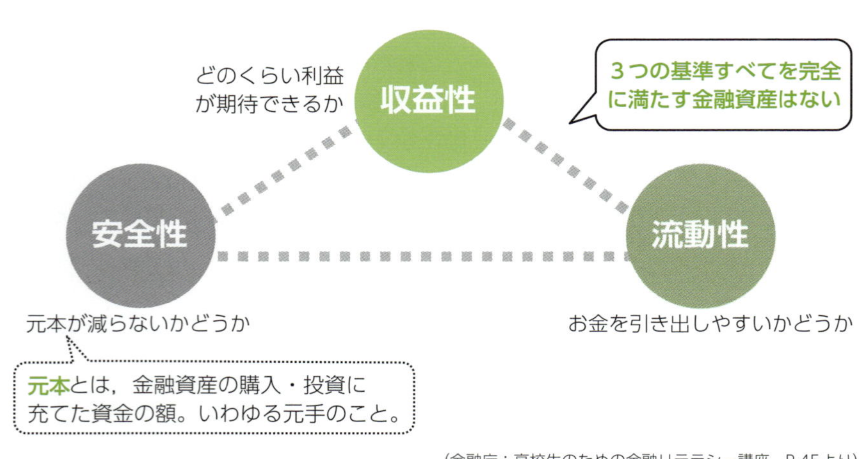

（金融庁：高校生のための金融リテラシー講座，P.45より）

図　金融資産の３つの基準

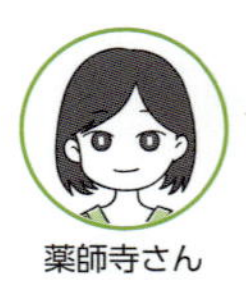

ぐんぐん資産が増えて，元本割れしない，すぐに現金化できる投資がしたいです！

残念ながら，**収益性・安全性・流動性**の３つの基準をすべて満たす金融資産は存在しないんです…。

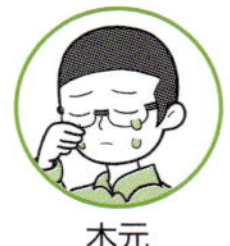

主な金融資産の特徴

安全性と流動性が最も優れているのは**預貯金**です。インフレリスク（SECTION 114）はあるものの，元本が減る（元本割れする）ことはなく，近くのATMで簡単に引き出して使用することができますよね。

一方，**株式**や**投資信託**は，元本保証がなく，元本割れする可能性があるものの，収益性に優れています。しかし，現金化するまでに数日を要するなど，預貯金ほどの流動性はありません。ただ，最近では，ネット証券であれば株式や投資信託は比較的すぐに現金化（1～3日ほど）できるようになってきましたね。

代表的な**債券**には，個人向け国債がありますよね。個人向け国債には元本保証があり，かつ，わずかではありますが金利もつきます。しかし，購入から1年間は中途解約ができないという縛りもあり，流動性は預貯金に劣ります。

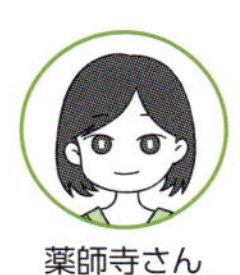

それぞれの金融資産には一長一短があるんですね。

表にわかりやすくまとまっているので，確認しておきましょう。

表　主な金融資産の特徴

	安全性	収益性	流動性
預貯金	◎	△	◎
株式	△	◎	○
債券	○	○	△
投資信託	△～○	○～◎	○

（金融庁：高校生のための金融リテラシー講座，P.50より）

次SECTIONでは，株式・債券・投資信託，**それぞれの特徴**を解説していきますので，ぜひ，これら3つの基準を念頭に置きつつ，読み進めてください！

113 投資に適した代表的な３つの金融商品と特徴

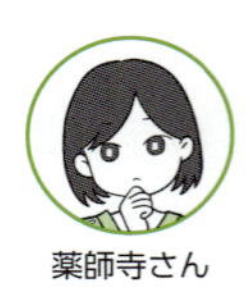
薬師寺さん

一言で投資といっても，たくさん種類がありませんか？

そうですよね。本SECTIONではどのような金融商品，つまり「どんな投資の種類があるのか」，代表的な３つの投資を解説していきます。まずはこれらを理解しておきましょう。

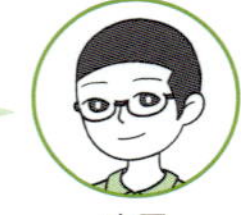
木元

主な金融商品①：株式

企業が運営資金を集める方法の一つとして「**株式**」の発行があります。株式を購入（企業に出資）した「株主」はその企業の出資者（オーナー）の一員とみなされます。株主は，企業に出資する対価として，株主総会での議決権や，配当金・株主優待（P.121 コラム）を受け取る権利などを得ることが可能です（図１）。これがいわゆる株式投資ですね。なお，株価に対して４％程度（もしくはそれ以上）の配当金が得られるものを，一般的に**高配当株**といいます。

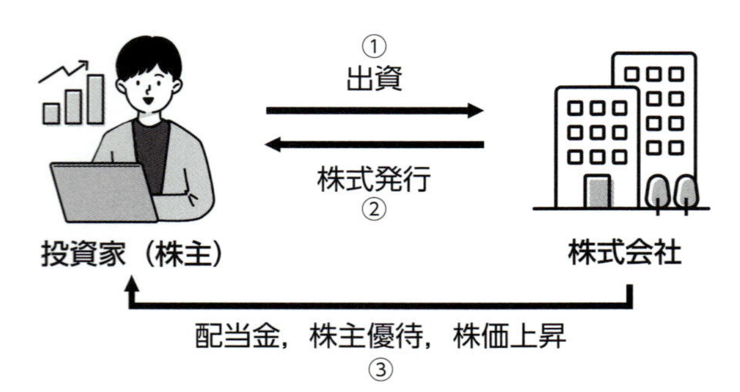

図１　株式投資の全体像

また，株価自体の値動きもあり，自分が買ったときよりも価格が上昇していれば，売却により値上がり益を得られます。反対に，企業の成績が振るわない・致命的なスキャンダルがあったなどにより株価が暴落するリスクもあります。

配当金による収益を「インカムゲイン」，売却により得られる値上がり益を「キャピタルゲイン」といいます。株式投資は，後述の債権よりも**高い収益性**が期待できます。

主な金融商品②：債券

企業や団体が銀行から資金を借り入れたときに発行される借用証書の一種が「**債券**」で，そのなかでも国が発行する債券が国債です。国債を購入するということは，その国にお金を貸すことになり，定期的に利子が支払われます。そして満期になれば元本の返済を受けることが可能です。日本を始め，各先進国の債券は低リスク・低リターンで，**安全性**に優れているという特徴があります。

主な金融商品③：投資信託

投資家から集めたお金を一つの大きな資金としてまとめ，そのお金を専門家が株式や債券などに投資・運用する商品を「**投資信託**（ファンド）」といいます。また，成果（運用益）は購入額に応じて投資家に還元されます。通常，投資信託の商品は国内・海外の複数の株式・債券・不動産などのパッケージです。お菓子の詰めあわせセットのようなイメージでしょうか。1箱（1商品）買うだけで，いろいろな投資先に**分散投資**することが可能です（図2）。また，最低投資金額は100円ですので，少額から開始できる点も嬉しいポイントです。

投資信託の**安全性・収益性**は，ともに株式と債券のおおよそ中間に位置します。近年では，ウェルスナビなど「AI」が投資先を選定する投資信託も人気を集めていますね！

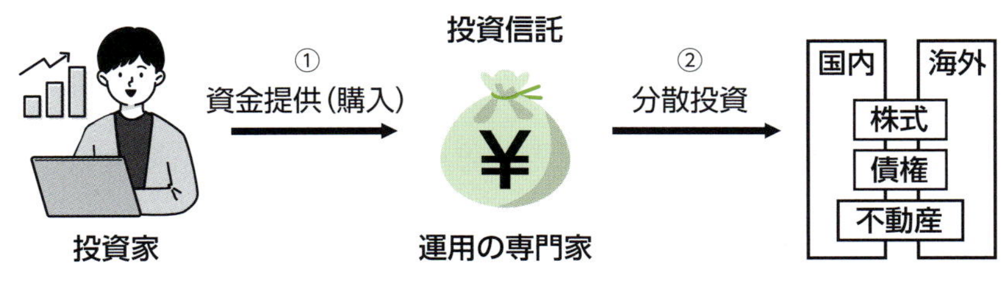

図2　投資信託の全体像

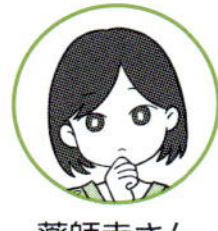

薬師寺さん

何となく理解できました！ が，余計に何から手をつければよいかわからなくなってしまいました…。

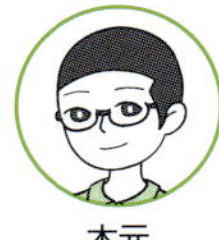

木元

ここまでは概要の解説でしたからね。結論をいえば「**投資信託**」が最もおススメです。詳しくはSECTION 119でお伝えしますね。次SECTIONからは「なぜ投資が必要なのか？」という理由を解説します。

114 インフレリスクを知ろう1

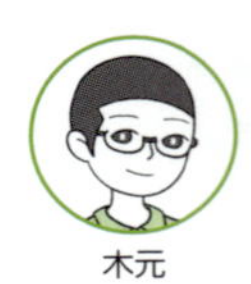
木元

私たちの大切なお金。このお金の価値は，実は変動します。まずは，そこから学んでいきましょう！

そもそも「インフレ」とは？

一般にインフレとよばれているものですが，正式には「**インフレーション**」といいます。このインフレーションは，「物の値段（物価）が上昇する現象」を指します。

物価が上昇と聞くと，「そんなの嫌だ！」と思われるかもしれませんが，通常，インフレが起きているということは，「物の値段が高くても売れる社会」が形成されており，経済が潤っているということでもあります。

<インフレ発生の流れ>
① 景気回復
② 物が売れる（物の需要が高まる）。
③ 企業の業績が回復して社員に還元される（給与が上がる）。
④ 物の需要が高まるから物価が上がるが，給与も上がっているため物は売れる。
⑤ お金の需要が増えるため銀行の金利も上がる。
⑥ ①に戻る。

このようなサイクルを繰り返すことで景気回復と物価上昇が続きます。2000～2024年の間も，緩やかな物価の上昇は起きています。

反対に，なかなか物が売れないために，どんどん物価が安くなっていく現象が**デフレーション**，略して「デフレ」ですね。物価の下落は，企業収益の縮小化や給与の減少を招くため，基本的には生じてほしくない現象です。

インフレの実際

30～40歳代の方だと，「マクドナルドのハンバーガー」や「コミック本」など，子供の頃と比べて値上がりが感じられるものも多いのではないでしょうか。景気回復を目指す！ という理念のもと，日本政府としても継続した「物価上昇」を目標としていますね。

ただ，近年の物価上昇は，**「消費税増税の影響」，「原材料の高騰」，「企業利益向上のための値上げ」**などが主になっており，市場においてお金の需要が高まっているわけでも社会全体で給与が上がっているわけでもありません。

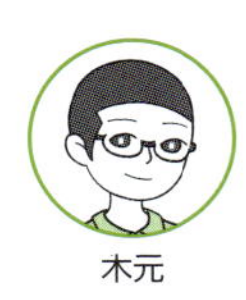

近年では，海外の戦争が原因で原材料が高騰し，物価上昇が起きていますよね。

インフレリスクとは「お金の価値の下落」

では，本題の「インフレリスク」の説明です。インフレリスクとは，物価上昇により「お金の価値が落ちる」ことをいいます。

たとえば，毎年の物価上昇率を２％と仮定した場合，今年100円で買えたケーキが，来年は102円（100円×1.02）に値上がりしてしまいます（図）。

そうすると，お金の価値は102÷100≒0.98＝98％と，１年で「お金の価値が２％落ちる」というのと同じ意味となります。

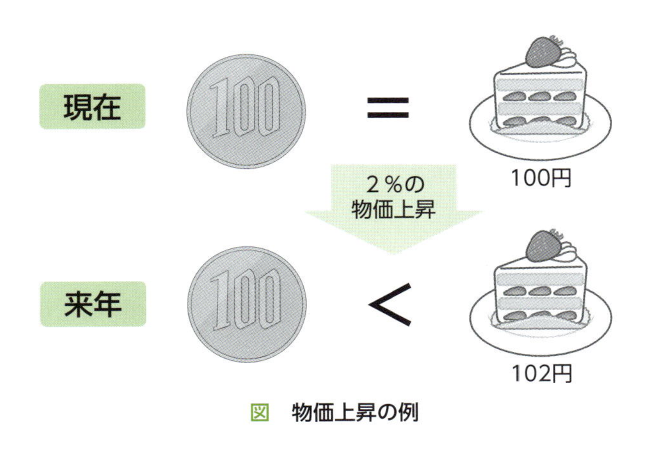

図　物価上昇の例

薬価は年々下げられる一方だというのに…。

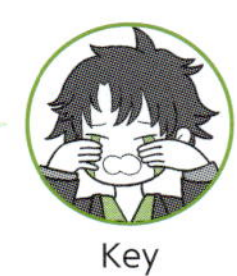

日本政府が掲げている物価上昇率も年２％です。物価上昇に伴いお金の価値が下がることで，1,000兆円以上ある国の借金も相対的に少なくなりますね。このように，インフレ・デフレは**お金の価値が変わる**ということを理解していただければ幸いです。

インフレリスクを知ろう②

インフレリスクについて，いよいよ本題です。まずは，銀行などの預貯金が抱えるリスクから説明していきます。

インフレリスクによって預貯金が晒されるリスク

預貯金といえば元本が保証されていて絶対的な安心感があると思いますが，本当に“預貯金は絶対に安心”といってしまってよいのでしょうか？

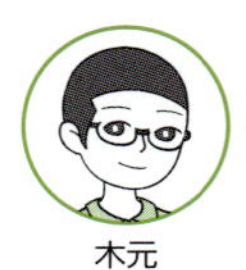

預貯金を例にして，物価上昇率と銀行の金利を考慮した場合の「お金の価値の下落」について考えてみましょう。

- 物価上昇率は年２％
- 銀行の定期預貯金の年利を0.01％
- 預貯金が100万円

上記の条件で10年が経過したとします。すると，額面上は約100万800円となるのですが，物価上昇率との乖離を踏まえ，現在の価値に換算すると，約82万円となります。

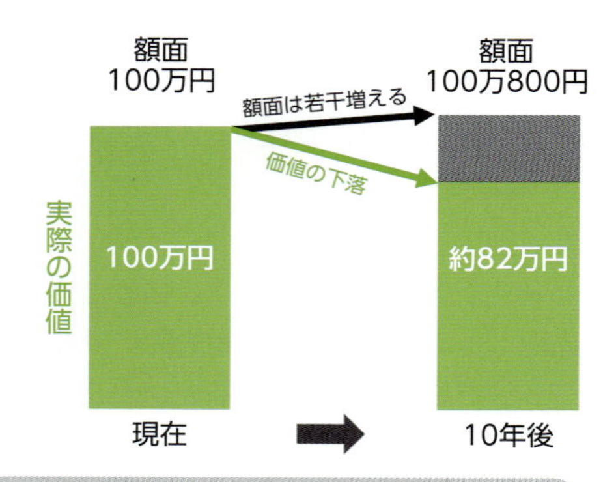

額面はほとんど変わらないのに，物価上昇が続くだけでどんどん価値が落ちていくのですね

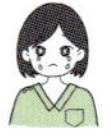

図　物価上昇率年２％の場合の銀行預貯金（年利0.01％）のインフレリスク

このようなインフレリスクによって，預貯金として銀行に置いておくだけでお金の価値が下がってしまうというわけです（図）。

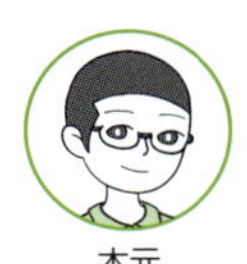

薬剤師全体の昇給率は平均で年0.904％（SECTION 003）と，今後なかなか上昇が期待できないため，それも「インフレリスクに晒されている」といえるのかもしれません。

インフレリスクに備えるなら株式や投資信託の保有を！

では，インフレリスクとの向き合い方を考えていきましょう。1965年の平均年収は約40万円といわれています。月収ではなく「年収」です！ 1965年から60年間で，日本の物価や給与は約10倍上昇しています。

しかし，このような物価や給与の上昇を見越して，「預貯金が晒されるリスクは大きい！」と判断してしまうのは早計です。今後の日本は超高齢社会の加速や生産年齢人口の減少を迎えることから，景気回復や消費の活性化に伴う長期的なインフレは進みにくいのではないかと考えられます。

また，預貯金は「元本が減ることはない」という面では，安心できるお金の預け先です。たとえ銀行が倒産しても，預け入れたお金のうち**1,000万円＋利子**までは，預金保険機構によって保証されているからです（この保証のことを「ペイオフ」といいます）。

だからといって預貯金だけで備えておくのではなく，預貯金とともに，物価上昇率などと連動することでインフレリスクに対応可能な「**株式や投資信託などの金融資産**」をバランスよく保有しておくことが大切です。

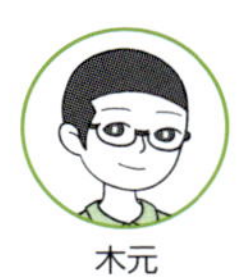

通常，**インフレによって企業収益が増加**するので，それが株価に反映され，株式や投資信託の価格が物価上昇率に連動して上昇します！

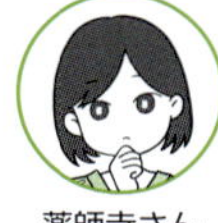

インフレリスクのことを考えると，お給料をすべて銀行に貯金しておくのも考えものですね…。

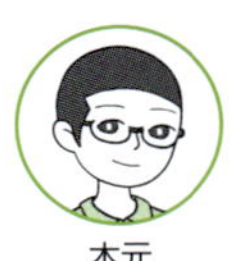

そうですね，その危機感が投資をスタートさせるよいきっかけかもしれません。「預貯金＝絶対安心」というわけではないことを理解してもらえると嬉しいです。

116 円安・円高とは？

SECTION 115ではインフレリスクから，預貯金だけではなく，株式や投資信託などの金融資産を保有する必要性を学びましたね。本SECTIONでは円安・円高と関連するメリット・デメリットなどをお伝えします！

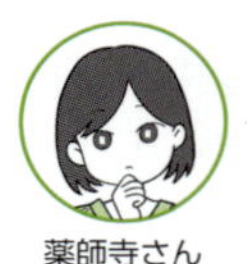

薬師寺さん

ニュースで「円安」といっても，わからないので聞き流していました…。

円安・円高とは

円安・円高とは，海外の通貨からみた円の価値を表します。一般的には，アメリカドル（以下，ドル）と円を用いて表現されていますね。たとえば，**1ドル＝100円**だったとします。この数字を基準にして考えてみましょう。この後，もしも**1ドル＝150円になったのなら円安，1ドル＝80円になったのなら円高**です（図）。円安＝ドル高，円高＝ドル安，の関係性があります。

1ドル出せば150円ももらえる＝円が安い
(150円出さないと1ドルもらえない＝ドルが高い)

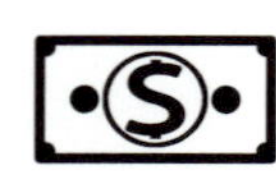
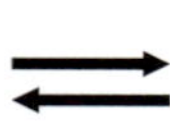
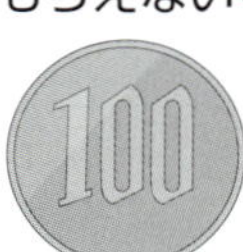
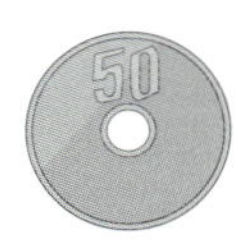

1ドル出しても80円しかもらえない＝円が高い
(80円出せば1ドルもらえる＝ドルが安い)

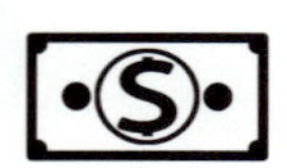
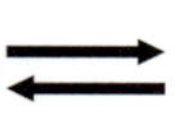
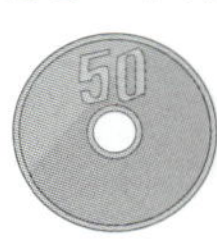

図　円安・円高のイメージ

円安なら円の価値が低い，円高なら円の価値が高い，ということですね。

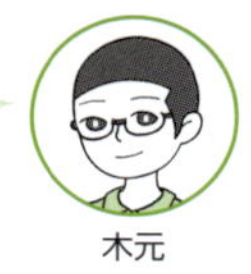

木元

日々，ニュースで報道されているとおり，円の価値は流動的で，円安になったり，円高になったりしていますよね。2015～2024年の10年間でいえば，円安傾向が続いています。ただ，2024年３月には17年ぶりにマイナス金利*が解除されたため，市場に出回る日本円が少なくなり，近い未来に円高の流れに入るのではないか？ という予測もあります。

＊ 民間の銀行が日本銀行にお金を預けていると手数料を取られる状態のこと。マイナス金利下では民間の銀行からの，国民や企業へのお金の貸し付けが進む。

円安・円高とそれぞれのメリット

では，円安になると何が起こるのでしょうか。図の例であれば，１ドルで150円分の買い物ができるようになります。外国人にとって，日本のものが購入しやすくなり，訪日外国人をターゲットにした**国内観光業**や**輸出業**が栄えます！ 近年の円安は，たとえば，トヨタ自動車の業績UP（世界中でトヨタの車は大人気！）に大きく貢献しました。

一方，円高では，円の価値が高い（80円で１ドルが手に入る）ので，私たち日本人が外国のものを安く購入することができます。私たちが**海外旅行**に行きやすくなったり，**輸入業**が栄えたりするといったメリットがあります。

円安とそのリスク

私たちにとって，円安・円高のどちらがよいのか？ ですが，前述のとおり，どのような職種に就いているのかで，好ましいシチュエーションは異なります。しかし，この先，円安ばかりが進むようなことがあると，特に危機感をもったほうがよいでしょう。通貨や物の価値が低いのは，いわゆる発展途上国の特徴です。過度な円安の進行は，**【先進国日本の衰退】**を意味します。

また，円安が進むと，海外から石油を購入する費用がかさむことになるので，国内でガソリン代の高騰が起き，物流コストの上昇による物価上昇が起きてしまいます。これは，日本経済にとっては良くないインフレです。

円安に備えて個人でできることとしては，**海外資産の保有**があげられます。外貨預金でも，投資信託でも構いません。海外資産は，円安が進んだ際に，多額の日本円に換金できます。もちろん，円高が進む可能性もあるので，すべてを海外資産とするのも，またリスクです。

資産は，できるだけ国内と海外へ分散させておくとよいでしょう。
分散投資の方法についてはSECTION 123で解説していきます！
これも投資信託が適していますね。

木元

117 薬剤師の投資マインド1 長期戦を覚悟しよう

日々医療に携わる薬剤師にとって，投資は難しいものかもしれません。だからこそ，投資に携わる会社では，破格の給与を社員に支払っているところもありますね（特に外資系証券会社）。

ただ，SECTION 114～116で触れたような「インフレリスク」や「円安」に備えたり，「将来の資産形成」を目指したりするにあたっては，投資は無視できない存在です！ 短期的な資産のUPを狙うなら厳しいのですが，「時間」を味方につけることでギャンブル性をグッと減らせます（SECTION 123の長期投資）。10年以上の時間をかける，「これなら，薬局で働きながらでも，無理なく取り組めそう」という方法をお伝えしますね。

薬剤師の投資スタンス

薬剤師が投資をスタートするとして，「年収500万円」であれば，手取り月収は約30万円ほどでしょうか。この月収であれば，月に2～3万円は月々の投資に回したいと私（木元）なら考えます。「もっと投資に回したい!!!」という方は，不測の事態（会社が倒産する，病気で満足に働けなくなるなど）に備えて，**半年分の生活費を預貯金で確保**のうえで，実践されるとよいでしょう。投資の世界の言葉に「命金には手をつけるな」というのがあります。日々の生活に最低限必要なお金まで投資に回してしまうと，不測の事態が起こったときに路頭に迷ってしまうという意味合いです。最低半年分の生活費があれば万が一何かがあっても対処できますし，投資に対して心の余裕もできますよ。

投資が適さないケース

ただ，「何が何でも投資が絶対におススメだ！」ということではありません。もちろん，デメリットもあります。投資は万能ではありません。

たとえば，「10年後に子供の学費が200万円必要」ということがすでに決まっている場合，投資によって資産を作っていくのは不向きかもしれません。資金が必要なタイミングで，株価の暴落などが起きる可能性があるためです。子供の教育資金については，多少のインフレリスクはあるものの預貯金や学資保険など，額面での元本割れがないもので用意しておくとよいでしょう。もちろん，プラス少額の投資で賄うのもOKです。

しかし，「毎月の余剰分で少しでもお金を増やしたい」，「10年以上の時間をかけて利益の出ている時期に現金化できればよい」といった２つの考えをもてるようであれば，投資をやらない手はないと思います！

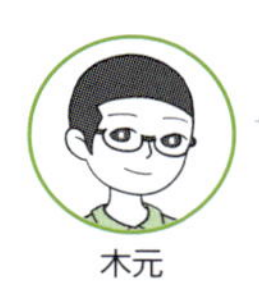

株価の大暴落が起きたとしても，「むしろ，値下がりしている今が買いどきでは？」くらいの心の余裕はほしいですね。

奨学金を返済中の方など，月に２～３万円が負担に感じる方もいると思います。そうした方は，5千円ずつでも投資に回し，「投資による資産の値動き」から学ばれることをおススメします。

あくまで投資は自己責任

お金を運用したときに得られる利益や損失のことを**「リターン」**といいます。そして，リターンの不確実性の大きさ，振れ幅の大きさのことを**「リスク」**といいます（図）。

友人から「△△の株がこれから伸びそう」という意見を聞き，購入することもあるかもしれません。しかし，それで損失が出たからといって，その友人のせいにするというのはお門違いです。あくまでも投資をする・しない，そのリスクを取る・取らないの判断をするのは自分自身！ 良い話を聞いたからといって鵜呑みにせず，自分でも調べ，自己責任で投資をしましょう！

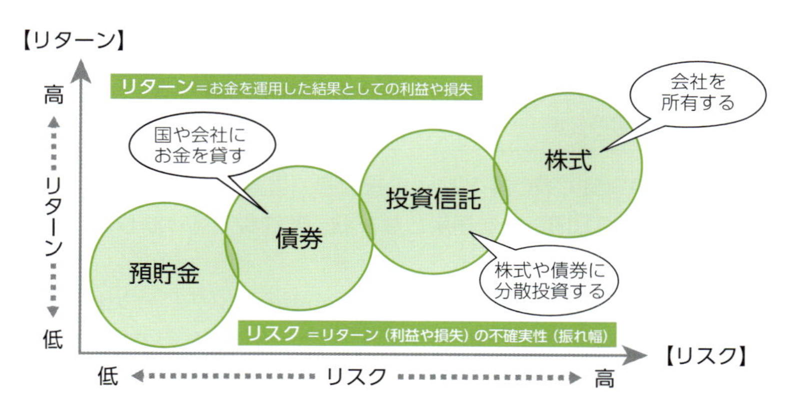

（金融庁：高校生のための金融リテラシー講座，P.52より）

図　主な金融資産におけるリスクとリターンの関係

118

薬剤師の投資マインド2

何のための投資なのか？目的に沿った投資をしよう

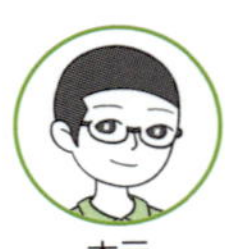

木元

本SECTIONでは，私の目標を例にあげ，目的に沿った投資の具体例をみていきましょう！

投資における目標設定

私にとっての投資の目標は，**老後に年金以外で月々15万円を作ること**です。15万円あれば，日々の生活にも，少しゆとりをもたせられると考えています。では，老後に毎月15万円は本当に実現可能なのか，理屈の部分に触れていきます。

たとえば，手元に投資信託で1,000万円の資産があったとしましょう。仮に，この投資信託の1,000万円が，ずっと**「年利4％」**を維持していたとすると…

1,000万円×0.04＝40万円／年 と計算できます。

つまり，年間40万円は，引き出して使用したとしても，**元金の目減りを起こさないの**です！

私のプランでは以下のように考えています。

① 60歳までに5,000万円の投資信託の資産を作る。
↓
② 投資信託の増加分を切り崩す（4％を想定）。
↓
③ 年金以外で年間約200万円，月額16.7万円（税引き前）*の収入となる。

＊ 実際には税制優遇制度（NISA・iDeCoなど）がなければ20.315％の税金が掛かるため，税引き後は約13.3万円。

夫婦2人でNISA（SECTION 124）の投資枠（非課税保有限度額）をすべて使用できれば，5,000万円以上を運用しながら，非課税で切り崩していくことも夢ではありません！

この4％という数字は，投資の名著『ウォール街のランダム・ウォーカー』を参考にしています。優良な投資信託の利回りだと，長期的にみて年間5.5％程度は期待できます。積み上げた5,000万円から年間4％を切り崩しても，成長する5.5％とはまだ1.5％の差があり，机上論ではありますが「半永久的に資産が減らない（むしろ切り崩しても増えていく）状態」を作り出すことが可能です（図）。

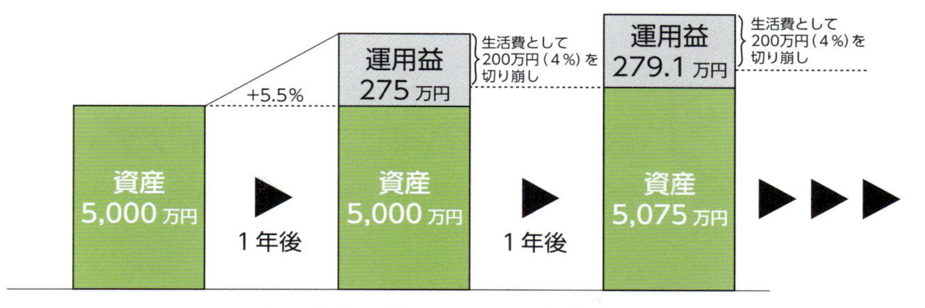

図　4％切り崩しのイメージ（投資信託）

お金をもって，あの世には行けませんからね。
別に資産が多少目減りしたところで焦る必要はありません♪

私の目標額の5,000万円ですが，もしも預貯金のみで作ろうとすると，**月々14万円**の積み立てが約30年，必要です（14万円×12か月×30年＝5,040万円）。

しかし，同じ約30年でも，**年利5.5％**の投資信託であれば，**月々5.5万円**の積み立てで5,000万円に到達可能です！ GOGOGOGO!! と覚えておきましょう(笑)。14万円の捻出は難しくても，5.5万円だと現実味が一気に増しますよね。

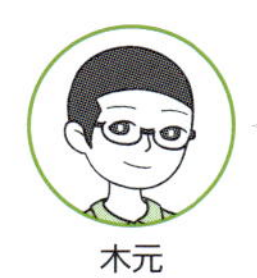

インフレや円安などのリスクに備えつつ，目標とする資産を築くために，私にとっては「積み立て投資」が必要であると判断しました。

ご自身にとって投資は必要か？

たとえば，夫婦共働きで十分な収入がある，この先の未来を考えたときに給与と節約だけで不自由はない，投資について考える・実践することが大変なストレス…そのような方々は，**無理に投資をする必要はない**と思います。元本割れのリスクも，もちろんありますからね。

具体的な金額や期間，大変参考になりました！

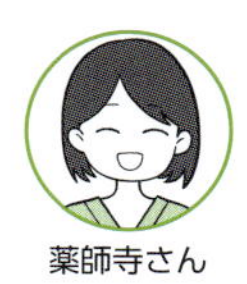

Column

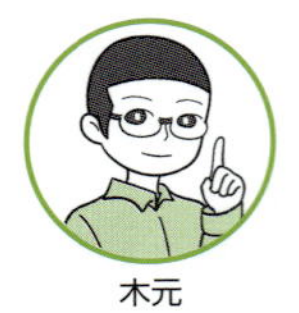
木元

仮想通貨はハイリスク・ハイリターン

ここでは，最近よく耳にする仮想通貨についてもお伝えします。

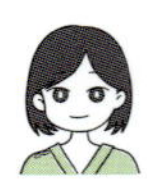

ビットコインとか，気になりますね！

そうですね！ 日本で取り扱うことのできる仮想通貨自体はたくさんの種類があるのですが，特にビットコインに注目しながらみてみましょうか！

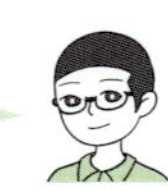

仮想通貨（暗号資産）

仮想通貨とは，国家による価値の保証のないデジタル通貨のことをいい，世界中で取引されています。代表的な仮想通貨には「ビットコイン」がありますよね。仮想通貨は，「通貨」というだけあって，お金としての役割もちゃんともっています。日本国内では，ビックカメラなどでビットコインによる決済が可能ですよ。

「仮想通貨には国家による保証がない」とお伝えしましたが，**特定の国に属していないからこそのメリット**もあります。2013年，欧州のキプロス共和国で，金融危機が生じました。リーマンショックなどの影響で，キプロス国内の銀行の業績が悪化したのです。キプロス政府はこの危機を乗り越えるために，全国民の銀行預金への課税を推し進めました。その後，キプロスでは，自国の通貨に不信感（キプロスのお金なんてもっていても価値はあるのか？ など）を抱くようになった一部の国民が，「**避難通貨**」としてビットコインを保有するようになりました。この金融危機によってビットコインへの注目が集まり，ビットコインの価格が急上昇したといわれています。

一方，皆さんご存知のとおり，仮想通貨には投資としての性質もありますよね。購入した仮想通貨が値上がりしていれば，売却益を得ることができます。

特にビットコインは，この10年で恐ろしいほど価格が上昇しています。こちらのグラフ（図）をご覧ください♪

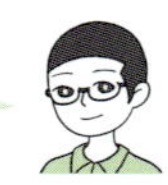

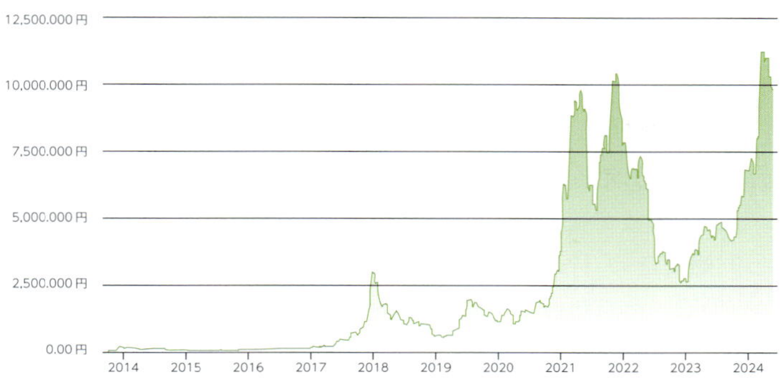

（CoinDesk JAPAN：ビットコインチャート（https://www.coindeskjapan.com/price/bitcoin/）より）

図　2013年10月～2024年３月までの１ビットコインあたりの値動き

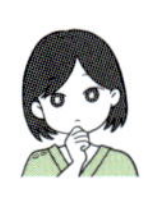

一，十，百…。もしかして，価格は**500倍以上**になっていませんか？

仮想通貨は，

- 世界中で取引されており，一国の危機による価格の暴落は起きにくい。
- 価格が上昇するときの上昇率が大きい（**収益性が高い**）。

などのメリットはあるものの，

- 複数の種類があり，選びにくい（日本で取り扱うことのできる仮想通貨には30以上の種類がある。もし，保有するなら，まずはビットコインだけでもよいかも？）。
- 価格の下落率も大きい（**安全性が低い**）。
- 得られた利益への税制の優遇措置がない（雑所得とみなされる）。

など，扱いが難しい点もあります。

仮想通貨への投資は，確かに夢があります！　しかし，ライフイベントのなかの「お金が必要なタイミング」で価格が暴落している可能性は，他の金融商品と比較してやや高いと考えられます（価格が上昇している可能性もありますが）。もしも，仮想通貨に投資される場合は，リスクを十分にご検討のうえ，スタートしてください！

楽天会員の方は，楽天ウォレットで「楽天ポイント」を利用した仮想通貨の購入が可能です。宝くじ程度の感覚でポイントを使って，長期的に購入し続けるのもよいかもしれません。

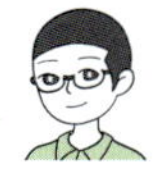

119 薬剤師に適した投資は「投資信託」

さて，株式から仮想通貨まで，さまざまな金融商品を解説しましたが，どれが薬剤師に適したものといえるのでしょうか？

結論からいうと，多くの薬剤師には**安全性と収益性のバランス**がよく，**少額（100円）から開始**できる「**投資信託**」がおススメです。投資信託は，投資先が分散されているので，それだけでリスクヘッジが可能です。「卵は１つのカゴに盛るな」という有名な格言もあります。卵を１つのカゴに盛ると，そのカゴを落としてしまったときには，すべての卵が割れてしまいます。一方，複数のカゴに分けて卵を盛っておけば，そのうちの１つのカゴを落として卵を割ってしまったとしても，他のカゴの卵は影響を受けずに済むという意味合いです（図）。

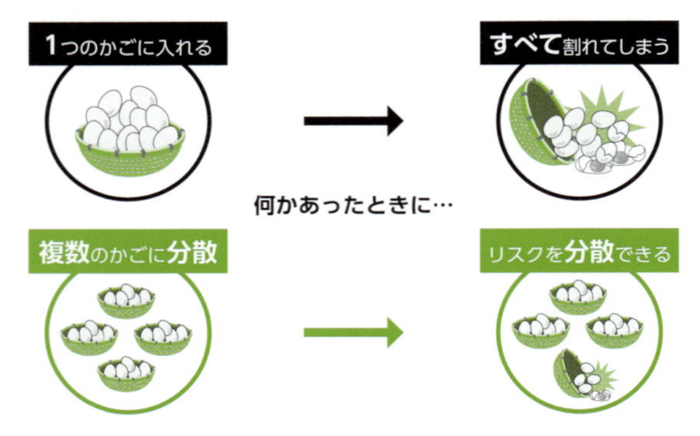

（年金積立金管理運用独立行政法人HP（https://www.gpif.go.jp/gpif/diversification3.html）より）

図　リスク分散のための考え方

さまざまな投資商品の組みあわせやその割合を表したものをポートフォリオとよび，なるべく分散して投資をするとリスクも分散されますね！ 投資信託では簡単な設定で，毎月決まった額を積み立てられ，投資先だけでなく「投資時期」も分散されるため，こちらもリスクヘッジになります。

株式投資は企業へのピンポイントでの買い付けのため，株価や配当金は「その企業」の業績に左右され，**投資信託や国債と比べるとリスクが大きい**とされています。また，株式の購入は「100株単位」が基本のため，始めるには多くのお金が必要になる点にも注意が必要です。

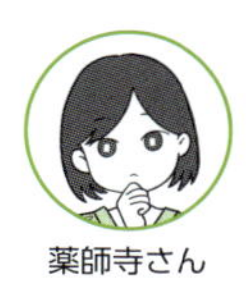
薬師寺さん

投資といえば，何となく株式投資のイメージでしたが，投資信託がおススメなんですね!?

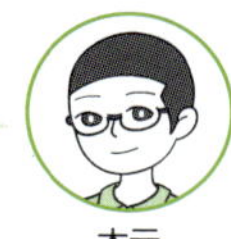
木元

株式投資が完全にNGというわけではありません！
応援したい企業があったり，株式優待・配当金が目当てであったり，株式投資も良い選択肢だと思いますよ。薬剤師と株式投資が綺麗に結びついた事例を１つご紹介しますね。

医薬品不足解消のため，2024年の薬価改定では，複数品目の薬価が「上昇」することになりました。このとき，薬価が上がるものの品目に「漢方薬」も含まれていました!!!

> 漢方薬の処方量は薬価の影響を受けづらい → 後発品への切り替えもない
> → 薬価上昇はそのまま企業利益になる…？

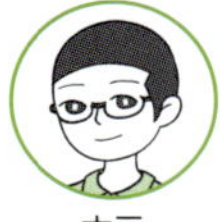

木元

薬剤師なら，このような考えが巡った方もいらっしゃったのではないでしょうか？ 結果，薬価改定の発表の翌日には「ツムラ」の株価が急上昇しました。SNSではこの波に乗れた薬剤師が多数いらっしゃいましたよ（私は出遅れた…）。

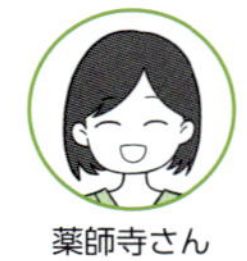
薬師寺さん

おぉぉぉ！ 薬剤師ならではの視点ですね。

こうした株式投資はよいと思います。ただ，「**●%の値上がりで売却しよう（利食い）**」「**○%の値下がりで売却しよう（損切り）**」は，ある程度，事前に決めておきましょう。株価が上がり続けるのならよいのですが，下がったときにどれくらいで売却するかは決めておかないと，そのままズルズルいってしまって，損失額が大きくなります。株主優待や配当金が目的の場合や，純粋にその企業の応援をしたい場合など，長期保有を前提としている場合は，その限りではありませんが…。

以上より，一部，薬剤師としてのアドバンテージを利用した株式投資の例も紹介しましたが，薬剤師が“初めて投資をする”のであれば，安全性と収益性のバランスがよく，少額から開始できる「**投資信託**」が最もおススメです。

SECTION 034で解説したiDeCoでも，最も多い投資先（運用商品）は投資信託でした。

120 インデックスファンドとアクティブファンド

薬剤師におススメの投資信託ですが，投資信託には大きく分けて**インデックスファンド**と**アクティブファンド**の２つのタイプがあります！（表）

インデックスファンドとは，超簡単にいうと「株の大企業セット」とお考えください。運用する際に基準となる指数（例：日経平均株価）に連動することを目指す投資信託です。インデックスファンドは日々の指数の変動にあわせられるよう自動化されたシステムによって運用されます。そのため，よくも悪くも平均的なリターンが得られます。信託報酬（≒運用手数料）も安いことから，「高いリスクは負いたくない」という慎重派に向いた投資信託といえるでしょう。

アクティブファンドとは，専門家が独自の観点から調査・分析を行い，基準となる指数を上回る運用成果を目指す投資信託です。値動きは激しい傾向にあり，インデックスファンドに比べてリスクはあるものの高いリターンを得られることもあります。こちらは「リスクを恐れずにリターンを狙いたい」という積極派に向いた投資信託といえますね。

この両者ではインデックスファンドのほうがコストが低く，また，アクティブファンドに劣らない実績を残しているケースが多いことから，基本的には「**インデックスファンド**」のほうをおススメしています！

表　投資信託のインデックスファンドとアクティブファンドの比較

	運用目的	コスト（信託報酬など）	特徴	値動きのイメージ
インデックスファンド	市場平均（指数）に連動する運用成果を目指す。	比較的低い。信託報酬が安く（0.5％未満），販売手数料がゼロ（ノーロード）のものがほとんど。	・日経平均やTOPIXなどといった代表的な株価指数に連動するものが多い。	……指数 ―インデックスファンド
アクティブファンド	市場平均（指数）以上の運用成果を目指す。	比較的高い。信託報酬が高く（１％超），販売手数料がかかるものもある。	・ファンドの種類が多いため，テーマや目的にあった投資ができる。 ・ファンドの選択によっては，指数以上の運用成績を期待できるが，指数を下回るリスクもある。	……指数 ―アクティブファンド

121 単利と複利

投資の運用成績に大きく関わってくる金利（年利）には，「**単利**」と「**複利**」の２種類があります。

単利で年５％とした場合は，100万円だと５万円が該当し，毎年５万円ずつ増えていく計算です。この形式は毎月分配型の投資信託や，再投資に回さない場合の高配当株が該当します。

次に**複利**で年５％とした場合では，元が100万円だと初年度は５万円の増加ですが，次年度は５万円増えた「105万円」に対して５％を掛けるため，５万2,500円の増加になります。次々年度は110万2,500円に対しての５％のため，増加額は５万5,125円に！ **年数が経つほど，複利による効果はどんどん増していきます！**（図）。複利を利用したものとして，**分配金再投資型の投資信託**が該当しますね。複利では雪だるま式にお金が増えるイメージをもつとよいでしょう。

老後など，これまでの投資を回収していく時期においては，得られた分配金・配当金をそのまま生活費に使用してなんら問題ないと思います。しかし，まだ20～30歳代などの若い世代の方々は，得られた分配金・配当金をまたさらに投資に充てる「分配金再投資型」の複利効果を狙った投資を実践するとよいでしょう。

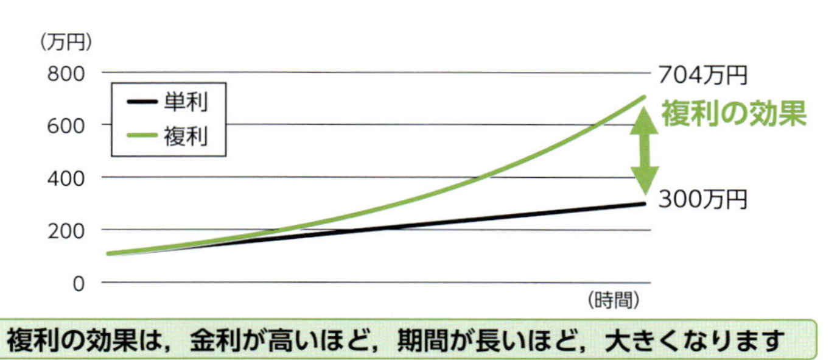

（金融庁：高校生のための金融リテラシー講座，P.62より）

図　100万円を年利５％（単利および複利）で40年運用する場合

また，複利には「72の法則」という有名な計算式があります。これは，複利で２％ずつ増えていく投資商品があると仮定すると，72÷２＝36，２％ずつ複利によって増える投資商品は約36年で元本の２倍にまで増える計算です。２％でなく６％であれば，72÷６＝12，つまり，約12年で元本の２倍の金額になるということですね。運用の目安として覚えておきましょう。

122 投資信託購入の極意1 ドルコスト平均法で価格変動リスクを減らす

ここでは投資信託を購入する際の極意を伝授していきます。金融庁の資料によると，投資における元本割れの可能性を軽減することができるキーワードは「**積立**」，「**分散**」，「**長期**」，「**非課税**」の４つとされています（図１）。この考えに最も適したのが投資信託です。その理由をみていきましょう。

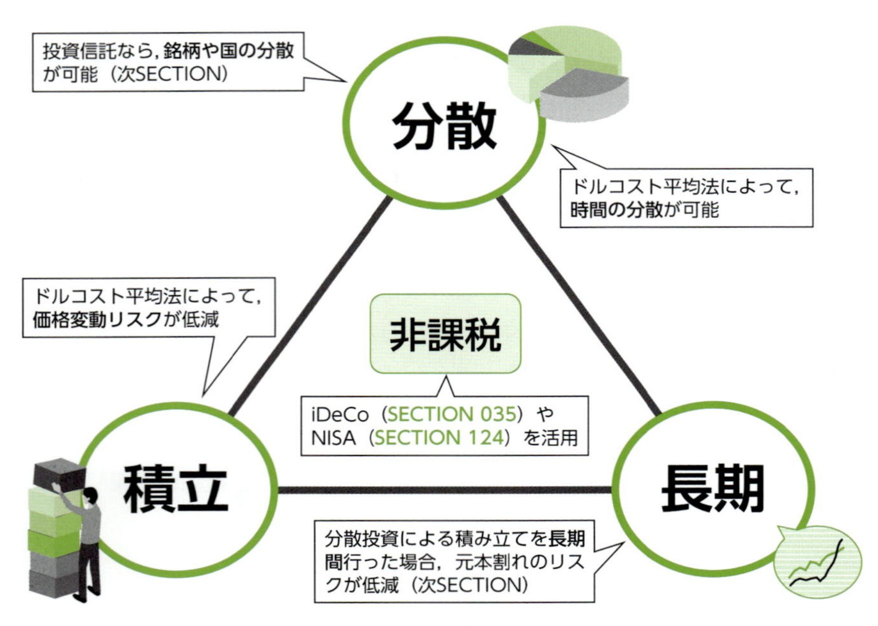

図１　投資における大切なキーワード

ドルコスト平均法で積み立てを行う

毎月，投資信託を**一定額ずつ積み立てる**投資方法を，**ドルコスト平均法**といいます。毎月，決まった額を投資に回すだけですが，なんだか，おおげさな名前がついています（笑）。

投資額が定額であることで，株価の下落時には多くの買い付けができ，上昇時には買い控えることができます。投資信託の当初の単価が１個100円，月々の投資額を1,000円とした場合のシミュレーションは図２のとおりです。

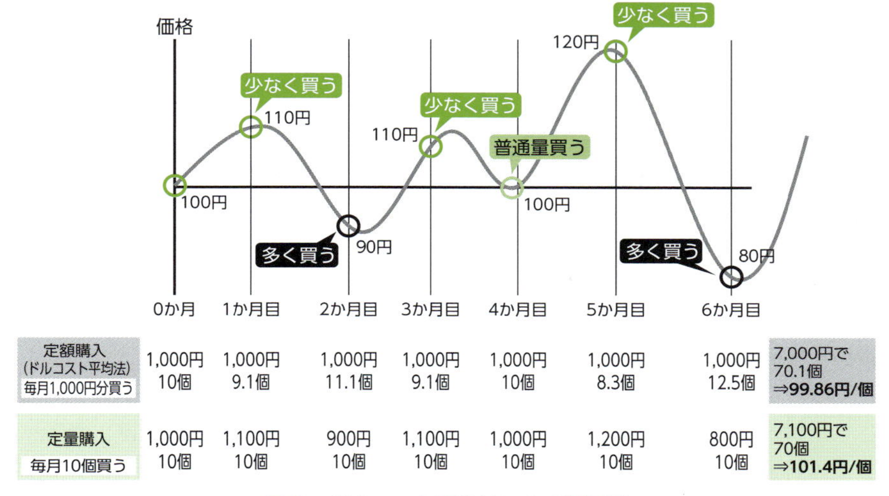

	0か月	1か月目	2か月目	3か月目	4か月目	5か月目	6か月目	
定額購入（ドルコスト平均法）毎月1,000円分買う	1,000円 10個	1,000円 9.1個	1,000円 11.1個	1,000円 9.1個	1,000円 10個	1,000円 8.3個	1,000円 12.5個	7,000円で 70.1個 ⇒**99.86円/個**
定量購入 毎月10個買う	1,000円 10個	1,100円 10個	900円 10個	1,100円 10個	1,000円 10個	1,200円 10個	800円 10個	7,100円で 70個 ⇒**101.4円/個**

図2　ドルコスト平均法による運用例

定量購入よりも，定額購入（ドルコスト平均法）のほうが単価は低くなっています。つまり，ドルコスト平均法は，購入する**時間を分散**させることで，平均購入価格が安定して**価格変動リスクが低減**されるというわけです。ドルコスト平均法を利用した毎月の定額での積み立てだと，「下がったタイミングで買おう」，「今は高いので買うのを控えよう」など，こうしたことを一切考えずに済むのもよいと思いますね。

今後，長期にわたって株価の下落傾向が続くことがあれば，たとえドルコスト平均法であったとしても資産が減少するリスクがありますが，ここ数十年，世界経済をリードする米国のダウ平均株価は，おおむね上昇傾向です。

リーマンショックや新型コロナウイルス蔓延，ウクライナ危機による影響などで大きく株価が下がっている時期もあり，このようなタイミングで現金化すると元本割れを起こしてしまう可能性もありますが，長期保有を前提とすることで，そのようなリスクも限りなく低くなるでしょう（次SECTION）。

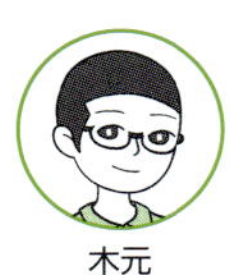

ちなみに私は投資信託の他にも「コレだ！」と思った株式を買うこともあります。ただ，毎月積み立てている投資信託のほうが圧倒的にパフォーマンスがよいですね…（笑）。
ドルコスト平均法，恐るべし！

123

投資信託購入の極意2

分散投資＆長期投資で効果を高めながらリスクを減らす

SECTION 122で説明があった**ドルコスト平均法**では，投資する「**時期**」を分散することで，価格変動リスクを低減していました。投資信託で投資を行えば，それだけで複数の企業や複数の金融資産（株式や債券など）への分散投資が可能です。また，分散は「**国**」に対しても行うと，より効果的です。

投資先の国を分散する

では，ここで投資先の国について考えていきますね。2024年にリニューアルされたNISAが大変魅力的で，日本では投資を始める人が増加傾向です。市場に多くの資金が出回ることで，今後，長い時間をかけて日本の株価がベースアップする可能性があります。資産の2～3分の1程度（あるいはそれ以上）は日本円や日本株にしておくのも手ですね。ただ，少子高齢化を突き進む日本は，しばらく著しい経済的な発展がない可能性を秘めています。資産の大部分を日本円や日本株とするのは，リスク（円安・経済成長など）になり得ます。

日本の少子高齢化が進む一方で，世界はそうでもありません。私が子供の頃は世界の人口は60億人と学んだものですが，いつの間にか**80億人**を超えていますね。基本的に，「人のいるところ」に「技術」や「お金」が集まります。なので，日本だけでなく，**世界に向けて分散投資**を実践していくのがよいでしょう（図1）。

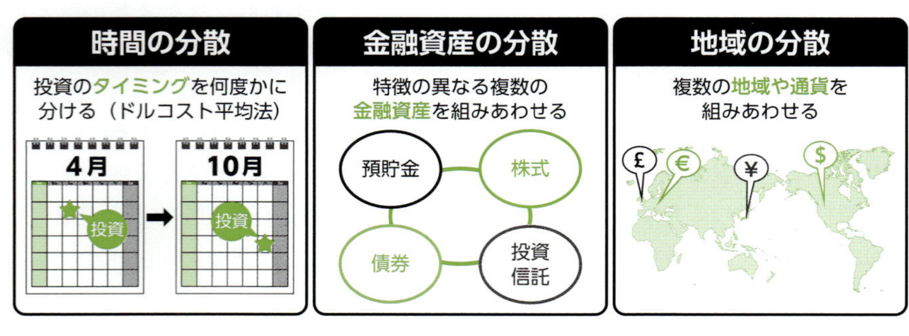

（日本証券業協会HP：金融経済ナビ（https://kinyu-navi.jp/learning/kouza4/kouza4-1/index17.html）より）

図1　分散投資の例

長期投資による利点

長期投資のメリットを金融庁の資料からも解説させていただきます。図2は国内外への株式・債券へ分散投資した際の，投資期間別のシミュレーションです。買い付け後の保有期間が５年（短期）の場合ではその時代の浮き沈みの影響を受けマイナスになることもありますが，保有期間が20年（長期）の場合では複利の効果も相まって年利**２～８％**のプラスになるとされています。金融商品を選ぶ際，長期の年利で２～８％というのを一つの目安にしておきましょう。年利８％を大きく上回るような儲け話が回ってきたら，それは**詐欺案件**かもしれません。長期投資を前提として，なるべく若い頃から投資を始められると，「**時間**」が心強い味方になります。

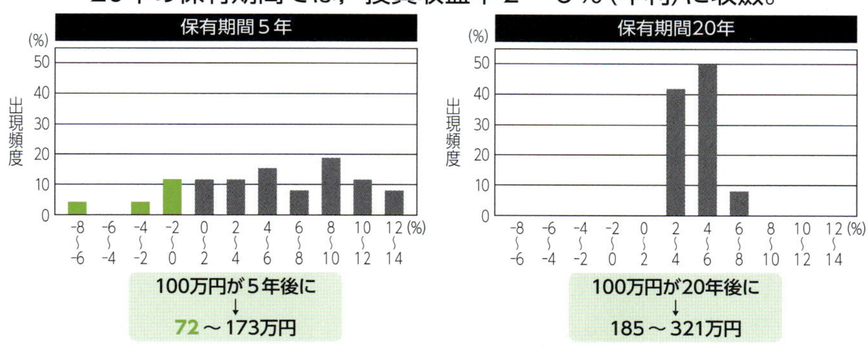

注：1985年以降の各年に，毎月同額ずつ国内外の株式・債券の買い付けを行ったもの。各年の買い付け後，保有期間が経過した時点での時価をもとに運用結果および年率を算出している。

(金融庁：つみたてNISAについて，P.6，平成29年7月
(https://www.fsa.go.jp/policy/nisa/20170614-2/12.pdf) より)

図２　国内外の株式・債権に分散投資した場合の収益率の分布

ここまでの情報をまとめると，**国内・海外のインデックスファンドを定額で長期間積み立てていく**だけで，忙しい薬剤師であっても「積立」，「分散」，「長期」の条件をクリアした投資が容易に実現し，限りなく低リスクで効果が期待できるようになるというわけです。さらに次SECTIONのNISAを活用すると，「非課税」の恩恵も受けられます。

投資信託は一気に資産が増えることはありません。
そのため，焦らず，じっくり資産の増加を待ちたいですね。

投資には忍耐も大切なのですね！ 私はまだ若い（と思う）ので，
時間を味方につけたいと思います！

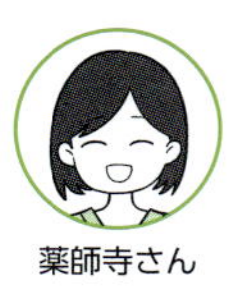

124 NISAを知ろう

投資を始めるなら「NISA（ニーサ）がいいよ！」…なんてことをよく耳にします。NISAとは何を表しているのでしょうか。

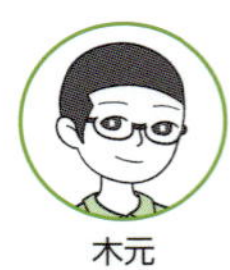

国は資産運用に対して「NISA」や「iDeCo」といった税制優遇制度を用意してくれています！

iDeCoはSECTION 034でKeyさんに教えてもらいました！
特にNISAについて詳しく教えてもらえると嬉しいです♪

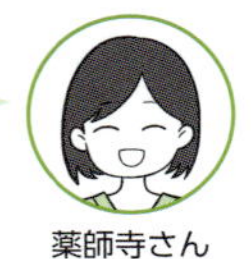

NISA（少額投資非課税制度）とは？

NISAとは，国が実施している税と投資に関わる制度の一つで，少額の投資で生まれた利益に対しては非課税とされる制度です（図）。NISA自体は2014年にスタートし，度重なる改定を経て2024年１月より，現在の形に落ち着いています。

通常，株式や投資信託などの金融商品に投資した場合，これらを売却して得た利益や受け取った配当に対して**20.315%の税金**がかかります。

一方で，**NISA口座**で投資した金融商品から得られる利益は**すべて非課税**です。ただしNISA口座で投資できる上限金額は決まっています。

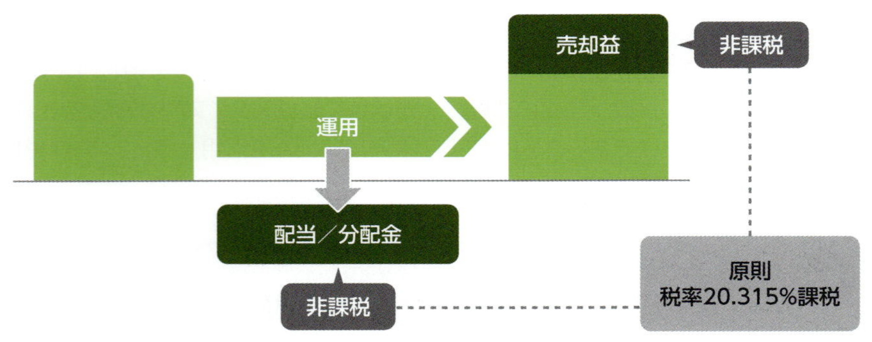

（金融庁HP：NISA特設サイト（https://www.fsa.go.jp/policy/nisa2/know/）より）

図　NISA制度の概要

NISAのポイント

　ざっくりとNISAの全体像をお伝えしましたが，細かなポイントについても解説していきます（表）。

ポイント①：NISAには，金融庁の基準を満たし月々の積み立てに適した**投資信託のみ**を対象とした**「つみたて投資枠（年間120万円）」**と，ある程度自由に株式や投資信託の購入ができる**「成長投資枠（年間240万円）」**があります。これら２つの枠は併用可能で，**年間計360万円まで**NISAによる投資が可能です。
ポイント②：従来のNISAは，５年や20年など投資期間の制限がありましたが，2024年からの新制度では**期間の制限**がありません！ ただし，NISAには**非課税保有の限度額**があるため，可能な投資額は**1,800万円**（うち，成長投資枠は1,200万円）までです。
ポイント③：NISAにて運用中の株式や投資信託を売却した場合，次年度にそれらの取得金額に該当する**非課税枠が復活**します！ 従来のNISAでは非課税枠の復活がなかったため，より自由度が高まりました。

表　NISAのポイント

	つみたて投資枠（併用可）	成長投資枠
非課税保有期間	無制限	無制限
制度（口座開設期間）	恒久化	恒久化
年間投資枠	120万円	240万円
非課税保有限度額（総枠）	1,800万円	
		1,200万円（内数）
投資対象商品	長期の積立・分散投資に適した一定の投資信託（金融庁の基準を満たした投資信託に限定）	上場株式・投資信託など*
対象年齢	18歳以上	18歳以上

＊ ①整理・監理銘柄 ②信託期間20年未満，毎月分配型の投資信託およびデリバティブ取引を用いた一定の投資信託などを除外。
（注）2023年末までに，つみたてNISAおよび一般NISAの口座において投資した商品は，2024年１月以降はNISAの外枠で管理され，2023年までのNISA制度における非課税措置が適用される。

（金融庁HP：NISA特設サイト（https://www.fsa.go.jp/policy/nisa2/know/）より）

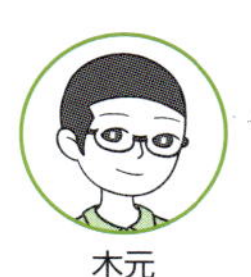
木元

1,800万円のNISA枠では，月額５万円で30年間の投資が可能です!!
せっかくの制度ですので，上手く利用しましょう。

125 NISAの長期積み立てシミュレーション

NISAによる積み立てでは，どれくらいの資産形成が可能なのでしょうか？NISAでは，**計1,800万円**の投資が可能なので…，月額**5万円×30年間**，**年利を3％**と仮定した積み立てでシミュレーションしてみましょう（図）。

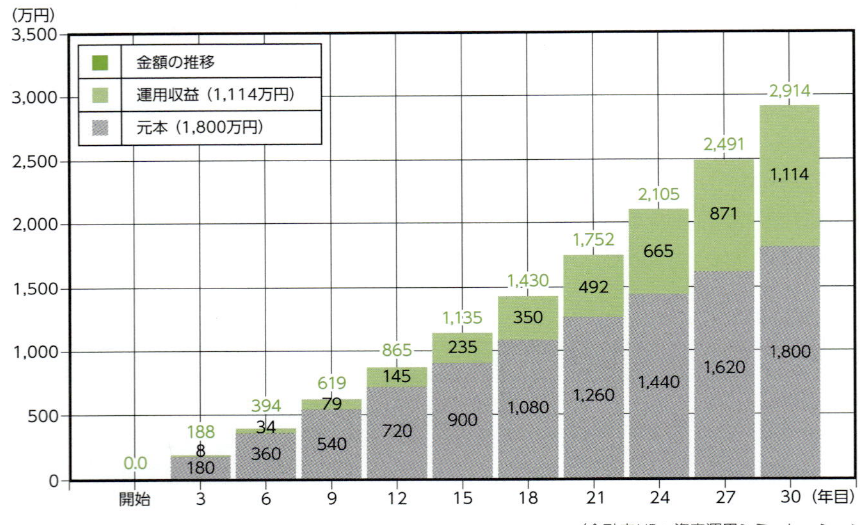

（金融庁HP：資産運用シミュレーション
（https://www.fsa.go.jp/policy/nisa2/tsumitate-simulator/）にて作成）

図　積み立て金額と運用成果のシミュレーション

シミュレーションの結果，30年目の運用資産額は**2,914万円**，運用益は**1,114万円**となりました…!!

NISAではない通常の投資信託の場合，運用益1,114万円に対して20.315％の税金が掛かり，**約226万円**が税金として差し引かれます。NISAであれば運用益はすべて非課税なので，この226万円が税金で差し引かれることなく，**満額**でもらえます！

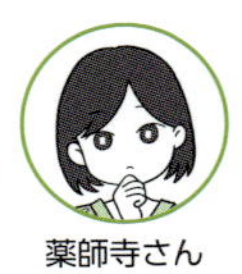

NISAかNISAじゃないかで，もらえる額に，こんなに差があるんですね（汗）。

つみたて投資枠を活用しよう！

つみたて投資枠は，**長期の積み立て投資・分散投資**に適した金融庁厳選の**「投資信託」**に限定されています。つまり，NISAのつみたて投資枠を利用するだけで，SECTION 122 図１の**４つの要素をすべて満たす**ことが可能です。そのため，比較的低リスクで投資を行えることが特徴です。これからNISAを始められる方は，つみたて投資枠対象の投資信託からスタートされるとよいでしょう。成長枠での投資をまったく行わず，**つみたて投資枠のみで1,800万円を埋めてしまうのも大いにアリ**です！

また，NISAでは切り崩した（売却して現金化した）分の**非課税枠が復活**するため，いつでも好きなときに切り崩すことが可能です。

たとえば，

- 家を買うときの頭金の一部
- 子供の教育費（特に大学入学時）
- 海外旅行の足しに
- 老後の生活費として切り崩し

という感じで，あなたのライフイベントにあわせて自由に切り崩して現金化することが可能です。教育費の王道は学資保険ですが，最近では返戻率が低いため，NISAを活用・併用してもよいと思います。

また，復活する非課税枠は「取得金額（積み立て額）」に応じるため，たとえば，100万円で買い付けた投資信託が150万円に値上がりしたときに売却すると，非課税枠は100万円分復活することになります（次年度に復活）。

2023年までの従来のNISA（一般NISA，つみたてNISA，ジュニアNISA）にも非課税制度があったものの，非課税額（最大800万円）や非課税期間（最大20年）が限定的であったため，「将来の大きな買い物の助けになるな」くらいの印象でした。一方，2024年からのNISAは非課税額が大幅に増額され，期間の制限もなくなったため，**人生が変わるほどの制度**になったと感じています。

とはいえ，「計1,800万円！」と聞くと，身構えてしまいますよね。まずは**月に５千円や１万円からでも，コツコツと始めてみてはいかがでしょうか**。慣れてきたら，徐々に投資額を増やしていき，月５万円ほどを投資に回せるとよいですね。

私の目標はGOGOGOGO!! で，月5.5万円を年利５％で5,000万円です！

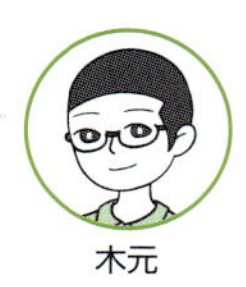

木元

126 NISAの注意点

ここまでお読みいただけた方は，「NISAに悪いところなんてないんじゃないか？」という気持ちをもたれるかもしれませんね。確かに，非常に優れた制度で，岸田政権最大の功績ではないか？ とすら思えてきます。

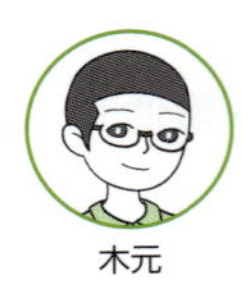

ただ，NISAも万能ではありません。注意点もあります！

NISAの注意点①：繰越控除ができない

通常の証券口座では，運用に損益が出てしまった際に，その損の分を翌年の利益と相殺し，税の負担を軽減する「繰越控除」という仕組みを利用できます。NISA口座における損失は税務上ないものとされるため，繰越控除は利用できません。

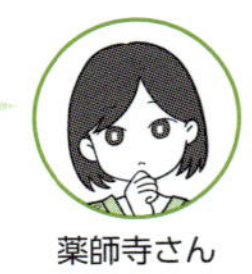

利益に対しては非課税にするけど，損が出ても救いはない…で合ってますか???

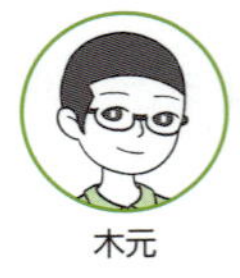

その理解で大丈夫ですよ。

NISAの注意点②：NISA口座は1人1つまで

NISA口座は，1人につき1口座までしか開設できません！ Aという証券会社でNISA口座を開設した場合，A証券で取り扱いがある投資信託もしくは株式しか購入できません。目星をつけている金融商品があるなら，それを取り扱っている証券会社でNISA口座を開設しましょう。

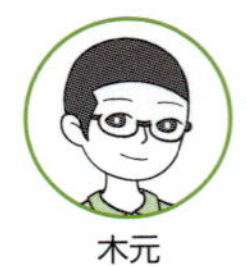

すでに開設したNISA口座の，他社証券会社への変更は可能ですが，申請・手続きの後，翌年からの変更となります。

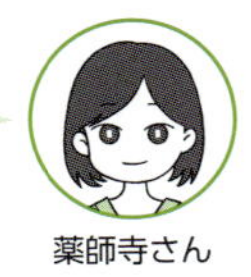

事前にしっかりと調べておく必要があるのですね。

127 NISA口座の開設は簡単！

細かな注意点はあるものの，我々メディカルタックスのメンバーの総意としても，NISA口座の開設，NISAによる投資はおススメです。2024年３月15日には「国民の安定的な資産形成の支援に関する施策の総合的な推進に関する基本的な方針」の閣議決定があり，「令和９年末時点でNISA口座数3,400万口座，買付総額56兆円を目指す」と金融庁から公表されました（2023年12月末の一般/つみたてNISAの口座数は約2,136万口座）。

木元
「NISAを使って，国民に豊かになってもらいたい」という，国からの切実な想いを感じます。

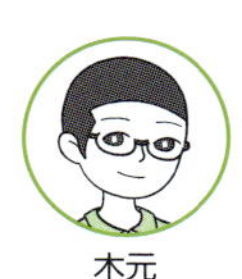

NISA口座の開設は簡単です！ 各証券会社のHPには，「NISA用の証券口座開設」の申し込み案内があります。NISA口座の開設は，各証券会社が最も力を入れているので，どのようにすればよいか？ もわかりやすくなっていますよ！ 投資に掛かる手数料のことを考慮すると，銀行などの窓口よりも，SBI証券や楽天証券，セゾン投信などの**ネット証券**がおススメです。開設の手順としては，

①証券会社を通じて，NISA用の証券口座を開設。
（本人確認書類のほか，**マイナンバー**も必要！）
②NISAの証券口座から株式や投資信託を購入。

以上で完了です。申し込みの前には面倒に感じますが，終わってみれば「この程度か」と思えますよ。申し込みから口座開設までの期間は２～３週間程度です。

木元
証券会社HPに記載の手順を見ながら，進めていきましょう！

薬師寺さん
最近はいろいろな手続きにマイナンバーが必要ですね。

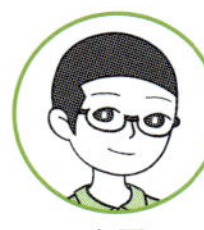

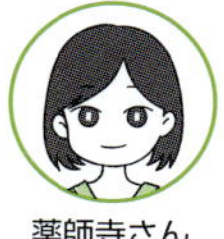

128 iDeCoの特徴とNISAとの違い

iDeCoも，税や投資に関わる制度の一つです。制度そのものの説明は，SECTION 033〜038をお読みください♪ 本SECTIONでは投資とのつながりを重点的にお伝えします！

iDeCoは，拠出した（積み立てた）掛金とその運用益の合計額をもとに，将来の給付額が決定する私的年金制度の一種でした。

iDeCoへの加入は個人で任意のため，自分で申し込みをして開始します。掛金を決めて毎月拠出し，将来の年金にプラスとなるようにお金を運用していきます。運用とはいうものの，NISAとは違い，銀行の定期預金を選ぶことも可能です。このお金は原則，**60歳以降**に受け取ることができます。

iDeCoでは以下の税制優遇がありましたね。

- 拠出時（小規模企業共済等掛金控除）
- 運用中（運用益が非課税）
- 受け取り時（退職所得控除，公的年金等控除）

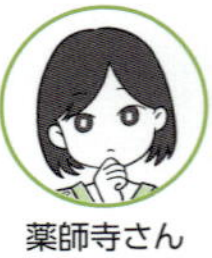

薬師寺さん

iDeCoもNISAも非課税制度があるので，なんだか似ていますね。
何か違いや使い勝手に差があるのでしょうか？

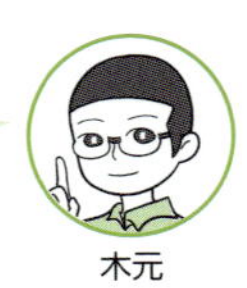

木元

確かに似ていますが，少し違う点もあります。
特に資金の拘束力です。

両者の違いについては，**表**にまとめました。iDeCoとNISAは制度が異なるため，**併用は可能**ですが，資金の拘束力が強い（資金の流動性が低い）のはiDeCoのほうです。資金に余力があれば，iDeCoとNISAの両方をフル活用されるとよいと思います。しかし，そうでないのなら，**NISAのみの運用**とする，もしくは**NISAを主としてiDeCoはより少額の資金で運用**することをおススメします。iDeCoを主としてしまうと，何か急な出費があったとしても，積み立てた資産は原則**60歳**まで切り崩せないため，不都合を生じてしまう可能性があります。もちろん，iDeCoには掛金拠出時の所得控除による節税効果がありますので，それを目的としてもOKです。あなた自身の状況・退職金の有無やライフイベントなどと照らしあわせて組みあわせていただければ嬉しく思います！

表　iDeCoとNISAの違い

	iDeCo	NISA
目的	老後資金	住宅購入，教育資金，将来のための資金など自由
投資対象商品	預貯金，保険商品，投資信託など	**(つみたて投資枠)** 長期の積立・分散投資に適した一定の投資信託 **(成長投資枠)** 上場株式・投資信託など
対象年齢	原則20歳以上60歳未満の国民年金加入者 (条件付きで65歳未満も可)	18歳以上
運用の上限額(拠出の上限額)	年間144,000円～816,000円 (職業や企業年金の有無により異なる)	1,800万円
引き出し可能期間	原則60歳以降	いつでも可
手数料	●加入・移換時手数料：2,829円（初回のみ） ●口座管理手数料：金融機関により異なるが，おおむね2,052円 ●受け取り時の手数料(その都度)：440円	口座管理手数料：0円 (売買手数料等は別途かかる場合あり)
税制優遇	●掛金が全額所得控除 ●運用益が非課税 ●受け取り時に公的年金等控除（分割），または退職所得控除（一括）の対象	運用益が非課税

(投資信託協会HP：NISAとiDeCoの違い
(https://www.toushin.or.jp/newnisa_contents/nisa_ideco/index.html) を一部改変)

　次SECTIONからは，おススメの投資信託の商品を紹介しています。証券会社によっては取り扱いのない商品もあるため，事前にどの商品を選択したいのか考えておきましょう。SBI証券と楽天証券は，ともに口座開設数が1,000万口座を突破しているので，まずはこの２つから選択するとよいと思います。

129 おススメ投資信託セレクト1

安全性を重視したい場合

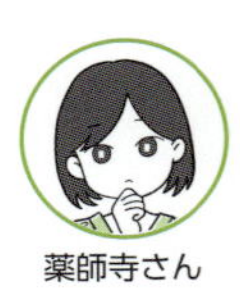

投資への心構えや，ドルコスト平均法などの理論，NISAについても理解できました!! …結局何を購入すればよいのでしょうか？

個人個人の考えもありますし，未来は誰にもわからないので，「万人に適した金融商品」はありません（汗）…でも，家族や友人に勧めるなら「コレ」という具体的な金融商品を紹介しましょう！

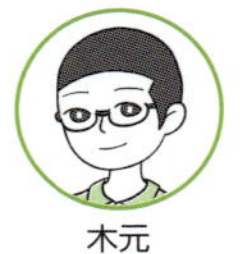

おススメしたい金融商品の概要

これまでの内容と，特にブレはありません！

- 販売手数料が無料。
- 信託報酬（≒運用手数料）が安い。
- 月々の積み立てが可能（ドルコスト平均法）。
- 分配金は自動的に再投資される（複利の効果が得られる）。
- 国際分散投資となる（特に先進国を中心としたもの）。
- インデックスファンド（積極的に増やしたい方はアクティブファンドでも可）。

こうした特徴をもつ投資信託を，「NISA」や「iDeCo」といった制度を利用して，長期投資を前提に運用していくのがよかったんですよね。それでは，具体的な投資信託（ファンド）の発表です！

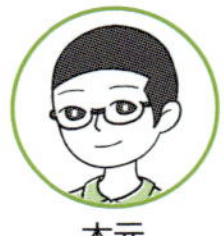

リスクを抑えての運用を優先したい方におススメ

ニッセイ・インデックスバランスファンド（4資産均等型）

国内株式・先進国株式・国内債券・先進国債券に1/4ずつ均等に投資ができる**インデックスファンド**です。通常，株式市場が低迷する際には債券価格の上昇がみられます。株式と債券の割合は半分ずつのため，比較的リスクに備えられたバランスファンドといえます。信託報酬が0.154％と安いのも魅力的です。

セゾン・グローバルバランスファンド

世界30カ国以上の株式と10カ国以上の債券に分散投資することができる**インデックスファンド**です。地域別の投資比率は市場の規模に応じて変化するので，手間なく市場の変化に対応可能です。また，成長が見込まれる株式と安全性の高い債券へ，半分ずつ投資することによりリスクを抑えながら安定したリターンの獲得が期待できます。信託報酬が0.58％とやや高めであるところはマイナスポイントです。

安定とリターンをバランスよく狙いたい方におススメ

eMAXIS Slim 全世界株式（オール・カントリー）

全世界の株式に投資できる**インデックスファンド**で，信託報酬は0.06％ほどと驚異の安さです。よく，略称の「オルカン」などとよばれています。「eMAXIS Slim」と名の付くものは，業界最低水準の信託報酬を目指しているシリーズです。リターンを狙った長期投資では，最も一般的なものがこちらです。

2023年，楽天証券から「楽天・オールカントリー」という全世界株式が対象のインデックスファンドが登場しました。
こちらは，eMAXIS Slim全世界株式より少しだけ安い信託報酬に設定されています。

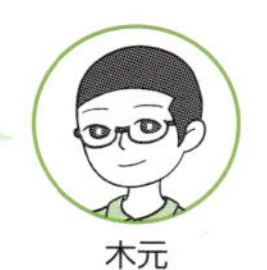

eMAXIS Slim 先進国株式インデックス

日本以外の22の先進国に投資できる**インデックスファンド**で，信託報酬は0.1％ほどと非常に安めです。複数の先進国に投資できるものの，投資先の約70％は米国です。先進国は，戦争や紛争によるリスクが比較的低く，安定した運用が期待できます。

楽天・全米株式インデックス・ファンド（楽天VTI）

楽天投信投資顧問が運用している**インデックスファンド**で，信託報酬は0.162％と安めです。投資対象は米国の企業です。**eMAXIS Slim 米国株式（S＆P500）**という類似した投資信託もありますが，こちらは投資対象を米国の500の優良企業に絞っています。一方，楽天VTIは全米の企業を幅広くカバーしているため，これまで利益をあげられなかった小さな企業が大躍進を遂げたときに，その収益を拾うことができます。とはいえ，両者の運用成績やコスト面に大きな差はありません。どちらも優れたファンドです！

2023年，楽天証券から**「楽天・S＆P500」**というインデックスファンドが登場しました。こちらは，eMAXIS Slim 米国株式（S＆P500）より少しだけ安い信託報酬に設定されています。

130 おススメ投資信託セレクト2 少し攻めたい場合

多少のリスクを負っても，大きなリターンを狙いたい方におススメ

iFreeNEXT FANG＋インデックス

Meta（旧Facebook）・Apple・Amazon・NVIDIA・Netflix・Google・Tesla・Microsoftなど，トップ企業のみで構成されている**インデックスファンド**です。これら，巨大企業の収益が，ファンドの価格にダイレクトに反映されるため，大きなリターンが期待できます。信託報酬は0.8%ほどで，紹介している他のファンドと比較すると高く感じるかもしれませんが，期待できるリターンを考えると，問題にならない程度でしょう。

eMAXIS インド株式インデックス

おススメのファンドのなかで，唯一，**発展途上国のインデックスファンド**です。おススメする理由は，今後数十年，インドでは大幅な「人口増」が見込まれているためです。基本的には人がいるところに，「モノ」も「カネ」も集まります。ただ，国政や紛争など，インド国内の治安や経済活動がどうなるのか…読めないところもあります。毎月，少額を積み立てるのにはおススメです。信託報酬は0.44%と，インド対象のインデックスファンドのなかでは安めです。

セゾン資産形成の達人ファンド

海外および日本の株式に幅広く分散投資をしている**アクティブファンド**です。安全性や長期的な収益力を基準に選定された企業で構成されています。信託報酬は1.54%と，紹介しているファンドのなかでは最も高く，そこはマイナスポイントです。

興味をもっていただけたら…

投資である以上，元本割れのリスクはゼロにはできません！ ですが，本CHAPTERで投資に対して前向きに考えられるようになりましたら，SBI証券，楽天証券，セゾン投信などのHPから証券会社の口座を作ってみましょう。とにもかくにも，行動に移すことが大切です!!

SECTION 127でも触れましたが，銀行窓口での投資信託の購入は手数料が発生したり，意中のファンドとは異なるものを勧められたりする可能性もありますので，投資を始めるならネット証券の利用がおススメです。

ちなみに，大手ネット証券であるSBI証券，楽天証券，セゾン投信は，すべて**クレジットカード決済**でNISAの積み立て投資が可能（限度額あり）です。投資しながらクレジットカードの**ポイント**も貯まります！ 面倒なのは最初だけ…。せっかくなので，ポイントもゲットしましょう！

また，この数年「つみたてNISA？ 始めようとは思ってる！」とず―――っと言い続けていて，結局，行動に移せていなかった方には，**セゾン投信でのNISA口座開設 → セゾン・グローバルバランスファンドによる積み立てのスタートがおススメ**です。BESTを追求するなら，SBI証券や楽天証券だと思いますが，セゾン投信はとにかく口座開設やファンド選択のシステムが楽で簡単です！ これまで投資に対して**「二の足を踏んでなかなかスタートできなかった」**という方は，セゾン投信から始めて，慣れたタイミングでSBI証券や楽天証券にNISA口座を移すのもよいと思います。

あなたにとって投資とは？

さまざまなファンドを紹介させていただいたのですが，これをお読みのあなたにとって，投資とはどのような存在でしょうか？

「世の中の勉強になる」，「この企業の応援をしたい」，「資産を増やしたいだけ」などいろいろな考えがあると思います。そして，これらの考えのなかで「資産を増やしたいだけ」の方は，ファンドの選定や日々の値動きなどが負担になるかもしれません。そうした方は，20～40歳代であれば**「オール・カントリー」**の積み立て設定をして，あとは放ったらかしでよいと思います。50歳代以降であれば，老後に向けてリスクの低い債券も盛り込んだ**「ニッセイ・インデックスバランスファンド」**の積み立て設定をして，あとは放ったらかしでよいでしょう。こんなことをいうと，「考えることを放棄している」と言われてしまいそうですが，それでいいんです。私たちには，家族や友人，仕事や趣味など，投資よりも時間や興味を割きたい対象があると思います。積み立て投資は，最初の積み立て設定だけして，あとは積み立てていること自体を忘れるくらいがちょうどいいんです。

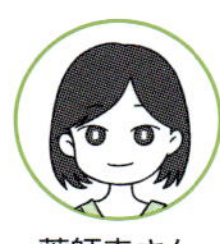
薬師寺さん

勉強になりました！ 私はこれから，楽天証券でNISA口座を開設して「楽天・オールカントリー」に毎月３万円ずつ積み立ててみます！ クレジットカードの設定も忘れません！

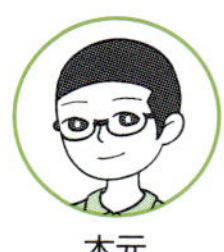
木元

良いことだと思います！ 10年後，20年後が楽しみですね。

CHAPTER 9 増やす

まとめ

- ☑ インフレリスクに備えた資産形成を進めよう。
- ☑ 忙しい薬剤師には，「積立」，「分散」，「長期」のキーワードが実現ができる投資信託がおススメ。
- ☑ NISAは「非課税」の恩恵が受けられる優れた制度。少額から始めてみよう。
- ☑ 積み立て設定をして，あとは積み立てていること自体を忘れちゃってもOK！

よーし！
オールカントリーの
積み立てで資産は
右肩上がりだ！
ちょっとストップ！
もしかして
こんなイメージ
してないですか？
・・・違うん
ですか？
現実はきっと
こうですよ
一時的にマイナスになったり
驚くほど大きくプラスになったり
波はあると思いますよ！
投資をスタートするならこうした
現実もチラッと頭に入れておきましょう！
積み立て設定だけにして
こういう「現実」ごと
忘れてしまうのも大いに
アリだね（笑）

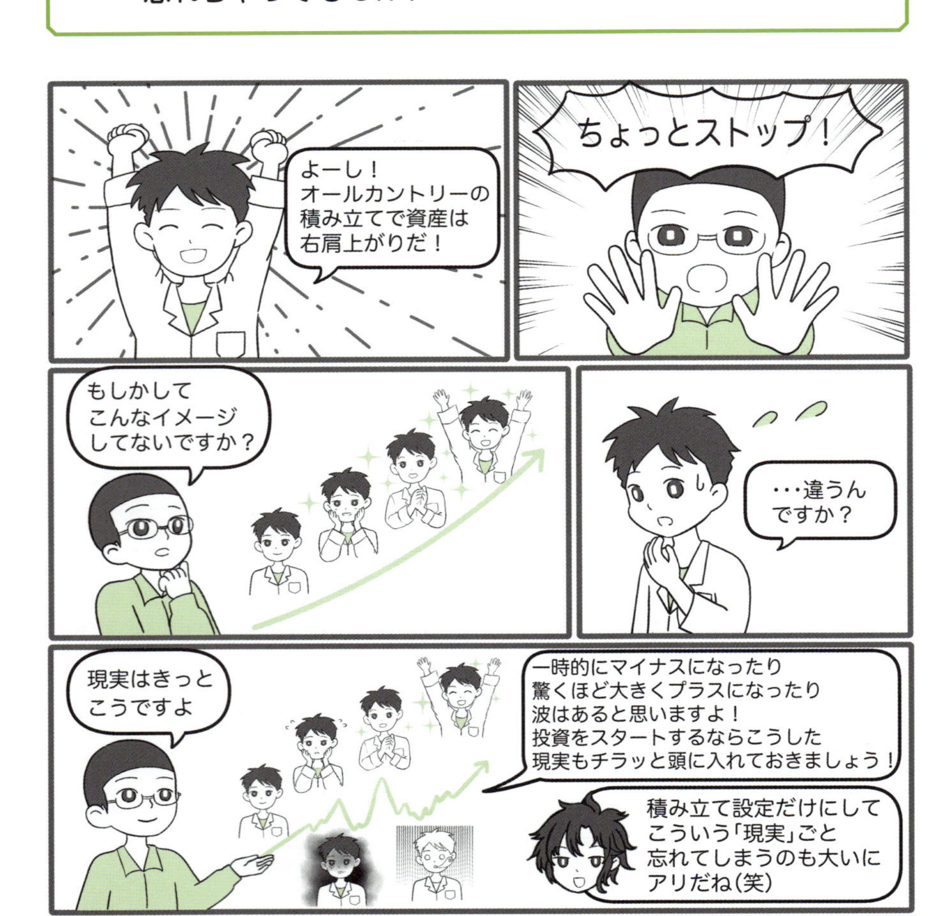

薬剤師十人十色

お金を得るためには，お金に関する視野を広げよう

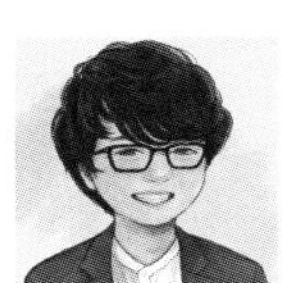

わたなべさん
X：@a_w_329
プロフィール：クリニックを経営しながら薬局薬剤師として勤務中。
Xでは現場目線と経営目線のポストを中心に株式投資などのお金の話をしています。

X

はじめまして。わたなべさんと申します。

早速ですが，SNSを通して結構な頻度で「お金を稼ぐためにはどうしたらよいですか？」，「どのような勉強をしたらよいですか？」と薬学生や薬剤師の方から相談があります。

私のなかでは，「稼ぐ」と「儲ける」では意味合いが変わってきます。

ここについての話は長くなるので割愛しますが，質問する方の「お金を得たい」という気持ちが共通していることはわかります。

この本を読んでいる皆さんなら，もう大丈夫だと思いますが，どちらにしても必要なことは，「お金のことを知る」ということです。日本人はお金の勉強の義務教育がなかったのでお金の知識が本当にありません。所得税や住民税，確定申告など，こうしたものの単語アレルギーの方も少なくありません。

特に薬剤師という職業は，給与の定常状態に達するスピードがほかの職業に比べて早いので，若いうちにお金の勉強をしておかないと後々，後悔することが多いです。2022年から高校での金融教育が義務化したのはご存知でしょうか？ 今の時代，高校生でもお金の勉強を始めているのです。

たとえば，友人から「株などの投資をやっている？」と聞かれたときに「え？ 株？危ないんじゃない？」と思ってしまったら黄色信号です。株式投資一つにしても，やっている人とやっていない人では「視野」が全然違います。車を運転しない人が今現在のガソリン価格を知らないのと同じように，株式投資をしていない人は今の日経平均株価に興味すらもちません。ちなみに2024年２月22日，日経平均株価は34年振りの最高値を記録し，歴史的瞬間のニュースとなりました。

たかがこんなこと！ と思われるかもしれませんが，経済などをこういった広い視野でみることができる人のもとにお金が集まると私は考えています。

薬局で働く保険薬剤師が診療報酬のことを勉強するのは当たり前ですよね。というわけで「お金」を求めるのであれば，まずはお金の勉強をしてみませんか？ その第一歩として，2024年から始まった新NISAから始めてみてはいかがでしょうか。

薬剤師十人十色

しくじり薬剤師，俺みたいになるな!!

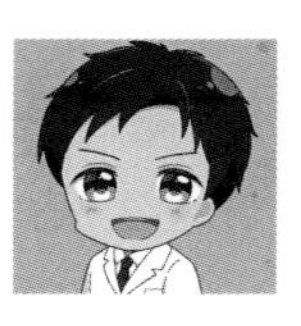

なりー
X：@NARIMIYA1993
プロフィール：Xで新人薬剤師用と題し，新人さんに役立つ情報をお届け。
転職１回，株式投資歴５年，結婚生活１年目。

X

はじめまして。主にXで活動している「なりー」です。

いつもXでは普通のことしか言わないアカウントなので，今回はここでしか言えない内容にしました。題して「しくじり薬剤師，俺みたいになるな!!」です。

まず１つ目は，「信用取引で３桁万円の大損」です。

これは文字どおりこの株高の時期に３桁万円の大損をしてしまいました。まさかこんなことになるとは夢にも思っておらず，現物取引とは本当に別物で素人が手を出していいものではなかったです。一番辛かったのは，取引中で大損するとメンタルが崩壊することです。何をしていても株価が気になり，仕事もプライベートも集中できず，次の日が怖くて寝られないときもありました。一部の天才の方を除くと99%の人にはおススメできないものなので，素直に本書に書かれている投資信託などを買いましょう。

そして２つ目は，「ワンルームマンション投資で手付金支払い契約寸前に」です。

自分がカモにされるなんて…。今でも信じられないというのが本心です。ワンルームマンション投資をもちかけられ，埼玉県に3,000万円以上の物件を購入するところでした。契約書も書き，手付金も支払ったのは今でも鮮明に覚えています。なんとか契約を破棄できるギリギリのタイミングで冷静になり難を逃れましたが，今思うとどうなっていたのか恐ろしいです。この経験から学んだことは，「良い情報は勝手に寄ってこない」ということです。これはワンルームマンション投資だけでなく多くのことで共通するところだと思います。自分だけが特別だと決して勘違いせず，汗水たらし時間をかけて情報収集することが大切です。

以上が私のしくじりになります。現在の株高で浮かれている人，薬局にかかってくる不動産営業マンの電話に興味をもった人などは読者の皆さんにはいないと思いますが，くれぐれもご注意ください。私のようにならないよう，皆さんはこの本を隅々まで読み，お金の知識を身につけてください。

最後になりますが，絶対にSNSなどでこのことには触れないようにお願いします(私は関西人です。押すなよ…押すなよ…)。ありがとうございました。

CHAPTER 10

金融トラブル

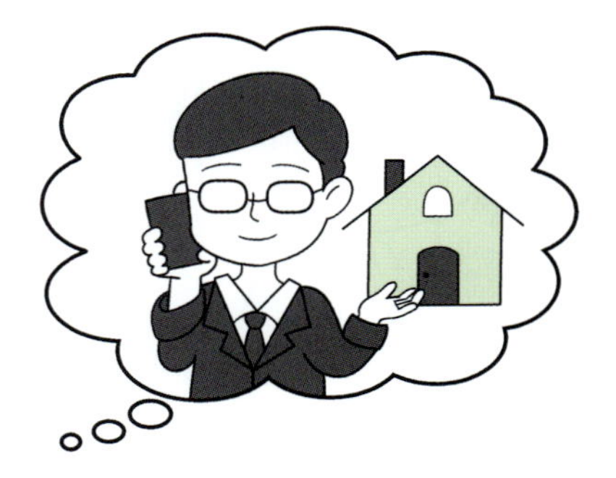

131 金融トラブルは意外と身近に潜んでいる

るん
るん
くすり
わかりますか！
ついこのあいだ
高校時代の友人から久しぶりに
電話があって・・・
結構盛り上がったんですよ♪
薬師寺さん
なんだか
嬉しそうですね！
よかったじゃない！
話の流れでその友人が参加している
グループ？の異業種交流会に参加させて
もらえることになって・・・
いろんな人の話が聞けそうで
楽しみなんです♪
・・・ん？
薬師寺さん
それって
大丈夫？
どうしてですか？
友情に水を差すかも
しれないんだけど
典型的な「ナニカ」への
勧誘の流れだね・・・
そうなんですか！！
ちょっと詳しく
教えてください！

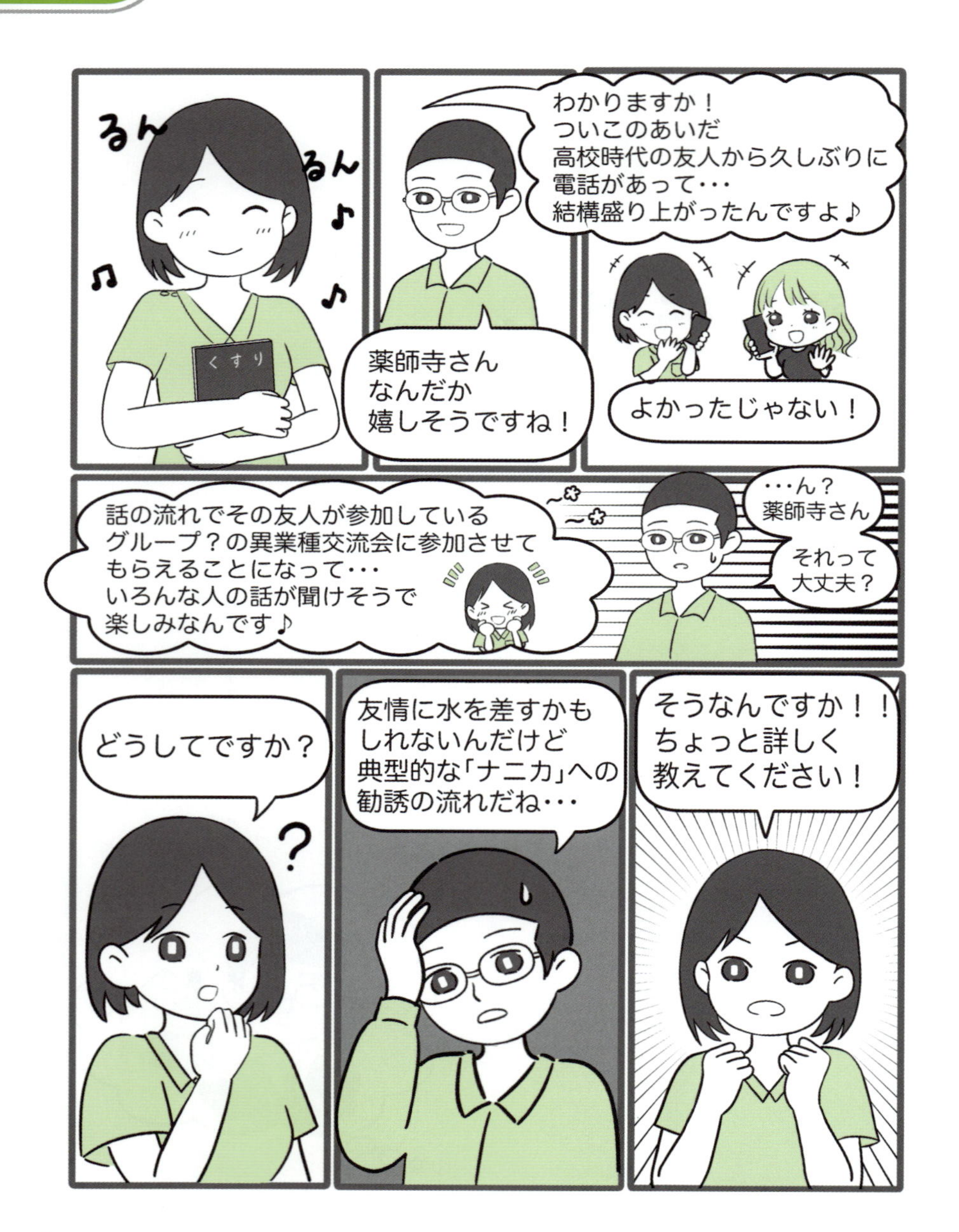

お金にまつわるトラブルはさまざまです！ 薬局にかかってくる不動産投資の電話，生命保険の勧誘といった「違法性のないもの」から，確実に儲かる投資先があるから…と聞いて出資したお金がもち逃げされるなどの「違法性のある詐欺」までであります。

実際，令和５年版 消費者白書によると，20歳代の男女では，情報商材や副業を含む「もうけ話関連」や「賃貸アパート」の相談が上位を占めていることがわかります（表）。女性では「美容に関するもの」が最も多いですね。

表　若者の消費生活相談の商品・サービス別上位件数（年齢区分別・2022年）

男性					
20〜24歳			25〜29歳		
順位	商品・サービス	件数	順位	商品・サービス	件数
	総件数	17,528		総件数	17,436
1	商品一般	1,061	1	賃貸アパート	1,760
2	賃貸アパート	1,051	2	商品一般	880
3	他の内職・副業	1,011	3	フリーローン・サラ金	826
4	出会い系サイト・アプリ	709	4	普通・小型自動車	543
5	フリーローン・サラ金	644	5	他の内職・副業	477
6	役務その他サービス	565	6	役務その他サービス	426
7	電気	510	7	電気	372
8	普通・小型自動車	499	8	出会い系サイト・アプリ	330
9	金融コンサルティング	468	9	光ファイバー	319
10	脱毛エステ	425	10	脱毛エステ	300

女性					
20〜24歳			25〜29歳		
順位	商品・サービス	件数	順位	商品・サービス	件数
	総件数	26,084		総件数	23,857
1	脱毛エステ	6,149	1	脱毛エステ	4,173
2	他の内職・副業	1,702	2	賃貸アパート	1,933
3	商品一般	1,085	3	商品一般	1,018
4	賃貸アパート	1,067	4	他の内職・副業	897
5	出会い系サイト・アプリ	900	5	出会い系サイト・アプリ	521
6	役務その他サービス	718	6	役務その他サービス	502
7	医療サービス	518	7	医療サービス	488
8	電気	479	8	フリーローン・サラ金	387
9	フリーローン・サラ金	458	9	電気	354
10	金融コンサルティング	408	10	他の健康食品	284

：娯楽に関するもの
：暮らしに関するもの
：もうけ話関連を含むもの
：借金に関するもの
：自動車に関するもの
：美容に関するもの

※1　PIO-NETに登録された消費生活相談情報（2023年３月31日までの登録分）。
※2　品目は商品キーワード(下位)。
※3　色分けは相談内容の傾向を消費者庁で分類したもの。

（消費者庁：令和５年版 消費者白書，P.23より）

まず，知らないといけないのは，「トラブルに発展する事例」です。本CHAPTERでは，薬剤師がよく遭遇しがちな事例をできるだけ具体的に解説していきます。事例を知ることで，その渦中に巻き込まれた際に，「これって，○○の勧誘かな？」など，すぐに気づきやすくなります。

次に知っておきたいのが，対処法ですね。基本的には「誘いに乗らない」，「断る」がベースですが，勧誘がしつこく感じたら消費者ホットライン（TEL：188）に，明らかな詐欺案件であれば警察に相談しましょう！

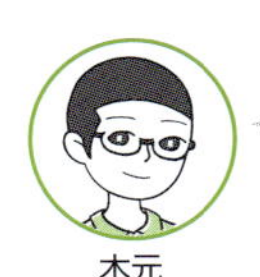
木元

確実に大金が儲かるビジネス，確実にお金が増える投資…そんなものはありません！ それでは内容に入っていきましょう！

132 ネットワークビジネスとトラブル

皆さんはネットワークビジネスという言葉をご存知でしょうか？ このほか，**MLM**（Multi-Level Marketing）や**マルチ商法**ともよばれていますね。正式名称は，連鎖販売取引といいます。このビジネスモデルをもつ会社には，

- アムウェイ
- ニュースキン
- パートナーコ・モリンダ

などがあります。

ネットワークビジネスやMLMと聞くと，嫌悪感を示す方も一定数いらっしゃると思います。ただ，ネットワークビジネス自体は，理にかなったビジネスモデルであり，特に違法性はありません。

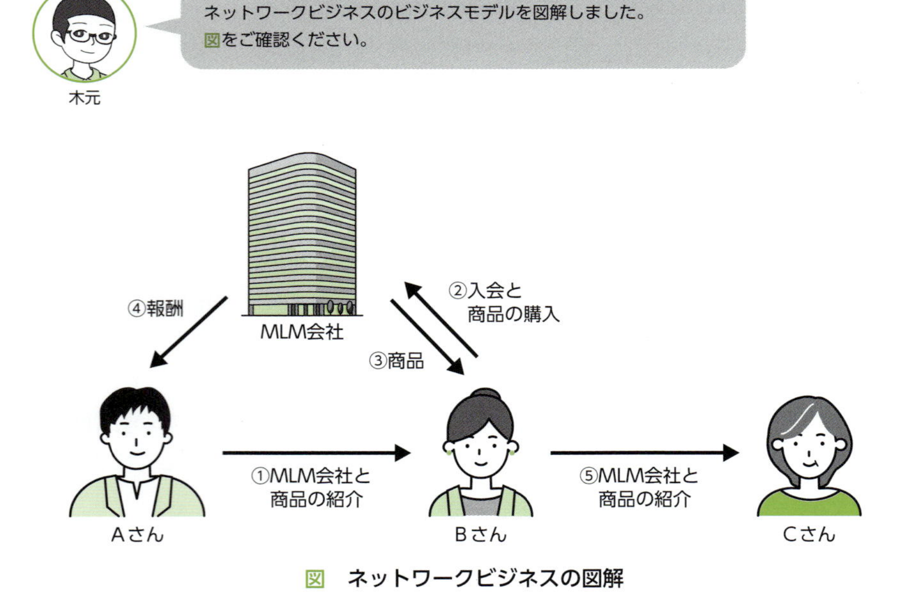

図　ネットワークビジネスの図解

ネットワークビジネスの特徴は，以下のような点です。

図中のＢさんが，また他の「Ｃさん」を入会させ，商品も購入してもらえたら…
→入会金と商品購入代に対する報酬は，Ｂさんだけでなく，Ｂさんを入会させた **Ａさん**にまで行き渡る。

Ａさんにとって，Ｂさん・Ｃさんの立場の人が複数いた場合に，「何もしなくても，収入が毎月入ってくる」という状態を作り出すことができますよね。非常によくできたシステムです。

ただ，ネットワークビジネスでは，トラブルが多発しています。システムがよくできているからこそ，ネットワークビジネスに取り組んでいる方は，自分のお客さん・自分伝いに入会してくれる人を獲得するのに必死です！ 強引な勧誘や，ネットワークビジネスであることを隠してのイベントや会合への勧誘がトラブルの原因です。たとえば，

- 異業種交流会
- 起業家の人の集会
- ビジネスの意見交換会

などの名目で誘われ，**参加してみたらネットワークビジネスの集会**だった！ という件が後を絶たないのです。１，２回目の参加時にはネットワークビジネスの集会であることは伏せられていて，複数回参加した後に「実は〇〇というビジネスがあって…あなたもやってみない？」と勧誘される…という流れですね。

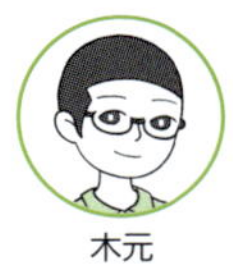

薬剤師は昇給率が大きくないため，「何か副業を…」と，ネットワークビジネスを始める方が少なくない印象です。

私も昔，音楽イベントに参加していたんだけど，何回か参加したときに誘われたことがあるよ…。「だが断る！」と言ったけどねー。

繰り返しますが，よくできたシステムなんです…！ 副業をしたいという方には，無店舗・無在庫でスタートできるので，魅力的なビジネスだと思います。取り組まれている方は，強引な勧誘・虚偽の勧誘は行わずに，ルールを守ったうえでのネットワークビジネスライフを送っていただければと思います。

133 薬局にかかってくる営業電話！あの不動産投資の裏側

薬局に長く勤めている方は経験があると思うのですが，薬局には「薬剤師の先生に，お得な不動産投資を紹介したいと思いまして…」という電話がかかってきますよね。本書のなかでも，なりーさん（P.280 コラム）が，購入寸前までいったとか！

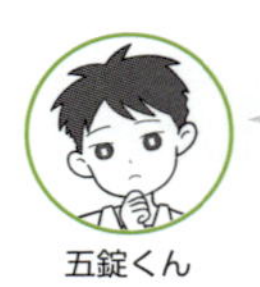
五錠くん

「都内新築ワンルームマンションを購入すると，節税になりますよ！」と電話口で聞いたことがあります（汗）。

そもそもなぜ，薬剤師に不動産の営業がくるのでしょうか？ 不動産の売買には，不動産業者の仲介が入ります。仲介手数料には，「物件の売買価格×３％＋６万円」と定められているものがあり，これが不動産業者の収益です。つまり，売る物件の価格が高ければ高いほど，不動産業者の収益は高くなります。ヒューズさんのコラム（P.183）にもあったように，社会的信用の高い薬剤師は融資を受けやすく，高い物件であっても購入可能です。そのため，不動産業者のターゲットになりやすいのです。

続いて，「都内新築ワンルームマンションへの投資が，なぜおススメできないのか？」について，代表的なポイントを２つお伝えします！

ポイント① 利回りが低い

不動産投資は，物件を購入した後，賃貸募集を開始し，入居者が決まって家賃を払っていただくことで，初めて収益が生まれます。物件購入価格に対する年間の家賃収入の割合を「表面利回り」とよび，ワンルームなどの区分マンションの全国平均は6.74%，首都圏では全国最低の6.20%です[1)]。都内・新築に限れば，物件購入価格が非常に高いため，さらに利回りは低くなるでしょう（全国最高は信州・北陸の14.48%）[1)]。

また，不動産を取得するときには，仲介手数料，所有権移転登記費用，司法書士への報酬などが発生します。さらに毎月，ローン返済，管理会社に支払う管理委託料，火災保険料，修繕積立費，固定資産税といった経費が発生します…。これらの経費を考慮した利回りを「実質利回り」とよびますが，都内マンションの実質利回りの相場は約２～３％と利益が出づらい状況です。何千万円という借金に空室リスク…，その割に利回りは低い…率直に，投資効率が悪いと言わざるを得ません。この程度の実質利回りであれば，不動産を扱う投資信託である「J-REIT」のほうが無借金で取り組めますし，利回りでも上回っている印象です。

ポイント②　ごくわずかな節税にしかならない

前述のように，都内新築ワンルームマンション投資ではほとんど利益が出ません。むしろ，赤字になることだってあります。ですが，この都内新築ワンルームマンションの投資を勧めてくる不動産業者は，「毎月の収支は赤字でもいいんです，むしろ赤字でいいんです。」と言ってきます。

不動産投資による収益は「不動産所得」に該当し，赤字の場合は本業の給与所得と相殺することができます。つまり，税金にかかる課税所得金額（SECTION 023）が下がることで節税につながるという理屈です。そのため，「節税対策になりますよ…最後にはマンションという資産が残りますよ…」という甘い言葉で誘惑してくるのです。

確かに，短期的な視点では節税になるのかもしれません。しかし十数年後，築年数の経過した都内ワンルームマンションは，モノとしては残っているものの「価値がなくなっている」，「売るに売れない」，「維持管理費用がかかる」，「誰も借りてくれない」といった，**所有しているだけで負の資産になってしまう，いわゆる「負動産」**になりかねません。このように，目先の節税だけに釣られてしまうと，将来的に大きく損をする可能性があるのです。

都内新築ワンルームマンション投資は，「都内」や「新築」という言葉に，漠然とした安心感を覚えてしまい，「節税」もできるなら…，とつい，購入を考えてしまうかもしれません。節税になるということは，赤字になるものをわざわざ借金を抱えながら購入させられるということです。将来的に売却に困り，大きな損失を被るリスクをはらんでいる，ということをよくよく理解しておく必要があります。たとえ大きな損失を被ったとしても，それは「投資をする」と判断した，あなた自身の責任となってしまいます…。

不動産投資は，物件購入，修繕，空室対策，売却，とさまざまな分野について知識とノウハウが必要な分野です。不動産投資をお考えの方は，しっかりと学習をしたうえで，きちんと利益が出せる物件に取り組んでいくようにしましょう！

1）不動産投資と収益物件の情報サイト 健美家：収益物件市場動向マンスリーレポート 2024年６月期.

134 株式投資における信用取引

なりーさんの話が続いてしまって恐縮ですが，なりーさんは「信用取引」で多額の損失を抱えた，とコラム（P.280）にありましたね。信用取引とは，証券会社から**資金や株式を借りて取引を行う方法**です。

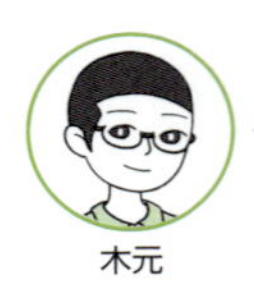

では，具体的な信用取引を確認してみましょう。

信用取引のレバレッジ効果

信用取引では，手元資金以上の取引を行うことが可能なため（証券会社から，投資用の**資金**を「借りる」という形式），少ない資金でより大きな利益を狙うことができます（レバレッジ効果）。しかし，**大きな利益を期待できる反面，株価の下落による損失額も大きくなる可能性**があります。

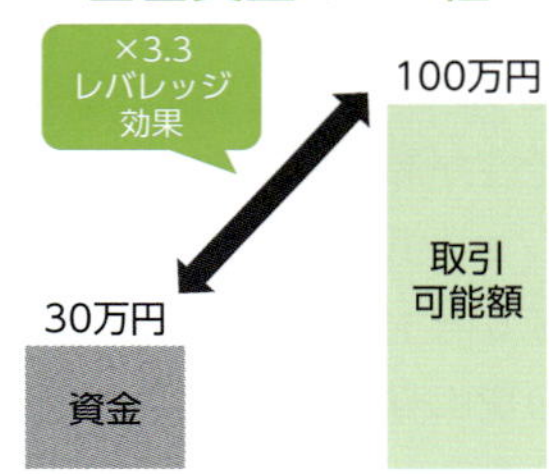

（SBI証券HP（https://www.sbisec.co.jp/ETGate/WPLETmgR001Control?OutSide=on&getFlg=on&burl=search_home&cat1=home&cat2=learn&dir=learn&file=home_lecture_margin_02.html）より）

図1　信用取引によるレバレッジ効果の例

信用取引による信用売り（空売り）

通常の株式投資では，株式を「買う」ところからのスタートになるのですが，信用取引では**「売る」ところからのスタート**が可能です（証券会社から，売却用の**株式**を「借りる」という形式）。信用売りでは，最初に株式を売却し，その後，株価が値下がりしたタイミングで株式を改めて購入（返済買い）することで，その差額が収益として得られます。

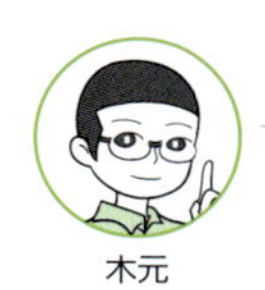

…といっても，文章だとわかりにくいので，以下の図2を確認しましょう！

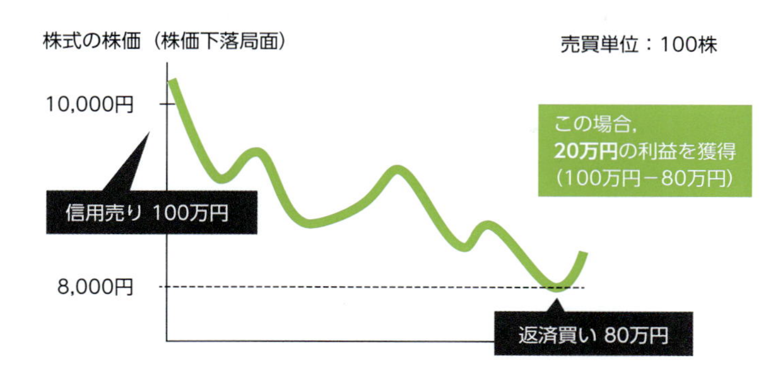

（SBI証券HP（https://www.sbisec.co.jp/ETGate/WPLETmgR001Control?OutSide=on&getFlg=on&burl=search_home&cat1=home&cat2=learn&dir=learn&file=home_lecture_margin_02.html）より）

図2　信用売り（空売り）の流れ

ただ，信用売りの場合は，仮に**株価が上昇**し続けてしまった場合には**リスク**となります。もしも，信用売りの後，株価が上昇し続けた場合，一定期間内（決済期日までの6か月間）にその上昇している株を購入しなければならないためです。信用売りでは，株価の上昇が損失につながります。

また，通常の株式投資の場合，株価が1,000円の株式では，どんなに暴落が起きたとしても，0円よりも安くなることはなく，リスクの幅は株価で「1,000～0円」の範囲に収まります。しかし，信用売りの場合は違います。株価上昇の可能性は，基本的には「青天井」です。信用売りによって売却した株式の株価が，もしかしたら，どこまでも上昇してしまうかもしれません。

何に投資をするにしても，大なり小なりリスクを抱えることにはなりますが，**信用取引によって抱えるリスクは特に大きく**，行う場合は，よく学んでから始めましょう！

リスクはバネ…。信用が大きいほど，価格も大きく動くのですね！

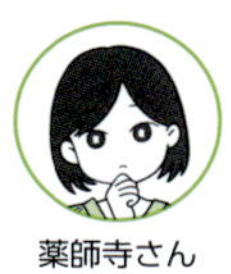

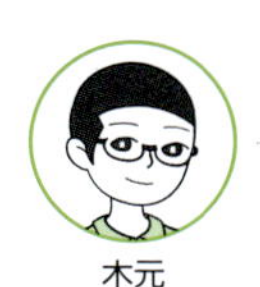

もし，始めるなら，よく勉強してからやりましょうね！

135 金融トラブルの対処・回避方法

ここまで複数のお金にまつわるトラブルを解説させていただきましたが，本SECTIONでは，具体的な対処法についてお伝えします。

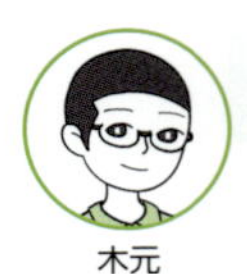

トラブルといっても，交友関係にヒビが入るもの，借金を背負ってしまうものまでさまざまですね。

ネットワークビジネスにおけるトラブルの対処

しばらく疎遠だった友人から連絡がきた際は，ネットワークビジネスの勧誘の可能性もあります（もちろん，「ただ会いたかった」など，他の目的の可能性もあります！）。ネットワークビジネスに誘われた際は，もしも，このビジネスに興味がなければ，はっきりと**「NO」**と伝え，開催される会には**参加しない**などの対処が有効です。

また，「これまで取り組んできたけど，やっぱり辞めたい」という方は，商品を扱う会社に伝えることで，事務的に会員を脱退できます。不労所得と聞いていたはずが，勧誘と会合への参加に追われる毎日で，身がもたない…そんな風に感じる方もいらっしゃると思います。それでも，携わってきたメンバーを裏切るようで，罪悪感があったり，辞めにくかったりというものがあるかもしれません。もう辞めたいのに，辞められないと心が揺れ動く日々は，大変なストレスでしょう。なかなか周りにも相談しにくいデリケートな話題ですよね。お困りの際には，**消費者ホットライン（TEL：188）**への相談もおススメです。

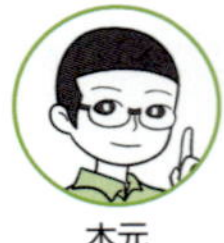

188（イヤヤ！），と覚えましょう。

不動産におけるトラブルの対処

そもそも，優良な不動産の物件は，丹念にリサーチを重ねて，やっと見つけられるようなものです。勤務中の薬局にかかってきた営業電話で紹介される物件が，良いもののはずがありませんね。しっかりされている方だと，丁寧にお断りしてから電話を切る方もいらっしゃると思いますが，「お得な不動産物件の紹介…」くらいのタイミングで，ガチャっと切ってしまってよいと思います。

そのほかの対処法や考え方

そのほか，基本的な事項についても押さえておくことが大切です！

- 友人間でも金銭の貸し借りはしない。
- 消費者金融（例：アコム，アイフル，モビットなど）から安易にお金を借りない。
- 不勉強の状態で株の信用取引は行わない。
- 生命保険は投資を目的には契約しない（あくまで「保険」は「保険」）。

これらも意識しておきたいところです。

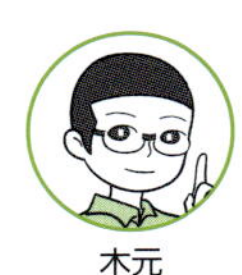

金融庁の資料（図）にも参考になる文言があったので，こちらも紹介します。

① **おいしい話には気をつける**
「ローリスク・ハイリターン」はあり得ない＝「おいしい話」は存在しない。

② **向こうから近寄ってきてもはっきり断る**
「今だけ」「あなただけ」には要注意。遠慮は無用。「いりません」とはっきり言いましょう。

③ **万が一トラブルに遭っても，決して諦めない**
ひとりで悩まず，早めに適切な相手に相談することで道が開ける。

（金融庁：高校生のための金融リテラシー講座，P.107より）

図　金融トラブルを避ける３つの鉄則

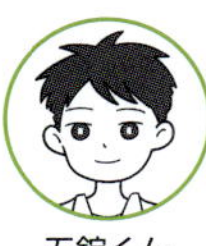

大切な３原則ですね…。

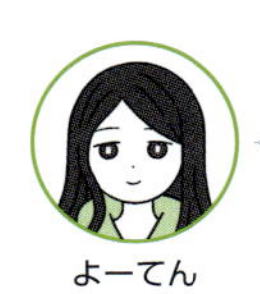

社会に出る時点で，意識しておきたい内容ですね。

不当な契約・不当な勧誘による契約は，消費者契約法による取り消しが可能です。訪問販売・電話勧誘・ネットワークビジネスによる商品購入はクーリング・オフ制度の対象です。「おかしいな」と思ったら早めに消費者ホットライン（TEL：188）に，明らかな詐欺の場合は警察に相談しましょう！

Column

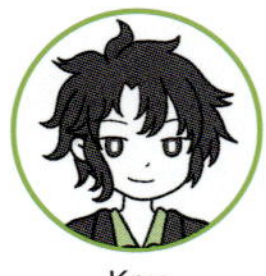

Key

薬剤師はFIREできるのか!?
FIREよりFIROを目指すべき理由

最近，テレビやニュースでよく聞くようになった「FIRE（ファイアー）」。本コラムでは薬剤師とFIREについて考えていきましょう。

FIREとは

FIREは米国を中心に流行りだした言葉で，

- FI：Financial Independence＝経済的独立
- RE：Retire Early ＝早期退職

を組みあわせた造語です。要するに，「経済的に独立して会社なんて早期に退職しようぜ！」というものです。

FIREを実現するためには投資（CHAPTER 9）が必須条件です。投資資産切り崩しの**4％ルール**を思い出してください。目安として「**毎年の生活費の25倍の投資資産**」を築けば経済的独立が可能といわれています。もしくは，高配当株からの配当所得や所有する不動産からの家賃収入（不動産所得）などで生活費を賄えるだけの収入があってもOKです。難易度的には「毎年の生活費の25倍の投資信託資産」を築くのが一番無難かと思います。条件はさまざまですが，４％で切り崩していけば資産が減ることなく，ずっと元手が残るという考え方です。

5,000万円の投資信託資産があれば，４％切り崩しで年間200万円，１億円なら年間400万円の収入です。30年という長い期間があれば，**毎月5.5万円の積み立てで5,000万円が達成**できます（年利5.5％の場合）。しかし，短い期間，たとえば18年で5,000万円を築こうとすると，毎月18万円を積み立てる必要があります（年利5.5％の場合）ので，薬剤師の本業給与のみだと困難だと思われます。

そこで，投資用のお金を用意するための手段として一番よいのが副業（CHAPTER 8）でしょう。副業で月10万円稼げるなら，それを投資に回すことでFIREをより短期間で実現することが可能です。

FIREしたい目的を明確に

FIREの言葉が独り歩きして，「仕事が嫌だから早くFIREして辞めよう」，「FIREだけが目的！ 給料はすべて投資に回す！」といった過激な意見もしばしば見受けられます。FIREすれば人生の悩みはすべて解決!? しませんよね…。

FIREは目的ではなく，**ライフプランや夢を実現するための一つの手段**です。「50歳で１年かけて世界一周旅行がしたい！」と思っても，仕事があるとほぼほぼ実現できません。お金はあるけど，そんなに休みは取れないと思います。それならば，実現するために50歳でFIREしよう，という考え方ですね。お金に縛られずにカフェをやりたい，無料の健康相談所をやりたい，好きな絵を描いて過ごしたい，週1だけ働きたい，どれも立派なライフプランです。

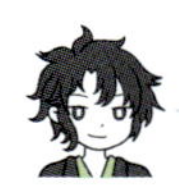

ちなみに私はというと…特にないんだよ（汗）。強いていうなら「サラリーマンでぼちぼち偉くなりたい」だけ。今働いている会社は，やりがいも働きがいもあって給料もよくてワークライフバランスがよいので（笑）。

ただ，いつ何時リストラや病気・怪我・緊急事態があるかはわかりませんので，本業＋副業＋投資で経済的独立は目指しています。50歳頃までに5,000万円の投資信託資産が目標です！ つまり，私はFIREの「FI（経済的独立）」は目指していますが，「RE（早期退職）」にはまったく興味がありません。よってFIRE全体の考え方には賛同できないのです。だって会社で働きたいし，大事な仕事終わりに仲間と一緒にキンキンに冷えたビールが飲みたいもん（社畜かもしれない？）。

私も同じ意見です！ 医療と教育の世界が好きなので，経済的独立をしても何かしらで働いていると思います（笑）。

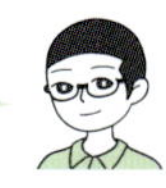

最近では，FIREから派生した「FIRO（フィーロ）（Financial Independence＝経済的独立，Retire Optional＝選択的退職）」という考え方もあるようです。「本業は続けるけど，経済的に独立しているからいつでも退職できるぜ！」という状態です。この選択は精神的にかなり楽になりますよね。

薬剤師はFIROやサイドFIREがよいのでは？ と思う理由

あなたが薬剤師を目指した・志した理由は何ですか？ 私は医療へ貢献がしたくて薬剤師になりました。私は製薬会社勤めのサラリーマンですが，働いているだけで少なからず医療には貢献していると思っています（思いたいです）。また，医療や薬のことが好きなので，何かしらの形で触れ続けていたいです。FIREを実現して完全に医療の世界から遠のくのも選択肢としてはありだと思います。ただ，個人的には，「薬剤師なんだから経済的独立は確保しておいて，医療に貢献してもよいのでは？」という意見です。前述のFIROや少し働くサイドFIRE*みたいな感じでしょうか。それが薬局薬剤師でもメディカルライターでも派遣薬剤師でもYouTuber薬剤師でも家庭教師薬剤師でも投資家薬剤師でも何でもいいんです。せっかくの薬剤師資格，薬剤師以外の道や薬剤師と組みあわせることで面白くなるもの，世の中の役に立つものが多くあると思っています。

* よび方はさまざま存在する。事業をしながらの「サイドFIRE」やアルバイトをしながらの「バリスタFIRE」などがあるが，わかりづらいので「サイドFIRE」としている。

CHAPTER 10 金銭トラブル　まとめ

- ☑ 金融トラブルの事例を知っておこう。
- ☑ ローリスク・ハイリターンはあり得ない！
- ☑ トラブルのもとになる勧誘は，はっきりと断ろう。
- ☑ 「おかしいな」と思ったら消費者ホットライン（TEL：188）へ，明らかな詐欺の場合には警察に相談しよう。

薬局にかかってくる不動産の営業電話「本当に儲かるのかな？」って今までめちゃくちゃ興味がありました･･･
もしもし
管理薬剤師さんは
いらっしゃいますか？
そんなに儲かるのなら
薬剤師界隈で話題になってる
はずですよね
薬局にかかってくる
不動産の営業電話は
ホンモノだ！みたいに･･･
営業電話
儲かった！
営業電話
儲かった！
おいしい話が
向こうからやってくる･･･
そんなことはないって
わかってるがずなのに
自分の身に降りかかると
判断力が鈍ってしまうもの！
おいで～！
おいしい話の精
OISHIIHANASHI
事例が
わかったので
大変参考に
なりました！
消費者ホットラインへの相談で
被害にあった金額の
返金交渉なんかも
やってくれますよ！
困ったときの相談先も
把握しておきましょう！

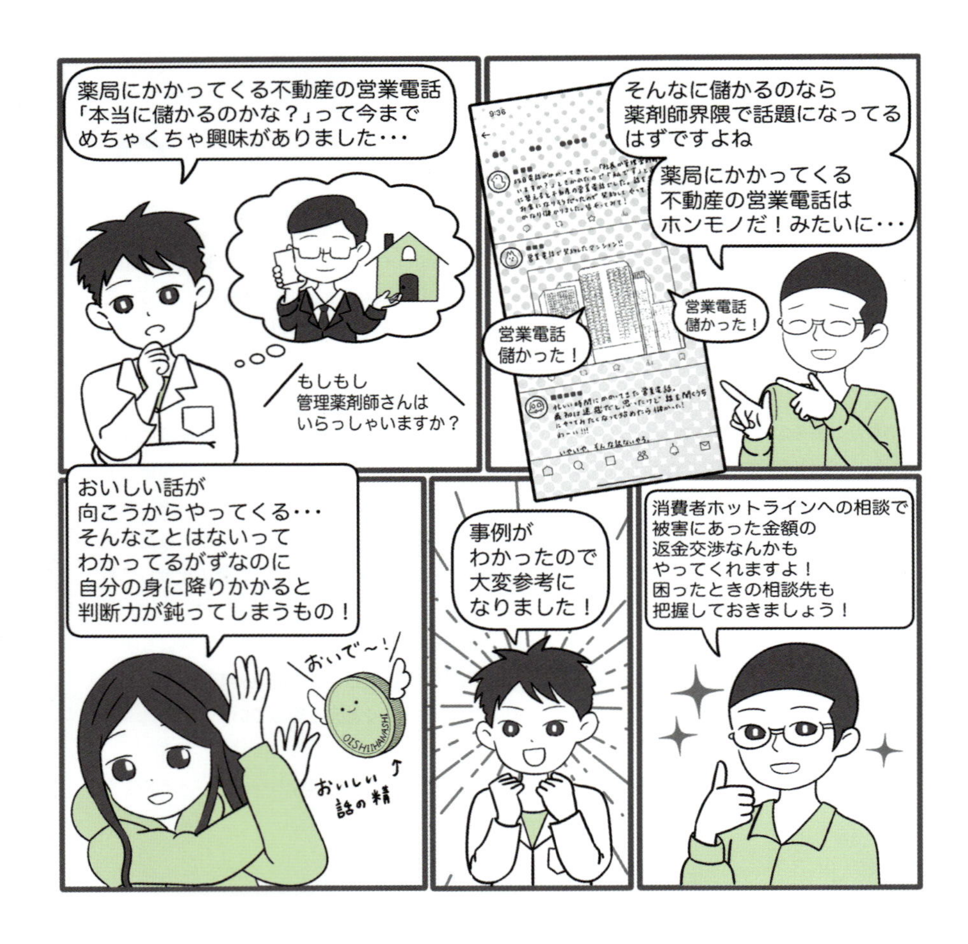

CHAPTER 11

使う

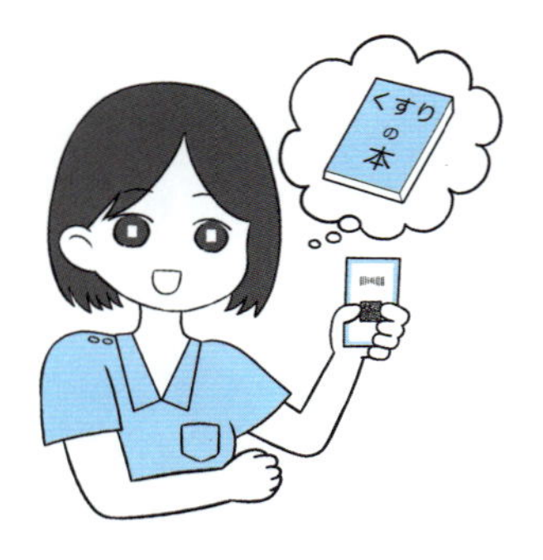

136 お金の使い方とキャッシュレス決済

オカネタメタイ
オカネフヤシタイ
ムダナオカネハツカイタクナイ
節約節約…
オカネ節約
なんか
取り憑かれたようで
怖い・・・
あ〜社会人5年目前後には
よくある光景だねぇ〜
お金に取り憑かれて
増やすことに全力で
全然お金を使わない時期が
私にもあったかも
でもお金を貯めるだけでは
豊かな人生とは言えないよ
お金は使ってこそ真価を
発揮するからね
これまではお金を貯めたり
お金を増やしたりする内容を
紹介してきましたが
「使う」ことも大切です
CHAPTER 6では家計の支出を
見直していましたよね
浪費はダメって言われた気が
します
よく覚えているね！
えらい！
今回はお金の上手な
使い方とともに
最近増えてきている
キャッシュレス決済
についても解説して
いきます
お金 使っても
いいんですね！

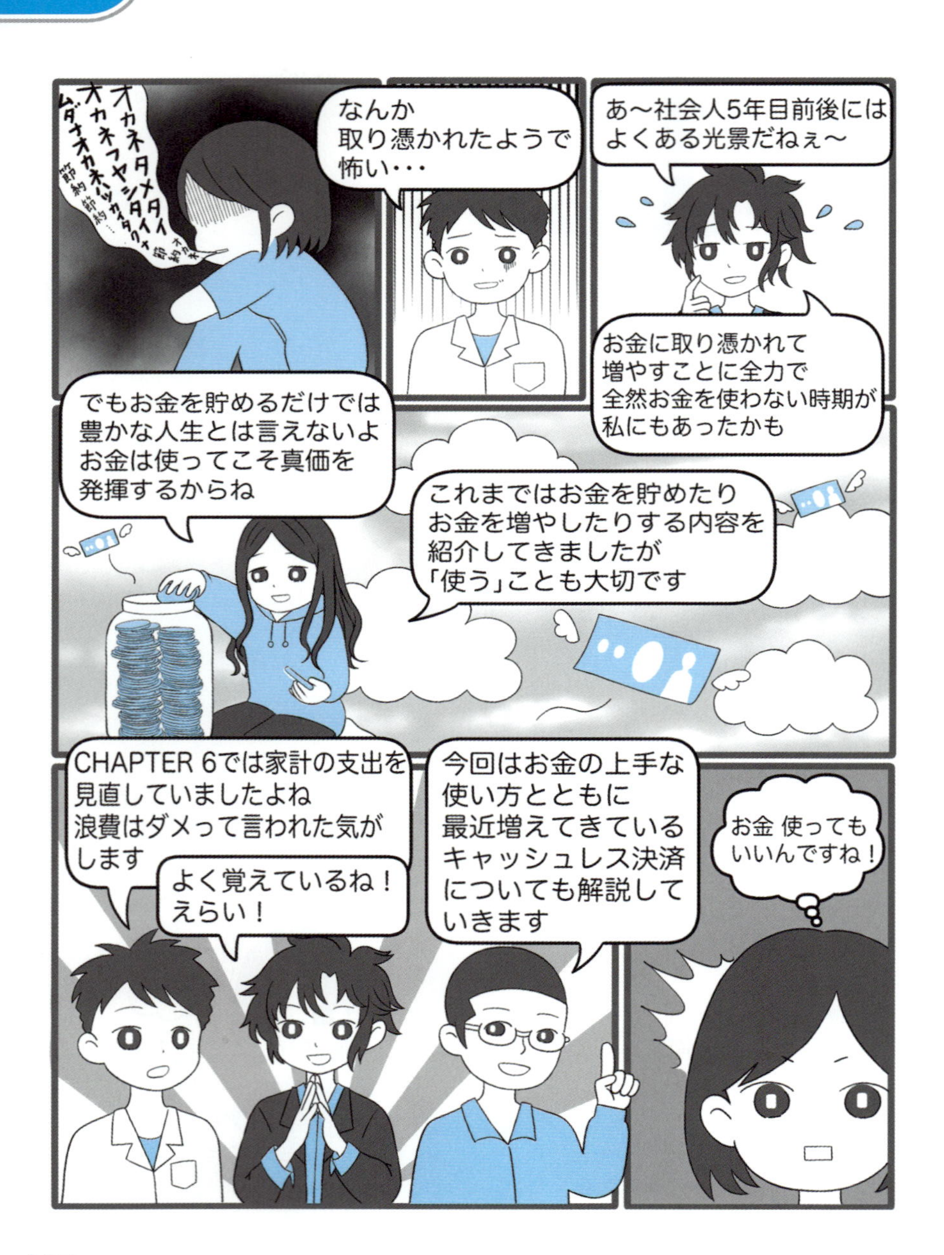

本CHAPTERではお金の「使い方」について解説しています。まずはCHAPTER 2や6を見直していただき，毎月の収支が**黒字**であることが前提です。

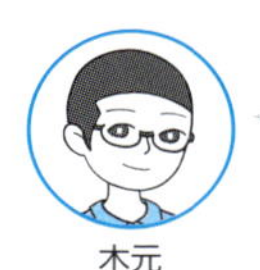

赤字の場合は，収入を増やしたり，固定費を見直したりするほうが優先ですからね。

CHAPTER 6では先取り貯蓄が大事という話とともに，支出の考え方（図）として「必要なもの（Needs）」と「ほしいもの（Wants）」を解説しました。本CHAPTERではNeedsとWantsをもう少し掘り下げて考えていきます。

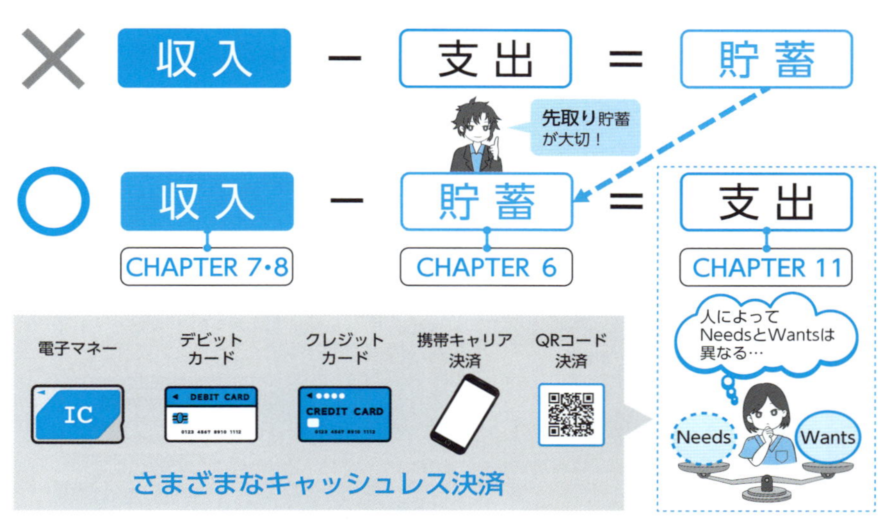

図　支出の考え方とキャッシュレス決済

また，近年，お金を使ううえでキャッシュレス決済は切っても切り離せなくなりました。経済産業省は，キャッシュレス決済比率を2025年までに４割程度にするという目標を掲げていて，2023年のキャッシュレス決済比率は**39.3%**[1]のところまできています。

キャッシュレス決済はポイント還元などオイシイ制度もあるので，お得なお金の使い方も学んでいきましょう！

1）経済産業省HP：2023年のキャッシュレス決済比率を算出しました（https://www.meti.go.jp/press/2023/03/20240329006/20240329006.html）．

137 「必要なもの」と「ほしいもの」を細分化

「必要なもの（Needs）」と「ほしいもの（Wants）」を改めて考えていきます。まずは必要度と欲求度の大小別に４つのカテゴリーに分類してみましょう（図）。

右下の「絶対必要なもの」については，生活必需品・固定費のことですので，ここはゼロにはできません。ただ，削減することは可能ですので，SECTION 074を参考に，額の大きいものや長期的に発生するものから優先的に見直してみてください。

問題は図左下の「不必要かつほしくないもの」です。例にあげているもののなかで，心当たりはありませんか？ ここはできるだけ使わないように，使う前に一旦立ち止まって考えるとよいでしょう。

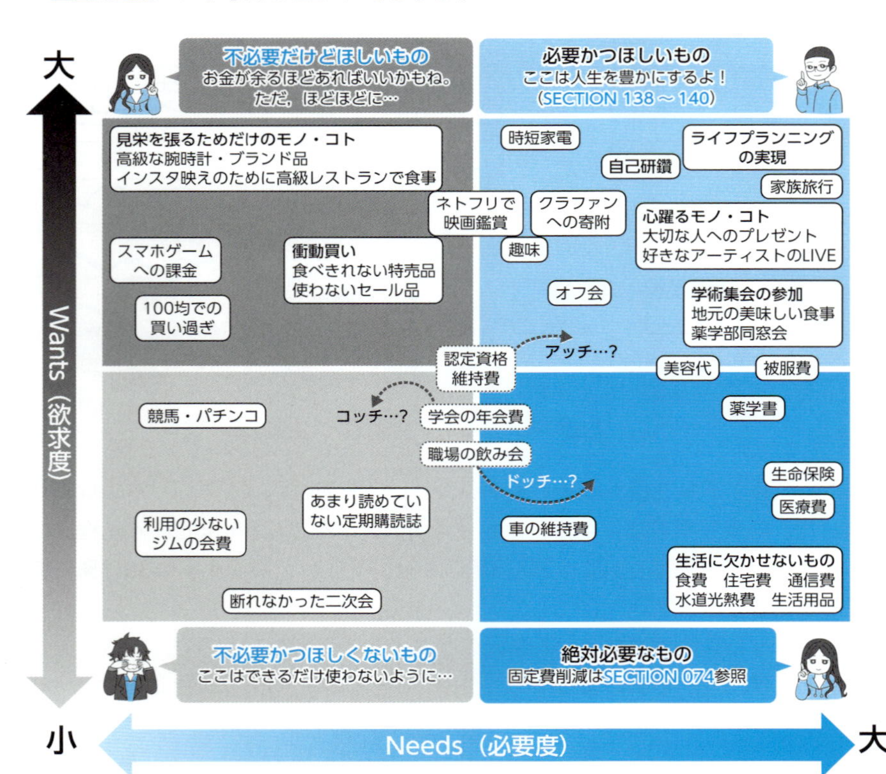

図 お金の使途とNeeds/Wantsマトリクス分析の例

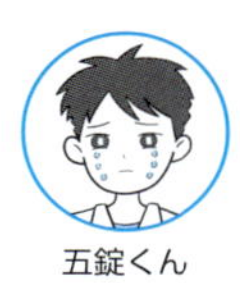

あぁ〜，職場の飲み会で行きたくないのに三次会まで行ってしまったことがあります…。無駄にお金が飛んでいきましたね…。

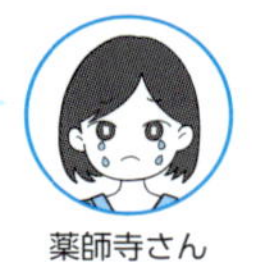

私はスーパーの特売品でいっぱい買ったものの，忘れていて大半が冷蔵庫でナニモノカになっていたことがあります…（ゴメンナサイ）。

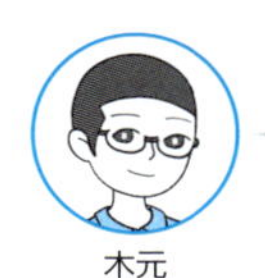

……（笑）。まぁ，皆さん同じような経験があると思いますよ！

あとは，左上の「不必要だけどほしいもの（浪費）」も要注意です。たとえば，見栄を張るためだけに高い時計を買ったり，インスタ映えのために高級レストランに行ったりなどです。もちろん，浪費をゼロにできればいいのですが，無理して制限してしまうと，逆にストレスが溜まってしまい，反動で爆買いなんてことにも。できるだけ控えつつも，浪費する際には「今回はストレス発散のための浪費だけど，次回は気をつけよう」と冷静に自覚をもって使うことが大切です。

人によってNeedsとWantsは異なる

人によって必要度と欲求度は異なります。たとえば，地方に住んでいる子持ちの人からすると，車は「絶対必要なもの」ですが，東京23区に住んでいる独身の人にとっての車は「不必要だけどほしいもの」かもしれません。

認定薬剤師の資格取得費・維持費（P.16 Column）や学会の年会費（P.234 Column）も人によって考え方は異なります。キャリアアップに必要な資格だったら「必要かつほしいもの」ですし，上司から取るように命じられて仕事にも活かせない資格だったら，それは「不必要かつほしくないもの」です。

「飲み会の二次会は有意義だから大事！」と感じることもあるでしょう。そこからビジネスに発展することや，社内政治によって出世することもありますからね。その場合には「必要かつほしいもの」なので，ケチらずに大いに楽しんでください。人によって必要度・欲求度はもちろんのこと，感じ方，大事なもの，優先順位は異なります。また，ライフイベントによっても変わっていきますね。

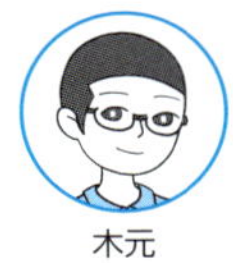

ぜひ，「お金を使うとき」には図を思い出して，「今使うお金はどこに分類されるのだろう？」と立ち止まって考えていただけると嬉しいです。

138 自己研鑽は人生の資産

最初に断言しますが，自己研鑽には惜しみなくお金を使ってよいと考えています。もちろん，先取り貯蓄をしたうえで，家計が赤字ではないことが前提です。

SECTION 137 図の右上「必要かつほしいもの」の例として，ライフプランニングの実現があります。CHAPTER 2で実現したいこと・やりたいことをあげていましたので，ここにお金を使うためにお金を稼いで，貯めて，増やしているのです。

そして，ライフプランニングの実現に向けて，「自己研鑽」に対してお金が必要なこともあります。たとえば，キャリアアップのための認定・専門資格の取得や，独立開業に向けた知識・スキルの習得などです。動画編集の副業をしたい人にとっては，関連する書籍代やスクール費，試行錯誤の時間などが該当するでしょう。

自己研鑽に費やしたお金・時間は将来のお金を生み出す投資

資格・知識・スキルの習得にはお金と時間がかかりますが，あなた自身の能力や知識を高める「**資産**」が得られます。そのため，費やしたお金や時間は「投資」と捉えることもできるでしょう（図）。

自己研鑽によって得られる「資産」とは，「**費やしたお金と時間以上に継続的な価値を与えてくれるもの**」とお考えください。価値とはお金であったり，自由な時間であったり，名声であったり，人によって価値の形は変わりますが，ここではお金として考えていきます。

「**資産>費やしたお金や時間（投資）**」であるならば，その差は「**お金を生み出した力**」です。投資した以上の価値を与えてくれるもののため，付加価値と考えることもできます。

たとえば，薬剤師という資産を得るために，6年間で約2,000万円の投資が必要としましょう。薬剤師の生涯年収を2億円とするならば，1億8,000万円（2億円－2,000万円）が付加価値であると計算できます。自己研鑽には投資が必要ですが，習得した資産によって，投資以上のお金が稼げるというわけです。ですので，興味のあることや人生の役に立ちそうな自己研鑽はガンガンやっていって損はありません。ガンガン投資していきましょう！

しかし，投資をして得た資産が，まったくお金を生み出さないのであれば，「**資産<投資**」となってしまいます。つまり，**損失**です。これは自己研鑽とはいえま

せんので，SECTION 137 図の左下「不必要かつほしくないもの」に格下げです。自己研鑽は大切ですが，「本当に人生の資産になっているのか」をときどきチェックしてくださいね。たまに失敗するのもよい経験ですが。

自己研鑽は人生を豊かにする

人間は学ぶことが好きな生き物です。特に薬剤師はその傾向が強いでしょう。自分が興味のある分野について深く学ぶことで，楽しみや喜びを感じることができます。また，自分の知らない分野や視点に触れることで，視野や思考が広がって，人生の選択肢を増やしてくれることもあります。もしかしたら別の視点からお金稼ぎのヒントが得られるかもしれません。

このように自己研鑽は，あなたの能力や知識を高めるだけでなく，あなたの人生をより豊かにしてくれる手段だと私は考えています。

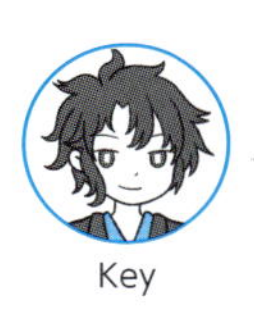

私は製薬企業でサラリーマンとして働いているけど，FP，簿記，基本情報技術者などの資格を保有しているよ。当時の上司からは「取って何か役に立つの？」と言われたんだけど，今となっては薬剤師資格も含め，すべて私の資産としてお金を生み出してくれているね。しかも学んでいて楽しい♪

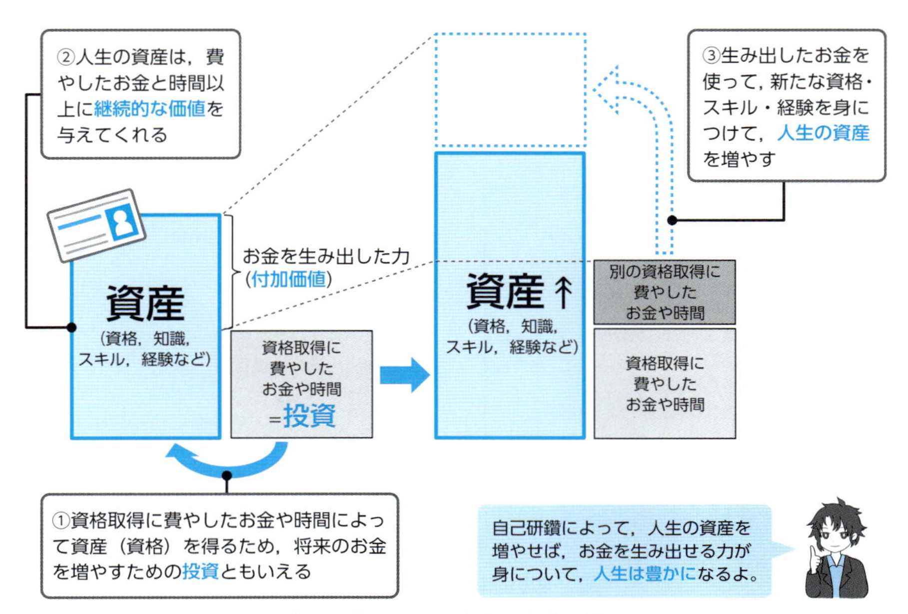

図　自己研鑽によって人生の資産を増やそう

139 よい節約・悪い節約

お金の使い方とセットで考えるべきなのが「節約」です。もちろん節約することは大切なのですが，あらゆる場面で何でもかんでも切り詰めてひたすらケチるような節約はやめてください。

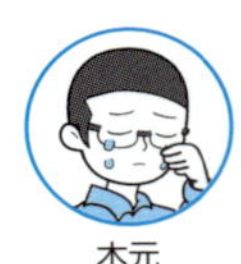
木元

たとえば，5円の差の野菜を遠くのスーパーまで汗をかきながら必死で買いに行くような，そんな節約です。時間も体力も無駄で，効果は低い…。

そこまでいってしまうと「倹約」のイメージでしょう。過度に節約した結果，お金は残るものの心が貧しくなってしまい，人生にネガティブな影響を及ぼしてしまう可能性もあります。人生を楽しめないのであれば意味がないですからね。

一方，よい節約は図の左のとおりです。NeedsとWantsを意識して，まずは不必要なものから節約していきましょう。また，節約をするうえで大事なことは「楽しめるかどうか」です。よい節約であっても，それがあなたのストレスになるようならやめておきましょう。結局は長続きしないからです。いろいろな節約を試していくなかであなたにぴったりな節約ラインがきっと見つかります。節約が楽しくなればこっちのもの。お金の上手な使い方が身についていきますよ。

よい節約

- ◎ 不必要なもの（Needsが低いもの）に対する節約
- ◎ ほしくないもの（Wantsが低いもの）に対する節約
- ◎ 固定費の見直し（SECTION 074）
- ◎ 効果の高い節約
- ◎ 時間がかからない節約
- ◎ 体力を消耗しない節約

悪い節約

- × 節約が目的になっている
- × 必要なものまで削ってしまう節約
- × 効果の低い節約
- × 時間のかかる節約
- × 体力を消耗する節約
- × セール品の大量買い

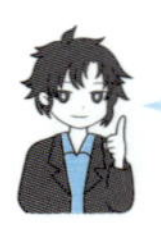

時間と体力は有限だから，これらを意識することも大切だよ。

過度な節約は，「貧乏マインド」が身についてしまい，本当に貧乏になってしまう可能性もあります…。

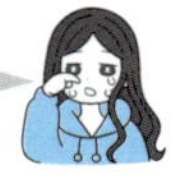

図　よい節約と悪い節約の例

140 上手にお金を使って薬剤師人生を豊かに

SECTION 137 図の右上「必要かつほしいもの」の例として，自己研鑽以外にも**旅行**，**趣味**，**心躍るモノ・コト**などをあげていました。たとえば，学術総会への参加，ちょっと豪華な食事，家族旅行，子供や家族へのプレゼント，SNS・趣味仲間とのオフ会，好きなアーティストのLIVEなどが該当します。

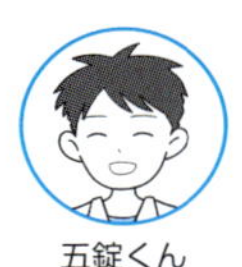
五錠くん

確かに。たまに好きなアーティストのLIVEコンサートに行くと，活力をもらえますねぇー‼ 生きる力がみなぎってくる気がします。

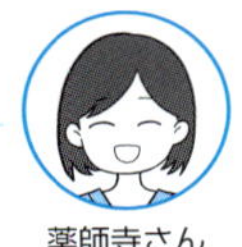
薬師寺さん

私も友達と一緒にディズニーランドに行くことがありますが，そのときだけは仕事を忘れて夢のような楽しい時間を過ごすことができます。

感動するような体験・経験を得ることで仕事にも力が入るでしょうし，もしかしたら得た見聞から事業に発展する可能性だってあります。

大切な人へのプレゼントやクラウドファンディングのような寄附も心を豊かにするでしょう。実際，私（木元）は大阪大学医学部附属病院が行っていた「入院中の赤ちゃんに会いたい！ ～オンラインシステムでいつでも会えるシステムの構築～」プロジェクトに寄附をしました。自己満足といわれるかもしれませんが，自己満足でいいんです，それで心が豊かになるのであれば。若いときの体験・経験・知識は，人生の世界観や選択肢を広げるきっかけにもなります。

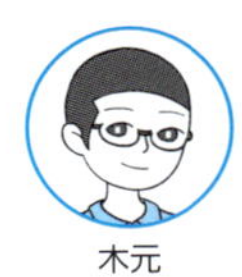
木元

個人的には，40代で使う10万円よりも，20代で使う５万円のほうが価値は高いと感じます。また，死ぬときにお金がいっぱいあるよりも，想い出がいっぱいのほうが人生は豊かだと思います。最期にいい夢を見たいものです。

皆さんも心躍るようなもの，感動するもの，自分の人生に役に立つものにはどんどんお金を使いましょう！ ただし，お金を使ったモノやコトが，本当に自分のためになっているかどうかはときどきチェックしてくださいね。「豊かな人生にしてくれそうだから」と思って何かを買ったからといって，必ずしも100％豊かにしてくれるとは限りませんので，定期的な見直しは必要です。

141 キャッシュレス決済[1]

キャッシュとは「現金そのもの」のことをいい，キャッシュレス決済は「現金を使用せずに支払いを行うシステム」のことをいいます。

キャッシュレス決済（図）は，近年，世界中でますます普及している支払い手段です。この進化はテクノロジーの進歩と消費者の行動の変化によって加速されています。キャッシュレス決済にはさまざまな形態があり，それぞれに特徴，利点，そして使う際の注意点があります。これからキャッシュレス決済の重要な側面について掘り下げていきます。

キャッシュレス決済の種類

クレジットカード・デビットカード：最も一般的なキャッシュレス決済方法で，広く受け入れられています。クレジットカードの仕組みはSECTION 062で触れましたね。

電子マネー：専用のカードやスマートフォンアプリを使用し，事前にチャージして利用します。SuicaやICOCA，WAON，楽天Edyなどが該当します。

コード決済：QRコードなどを利用した決済方法で，スマートフォンを使って簡単に支払いが行えます。PayPayや楽天Payなどが該当します。

仮想通貨：ビットコインなどのデジタル通貨を利用した支払い方法です。現在のところ，仮想通貨については，実際に使用する通貨というよりは，投資の意味合いで保有される方が多いです（P.256 Column）。

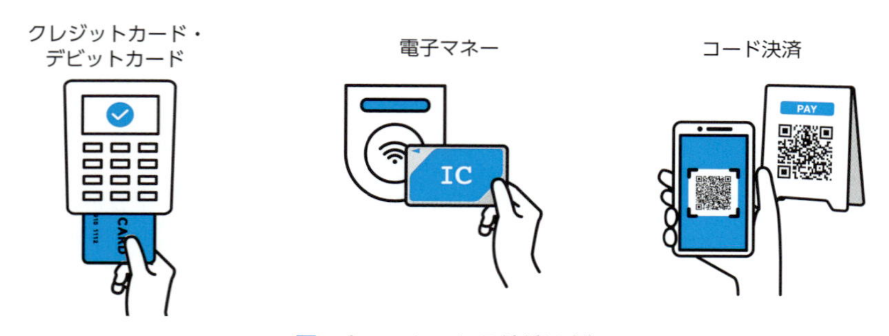

図　キャッシュレス決済の例

キャッシュレス決済の利点・注意点

キャッシュレス決済には，利点もあれば注意点もあります。表を使って確認しましょう。

表　キャッシュレス決済の利点・注意点

キャッシュレス決済の利点	キャッシュレス決済の注意点
セキュリティ：お金そのものの紛失や盗難のリスクが減少する。不正利用が発覚した場合には異議申し立てが可能。 **利便性：**現金を持ち歩く必要がなく，スムーズかつ迅速に支払いが完了する。 **ポイント還元：**たとえば，「利用金額の1%」相当が，ポイント還元として得られる場合がある。近年は行政とタイアップしたポイント還元もキャッシュレス決済に対して行われている。 **管理が容易：**支出の記録が自動的に残り，家計管理がしやすくなる。 **普遍性：**クレジットカードなどは世界中の多くの場所で受け入れられており，海外旅行時の支払いも容易。	**セキュリティリスク：**オンライン詐欺や情報漏えいの危険性があり，定期的なパスワードの更新や多要素認証の利用が推奨される。 **障害：**システム障害などにより，決済が行えない場合がある。 **手数料：**特定のキャッシュレス決済方法では，手数料が発生する場合がある。 **依存性：**使い過ぎに注意が必要。実際の現金を使わないため，支出を実感しにくい傾向がある。

キャッシュレス決済は，利点による恩恵を享受しながらも，注意しながら使用することが大切です。

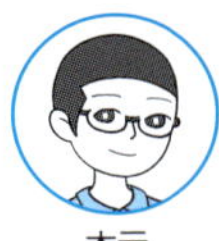

木元

子育てをしていると，子供が現金に触れる機会が減ってしまったなと感じています。お金のありがたみを感じたり，おつりの額を暗算したり…。子供の教育のためには，キャッシュレス決済よりも，現金のほうがよいような気はします。

142 キャッシュレス決済②

現代社会において，かなり身近になった「キャッシュレス決済」ですが，2010年から2023年までの間でますます普及が進んでいます（図）。

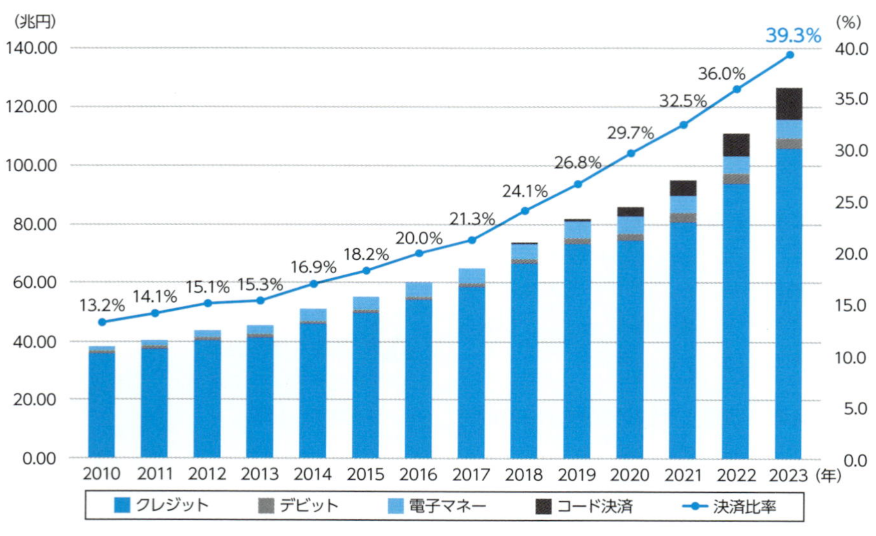

（経済産業省HP：2023年のキャッシュレス決済比率を算出しました https://www.meti.go.jp/press/2023/03/20240329006/20240329006.html より）

図　キャッシュレス決済額および比率の推移

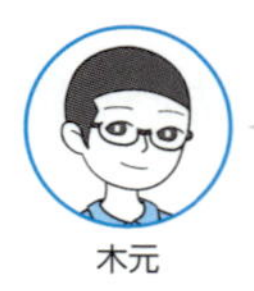

木元：2020年から「コード決済」が飛躍的に伸びていますね！

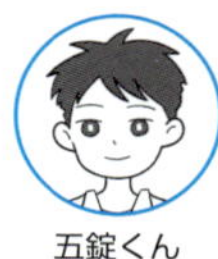

五錠くん：PayPayに対応している薬局も増えてきていますもんね。

キャッシュレス決済の未来

キャッシュレス決済の普及は，今後も加速していくと予想されます。ブロックチェーン（仮想通貨に用いられている技術）やAIなどのテクノロジーの進化により，さらに安全で便利な決済手段が登場することでしょう。また，キャッシュレス社会の実現が経済や社会に与える影響も注目されています。消費者行動の変化，ビジネスモデルの進化，そして経済全体の効率化が期待されています。

最終的に，キャッシュレス決済は，私たちの生活をより豊かで便利なものにする大きな潮流の一つです。しかし，その利便性を享受するためには，適切な知識と注意深い取り扱いが必要不可欠です。キャッシュレス化が進む現代社会においては，そのメリットを最大限に活用しつつ，リスク管理に努めることが大切です。

クレジットカードの特典

キャッシュレス決済の一つであるクレジットカードには，SECTION 062で触れたように，ゴールドカード・プラチナカードなどのカードランクによって，さまざまな特典が用意されています！

「お得」という話からは外れてしまうのですが，年会費の発生するゴールドカードやプラチナカードでは，空港やテーマパーク内のラウンジを利用できたり，飲食店での割引を受けられたり，なかにはコンシェルジュサービスがあるものまで（セゾンプラチナAMEX 年会費：22,000円，JCBプラチナ 年会費：27,500円）！実は私（木元）もクレジットカードの特典による恩恵は受けており，特にテーマパーク内でのラウンジ利用は重宝しております。ラウンジ特典付きのクレジットカードは発行までの審査が厳しいことが多いのですが，薬剤師免許をもっているとこうした審査も通りやすいですよ♪

キャッシュレス決済との付き合い方

多少の注意点はあるものの，キャッシュレス決済のメリットは無視できないものがあり，**キャッシュレス決済は積極的に使用していくべき**と考えます。

- セキュリティは二要素認証（例：指紋認証＋ワンタイムパス）とする。
- システム障害に備えて複数の決済手段を用意する。
- 支出管理を徹底する。

などで，デメリットを打ち消していくことも可能です。キャッシュレス決済と上手に付き合い，便利で豊かな生活を楽しみましょう。

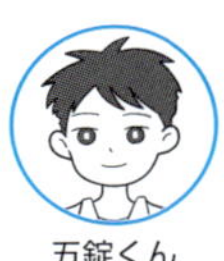
五錠くん

登録作業に億劫になっていたものもありましたが，やってみます！

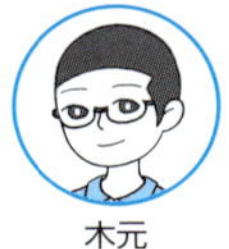
木元

それがよいと思いますよ！ SECTION 130で解説したように，NISAの積み立てでクレジットカードなどのキャッシュレス決済も利用できますので，ぜひご活用ください♪

CHAPTER 11 使う まとめ

- ☑ お金を使うときには，NeedsとWantsのカテゴリーのどこにあてはまるのか考えてみよう。
- ☑ 自己研鑽に投資して人生の資産を増やそう。
- ☑ 心躍るモノ・コトにお金を使うと人生は豊かになる。
- ☑ キャッシュレス決済でお得にお金を使おう。

お金を使うのも大切なんですね～！
使うために稼いだり貯めたりするんですからねうまく使わないと！
私 医療系の本をよく買って読むのが好きなのですが
自己研鑽にはお金を使っていいって教わって安心しました
くすりの本
本書『薬マネ』もだよ書籍代と読んでいる時間は投資かもしれないけど
それによって得られる資産（知識）を活用することで将来のお金をいくらでも増やすことができるよ(たぶん)
本を買って読まずに積んだままってこともたま～～にあるので気をつけましょう！（笑）
身に覚えある…

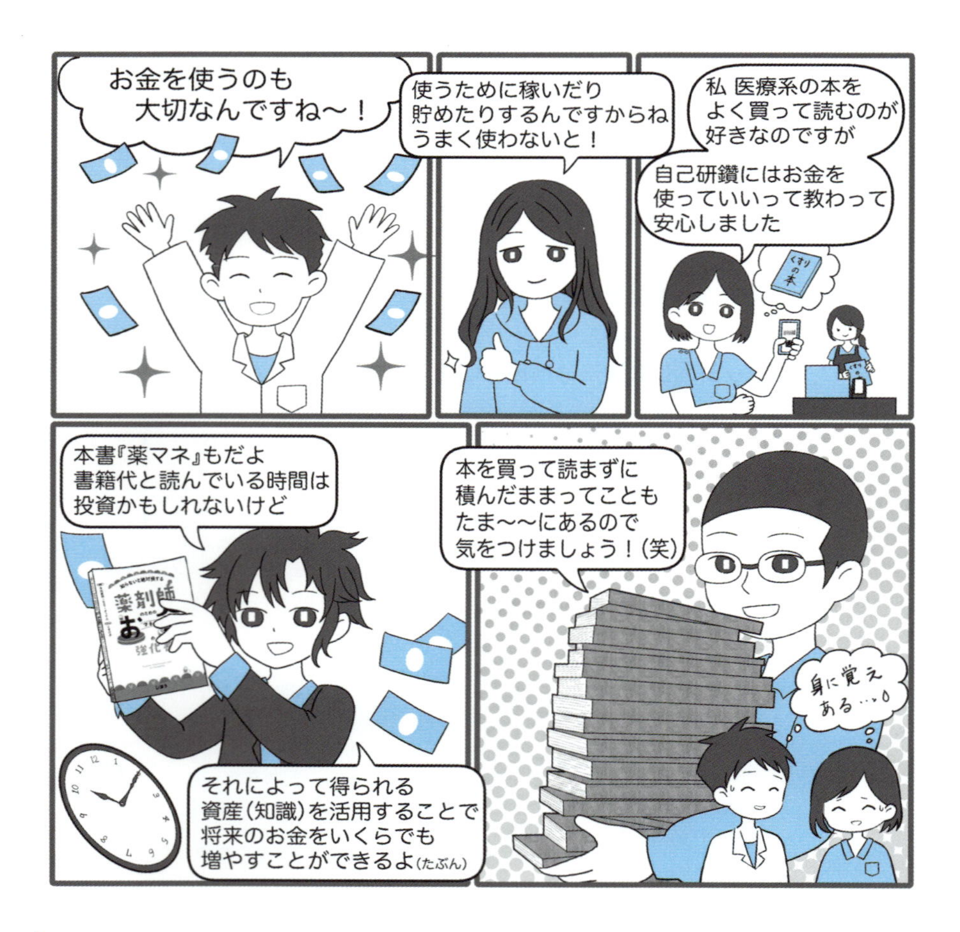

CHAPTER 12

ライフイベントとお金の話

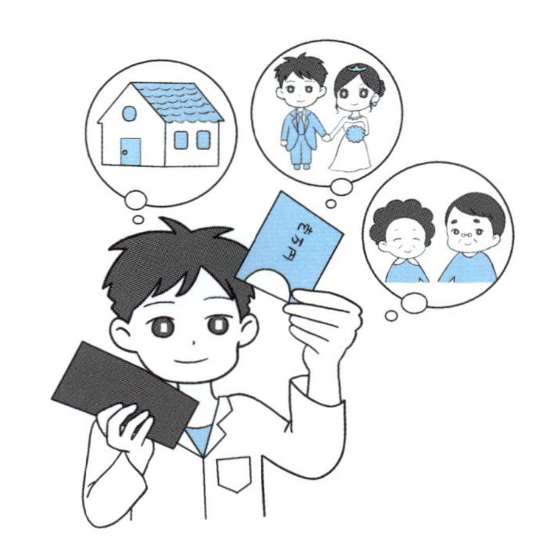

143 人生はライフイベントの選択

さぁ いよいよ最後のCHAPTERまで来たね！
最後は主なライフイベントとお金の話だよ
CHAPTER 2でライフプランニング表を作成する過程でライフイベントの話がありましたよね
CHAPTER 2
そうだねCHAPTER 2は大枠の話でしたが本CHAPTERではライフイベント毎に考えるべきお金を掘り下げていきます！
出産費用
子の教育費
児童手当
私立薬学部に通ったら？
楽しみです！
「人生の3大費用」は覚えているかな？人生はライフイベントの選択だからね結婚・育児から相続や老後・終活の話まで一気にライフイベントを学んでいこう！
『人生の3大費用』
住宅購入費
老後の生活費
子の教育費

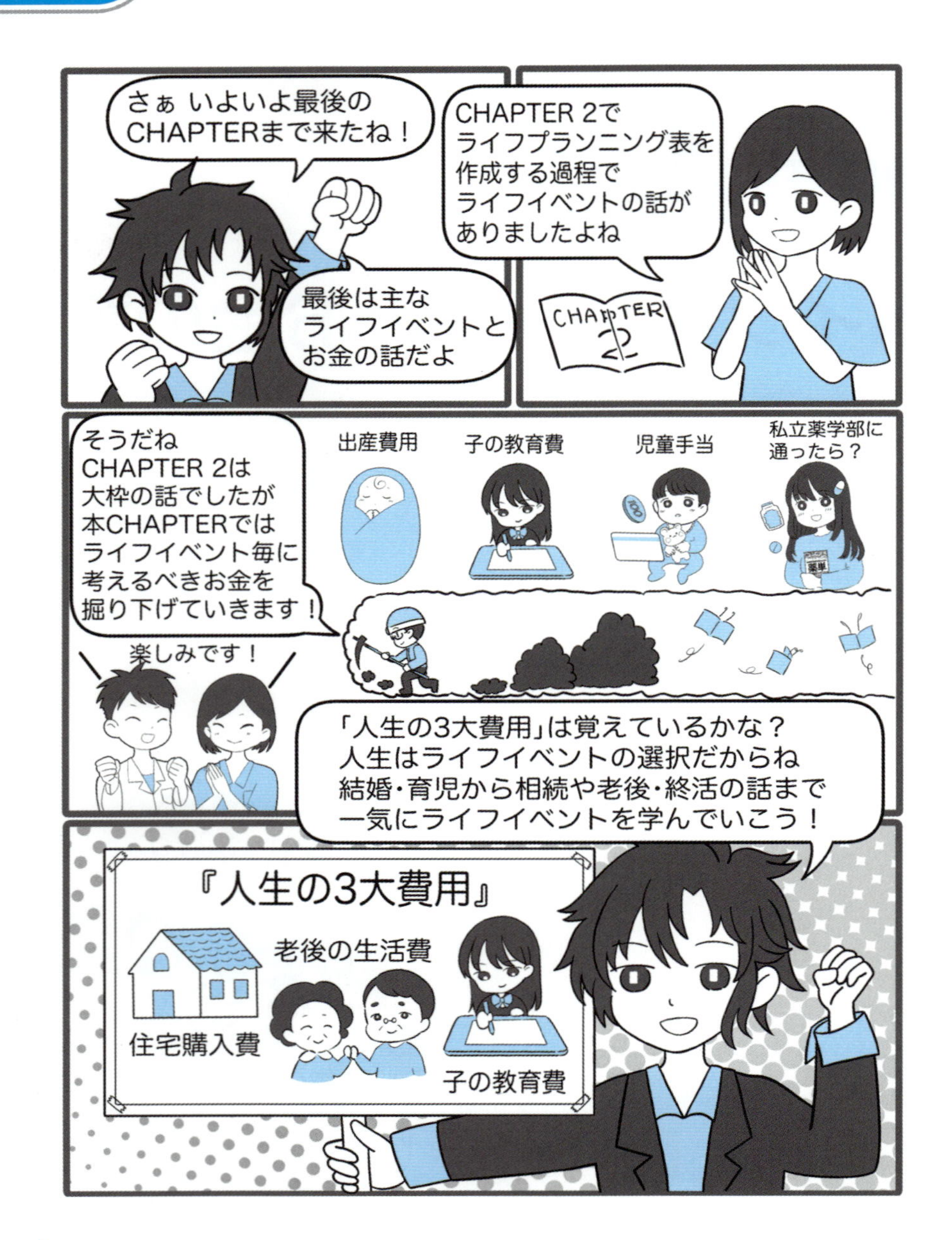

本CHAPTERでは，ライフイベントにおけるお金や制度について解説していきます。薬剤師として働き始めると，さまざまなライフイベントが待ち構えているかもしれませんよね。結婚，出産，子育て，家の購入といったイベントのたびに，まとまったお金が必要となるでしょう。また，ライフイベントに関連する制度も理解しておく必要があります。

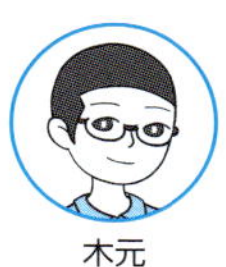
木元

薬師寺さんは，アルバイトをするときなどによく聞く「年収の壁」って知っていますか？

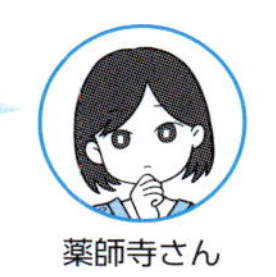
薬師寺さん

単語は聞いたことがあります！ 年収によって税金や社会保険料がかかったりするんでしたっけ…？

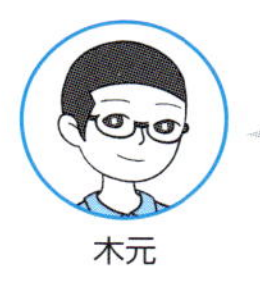
木元

そうだね。最近では国の「年収の壁・支援強化パッケージ」なんかもあるから，薬剤師としてアルバイトや派遣をするときに覚えておきたい内容です。

Key

子供関連なら教育費を考えるのはもちろんのこと，育児休業給付金や児童手当，医療費助成制度といった制度の理解も大切だよ。

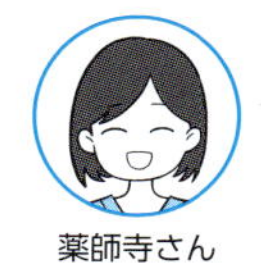
薬師寺さん

なるほど～！ 代表的なライフイベントにかかる費用はSECTION 019 図に載っていましたが，関連する制度もいっぱいあるんですね。

人生は**ライフイベントの選択**によって構成されています。あなたの人生はあなただけのもの。薬剤師の人生は十人十色です。人生で起こりうる（または，起こしたい）ライフイベントについて，どれくらいのお金がかかるのかを考えて準備したり，想定外の事態に備えたりしておくことで，将来のビジョンが明確になって実現性が高まります。

ライフイベントとさまざまな制度（税制や社会保障など）は切っても切り離せません。よりよい薬剤師人生を送るためには，ライフイベントとお金，そして制度の関係性を理解して選択肢を増やしておきましょう。

本CHAPTERを通じて，あなたの人生の選択肢をより彩りのあるものとし，CHAPTER 2で描いたライフプランニングを実現する一助にしていただければ幸いです。

144 結婚にかかる費用と家計管理

社会人として働き始めて，一般的に最初の大きなライフイベントとなるのが結婚です。ただし，令和２年国勢調査における**単独世帯**の割合は38.1％[1]と，年々増加傾向にあるため，誰もに必須のライフイベントではなくなりつつあります。また，薬剤師は独身であっても精神的・経済的に自立することが可能な職業のため，結婚しない薬剤師も少なくありません。

とはいっても，結婚には大きなお金が必要です。生活がガラッと変わるライフイベントでもあるため，しっかりと準備しておくことが大切でしょう。

近年は共働き世帯が最多

昔は片働き世帯（主に専業主婦世帯）が主流でした。その後，共働き世帯数は，1990年半ばに片働き世帯数を追い越し，今や片働き世帯の２倍以上を占めているため，現代の夫婦の生活スタイルの主流といっても過言ではありません。特に薬剤師は，薬剤師を含む医療関係者と結婚するケースが約半数[2]というアンケート調査もあるため，共働き世帯が多いと予想されます。本SECTIONでの「夫婦」は，**共働き世帯**を前提にしています。

結婚・新生活にかかる費用と３つの家計管理方法

結婚と新生活にかかる費用は表１のとおりです。ご祝儀や親族からの援助が得られる場合，自己負担額はおおむね50〜100万円を想定しておくとよいでしょう。

結婚して同じ家に住む場合，これまで別々であった居住費・水道光熱費・インターネット通信費・食費・貯蓄などは一つにまとまります。そのため，収入・支出・貯蓄を今後どのように管理していくのか，夫婦でよく話し合って方向性を決めていくことが大切です。

家計の管理方法には主に表２の３つがあります。特徴やメリット・デメリットを参照のうえ，夫婦に合った方法を検討してみてください。もちろん，組みあわせてもOKです。参考までに，「2023年会社員のお小遣い調査」[3]によると，男性会社員の57.3％が「収入の“全額”を家庭に入れている」と回答していました。

1）総務局統計局：令和２年国勢調査 人口等基本集計結果，令和３年11月30日．
2）日経BP：DI Online読者調査 薬剤師のホンネ，日経ドラッグインフォメーション，2018年２月号．
3）SBI新生銀行グループ：2023年会社員のお小遣い調査詳細レポート，2023年６月．

表1　結婚と新生活にかかる費用（平均額）

	全国	首都圏	関西	九州
①結納・婚約～新婚旅行までにかかった費用[1]	415.7万円	456.9万円	412.1万円	404.2万円
結納式	20.6万円	25.6万円	12.1万円	19.6万円
両家顔合わせ	6.7万円	6.9万円	8.0万円	7.3万円
婚約指輪	38.2万円	43.3万円	39.4万円	31.6万円
結婚指輪（二人分）	28.1万円	30.8万円	27.2万円	25.3万円
結婚式（挙式・披露宴など）	327.1万円	356.3万円	322.4万円	328.0万円
新婚旅行	43.4万円	53.4万円	42.4万円	30.5万円
新婚旅行土産	5.9万円	5.4万円	6.2万円	5.6万円
②インテリア・家具[2]	24.4万円			
③家電製品[2]	28.8万円			
④結婚式ご祝儀[1]	197.8万円	199.7万円	187.8万円	231.8万円
⑤親からの援助[1]	181.1万円	200.0万円	196.3万円	142.2万円
自己負担額*	90万円	110.4万円	81.2万円	83.4万円

＊ ①＋②＋③－④－⑤
1）リクルート：ゼクシィ結婚トレンド調査 2023（首都圏）.
2）リクルート：ブライダル総研 新婚生活実態調査2023.

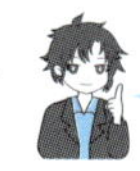

新居で生活する場合，②③以外にも，引っ越し費用や敷金・礼金がかかることもあるよ。

表2　結婚後の家計管理の主な方法３つ

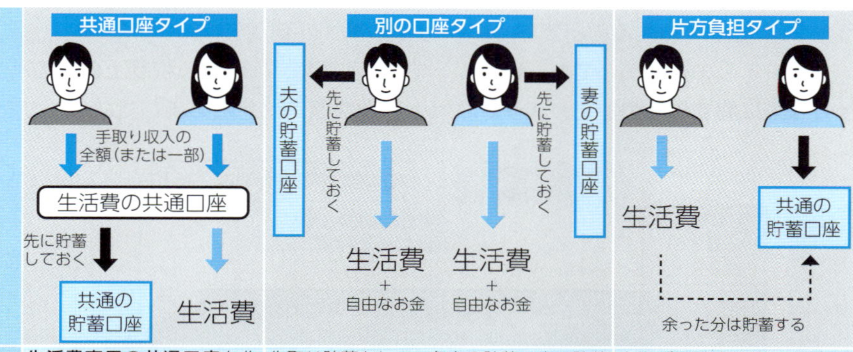

	共通口座タイプ	別の口座タイプ	片方負担タイプ
特徴	**生活費専用の共通口座**を作り，収入の全額（または一定額）を入金する。共通口座から先取り貯蓄をし，生活費を支払う。	先取り貯蓄として，各自の貯蓄口座に貯蓄しておき，残りのお金は**費用別に夫婦で分担**（例：夫は住居費と水道光熱費，妻は食費と教育費など）する。さらに残ったお金は自由に使う。	夫婦**どちらかの収入で生活し，一方の収入はすべて貯蓄**する。余った生活費は必要に応じて貯蓄する。
メリット	●生活費と貯蓄の管理がしやすい。 ●**お金が貯まりやすい。**	●新たな口座を作ったり，口座に振り込む手間がかからない。 ●**自由に使えるお金が多い。**	●**お金が貯まりやすい。**
デメリット	●収入の全額を入金する場合，自由に使えるお金が少ない（お小遣い制が必須）。	●自分の担当外の生活費の把握が困難で，生活費の無駄遣いが見えづらい。 ●お互いの貯蓄額の把握が困難で，**しっかりしていないとお金が貯まりづらい。**	●自由に使えるお金が少ない（お小遣い制が必須）。 ●生活費を担当する側が不公平感をもちやすい。

（金融広報委員会「知るぽると」HP：知っておきたい！共働き夫婦のお金の話＞三つのタイプに分類できる共働きの家計管理（https://www.shiruporuto.jp/public/document/container/tomobataraki/tomobataraki001.html）／坂本綾子 著：今さら聞けないお金の超基本，P.128-129，朝日新聞出版，2018 を参考に作成）

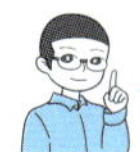

いずれの場合も，生活費の内訳や貯蓄額の定期的な情報共有・報告が大切です。

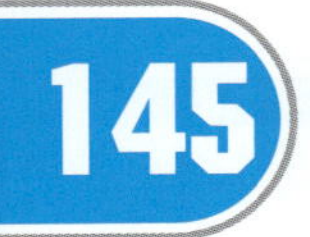

145 薬剤師がアルバイト・派遣で働くなら「年収の壁」を知ろう

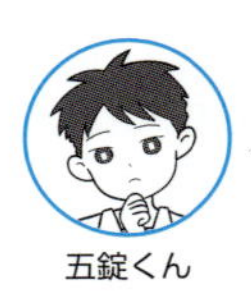

職場に新しく来た派遣薬剤師さん，以前の職場は出産を機に辞めて，復職したらしいです。よく「年収の壁」，「夫の扶養」といっていましたが，これって何なのでしょうか？

結婚を機に正社員を辞めてアルバイトや派遣で働く方は多いよね。そんなときに気にしないといけないのが年収の壁なんだ。

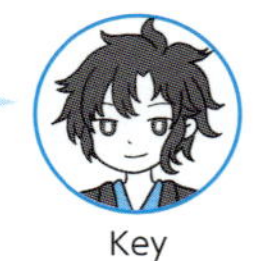

年収の壁とは

ここでは正社員男性薬剤師の妻が薬剤師としてアルバイト・派遣で働くケースを考えていきます（もちろん，男女逆でも考え方は同じ）。アルバイトで働く場合，「年収の壁」という言葉はよく聞くと思います。さて，これは一体何なのでしょうか？ また壁を超えることでお金にどんな影響があるのでしょうか？

一言で年収の壁といっても，税金（所得税や住民税）に関する**税制上のもの**と，**社会保険に関するもの**があります。ざっと概要を図1にまとめました。

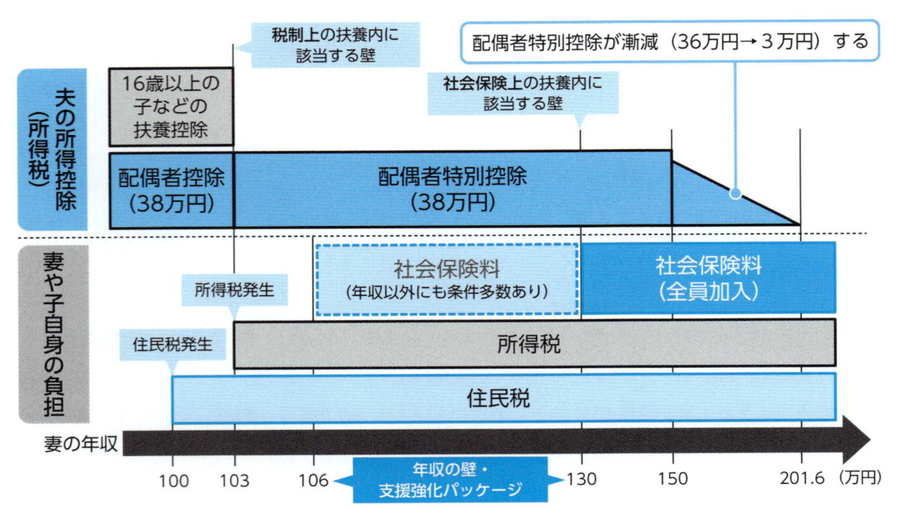

※ 年収は**すべて目安（年収以外にも条件があるため）**。夫がサラリーマン・公務員（年収300～900万円）の場合。

図1　年収の壁

大まかな年収の壁の目安は以下のとおりです！ 今回は妻目線ですが，もし扶養している子供がアルバイトで稼ぐ場合も同様の考え方です。

- 税制上の壁：100万円，103万円，150万円，201.6万円
- 社会保険上の壁：106万円，130万円

次SECTIONからは金額的に影響の大きい**社会保険上の壁**を解説していきます。なぜなら，この壁を超えることで，**手取り収入が減る**可能性があるためです。そのため政府は，社会保険の加入によって手取り収入の減額を抑えることを目的に「**年収の壁・支援強化パッケージ**」とよばれる支援を2023年10月から開始しました（図2）。

ただし，**期限付きの限定措置**のため，恒常的ではありません。今後，恒常的な制度の見直しに向けて議論が進む予定ですので，動向は要チェックですね。

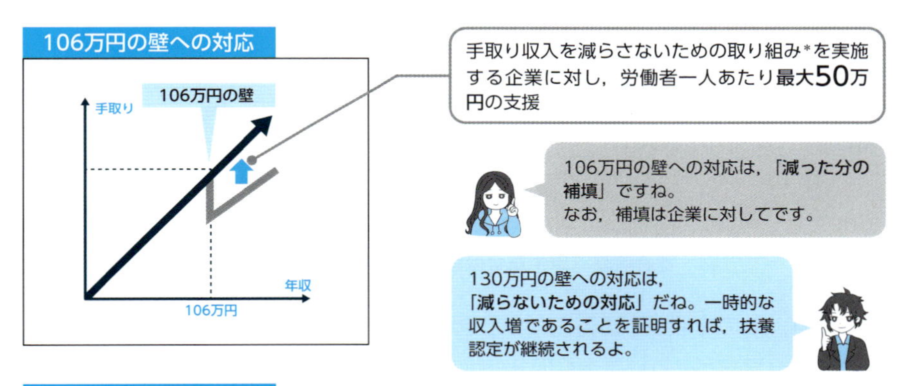

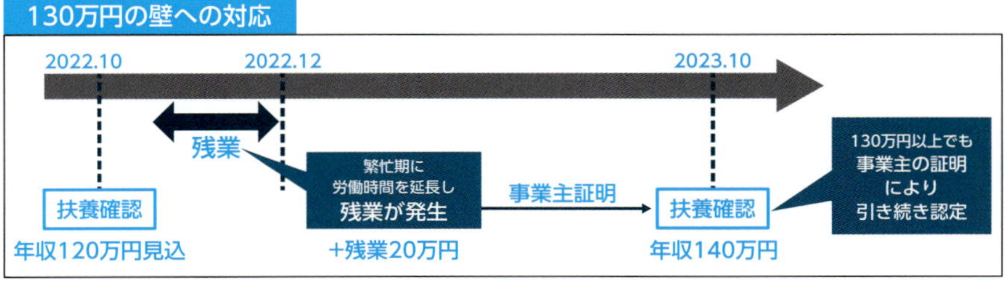

＊ 社会保険適用促進手当の支給（社会保険料の算定対象外），賃上げによる基本給の増額，所定労働時間の延長。

（首相官邸HP：年収の壁，突破へ
https://www.kantei.go.jp/jp/headline/nennsyuunokabe/index.html より）

図2　年収の壁・支援強化パッケージによる106万円/130万円の壁への対応

146 社会保険上の壁1 106万円の壁

2017年４月より，アルバイトや派遣に従事する労働者の社会保険（厚生年金保険・健康保険）への加入が必須となりました。その後，対象者は年々拡大されていっています。2024年10月以降，図の条件すべてに該当する場合，社会保険の加入対象者とされました。条件の一つに月額賃金8.8万円以上というものがあり，これを年収に換算すると**約106万円**です。

		2024年10月〜
対象企業*	2024年10月以前は従業員数101人以上	従業員数 51人以上
対象者	週の所定労働時間 20時間以上	学生ではない
対象者	月額賃金 8.8万円以上	雇用の見込み ２か月を超える

左の条件すべてに該当するアルバイト・派遣の方が社会保険の加入対象者となるよ！

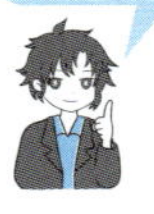

＊ 従業員数を満たさない場合でも，労使合意に基づく任意の適用があれば加入可能。

（厚生労働省／日本年金機構：社会保険適用拡大ガイドブック
(https://www.mhlw.go.jp/tekiyoukakudai/pdf/guidebook_jigyonushi.pdf) より作成）

図　社会保険（厚生年金保険・健康保険）の加入対象者

つまり，妻の年収が106万円だからといって社会保険への加入が必須というわけではありません。もしすべての条件に合致し，106万円の壁を超えてしまうと，社会保険の加入者となり，こんなことが発生します。

- 厚生年金保険料と健康保険料が発生：月1.5万円ほど
- 次SECTIONで解説する夫の社会保険上の扶養から外れる（外れた場合，130万円の壁は気にする必要がない）

ただ，働いている企業がSECTION 145で解説した「年収の壁・支援強化パッケージ」を導入している場合，条件を満たして106万円の壁を越えたとしても，その分が補填される可能性もあります。条件を満たしそうな場合には早めに確認しておくことをおススメします。2023年10月の開始から約半年で，延べ59,679人の申請[1]があったようです。

1） 厚生労働省HP：キャリアアップ助成金（社会保険適用時処遇改善コース）計画届受理件数（令和６年４月末時点）(https://www.mhlw.go.jp/stf/seisakunitsuite/bunya/koyou_roudou/koyou/kyufukin/syakaihoken_tekiyou.html).

147 社会保険上の壁2 130万円の壁

妻の年収*が130万円以上の場合，勤務先の企業規模や勤務時間にかかわらず夫の以下の扶養から外れてしまいます。

＊ 年収は見込み額のため，前年度や直近３か月が判断基準。また非課税収入（交通費など）も含む。

- 年金制度上の第３号被保険者
- 健康保険上の被扶養者

夫がサラリーマンや公務員（第２号被保険者）の場合，その配偶者（妻）は第３号被保険者とされています。CHAPTER 4で解説のとおり，第３号被保険者は保険料の自己負担なしで国民年金に加入できました。また，夫は会社の健康保険に加入していますが，その扶養者（妻や子供）も保険料負担なしで加入することができます（被扶養者とよぶ）。これら社会保険上の扶養から外れる年収の目安が130万円というわけです。扶養から外れた場合，一般的には第２号被保険者になってしまいます。

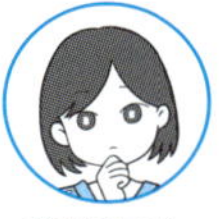

第２号被保険者になると，どうなるのですか？

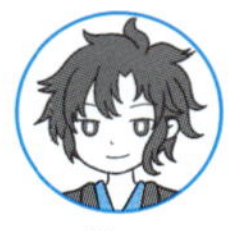

厚生年金保険料や健康保険料を妻自身で負担する必要があるね。おおよそ月１万５千円前後かな。

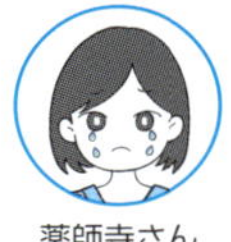

おぉ…結構な負担になりますね…。

こうなると，手取り収入がかなり減少してしまいます。しかも，一時的な繁忙期でシフトが多くなってしまって130万円を超えるケースも少なくありません。この場合，SECTION 145 図２のとおり，130万円を**一時的に超えたとしても扶養認定を継続**するという対応が可能になることもあります。

申請には勤務先の証明書が必要ですので，確認しておくようにしよう。

148 出産にかかる費用は70万円！関連する制度の全体像

出産にかかる費用

出産の際には，多くのお金が必要になりますが，国や自治体からの公的な補助もたくさんあります。表は費用の自己負担額の目安についてまとめたものです。

表　出産前後にかかる費用の自己負担額（目安）

項目	費用の自己負担目安	備考
①妊婦健診費用	2～10万円*1	ほとんどの自治体では14回まで一部公費負担（次SECTION）がある。しかし，自治体や地域によっては公費負担分を超過することもあるため，この自己負担額が目安。
②出産費用（正常分娩）	5～10万円*1	正常分娩の出産費用は全国平均47.3万円*2。出産育児一時金（次SECTION）が50万円補助されるものの，差額ベッド・室料代や退院時処方などを考慮すると，この自己負担額が目安。
③出産準備費用	14万円*3	マタニティー用品，ベビー服，ベッド，体重計，哺乳瓶，タオルなど。レンタル用品を活用するのもあり。
④里帰り費用	2～10万円*1	交通費・生活費のほか，紹介状代も必要。
⑤内祝い費用	15万円*3	祝いの品の半額相当額をお礼として贈る。
⑥お宮参り，お食い初めなどのイベント	各5万円*1	出産後には短期間でさまざまなイベント(例：ニューボーンフォト，初節句など）があり，規模にもよるが，この自己負担額が目安。

＊1　メディカルタックス調べ。
＊2　厚生労働省：第155回社会保障審議会医療保険部会 資料1-2 出産育児一時金について，P.6，令和4年10月13日．令和3年度 正常分娩のみの全施設平均値。千円未満四捨五入。
＊3　親育子育ラボ「出産・育児費に関するアンケート」調査，2021年10月．(https://prtimes.jp/main/html/rd/p/000000010.000039379.html)
平均額。

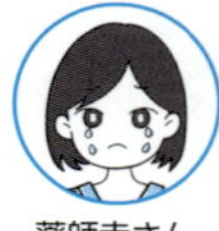

薬師寺さん

①～⑥（イベントは2件）を合計すると，多くて約**70万円**‼
結構，お金が必要なのですね…。

Key

公的な補助もたくさんあるんだけど，それでもお金はかかってしまうね。実際に私の子供が産まれたときも，①は11万円，②は9万円，③と⑤は各12万円，お宮参りは5万円，お食い初めは4万円でした。おおむね，表の目安のお金を準備しておくとよいと思うよ。

出産前後における公的補助や給付金

出産には多くのお金が必要な一方で，公的な補助や給付金も充実しています。次SECTIONからも解説しますが，全体像は図のとおりです。手当や給付金は**すべて非課税**のため，所得税や住民税は一切かかりません。

また，2023年12月22日，政府全体の子供施策の基本的な方針等を定める「こども大綱[1)]」が閣議決定され，話題となりました。そのなかでは，子育て当事者への支援として，「**経済的負担の軽減**」，「**共働き・共育ての推進**」，「**男性の家事・子育てへの主体的な参画促進・拡大**」などがあげられています。そのため，今後はよりよい方向に制度改定が行われていくことが期待されています。

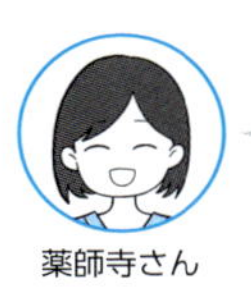

薬師寺さん

おー！ めっちゃいいことが書かれているのですね。

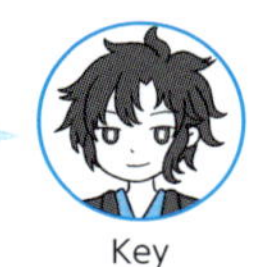

Key

男性の家事・子育てへの参画促進によって，女性の負担を減らして，男女ともにキャリアアップと子育てが両立できるような社会を目指しているんだ。では，次SECTIONから詳しく解説していくよ！

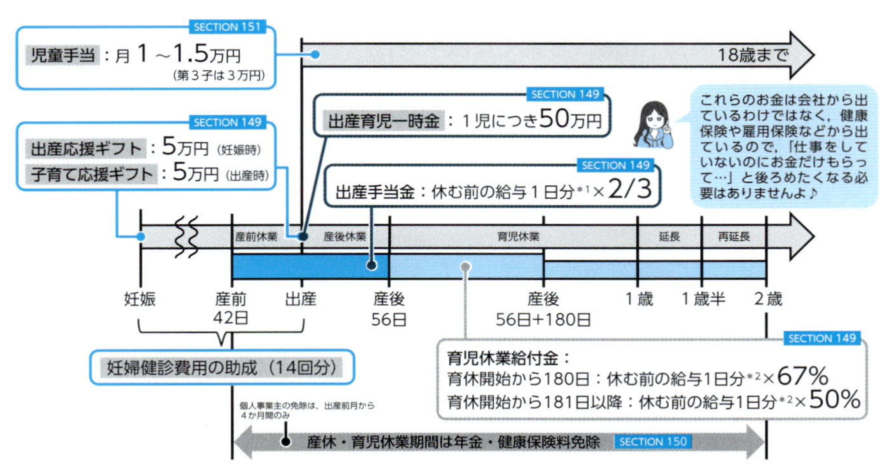

＊1 標準報酬日額：支給を始める日の属する月以前の直近の継続した12か月間の各月の標準報酬月額を平均した額の30分の1に相当する額。

＊2 休業開始時賃金日額：育児休業開始前（産休取得の場合は原則として産休開始前）6か月間の賃金を180（30日×6か月）で割った額。

■は個人事業主（第1号被保険者）も対象。

図　妊娠・出産前後における公的補助や給付金など（すべて非課税）

1）こども家庭庁HP：こども大綱の推進（https://www.cfa.go.jp/policies/kodomo-taikou）.

149 出産前後における公的補助と産休・育休制度

ここからは各給付金などについてみていこう。
SECTION 148 図をみながら確認していくとよいと思うよ〜。

妊娠がわかったらするべきこと

妊娠していることがわかったら，まずは各自治体の窓口で妊娠の届出を行いましょう！ 母子健康手帳の交付，保健師などによる相談，母親学級・両親学級の紹介，各種の情報提供とともに，妊婦健診の補助券を受け取れます。通常，妊婦健診は全額自己負担ですが，費用の一部（自治体によっては全額）を補助してもらえますよ。

また2023年４月から，すべての妊婦や子育て家庭が安心して出産・子育てができるよう，身近で寄り添って相談に応じ，必要な支援につなぐ「**伴走型相談支援**」と，出産育児関連用品の購入や子育て支援サービスの利用における負担軽減を図る「**経済的支援（出産・子育て応援ギフト）**」が実施されています（図）。

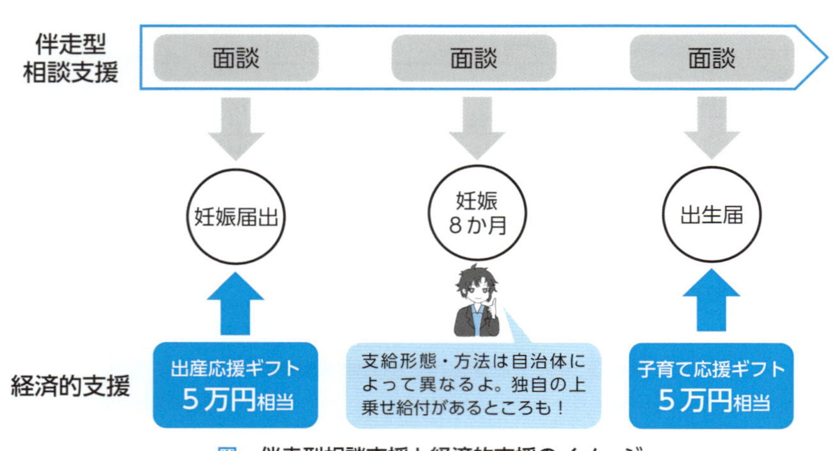

図　伴走型相談支援と経済的支援のイメージ

産休（産前産後休業）と出産手当金

出産前42日・出産後56日の間（産前産後休業＝産休），会社を休んで十分な給与が出ない場合に受け取れるお金が出産手当金です。サラリーマンなどの**第２**

号被保険者が加入している**健康保険**から支払われるため，個人事業主などの**第１号被保険者（国民健康保険加入者）は対象外**です。また，男性も対象外です。出産手当金の金額は，「休む前の給与」の**３分の２**が支払われます。

出産育児一時金

医療保険（国民健康保険・健康保険）から出産１児あたり**50万円**（健康保険によっては独自の付加給付もある）を受け取れるのが出産育児一時金です。一旦は窓口で出産費用を支払い，後日申請することで受け取れます。また，「直接支払制度」の対象病院でしたら，窓口負担から直接50万円を差し引くことも可能です。なお，出産育児一時金は個人事業主などの**第１号被保険者も対象**です。

一般的な出産費用は約47.3万円のため，ほとんど自己負担なく出産できますが，差額ベッド・室料代や退院時処方を考慮すると，少し足りないくらいかな。
出産の年は医療費控除（SECTION 041）が適用できる可能性が高いため，領収書などは保管しておこう。

育休（育児休業）と育児休業給付金

原則，満１歳になるまで（最長２歳まで）の間（育児休業＝育休），子育てで会社を休む場合に**雇用保険**から受け取れるお金が育児休業給付金です。雇用保険はサラリーマンなどの**第２号被保険者**が加入しているため，個人事業主などの**第１号被保険者は対象外**です。

育児休業給付金の月額は期間によって異なり，産休明けから180日までの期間は，休む前の給与の**67%**，181日以降は**50%**です。

また，育休は夫婦ともに取得可能です！ さらに，2022年10月１日からは「育休の分割取得（２回まで）」や，子の出生後８週間以内に４週間男性が取得できる「**出生時育児休業（産後パパ育休）**」が新設されました。出生時育児休業の対象は男性で，通常の育休にプラスして取得可能です。

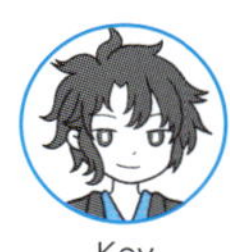

ちなみに，両親ともに育休を取得した場合，最初の28日間に限定して給付率を67％から80％に引き上げるという案も出ているよ（2025年度実施予定）。

それは重要ですね！ 確認しておくようにします。

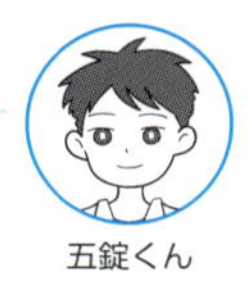

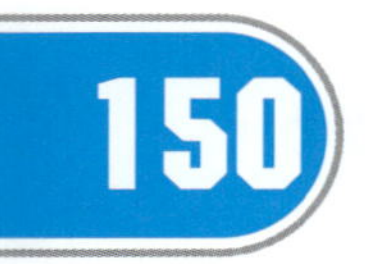

150 産休・育休中は社会保険料が免除

産休・育休中は社会保険料が免除

サラリーマンの産休・育休中は，**厚生年金保険料や健康保険料の支払いが免除**されます。免除でも通常どおりの健康保険の給付を受けることができ，免除された期間分も将来受け取る年金額の減額などはありませんのでご安心ください。

個人事業主などの第1号被保険者は産休・育休の対象外ですが，一定期間のみ社会保険料の免除制度があります（表）。

表　個人事業主とサラリーマンの社会保険料免除制度の違い

	個人事業主（第1号被保険者）	サラリーマンなど（第2号被保険者）
産休	×	○
育休	×	○
社会保険料の免除	国民年金保険料＋国民健康保険料*	厚生年金保険料＋健康保険料
社会保険料の免除期間	出産日が属する月の前月から4か月間	産休・育休中すべて

＊ 2024年1月から新たに国民健康保険料の免除制度が開始された（以前は国民年金保険料の免除のみ）。

そのほか，育休明けのサラリーマンが復職後に**時短勤務**する場合，時短勤務による報酬の低下が将来の年金額に影響しないような「厚生年金保険養育期間標準報酬月額特例」という仕組みも用意されています。復職後に職場に確認してみるとよいですよ。

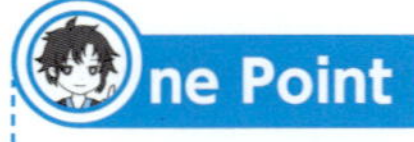

産休・育休中は配偶者控除を検討しよう

産休・育休中の手当金や給付金は**すべて非課税所得**のため，年収として算入されません。妻側のその年の年収は低くなるため，年収201.6万円（合計所得金額133万円）以下なら夫の配偶者控除・配偶者特別控除が適用できる可能性が高まります（SECTION 029）。夫側の年末調整で適用できるため，忘れずに行うようにしましょう。

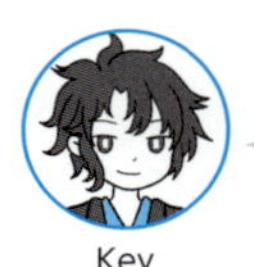
Key

ちなみに，産休・育休中は研修認定薬剤師の更新に必要な「認定期間（3年）の延長」や「各年単位取得条件（各年最低5単位）の免除」[1)]も設けられているよ。

えぇ!? そうなんですね！ これ，絶対に覚えておきます！

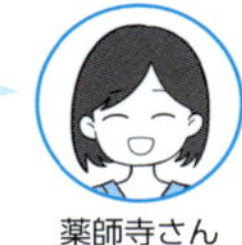

サラリーマンにおける育休中の社会保険料免除のルール

もう少しサラリーマンにおける育休中の社会保険料免除のルールをみていきましょう。社会保険料は給与と賞与にかかるものですが，実は免除のルールが異なっています（図）。給与はいずれかを満たせばよいのですが，賞与はいずれも満たす必要がありますね。

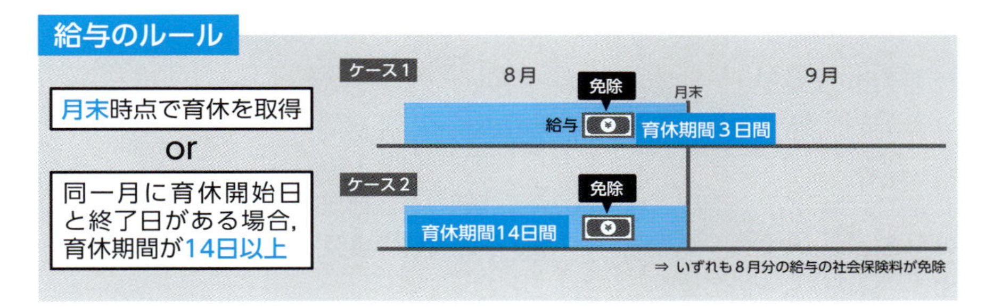

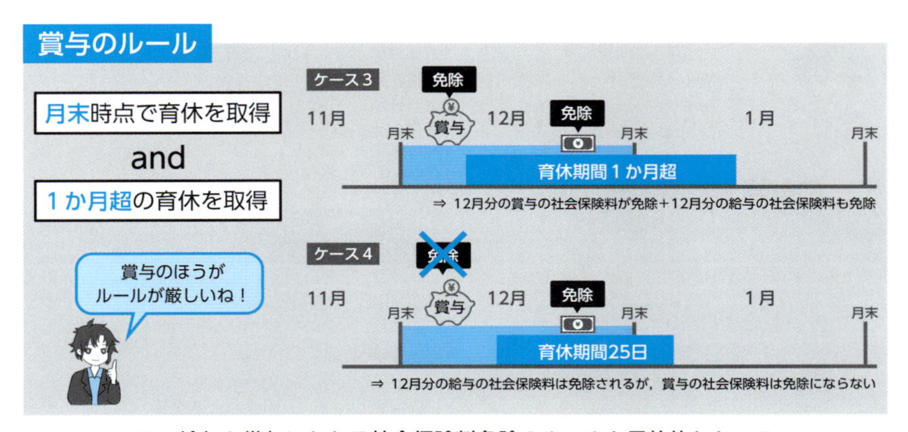

図　給与と賞与にかかる社会保険料免除のルールと具体的なケース

1）日本薬剤師研修センターHP：やむをえない事情により研修が困難になった場合の措置について（https://www.jpec.or.jp/nintei/kenshunintei/kenshunintei_kikanencho.html）.

151 児童手当とその他の子育てに関連する制度

児童手当の目的

児童手当は，家庭における生活の安定および次代を担う児童の健全な育成に資することを目的とした制度です。つまり，子育てに関連するもののために使用すべきお金であって，親の娯楽（例：タバコ・ギャンブル）に使用すべきものではありません。使い方を指示するわけではありませんが，国の意図に沿った使用方法としては，教育費の預貯金，家族旅行，NISA，学資保険，などでしょうか。

児童手当の支給額

ここ数年間の児童手当は，世帯主の年収に応じて減額や消滅といった「所得制限」が設けられていました…。しかし，SECTION 148の「こども大綱」によって児童手当の拡充が明記され，2024年10月から**「所得制限の撤廃」**，**「対象年齢の引き上げ（中学生→高校生）」**，**「第３子の支給額増額」**といった変更が行われます。具体的な新旧の変更点は表１のとおりです。

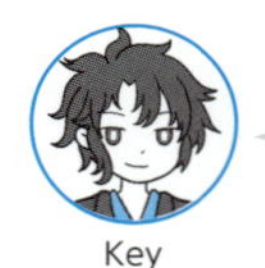

児童手当の拡充に伴って，高校生の扶養控除（SECTION 028）の縮小（現行38万円→25万円）や，公的医療保険を通じた支援金の徴収なども検討されているため，動向は要チェックだよ。

表１　新旧児童手当の支給額（月額）

<table>
<tr><th rowspan="2">年齢区分</th><th colspan="2">2024年９月支給分まで</th><th colspan="2">2024年10月支給分から</th></tr>
<tr><th>第１・２子</th><th>第３子以降*1</th><th>第１・２子</th><th>第３子以降*1</th></tr>
<tr><td>３歳未満</td><td>15,000円</td><td rowspan="2">15,000円</td><td rowspan="2">15,000円</td><td rowspan="4">30,000円</td></tr>
<tr><td>３歳～小学校修了前</td><td rowspan="2">10,000円</td></tr>
<tr><td>中学生</td><td>10,000円</td><td rowspan="2">10,000円</td></tr>
<tr><td>高校生</td><td colspan="2">支給対象外</td></tr>
<tr><td>所得制限*2</td><td colspan="2">年収960万円以上：5,000円
年収1,200万円以上：　0円</td><td colspan="2">－</td></tr>
</table>

＊１　第３子以降とは，22歳の誕生日以後の最初の３月31日までの養育している児童のうち，３番目以降のことを指す。
＊２　扶養親族等の数が３名の場合の年収（夫婦のうち，高いほうを基準とする）の目安を掲載。

また，自治体によっては，独自の上乗せ支給を行っていることもあります。たとえば，東京都では「０１８（ゼロイチハチ）サポート」として，０歳から18歳までの子供一人あたり，**月に5,000円を所得制限なし**で支給しています。

児童扶養手当・特別児童扶養手当

そのほかにも子育て関連手当として，ひとり親世帯を対象とした**児童扶養手当**（児童１人で全部支給対象の場合，月に45,500円）や，精神・身体に障害を有する児童を対象とした**特別児童扶養手当**（１級障害の場合，月に55,350円）などがあります。いずれも扶養親族数や所得制限がありますので，お住まいの自治体に問いあわせるようにしましょう。なお，児童扶養手当については，2025年１月から所得制限の緩和や第３子以降の加算の拡充が予定されています。

医療費助成制度は自治体によって異なる

通常，０歳から小学校入学前の児童の医療費負担は２割です（小学生から３割負担）。自治体によっては，医療費助成制度を独自に導入していることもありますが，対象年齢や一部自己負担額，所得制限の有無などにかなりの差が見受けられます（表２）。あなたの住んでいる自治体の制度も確認しておくとよいでしょう。

表２　自治体ごとの子供の医療費助成制度の例

	東京都港区	京都府京都市	北海道札幌市
医療費自己負担	０歳～高校生*まで入院（入院時食事代を含む）・通院がすべて無料	〈入院（１医療機関）〉 ０歳～中学生：月200円 〈通院（１医療機関）〉 ０歳～小学生：月200円 中学生：月1,500円 （複数医療機関）	〈入院・通院（１医療機関）〉 ０歳～中学生：初診時に医科580円，歯科510円 ※ 2025年４月からは，対象を高校生*まで引き上げる予定（負担額は同じ）。
所得制限	なし	なし	あり

＊ 18歳の誕生日以後の最初の３月31日まで。　（2024年４月時点）

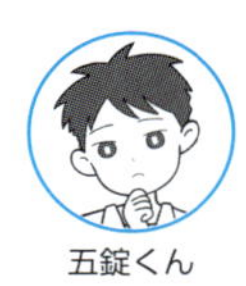

五錠くん：医療費助成制度，こんなに差があるのですね…。対象も中学生までだったり高校生までだったりバラバラですね。

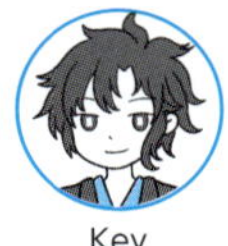

Key：そうなんだよ。本来は全国で統一するのがいいんだろうけど，まだまだ自治体による差が大きいね。東京23区が2023年に先陣を切って，対象年齢を高校生まで引き上げたから，各自治体も順次追随している印象があるね。

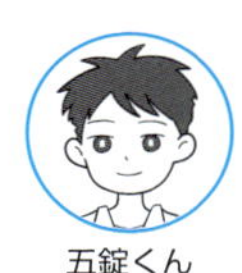

五錠くん：いいことですね！ これが全国に広がることを期待したいです。

152 保育料は自治体・年収によって異なる

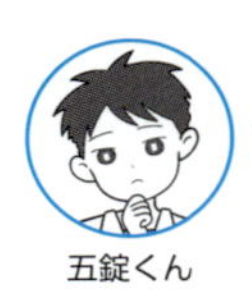
五錠くん

保育料って，自治体によって異なると聞いたのですが，本当ですか!? 全国一律ではないのですか？

保育料は全国一律ではなく，自治体や年収によって変わります。場合によっては月数万円の差になることもあるので，しっかりと理解しておきましょうね！

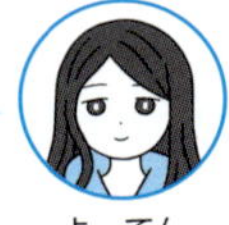
よーてん

保育料算定の基準となるのは住民税

最近では共働きの世帯も増えたため，保育園の需要は高まっていますよね。2019年10月以降，３歳以上の保育料はすべて無償になりましたが，０～２歳は保育料が必要です。保育料の上限月額は国が定めていて，そこから各自治体が補助金を出すことで保護者の負担額を減らしてくれているため，自治体によって保育料が異なります。自治体の主要な収入源といえば「住民税」。つまり，住民税の大小によって保育料の大小が決定します。また，住民税は**夫婦合算（世帯合算）**の金額が基準です。住民税の算定方法についてはSECTION 023 図を思い出してください。課税所得金額に所得割の税率10％を掛けた値が年間に支払う住民税でしたね。この税率10％は「都道府県民税（税率４％）」と「市町村（特別区）民税（税率６％）」から成り立っています。保育料の算定に関係しているのは税率６％の「**市町村（特別区）民税**」です。

住民税決定通知を確認しよう

サラリーマンの場合，毎年６月頃に職場から「市民税・県民税特別徴収税額の決定・変更通知書（納税義務者用）」とよばれる横に長い紙が渡されると思います。これは「１年間に支払う合計住民税の金額」を通知するもので，確認するところは右側にある「市町村（特別区）民税」の中の「所得割額」です（図）。

保育料は市町村（特別区）民税の所得割額に応じた区分で決まる

たとえば，夫婦合算の市町村（特別区）民税の所得割額が25万円だったとしましょう。この額をお住まいの自治体HPにある保育料の算定区分に当てはめます。いくつかの自治体の算定区分を調べ，25万円を当てはめたものが表です。

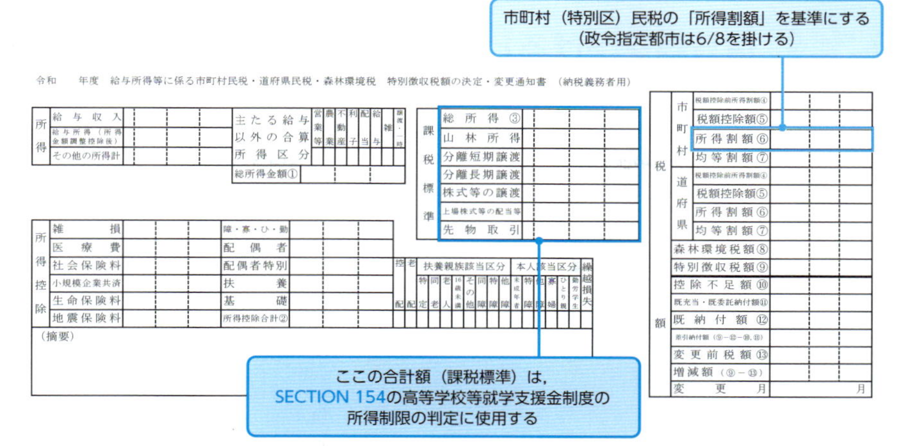
市町村（特別区）民税の「所得割額」を基準にする（政令指定都市は6/8を掛ける）

令和　年度　給与所得等に係る市町村民税・道府県民税・森林環境税　特別徴収税額の決定・変更通知書（納税義務者用）

所得：給与収入／給与所得（所得金額調整控除後）／その他の所得計
主たる給与以外の合算所得区分：営業等／農業／不動産／利子／配当／給与／雑／譲渡・一時
総所得金額①
課税標準：総所得③／山林所得／分離短期譲渡／分離長期譲渡／株式等の譲渡／上場株式等の配当等／先物取引
所得控除：雑損／医療費／社会保険料／小規模企業共済／生命保険料／地震保険料
障・寡・ひ・勤／配偶者／配偶者特別／扶養／基礎／所得控除合計②
控除対象配偶者・配偶者特定／老人／扶養親族該当区分：特定／同居老人／老人／16歳未満／その他／同障／特障／他障
本人該当区分：未成年者／特障／他障／寡婦／ひとり親／勤労学生／繰越損失
（摘要）
税額：市町村：税額控除前所得割額④／税額控除額⑤／所得割額⑥／均等割額⑦
道府県：税額控除前所得割額④／税額控除額⑤／所得割額⑥／均等割額⑦
森林環境税額⑧／特別徴収税額⑨／控除不足額⑩／既充当・既委託納付額⑪／既納付額⑫／差引納付額（⑨－⑫－⑩、⑪）／変更前税額⑬／増減額（⑨－⑬）／変更　月　月

ここの合計額（課税標準）は，SECTION 154の高等学校等就学支援金制度の所得制限の判定に使用する

※ 住宅ローン控除（住宅借入金等特別控除），配当控除，寄附金税額控除などは保育料の算定に適用しないため，適用前の額に変換する。

図　住民税決定通知書

表　月額保育料の例（2024年度）

自治体（市区町村）	市町村（特別区）民税の所得割額が世帯で25万円の場合の算定区分	3歳未満（第1子）で保育標準時間の月額保育料
埼玉県草加市	D16：248,200円以上274,600円未満	56,900円
東京都港区	D9：240,000万円以上260,000万円未満	30,400円
神奈川県横浜市	D16：246,701円以上255,700円以下	55,000円
大阪府大阪市	第17：217,000円以上256,000円未満	50,700円
福岡県北九州市	D8：230,000円以上269,000円未満	52,800円

※ 政令指定都市（例：千葉市，横浜市，名古屋市，京都市，大阪市，福岡市など）は，**市町村（特別区）民税率8％＋都道府県民税率2％**であるが，保育料の算定には全国統一の6％を使用するため，**市町村（特別区）民税の所得割額に6/8を乗じた額**を算定表に当てはめる。

結構な差があると思いませんか？ もちろん保育料だけがすべてではありませんが，将来的に子供が保育園に入園する可能性があるならば，住む場所も検討したいところです。保育料を下げるためには，住民税算定のもととなる「課税所得金額」を下げればOKです。つまり，CHAPTER 3の所得控除を活用することで保育料の節約にもつながります！ 次SECTIONでシミュレーションしてみましょう。

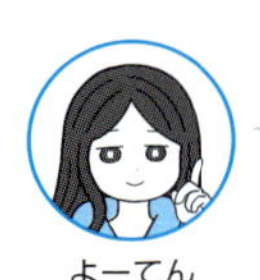
よーてん

ちなみに第2子の保育料は，通常は**半額**ですが，自治体によっては**無料**になったり，**所得制限**を設けたり，とさまざまです。

153 保育料を下げるヒントは所得控除にあり！

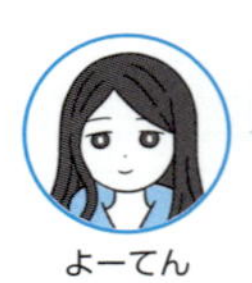
よーてん

ここでは以下の家庭における保育料を考えていきます。

埼玉県草加市にお住いのAさん夫妻（共働き）。世帯合算の市町村民税の所得割額は250,000円。草加市の保育料算定表区分D16に該当し，月額保育料は56,900円。最近，夫婦でiDeCoを月１万円ずつ開始した。

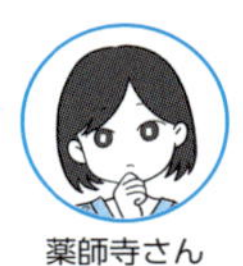
薬師寺さん

iDeCoなら小規模企業共済等掛金控除（SECTION 035）が使えますよね!?

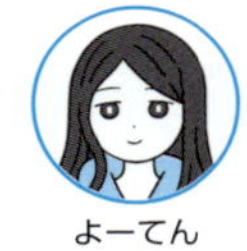
よーてん

そうですね。年12万円ずつ適用すると，世帯全体の課税所得金額が24万円減る計算です。

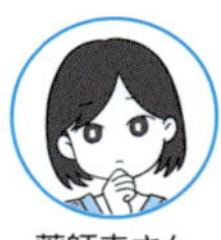
薬師寺さん

課税所得金額が24万円減って，市町村民税の所得割は税率６％だから…。世帯合算なら14,400円（24万円×６％）分が減る計算ですか？

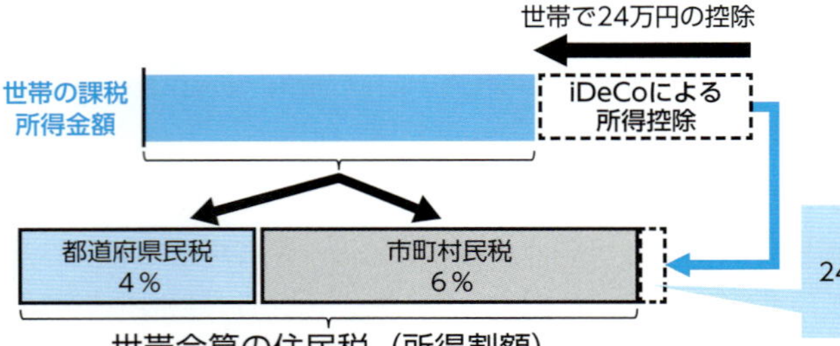

市町村民税は24万円×6%＝14,400円減額する！

埼玉県草加市の月額保育料（一部抜粋）

区分	市町村民税の所得割額（世帯合算）	３歳未満（第１子）で保育標準時間の月額保育料
D15	221,800円以上248,200円未満	53,800円
D16	248,200円以上274,600円未満	56,900円

図　iDeCoによる所得控除によって保育料が下がる例

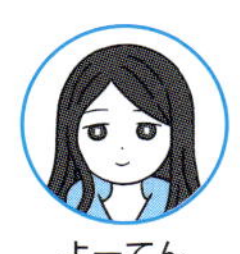

合っていますよ。図のとおり，世帯合算の市町村民税所得割額が235,600円（250,000円－14,400円）なので，区分はD16からD15になります。

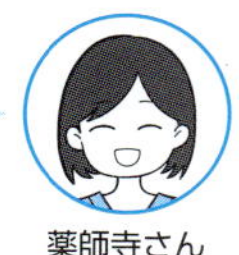

あっ！ 保育料の月額が53,800円になった！ 元より3,100円安い！

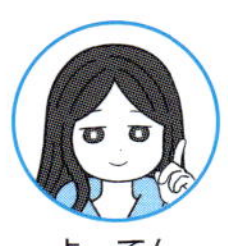

CHAPTER 3の所得控除を上手く活用することで保育料を安くできるというわけですね。

もしあなたが学生の間，国民年金保険料の支払いを猶予されていた場合，「追納」という制度を利用すれば，猶予期間中の国民年金保険料を払うことができましたよね（SECTION 031）。追納は節税効果が高い（＝課税所得金額が低くなりやすい）ため，保育料を下げたいタイミングで行うのが最適です。

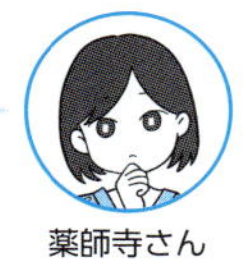

適切なタイミングってあるんですか？

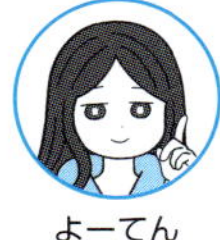

お子さんが保育園に入園する**前の年**がベストなタイミングです。その理由はメディカルタックスの記事内で，シミュレーションとともに解説しているので，参考にしてみてくださいね。

◆メディカルタックス

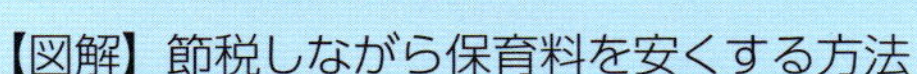
【図解】節税しながら保育料を安くする方法

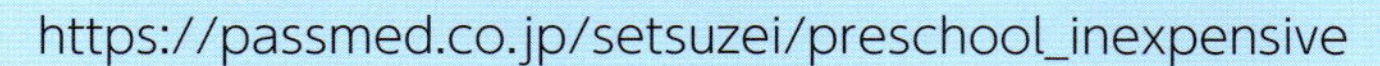
https://passmed.co.jp/setsuzei/preschool_inexpensive

保育料以外にも，児童扶養手当・特別児童扶養手当（SECTION 151）や高等学校等就学支援金制度（次SECTION）なども所得制限がありますが，考え方は同じです。所得控除を上手く活用すると，所得制限を回避できる可能性がありますので，ぜひ覚えておいてください。

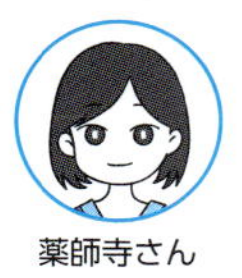

教えてくださってありがとうございます！
所得制限を考えないといけないときに，活用したいと思います！

154 子供の教育費（学費）は少なくとも1,255万円必要

必要保障額は「一番下の子供が産まれた瞬間がピーク」という話をSECTION 051でしましたが，特に考慮すべきが教育費（学費）です。人生の３大費用（SECTION 019）の一つでもありましたよね。

幼稚園から大学における費用の概要

教育費は公立・私立または地域によっても異なりますが，費用の全体像はここで理解しておきましょう。**幼稚園入園から高校卒業**までの15年間にかかる費用は図，**大学**については表のとおりです。

単純な計算ですが，幼稚園から高校まですべて公立で，大学（国公立・私立を含む全体平均）を４年間で卒業すると，総額「**1,255万円**」の費用が必要です。また，幼稚園から高校まですべて私立で，私立大薬学部（６年間）を卒業すると，総額「**3,313万円**」です。下宿するならもっとお金が必要ですね。CHAPTER 2のライフプランニング表を作成する際には，こちらの数値を参考にしてみてください。

15年間の教育費総額

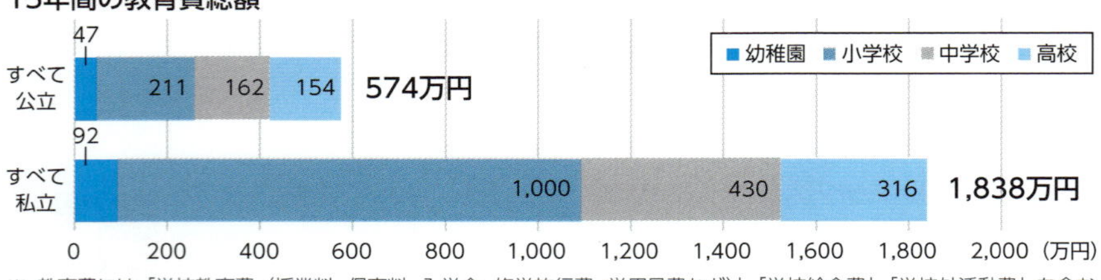

※ 教育費には「学校教育費（授業料，保育料，入学金，修学旅行費，学用品費など）」，「学校給食費」，「学校外活動費」を含む。

1年あたりの教育費（千円未満は四捨五入）

幼稚園		小学校		中学校		高校	
公立	私立	公立	私立	公立	私立	公立	私立
16.5万円	30.9万円	35.3万円	166.7万円	53.9万円	143.6万円	51.3万円	105.4万円

（文部科学省HP：令和３年度子供の学習費調査の結果について
(https://www.mext.go.jp/content/20221220-mxt_chousa01-000026656_1a.pdf) より）

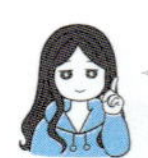

公立の小学校・中学校は，基本的に授業料が無償化されているから，私立よりも教育費が低いですね。

高校の授業料については，「高等学校等就学支援金制度」によって公立高校は無償化，私立は一定の支援があるものの，世帯の所得制限があるからいずれも全員が対象ではないんです…。

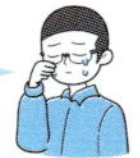

図　幼稚園から高校までの教育費

高校は高等学校等就学支援金制度を活用

高校の授業料は「高等学校等就学支援金」とよばれる国の制度によって，全日制の公立高校は年間11万8,800円，私立高校は年間39万6,000円まで支援金が支給されます。しかし，世帯年収が660万円*を超えると私立高校の年額は11万8,800円に減額され，世帯年収が1,030万円*を超えると公立・私立いずれの支援金も打ち切られます。

自治体によっては，独自で上乗せ支給をしていることもあります。たとえば，東京都は2024年度から国の支援金と合わせて，**所得制限なし**で年間48万4,000円の支援を行っています。これにより東京都内にお住まいであれば，高校の授業料（都内私立高校の平均授業料は483,311円）は，世帯年収や家族構成によらず，ほぼ無償化が実現しました。他県の高校に通っていても適用されます。

大阪府も段階的に所得制限なしで無償化できるような動きがありますので，今後，こうした動きは全国に広がってくるかもしれませんね。

＊ 両親が共働きで子供が２人（高校生・中学生以下）の場合。子供の数と年齢によって所得制限の年収の目安は変動する。具体的には，「市町村（特別区）民税の課税標準額×６％ － 市町村（特別区）民税の調整控除の額」で判定される。課税標準額についてはSECTION 152 図参照。

表　大学にかかる教育費

	大学（全体）[1]	国公立大[1]	私立大 理系学部[1]	私立大 薬学部[2]	私立大 医学部[2]
入学費用*1	81.1万円	67.2万円	88.8万円	98.3万円	201万円
在学費用（年間）*2	149.9万円	103.5万円	183.2万円	229.3万円	426.9万円
卒業までの必要費用*3	**680.7万円**	**481.2万円**	**821.6万円**	**1,474万円**	**2,762万円**
自宅外通学者にかかる費用[1]	自宅外通学を始めるための費用：　**38.7万円** 自宅外通学者への仕送り額：　**年間95.8万円**				

＊1 入学費用には受験費用（受験料，受験のための交通費・宿泊費），学校納付金（入学金，寄附金など），入学しなかった学校への納付金を含む。私立大学薬学部／医学部においては，入学金以外の当該費用を65万円[1]（私立大理系学部の入学費用から私立大理系学部の入学料[2]を差し引いて概算）と仮定して計算。

＊2 在学費用には学校教育費（授業料，通学費，教科書・教材費など），家庭教育費を含む。私立大学薬学部／医学部においては，授業料以外の当該費用を55万円[1]（私立大理系学部の在学費用から，私立大理系学部の授業料と施設設備代[2]を差し引いて概算）と仮定して計算。

＊3 大学（全体）・国公立大・私立大理系学部は４年間，私立大薬学部／医学部は６年間として計算。

1) 日本政策金融公庫：令和３年度「教育費負担の実態調査結果」.
2) 文部科学省：私立大学等の令和５年度入学者に係る学生納付金等調査結果について.

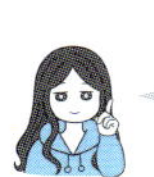

自宅外通学者（下宿）の費用は忘れがちなので確認しておきましょう。
４年間なら**421.9万円**，６年間なら**613.5万円**必要ですよ。

2025年からは「３人以上の子供を同時に扶養している世帯」に対して，所得制限なしで年間最大70万円の支援（大学無償化制度）が始まる予定です！

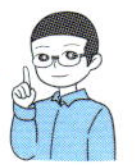

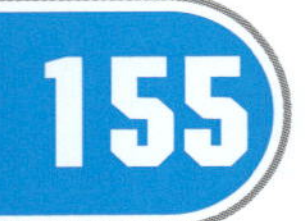

あなたは持ち家派？ 賃貸派？

住宅ローン控除についてはSECTION 044をご参照ください。本SECTIONでは住宅ローン控除以外の部分で，住宅購入への考え方，ローンの考え方などについて触れていきますね。

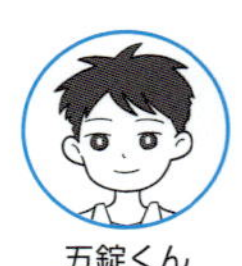

五錠くん

ゆくゆくは，マイホームがほしいと思っています。

私はマンションを購入しましたが，今のところ後悔はありません！

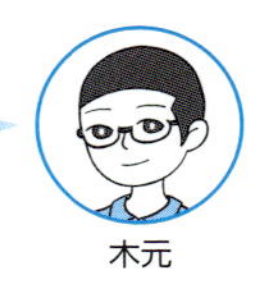

木元

自分は持ち家派なのか，賃貸派なのか…，この話題は外せませんね（笑）。世間的にも，意見は分かれるところです。それぞれのメリット，デメリットは表をご確認ください。

表　持ち家と賃貸のメリット・デメリット

	持ち家	賃貸
メリット	自分の資産となり老後負担も少なくなる	転勤や家族構成の変化にあわせて転居しやすい
	団信で死亡時などの残債がゼロになる（SECTION 158）	住宅設備費などの初期費用が低め
	リフォームや売却という選択肢もある	負債（住宅ローン）を抱える必要がない
	「住宅ローン控除」がある（SECTION 044）	入居時の手続きが住宅購入に比べて簡便である
デメリット	売却には時間と費用がかかり転居しにくい	自分の資産とはならず，老後負担が大きくなる可能性がある
	初期費用が高め（頭金，登記費用，不動産取得税，住宅設備などなど）	自分にとって住みたい物件が限られる可能性がある
	利息のほか固定資産税，リスクに備えた火災・地震保険など支払が続くものがある	契約更新時には更新料がかかることが多い

どちらにも一長一短があるので，考えてもなかなか答えは出ません。ですから，持ち家派の方は「マイホームがほしかったんだ！」，「マイホームに憧れがあるんだ！」など，そういった理屈ではない気持ちを大切にされるのもよいと思います。

ただ，一般的に薬剤師は引っ越しを伴うような異動はなく，選んだ地域で定住が可能なため，他の職種の方と比較すると持ち家にするデメリットはやや少ない印象です。

156 住宅ローンと金利

マイホーム購入費は4,500万円前後，頭金は1,000万円前後（CHAPTER 019図）なので，多くの方が3,000万円以上の**住宅ローン**を借りている計算です。3,000万円といったら大きな額！ ここにかかってくる「金利」にはしっかりと向き合っていかないといけませんね。

金利の種類①：固定金利

返済期間中の金利が変わらないタイプ。金利が変わらないというのは，安心感につながりますよね。ただ，その分，後述の変動金利に比べて高めの金利で設定されています。今後，世の中の金利がグングンと上がってくるようであれば，固定金利が適しているでしょう。

金利の種類②：変動金利

返済期間中の金利が，世の中の金利に応じて半年ごとに見直されるタイプ。2024年現在は空前の低金利で，固定金利よりもかなり低めの金利で設定されています。今後，世の中の金利が低いままであれば，変動金利が適しているでしょう。

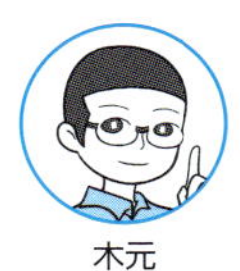

2024年３月の日銀による「マイナス金利の解除（SECTION 116）」によって，今後は住宅ローンの金利も緩やかに上昇していくと考えられています。

金利の選択は，以下のようにするのが一般的です。

- ●金利が上がってくると返済の余裕がなくなってしまう方（家計に余裕がない）→ 固定金利
- ●金利が上がってきたとしても返済していく余裕のある方（家計にはまだ余裕がある）→ 変動金利

細かく分けると，10年間は固定金利でそれ以降は固定金利か変動金利かを選ぶものや，固定金利と変動金利を組みあわせるミックス金利というものもありますよ！

金利はSECTION 063でも学びましたが，住宅ローンは額が大きいため，しっかりと考える必要がありそうですね！

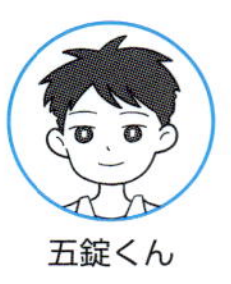

157 住宅ローンの返済方法と注意点

返済方法の種類

ローンの返済には，月々の返済額を一定とする「元利均等返済」と，月々返済する元金の額を一定とする「元金均等返済」の２つのタイプがあります（表）。SECTION 063でもお伝えしている内容ですね。住宅ローンも同様です。

少しでも総返済額を少なくしたいなら，「元金均等返済」がよいのですが，個人的には月々の返済額が長期にわたって把握しやすい「元利均等返済」のほうも好きです。どちらを選ぶかは個人の好みです。

よって住宅ローンは，

パターン１：固定金利　かつ　元利均等返済
パターン２：固定金利　かつ　元金均等返済
パターン３：変動金利　かつ　元利均等返済
パターン４：変動金利　かつ　元金均等返済

と，ざっくり４つのパターンに分けることができます。もし，低金利時代がこのまま継続した場合には，総返済額がもっとも少なくて済むのは「パターン：４」ですが，マイナス金利解除の影響で，そのほかのパターンが有利になる可能性も十分に秘めています。それぞれの特徴を理解のうえ，住宅ローンを申し込みましょう♪

表　ローンの主な返済方法のイメージと特徴

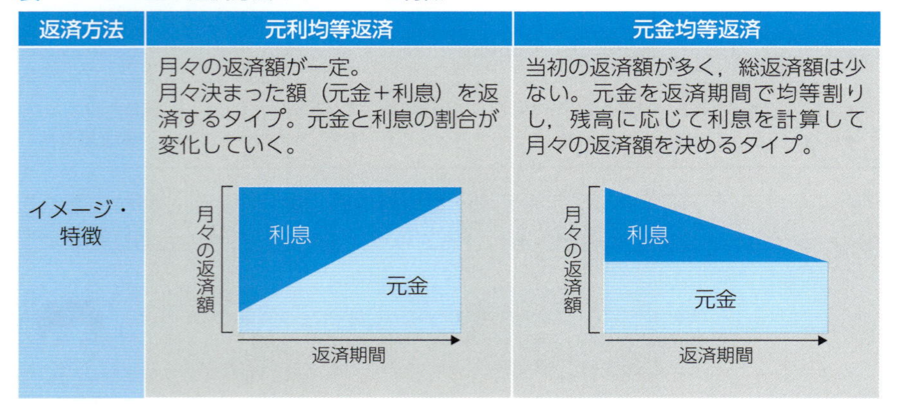

返済方法	元利均等返済	元金均等返済
イメージ・特徴	月々の返済額が一定。 月々決まった額（元金＋利息）を返済するタイプ。元金と利息の割合が変化していく。	当初の返済額が多く，総返済額は少ない。元金を返済期間で均等割りし，残高に応じて利息を計算して月々の返済額を決めるタイプ。

木元
ここまで金利や返済方法についてお伝えしてきましたが，
ぜーーーったいに気をつけてほしいことが２点あります!!!!

ここに気をつけよう，住宅ローン①：ボーナス払いにはしないこと

夏のボーナス，冬のボーナス，ボーナスの振り込み額を確認するときって至福のときじゃないですか（笑）？ しかし，ボーナスなんて毎年・毎回あるかどうかはわかりません‼ それに，もしも転職した場合に，転職先ではボーナスの制度がないということもあり得ます…‼

住宅ローンの返済において，年に２回のボーナス払いを設定したにもかかわらず，ボーナス自体がなかったら，待っているのは地獄です…。ボーナス払いにはせず，月々の返済のみとしておきましょう。

ここに気をつけよう，住宅ローン②：無理を伴う繰り上げ返済はしないこと

繰り上げ返済を行うことにはメリットがあります。繰り上げ返済を行った分，それだけ元金を減らすことができるのでそこにかかる利息も減り，総支い払額が少なくなります！ しかし，これは奨学金のSECTION 066でお伝えしていた内容と同様に，そこまで返済を急がなくてもよいと考えます。転職や結婚などのライフイベントや，もしくは想定していない事態により多額のお金が必要になる場合があるかもしれません。繰り上げ返済に精を出し，いざというときに使えるお金がなくなるようでは，自らの首を絞めてしまいます…。

また，住宅ローン控除は，年末ローン残高の0.7％に相当する額が税額控除されます。繰り上げ返済を頑張りすぎたために住宅ローン控除で得られる節税効果が縮小されることにもなりかねません…。

住宅ローンには，奨学金に次ぐ低金利が適用されています。無理な繰り上げ返済を行い，手元のお金がすっからかんになってしまわないように気をつけたいですね！

五錠くん
繰り上げ返済は頑張らないといけないものだと思っていました！

繰り上げ返済にもメリットはありますが，手元にお金は残しておきたいところです。
木元

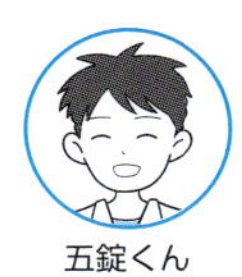

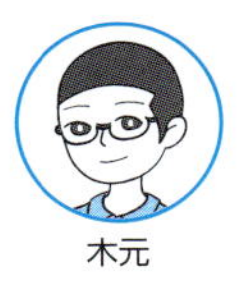

158 住宅ローンにまつわるアレコレ

固定資産税のことも知っておこう

持ち家の場合には，一軒家であってもマンションであっても「固定資産税」がついて回ります！ 価格が約4,000万円の一軒家では，おおよそではありますが，年間10万円程度を固定資産税として納めなければなりません。年数の経過により持ち家の資産価値が下がると，固定資産税の額も下がってきます。

なお，持ち家の資産価値は，一軒家よりもマンションのほうが高いとみなされることが多いため，同じ価格の住宅であればマンションのほうが固定資産税はやや高い傾向にあります。

実は，**新築住宅**（一定の基準あり）に限り，一軒家だと３年間，マンションだと５年間は，なんと固定資産税が本来の額の**1/2**に設定されています（国による減免措置）。なので，このことを知らないと，たとえば新築マンションを購入された方が，購入から６年目のタイミングで「固定資産税が昨年の額よりも倍に増えた!!!」と驚くことにもなりかねません。

万が一の場合には

住宅ローンの返済中に死亡や高度障害状態になったとき，住宅ローンの残債が返済される保険があります（図）。この保険を**「団体信用生命保険（団信）」**といい，住宅ローンを申し込むと通常は全員が加入します。団信への加入を機に，生命保険などの見直しを行うのもよいと思いますよ！（SECTION 059）

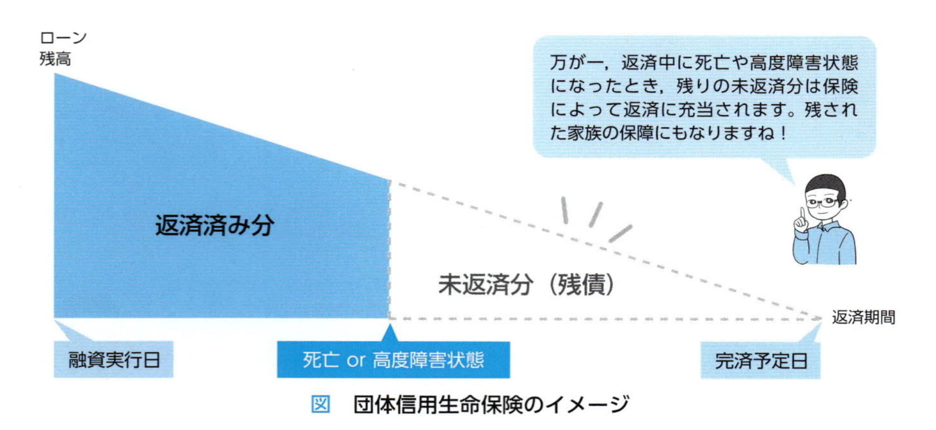

図　団体信用生命保険のイメージ

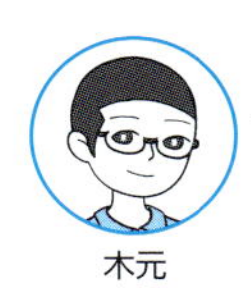

たとえ自分が死んでしまったとしても，残された家族に住宅ローンの残債が請求されないようで一安心です。

薬剤師ならではの住宅ローンの話

一般的に住宅ローンというのは，借りるだけでも大変なんです！ なぜかというと，3,000万円といった大金を「返済が見込めない人」には，銀行や信用金庫などの金融機関はそもそも貸してくれません。審査の時点で却下されます。

その点，薬剤師はどうでしょう？ 他職種と比べ，就職や給与の安定性が抜群の職業とみてもらえるため金融機関からの信用度は高いんです。

たとえば，

- 借入：3,000万円，
- 金利：１％

で住宅ローンを組んだとしましょう。

この条件だと，3,000万円×１％=30万円。つまり，元金の返済に加えて，利息を年間で30万円支払う計算となり，これが金融機関の利益です。

社会的な信用度が高い私たち「薬剤師」は，どの金融機関の住宅ローンであっても審査が通りやすく，金利交渉さえ可能です！ 頭金をたくさん用意できる，ローンを組む金融機関での預貯金残高が多い，などの条件もあれば，さらに信用度は高くなり，金利交渉はスムーズになります。

上記の例において１％の金利が交渉で0.9％に下げてもらえるとすると，年間の利子の支払いが30万円→27万円となり，実に「３万円」も浮くことに…！ これが，返済期間中はずっと続くので，たった0.1％の金利交渉で総支払額を数十万円下げることが可能です。

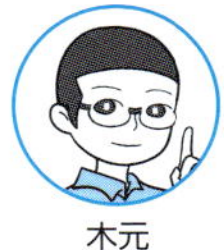

薬剤師免許の力を存分に発揮させ，少しでも有利な条件で借り入れを実現させてくださいね！

こんなところでも薬剤師免許が役に立つのですね！ 覚えておきます！

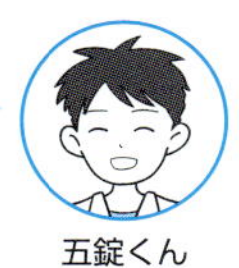

159 相続①
相続の基本的な考え方

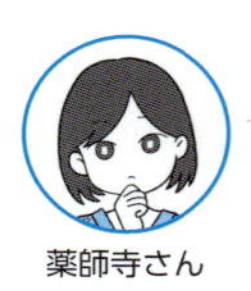
薬師寺さん

私の家はそんなにお金持ちじゃないから相続なんて無縁と思っていました…。今からやっておくべき対策はあるのでしょうか？

いやいや，意外と相続の対象となることは多いんですよ。ポイントを抑えて，対策できる部分についてはしっかり対策をとるようにしましょうね。

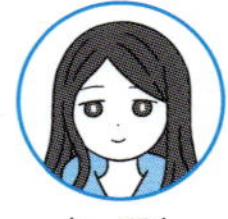
よーてん

相続は他人事ではない

身内が亡くなることはとても悲しいことですが，人生においていつかどこかのタイミングで訪れることです。ただでさえ悲しい身内の死。そこにさらに追い打ちをかけるように相続などの問題に直面するのは避けたいところです。

国税庁が発表している資料[1]によると，令和４年度の相続全体における相続税の発生割合は**9.6％**[1]でした。実に**約10人に１人の割合**です。つまり，相続税は一部の裕福な人たちに限った話ではないのです。特に，東京国税局管内（東京都・神奈川県・千葉県・山梨県）の相続税の発生割合は**15％**[2]でしたので，大都市圏に住んでいる方にとっては身近な話といえるでしょう。

相続税の基本的な考え方

さて，相続が発生した際に相続税を納めなければならないのはどのようなときでしょうか。相続税というのは，基本的には亡くなった方（＝被相続人）が**生前に有していた財産の総額**で決まります。

この制度について，詳細なお話をするとそれだけで本が１冊書けてしまうので，次SECTIONからはもっと手前の，**じゃあその詳細について調べる必要がありそうなのかどうかの判定ができるところまで**の話をしていきます。相続税が発生しなさそうな方はホッとしていただければよいですし，発生しそうな方はぜひ，さらに見聞を広め，対策を講じておくことをおススメします。

1） 国税庁：令和４年分相続税の申告事績の概要.

2） 東京国税局：令和４年分相続税の申告事績の概要.

160 相続②
正味の遺産額を算出する

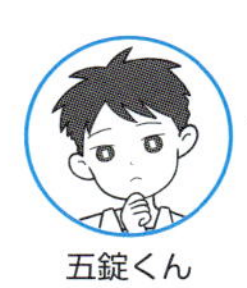

相続税は「財産の総額」で決まるといわれても，イメージが湧きません…。

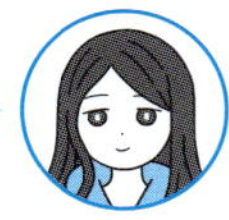

そうですね。ここでは，順番に整理して解説していきます。

まず，課税対象となる財産の範囲を理解しておきましょう。「本来の相続財産」として主にあげられるのは，**預貯金・土地建物・株式**などです。

また，「みなし相続財産」として死亡による生命保険金，死亡退職金などを加え，さらに，「生前贈与加算（亡くなる日前７年以内（2024年以前の贈与は３年以内）の贈与財産）」や「相続時精算課税制度*による贈与財産」も加えます。

＊ 60歳以上の父母または祖父母から，18歳以上の子または孫に総額2,500万円（毎年110万円の基礎控除あり）まで贈与できる制度で，相続時に相続財産に合算する。

続いて，財産から差し引くことができる金額（非課税財産とよびます）についてです。「みなし相続財産」のうち，死亡による生命保険金と死亡退職金については，「500万円×法定相続人の数」を非課税財産としてそれぞれ差し引きます。

そのほか，墓所，仏壇，祭具などの費用も非課税財産として認められています。借入金や葬式費用がある場合，「債務控除」としてさらに差し引き，この結果算出されるのが「**正味の遺産額**」です（図）。

課税対象となる財産の価額

本来の相続財産 (預貯金・土地建物・株式など)	生前贈与加算・ 相続時精算課税制度による 贈与財産	みなし相続財産 (生命保険金・死亡退職金など)

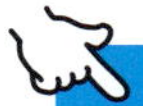

正味の遺産額	債務控除 (借入金や葬式費用)	非課税財産 (生命保険金・死亡退職金はそれぞれ「500万円×法定相続人の数」，墓所，仏壇，祭具費用)

図　正味の遺産額の算出

161 相続③ 課税遺産総額を算出する

遺産にかかる基礎控除

正味の遺産額からさらに控除できるものとして「基礎控除」があります。現在の制度では基礎控除は「**3,000万円＋600万円×法定相続人の数**」で，これを控除した残りが「課税遺産総額」です（図）。

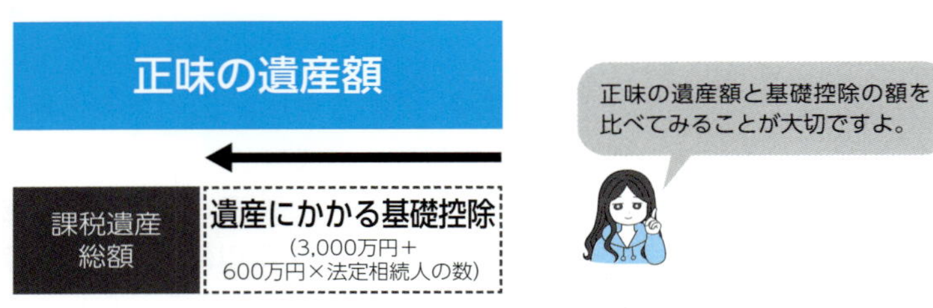

図　課税遺産総額の算出

課税遺産総額をもとに，法定相続人が法定相続分に応じて取得したものと仮定して，相続税を算出していくのですが，この部分については省略します。

配偶者の税額軽減制度

相続人が**配偶者**の場合，配偶者に相続された正味の遺産額が最低＊ **1億6千万円までは相続税がかからない**のです。相続に関して配偶者は最強ですね！ しかし，財産を配偶者が相続した場合は，次の世代には財産が相続されていません。つまり，次の世代に財産を相続させるには税金がかかるという考え方もできます。

＊「最低」としたのは財産の総額によってはこれより多くなるケースもあるため。

まずはざっと正味の遺産額を計算したときに，これが**明らかに基礎控除額を下回っている**ならば，相続税に関する心配をすることはないでしょう。もし基礎控除額を超えているならば，さらに詳しい条件を調べたり，財産のより正確な評価額を調べたりして，対策を練らないといけません。

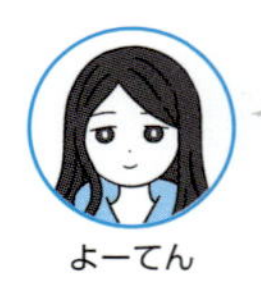

そんなとき，税理士（私とか？）は強い味方になってくれます。

162 相続④ 相続税の対策はいろいろある

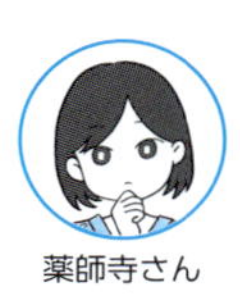

相続税って何か対策できることあるんでしょうか？

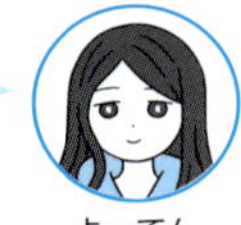

制度が複雑かつ，コロコロと変化するため，そのときどきと状況に応じて異なりますが，対策としてはいろいろありますよ！

代表的な対策としては，預貯金のまま相続をすると評価額がその金額そのものになってしまうので，生命保険金の非課税制度（非課税財産：500万円×法定相続人の数）を利用したり，土地や建物などの資産として相続したりすることで，少しでも財産の総額を減らすやり方がポピュラーです。

また，相続が発生してから財産を引き継ぐのではなく，贈与税の非課税の範囲（年間110万円まで）で暦年贈与を行ったり，住宅取得等資金の贈与や教育資金の一括贈与を受けた場合の非課税制度を利用したり…という対策もあります。そのほか，財産の評価にはいろいろな方法があり，制度を上手く活用することで土地や株式の財産額を少なく計算することもできます。相続が起こってから焦らないように必要な知識はしっかり身につけておきましょう。

One Point 法定相続人の人数

被相続人の財産は基本的に誰でも相続ができるわけですが，もし財産分与で揉めたときに，**優先的に相続の権利を得られる一定の親族**のことを法定相続人とよんでいます。民法上と相続税法上の法定相続人があり，まずは**民法上の法定相続人**（6親等以内の血族，3親等以内の姻族）を説明します。法定相続人が全員相続できるわけではなく，優先順位があります。死亡した人の**配偶者は常に相続人**となり，配偶者以外の人は，次の順序で配偶者と一緒に相続人になります。

第一順位：子 ＞ **第二順位：直系尊属**（父母や祖父母など）＞ **第三順位：兄弟姉妹**

第二順位，第三順位の相続人は，上位順位の者が一人もいない，または全員が相続を放棄した場合にのみ，はじめて相続権を得ることができるのです。

一方，**相続税法上の法定相続人**の考え方は民法とほぼ同じですが，養子人数の制限や，相続を放棄した人も人数にカウントする点が異なります。

163 離婚の際に考えるべきお金の概要

厚生労働省の「令和４年（2022）人口動態統計（確定数）の概況」によれば，年間約50.5万組が結婚する一方で，年間約18万組が離婚しています。つまり，離婚は他人事ではなく，起こりうるライフイベントです。

離婚の原因については，離婚した男性の６割，女性の４割が「性格があわない」とあげているデータ[1]があります。そのほか，モラルハラスメント（精神的な虐待），異性関係などが主な原因としてあげられていました。

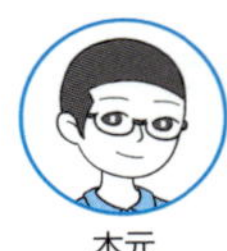

もちろん，回避できるのであればそれに越したことはありませんが，何らかの原因で離婚してしまうケースはしばしばあります。
離婚はいろいろと考えるべきことや決めるべきこと（例：離婚の方法，親権など）がありますが，本SECTIONではお金に関する概要を解説します。

離婚にかかる費用と慰謝料・養育費

話し合いだけで離婚をする「協議離婚」の場合，費用はかからず，離婚届が受理されれば離婚が成立します（ほとんどがこのケースです）。しかし，難航して「調停」や「裁判」で離婚する場合には費用がかかります。**調停の場合は2,000円前後，裁判の場合は２～５万円**ですが，いずれも弁護士が必要になることが多いため，別途，**弁護士費用（50～150万円）**もかかります。

また，離婚の原因（例：浮気や暴力，ギャンブル，アルコール依存など）によっては慰謝料が発生することもあります。慰謝料の相場は，原因にもよりますが，おおむね**100～300万円**[2]です（結婚期間が長くなると高額になる傾向）。なお，慰謝料請求の時効は**３年**です。

子供がいる場合，親権者（監護権者）に対して養育費を支払う必要があります。最高裁判所が公開している「標準算定方式・算定表[3]」に，子供の年齢やお互いの年収別の相場（例：お互いの年収が600万円で０～14歳の子供が１人の場合，養育費は月４～６万円）が記載されていますが，最終的には話し合いによって決める必要があります。

慰謝料・養育費のほか，引っ越し費用や新居の家具・家電などの費用が発生することもあります。

離婚時に分割するお金

離婚時に分割する代表的なお金として，「**遺産分与**」と「**年金分割**」があります（図）。いずれも請求の時効は**2年**です。少なくない額のため，離婚の際には，お金に関することをしっかりと話し合ってお互いに納得・合意することが大切です。

遺産分与

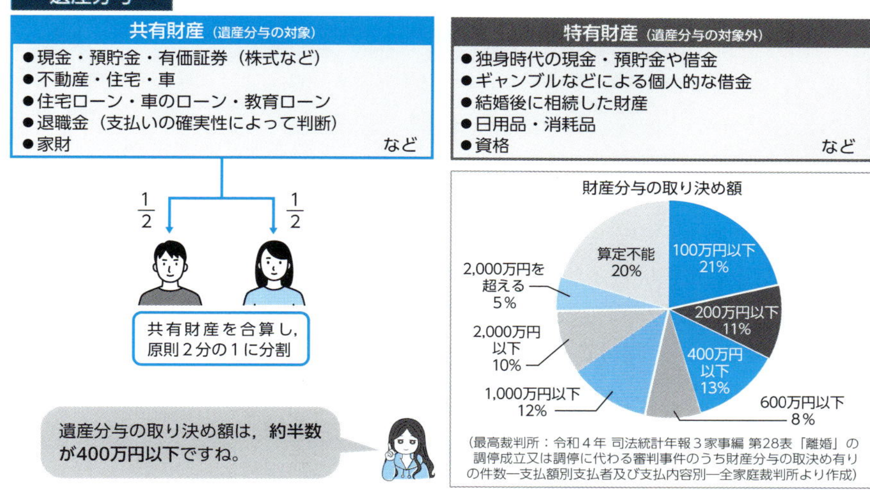

年金分割：共働きの場合の合意分割

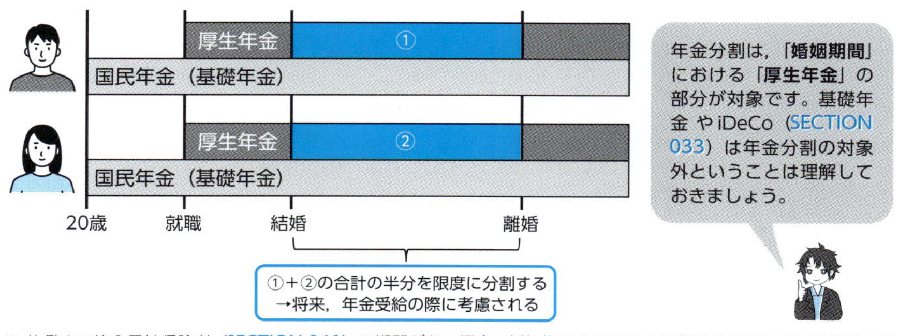

※ 片働きで第３号被保険者（SECTION 046）の期間がある場合，婚姻期間中の第３号被保険者期間における相手方の厚生年金を２分の１ずつ，当事者間で分割することができる「３号分割制度」もある。合意分割と併用も可能。

図　遺産分与と年金分割（合意分割）の概要

1）最高裁判所事務総局：令和４年 司法統計年報 3 家事編 第19表 婚姻関係事件数―申立ての動機別.
2）草地邦晴：離婚慰謝料. 御池ライブラリー 34：13-15，2011.
3）裁判所：養育費・婚姻費用算定表（令和元年版）.

164 定年・老後1
退職金と退職後の社会保険

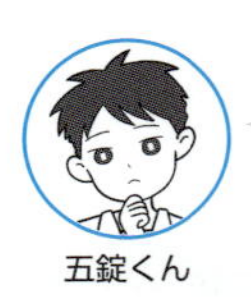
五錠くん

定年で退職金をGETしたら何に使おう？
税金も気にしないといけないですよね…。

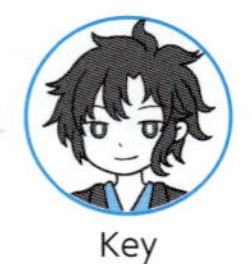
Key

退職金は一気に多くのお金が入ってくるけど，税金も考慮しないといけないね。意外と落とし穴となりがちな社会保険料についても理解しておこう！

退職金と税金

薬剤師の退職金の目安についてはSECTION 010を再確認してみてください。受け取った退職金には税金がかかりますが，受け取り方法（一括，分割）によって所得や控除制度が異なります（表1）。考え方はiDeCoの受け取り方法（SECTION 036）と同じです。

表1　退職金の受け取り方法別の所得と控除

受け取り方法	一括（一時金）		分割（年金）		
所得	退職所得		雑所得		
所得の計算	（収入金額*1－**退職所得控除**）×1/2		収入金額*2－**公的年金等控除**		
控除額	勤続20年以下	**40万円×勤続年数**	65歳未満	収入130万円未満	**年60万円**
	勤続20年超	**800万円＋70万円×（勤続年数－20年）**	65歳以上	収入330万円未満	**年110万円**
社会保険料の算定	対象外		対象（国民健康保険料*3，介護保険料）		

＊1　iDeCoを同年に一括で受け取る場合，iDeCoの額と合算。
＊2　iDeCoの分割受け取り額や公的年金受給額と合算。
＊3「任意継続」によって健康保険被保険者資格を継続している場合，社会保険料の算定対象外（退職時の標準報酬月額に応じた一定の健康保険料を納めているため）。

（国税庁HP：タックスアンサー（よくある税の質問）「No.1420 退職金を受け取ったとき（退職所得）/ No.1600 公的年金等の課税関係」を参考に作成）

一時金で受け取る場合，退職所得は「**（収入金額－退職所得控除）×1/2**」で算出します。勤続年数37年の場合，退職金が1,990万円以下ならすべて非課税で受け取ることが可能です。製薬企業を除き，多くの薬剤師は該当（退職金の目安はSECTION 010）するのではないでしょうか？ もし退職金が非課税枠を超えるようなら，職場によっては**一括受け取りと分割受け取りの併用**が可能ですので，相談してみてください。

定年退職後に働かない場合の社会保険料

サラリーマン時代は毎月の給与から約15％の社会保険料が自動で差し引かれていました（SECTION 026）。しかし，**定年退職後に働かない**場合には自ら社会保険に加入しなければなりません。必要な社会保険は「**医療保険**」と「**介護保険**」の２つです（雇用保険は退職後不要）。

このうち，重要かつ保険料が大きいのは医療保険でしょう。日本は国民皆保険制度のため，定年退職後にも何らかの公的な医療保険に加入する必要があって，選択肢としては表２の３つです。

表２　サラリーマン定年後における医療保険の選択肢

	特徴（メリット・デメリット）			
	家族の扶養	保障内容	保険料	その他
①任意継続（退職前の会社の健康保険を継続）	👍家族を扶養に入れられる	👍付加給付などの保障が手厚い	👍家族分の保険料は不要 ⚠退職前の保険料よりは高額（会社との折半なし）	⚠退職後，2年間が上限
②国民健康保険	⚠家族は扶養に入れられない	⚠保障が他よりも薄い（付加給付はない）	👍所得が低いと保険料は低い ⚠前年度の所得が高い場合，保険料が高額 ⚠家族分の保険料も必要	👍誰でも加入できる
③家族の健康保険の被扶養者	―	👍付加給付などの保障が手厚い	👍保険料不要	⚠扶養判定（年収制限）に注意（SECTION 147）

一番お得なのは③です。子供や配偶者が加入している健康保険の扶養家族として加入すれば保険料は０円ですからね。ただ，年金収入や失業給付なども含めて年収180万円未満（60歳未満なら130万円未満）の場合にしか扶養に入れません。扶養の細かな条件は健康保険によって異なるため，確認するようにしましょう。

扶養に入れない場合，**①任意継続**か**②国民健康保険（国保）**の選択肢がありますが，国保は前年度の年収が高かった場合，非常に保険料が高くなってしまいます（月６～８万円になることも）。したがって，退職後には国保よりも任意継続を選択したほうがお得になりやすいと思います。ただし，任意継続は２年間しか加入できないため，３年目からは国保に加入する必要があります。

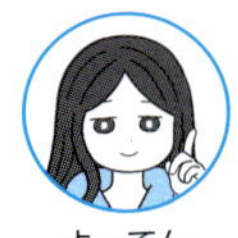

表２の①～③のどれにも該当しないのですが，定年後にも何らかの事業で収入がある場合，法人化することで協会けんぽに加入するという方法もあります。難易度は高いのですが，保険料を抑えながら家族も扶養に入れられるため，チャレンジする価値ありです。

定年・老後2

老後に必要な生活費は最大5,940万円 老後2,000万円問題はもう古い!?

老後に必要な生活費は人によってさまざまなため，一概にはいえません。2019年に，金融庁が「老後の30年間で約2,000万円が不足する[1)]」と発表したことがきっかけで「老後2,000万円問題」が話題となりました。

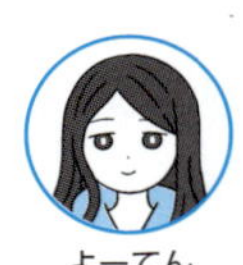

でも，中身をよくよくみると，「家計調査年報（2017）」の平均額（毎月5.5万円不足×12か月×30年≒2,000万円）からの試算なので，正確とはいえません。また，この収支が30年間続く想定のため，現実的ではないでしょう。ただ，目安としてはよい資料だと思います。

同様に2022年版の家計調査年報[2)]で試算すると，図のとおり，**802万円**不足するという計算でした。ゆとりある老後の生活費は月に**37.9万円**[3)]必要とされているため，こちらで試算すると**5,940万円**不足する計算でした。

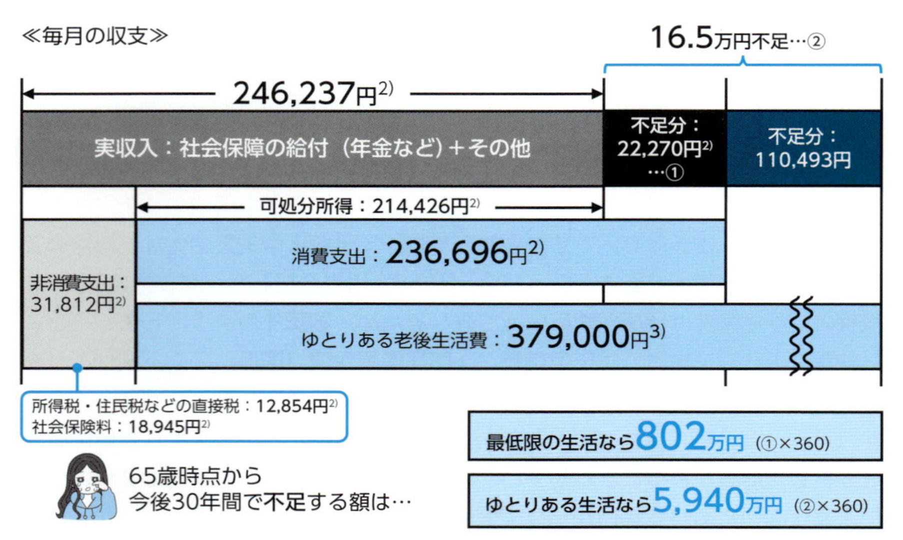

図　65歳以上の夫婦のみの無職世帯における家計収支と30年間の不足額

図の実収入は約25万円ですが，これは片働きの場合の年金受給額24万円とほぼ同じです（SECTION 049）。もし共働きの場合，夫婦の年金受給額は約34万円でしたので，かなりゆとりが生まれますよね。同じように計算すると，最低限の生活なら逆に約2,500万円のプラスに！ ゆとりある生活なら約2,500万円の不足ですが，これなら何とかいけそうな気がしませんか？

あくまで老後2,000万円問題や図は平均額から計算した**目安**でしかありません。大切なのは，「**自分ならどうなるのか**」と常に考えておくことです。図を参考に，想定されるあなた自身の老後の収入や生活費などをSECTION 020のライフプランニング表に入力しておきましょう。わからなければ図の数値のままでOKです。

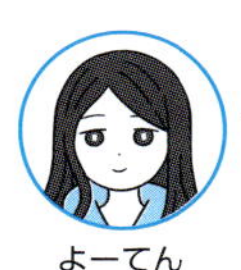

65～74歳まではゆとりある生活費を入力して，それ以降は最低限の生活費を入力，という具合でもよいかもしれませんね。

老後資金が不足する場合の対策

老後の生活費は人生の３大費用の一つです。試算の結果，もしも老後資金が不足するようでしたら，以下の対策があります。

- ライフプランや支出を見直す：CHAPTER 2，6
- 今の収入を向上させる（副業含む）：CHAPTER 7，8
- 長期積み立て投資（iDeCoやNISA）や個人年金などで老後に備えておく：CHAPTER 3，4，9
- 60歳以降も働く：次SECTION

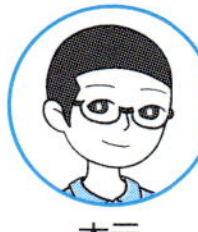

CHAPTER 9で解説したとおり，老後用として投資資産5,000万円（夫婦２人の場合）を目標にしておくとよいと思っています。年４％で切り崩す場合，毎月約16.7万円の収入になるため，不足分をほぼ補うことができます。

定年退職が間近に迫った段階で慌てないように，今のうちから少しずつでいいので準備をしておくといいかもしれませんね。

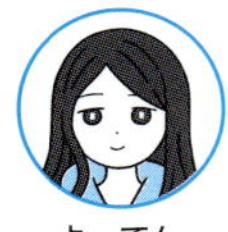

1） 金融庁：金融審議会 市場ワーキング・グループ報告書「高齢社会における資産形成・管理」，令和元年6月3日.

2） 総務省統計局：家計調査年報（家計収支編）2022年（令和４年）平均結果の概要.

3） 生命保険文化センター：2022（令和４）年度 生活保障に関する調査.

166 定年・老後③

60歳定年退職後の薬剤師の働き方

60歳で退職しても年金の受給開始は65歳です。この空白の５年間，まったく収入なしというのは怖く感じるかもしれません。

夫婦２人でゆとりある生活をするためには，毎月約41万円必要（非消費支出＋ゆとりある生活費）なため，５年間で約2,500万円です。これまでに用意していた金融資産（例：預貯金，投資資産，iDeCo，個人年金保険などの保険商品）を切り崩しても将来的に赤字にならない場合（パターン①）と，そうでない場合（パターン②）に分けて考えてみましょう。

パターン①：金融資産を切り崩しても，トータルで老後赤字にならない

この場合，無理に働かなくても大丈夫です。趣味に走ってもよし，のんびり家庭菜園しながら暮らすもよし，事業を始めてもよし，アルバイトで働いてもよし！多くの選択肢を残すことが可能です。再就職の意思があれば失業給付（SECTION 052）ももらっておきましょう。金融資産がすべて預貯金の場合，「預貯金額÷切り崩し額（年間）＝切り崩し可能年数」ですが，投資信託で運用しながら切り崩した場合，資産を延命することが可能です（SECTION 118）。

パターン②：金融資産を切り崩すと，トータルで老後赤字になる

この場合，60歳以降も今の職場の再雇用や，再就職（アルバイト・派遣）で社会保険に加入しながら働くとよいでしょう。就労期間を延長すると，資産の寿命も延長することができます（図１）。ただし，現役時代よりも稼ぐ力は低下していることに注意が必要です。なお，再就職まで空白期間があるなら失業給付がもらえます。

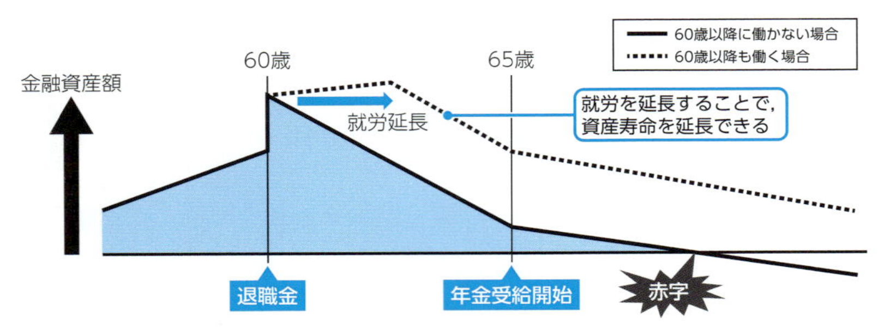

図１　60歳以降も就労することで，金融資産を延長することができる

目指すのはパターン①

今，定年が目の前にある薬剤師なら，60歳以上のアルバイト・派遣求人も探せば見つかるため，パターン②の働き方でも十分可能です。しかし，十数年後，薬剤師飽和の時代において，同条件の求人はほぼ残っていないと思います。

つまり，今働き盛りの薬剤師はパターン①を目指すべきだと考えます。副業など給与以外の収入源（例：雑所得，事業所得，不動産所得）がある場合なら，退職金と金融資産の切り崩し割合を減らしてさらに老後に資産を残すことも可能です（図2）。

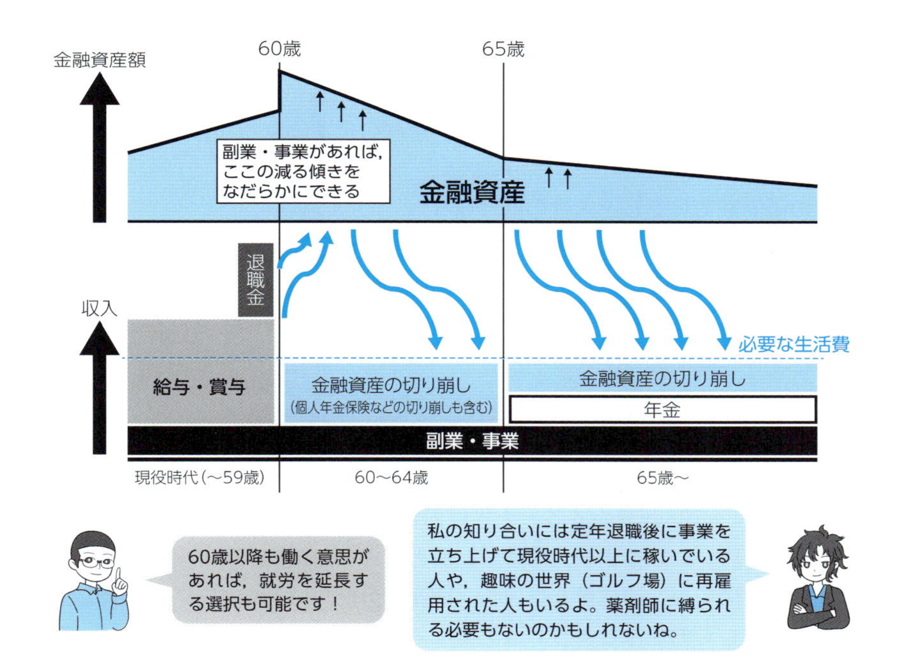

図2　60歳前後の金融資産額と収入の変遷イメージ

現在20〜40歳代の薬剤師が60歳になったとき，パターン②の選択肢しか残されていないという状況は避けるべきです。今のうちから金融リテラシーを身につけ，複数の収入源や金融資産の形成を行っていくことで**なるべく60歳以降に「働かなければ生活できない」という状況を回避**してください。

定年前後の制度については，頻繁に変わるので，本書で解説した内容も数年後には変わっていると思います。できれば50歳中頃からは常に意識して情報収集とライフプランニング表の更新をしておくようにしましょう。

167 終活のすゝめ

終活…つまり**「人生の最期に向けた活動」**は，残された時間をより有意義なものとし，またその後の家族や大切な人の負担を軽減するための行動として，非常に重要です！

終活は，60歳を過ぎてから始める方もいれば，40〜50歳代から始める方もいますし，近年では20〜30歳代でも終活を意識する方もいるようです。終活は，これまでの人生を振り返ったり，これからの生活をどう過ごしたいか？ 自分の意志をどのように伝えたいか？ を考えたりする機会にもなります。ここでは，終活において特に重要とされるポイントを解説します。

ご自身の価値観の見直しと人生の振り返り

終活は，自らの人生を振り返り，今後の生き方や価値観を見直すところからスタートします。人生のどのような瞬間が特に価値があったのか，どんな人との関係が自分にとって大切だったのかを振り返ることで，今後の生活において大切にしたいことが明確になります。

遺言書の作成

「ウチの家族は仲が良いから大丈夫〜」と思っている家庭であっても，いざ相続（SECTION 159）が発生すると大きなお金が絡む問題なだけに，親族間で争ってしまう「争族（そうぞく）」になるケースは珍しいことではありません。

争わないためにも，遺言書を作成し，遺産の分配だけでなく，ご自身の意志をはっきりと残しておきましょう。遺言書には，資産の分配方法だけでなく，葬儀の方法や細かい生前の願いも記載することができます。遺言書は，自筆で作成して自分で保管する**「自筆証書遺言」**，公証役場で公証人に口頭で伝えて文章を作ってもらう**「公正証書遺言」**，自分で作成して公証役場で証明してもらう**「秘密証書遺言」**の３種類があります。公正証書遺言はお金がかかりますが，法的な効力が最も高いといったメリットがあります。相続額と遺言書を残す人数にもよりますが，公正証書遺言の費用はおおむね10万円前後が相場です。

エンディングノートの記入

終活では，エンディングノートの作成・記入も重要です。遺言書でカバーできないような各種パスワードや，葬儀の具体的な希望，アカウントの情報（SNSのログインID）などを記入しましょう。エンディングノートは，死後の家族の判断を助けるだけでなく，ご自身の生きた証としても大切な役割を果たします。

ただし，口座情報のすべてを記載すると，エンディングノートを紛失した場合に大変です！ **銀行口座の「暗証番号」は，ノートとは別に保管**しておくとよいでしょう。

また，エンディングノートには医療や介護の希望（延命処置の希望の有無など）も記入しましょう。これにより，万が一自分が意思を伝えられなくなった場合でも，家族や医療・介護スタッフがその希望に沿った適切な対応をすることが可能です。自分の望む治療や介護を受けられることで，人生の最終段階をより尊厳のあるものにすることが可能になり，また，家族に難しい判断をさせることを防ぐことができます。薬剤師である私たちは，一般の方に比べて「治療や介護の希望」の重要性は特に感じることと思います。

マイホームや身の回りの整理

物理的な環境の整理も終活の一環です。長年住んだ家の整理や，必要ない物の処分は，ご自身にとっても子の世代にとっても負担の軽減につながります。また，愛着ある品々を大切な人に譲ることも，終活を通じて行っておくとよいでしょう。

家族とのコミュニケーション

終活は，家族や大切な人とのコミュニケーションを深める絶好の機会でもあります。ご自身の望みや考えを共有し，家族間での理解を深めることは，人生の最期を平穏に迎えるためには大切です。

終活は，単に死後の準備をするだけでなく，ご自身の生き方を見つめ直し，残りの人生をより充実させるための行為でもあります。終活を通じて**ご自身の意志を確立し，しっかりと伝えられるよう準備**し，**残りの人生を後悔のないように**生きていきましょう！

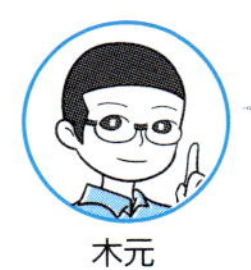
木元

わが生涯に一片の悔いなし‼ …といえる人生にするためにも，
エンディングノートはしっかりと作っておきたいですね。

CHAPTER 12 ライフイベントとお金の話

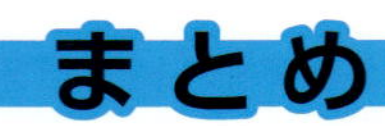

- ☑ 人生はライフイベントの選択。選択肢を増やすためにも，お金と制度の関係性を理解しよう。
- ☑ 扶養内で働く場合には106万円と130万円の壁に注意。
- ☑ 出産前後はお金がかかるものの公的な補助も手厚い。
- ☑ 人生の３大費用は特に意識しておこう。

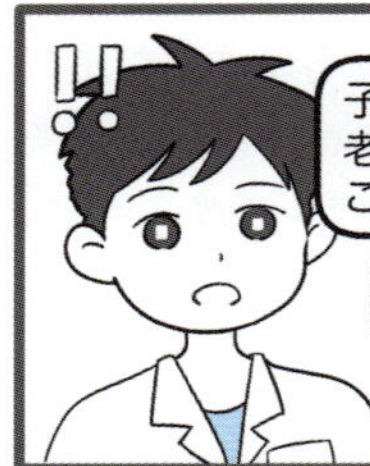

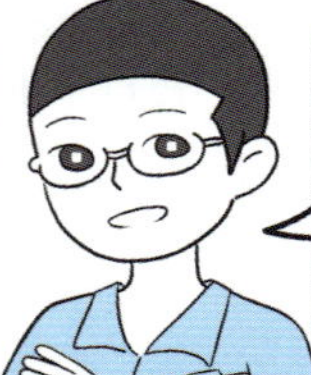

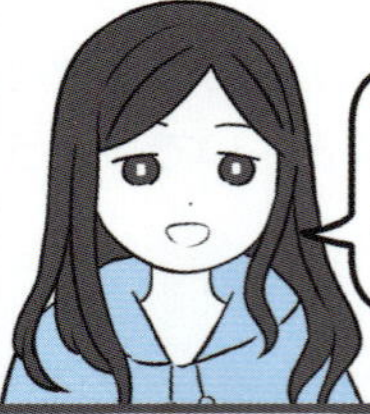

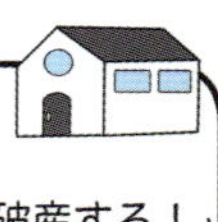

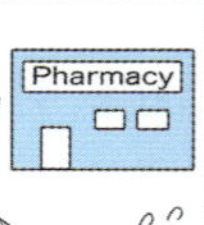

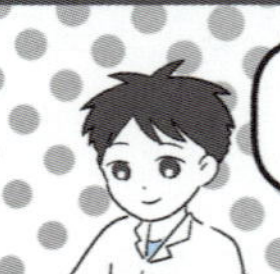

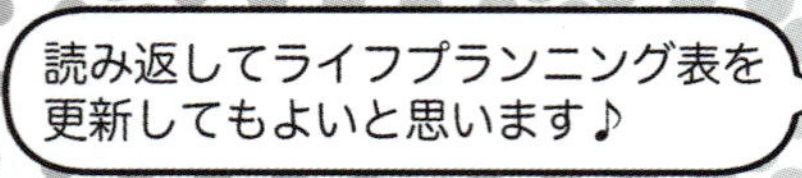

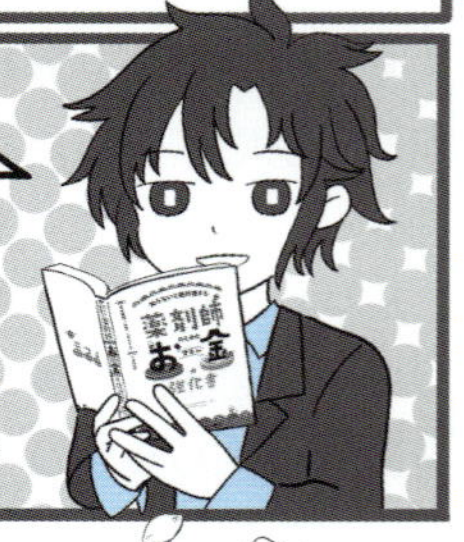

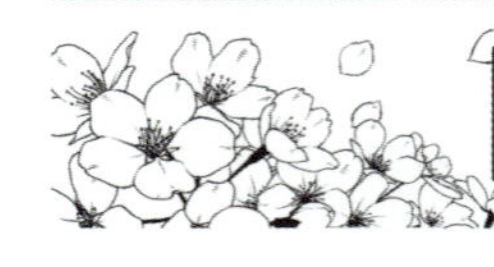

あなたの薬剤師人生が
一片の悔いのない人生であらんことを――

Column

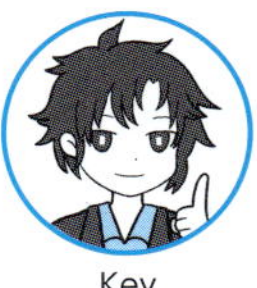
Key

最期にみる夢

人生の最期の瞬間，私たちはどんな夢をみるのでしょうか。それは人生のハイライト，楽しかった思い出，あるいは未練かもしれません。ここでは，後悔なく穏やかに最期の夢をみる方法について考えていきましょう。

人生はライフイベントの選択とその連続であり，それぞれが私たちの人生を豊かにし，成長させます。また，ライフイベントの多くはお金と密接に関連しています。たとえば，結婚，家の購入，子供の教育，老後の生活，介護など，これらのライフイベントを実現するためにはお金が必要です。しかし，お金で幸せを買うことはできません。お金はあくまで手段であり，目的ではありませんから。

『夢をかなえるゾウ４（文響社）』という本のなかでは，「人間が死に際に後悔する10のこと」として，①**本当にやりたいことをやらなかったこと**，②**健康を大事にしなかったこと**，③**仕事ばかりしてきたこと**，④**会いたい人に会いに行かなかったこと**，⑤**学ぶべきことを学ばなかったこと**，⑥**人を許さなかったこと**，⑦**人の意見に耳を貸さなかったこと**，⑧**人に感謝の言葉を伝えられなかったこと**，⑨**死の準備をしておかなかったこと**，⑩**生きた証を残さなかったこと**，をあげていました。このなかにはお金で解決できないものもありますが，少なくともお金が理由でやりたいことができなかった，学べなかった，なんてことにはなってほしくありません。

だからこそ，人生の最期によい夢をみるためには，あなた自身の実現したいことや価値観を理解し，それに基づいてお金を使い，ライフイベントを実現させておくことが重要です。たとえば，家族との時間が大切ならそれにお金を使い，自己成長が重要なら教育やスキルアップなどの自己啓発にお金を使うといった具合です。

私の勤め先の会社の元部長が肺がんで亡くなる直前，奥様に対して次のような言葉をおっしゃっていたようです。

「**いい人生やった！ 悔いはない**」

終末期医療を受けている患者を対象に，人が最期にみる夢を研究した米国の報告[1)]によれば，多くの患者はすでに亡くなった友人や親戚と再会する夢や，過去の有意義な経験などの夢をみることが多く，それらの夢はしばしば安心感を与えていたとのことでした。人生の最期の瞬間に大切なものはお金ではなく，これまでの人間関係や経験なのです。

人生の最期の夢は，一生懸命生き，愛し，学び，成長し，充実した証です。お金で選択肢を狭めることなく充実した人生であれば，その夢は達成感と満足感に満ちているはずです。後悔なく，穏やかに。そして，人生を全うした証として。それが最期にみる夢なのではないでしょうか。私たちもあなたも，そんな夢であってほしいと願います。

1） Christopher WK, et al：End-of-life dreams and visions: a longitudinal study of hospice patients' experiences. J Palliat Med 17（3）：296-303，2014.

おわりに

薬マネははじまりの町にすぎない

お金は100%の人が好きなのに，お金のことをよく知らない人がほとんどです。相手のことを知らないのに一方的に好きになるなんて，恋もお金も逃げていきますよね。お金に好かれたいのなら，まずは相手を知るところから始めましょう。そのファーストステップが本書『薬剤師のためのお金(マネー)の強化書』，略して『**薬マネ**』です。RPGでいうところの「はじまりの町」といったところでしょうか。

本書のタイトルは，「強化書であり教科書」という意味を込めています。教科書は最も基本となるものですが，その基本の繰り返しが強化するための近道です。

本書を読み終えたあとの復習方法・学習方法

武道や茶道の世界では，修行の段階を示す言葉として「守破離(しゅはり)」という考え方があります。

守：教えや型を忠実に守り，確実に身につける段階
破：他の考えも取り入れ，既存の型を破って発展させる段階
離：独自の新しいものを生み出して確立させる段階

このなかで本書ができるのは「守」の部分のみです。本は一度読んで終わりではありません。あやふやな所は，ぜひ早めに２周目を読んでください。その際には，各CHAPTERやSECTIONの関連性を意識して読むと，新しい発見があり，より理解が深まると思います。たとえば，「iDeCo」を考えた場合，CHAPTER 3の節税によって，CHAPTER 12の保育料の算定にも影響を及ぼすことが理解できます。また，投資の役割もあるので，CHAPTER 9や老後の生活費との関連性もみえてくることでしょう。何度も読み返すことで，確実に金融リテラシーを身につけていただけると思います。

１週目でCHAPTER 2のライフプランニング表を完成させることは正直困難です。しかし，CHAPTER 12まで読み終えたあとには，「保育料と節税の関係性」や「老後の生活費を貯めるのに投資が適している理由」などが理解できているため，ライフプランニング表を作成する際の精度が高まっているはずです。また，知識だけ身につけても意味はありません。「知っている」と「している」の間には大きな壁があるため，とにかく行動に移すことが大切です。本書『薬マネ』で学んだお金(マネー)のことを真似(マネ)して実践してください。たとえば，「源泉徴収票の中身を確認してみる」，「副業にチャレンジしてみる」，「固定費を見直してみる」，「ライフプランニング表を作成してみる」，「NISAの口座を開設してみる」といった具体的な行動です。

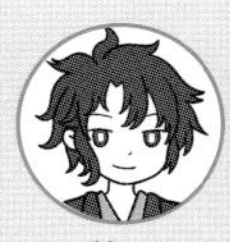

Key

本書で何か小さな気づき，きっかけを見つけたあなたはぜひ，それを行動に移してみてね。
今すぐ何かを始めることで20年後，30年後にはきっと大きな資産（お金の意味でも経験値の意味でも）になっているよ。そしてその頃には，上手にお金のことをマネージメントできているだろうね！

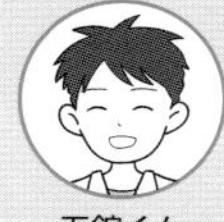

五錠くん

いろいろ教えていただきありがとうございました！
私はこれからNISAを始めてみようと思います。
副業はすぐにはできないけど，何ができそうか考えてみます。

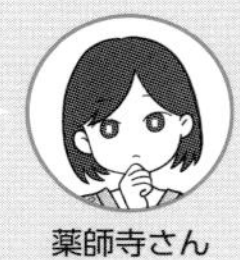

薬師寺さん

「破」と「離」はどうすればいいんでしょうか？

Key

「破」はさらに高める段階のため，より深めたいテーマをあなた自身で掘り下げていくとよいね。たとえば，ファイナンシャル・プランナー資格を取得したり，投資・FIREのもう少し踏み込んだ内容の本を購入したり，という具合かな。他の人の意見や考えに触れることが大切だよ。

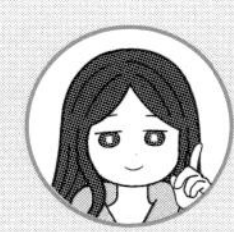

よーてん

「離」は自分なりのやり方を見つける段階なので，守と破を繰り返しながら，人生のなかで試行錯誤して模索していく感じですね。正解はないので，あなたが「これだ！」と思ったら，それでOKです。

木元

「破」と「離」は，今後あなた自身で作り上げていくのですよ～。
本書がお手伝いできるのは「守」までですから。

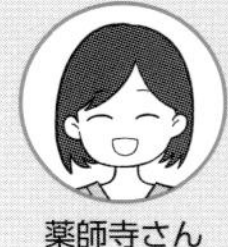

薬師寺さん

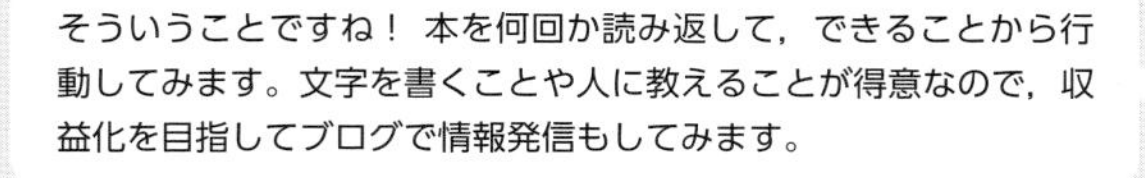

そういうことですね！ 本を何回か読み返して，できることから行動してみます。文字を書くことや人に教えることが得意なので，収益化を目指してブログで情報発信もしてみます。

薬剤師人生とお金

一度きりの薬剤師人生。人生はライフイベントの選択の連続です。はじめにでも書きましたが，なぜか医療従事者の間には「お金儲け＝悪」という考えが蔓延していると感じます。しかし，誰が何といおうとお金は大事です。お金がないと生活もできませんし，ライフイベントも実現できません。

本書を通じて，あなたの薬剤師人生が最期までお金に困ることなく多くの選択肢をもてている，そんな豊かな人生になることを切に願います。

著者一同

購入者特典のご案内

下記のURLより，購入者特典がダウンロードできます。

URL： https://www.jiho.co.jp/shop/list/detail/tabid/272/pdid/56099/Default.aspx

Zipファイル解凍パスワード： money2024

※ご利用は本書のご購入者の使用に限ります。
※必ず上記サイトの注意書きをお読みになり，ご理解のうえご利用ください。
※パソコンからダウンロードをお願いします。

著者プロフィール

■ 編集／執筆

木元 貴祥（きもと たかよし）

X

メディカルタックスの運営元である株式会社PASSMEDの代表取締役。1986年生まれ。大阪薬科大学（現 大阪医科薬科大学）卒。薬剤師。現在は看護師国家試験対策予備校WAGONで講師を行う傍ら，「新薬情報オンライン」，「薬学生プレミア」，「パスメド薬学部試験対策室」，「パスメド薬学部家庭教師」などのサイト運営や執筆業に取り組んでいる。主な著書に『薬剤師国家試験のための薬単 試験にでる医薬品暗記帳』，『薬剤師国家試験のための病単 試験にでる病気まとめ帳』（いずれも秀和システム），『薬剤師になったら最初に読みたい 大学で教えてくれなかったお金の本』（じほう），共著『新薬情報オフライン』（金芳堂），『薬の使い分けがわかる！ ナースのメモ帳』（メディカ出版）。

Key（キー）

X

メディカルタックスを立ち上げ，サイト運営・記事執筆を中心に行っている。1986年生まれ。大阪薬科大学（現 大阪医科薬科大学）大学院卒。薬剤師，FP２級，基本情報技術者，簿記２級。現在は製薬企業に勤めながら，副業で個人事業主として株式会社PASSMEDのサイト運営・SEO対策・記事執筆・監修，メディカルライター業に取り組んでいる。著書に『薬剤師になったら最初に読みたい 大学で教えてくれなかったお金の本』（じほう），共著『新薬情報オフライン』（金芳堂）。

よーてん

X

メディカルタックスの記事執筆を行っている。1986年生まれ。立命館大学卒。税理士，基本情報技術者。大学卒業後はIT企業に就職し，マーケティング・コンサルティングに特化した営業職に従事。その後，家業を継ぐために一念発起して転職し，税理士資格を取得。現在はITに強い税理士として多方面で活躍中。著書に『薬剤師になったら最初に読みたい 大学で教えてくれなかったお金の本』（じほう）。

メディカルタックス

メディカルタックス（https://passmed.co.jp/setsuzei/）は薬剤師・看護師を中心とした医療関係者を対象に，税制解説・資産形成・働き方をわかりやすく解説しているWebサイト。
運営は薬剤師・FP・税理士資格などを有する以上の３名で行っている。

■ イラスト

くすり子

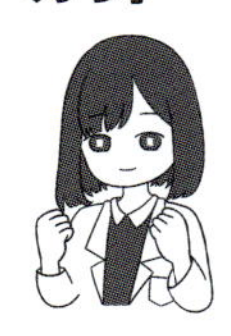

X

薬剤師としてドラッグストア，調剤薬局を経験し，妊娠を機にイラストレーターの活動を始める。代表作は歌手の志方あきこ氏のCD企画「Stella Tone」〈赤の星〉モチーフイラスト，県女性薬剤師会のキャラクター制作など。現在は４歳児の育児に奮闘しつつ，イラスト作成に勤しんでいる。

読者アンケートのご案内

本書に関するご意見・ご感想をお聞かせください。

下記QRコードもしくは下記URLから
アンケートページにアクセスしてご回答ください
https://form.jiho.jp/questionnaire/book.html

※本アンケートの回答はパソコン・スマートフォン等からとなります。
稀に機種によってはご利用いただけない場合がございます。
※インターネット接続料、および通信料はお客様のご負担となります。

知らないと絶対損する
薬剤師のためのお金(マネー)の強化書

定価　本体3,500円（税別）

2024年 9 月15日　発　行

編　著　木元(きもと) 貴祥(たかよし)　Key　よーてん

イラスト　くすり子

発行人　武田 信

発行所　株式会社　じ ほ う

101-8421　東京都千代田区神田猿楽町1-5-15（猿楽町SSビル）
振替　00190-0-900481
＜大阪支局＞
541-0044　大阪市中央区伏見町2-1-1（三井住友銀行高麗橋ビル）
お問い合わせ　https://www.jiho.co.jp/contact/

ISBN 978-4-8407-5609-9